LENINS TOD. EINE SEKTION
Psychiatrie, Pathologie und Propaganda

Bibliografische Information der Deutschen Nationalbibliothek

Die Deutsche Nationalbibliothek verzeichnet diese Publikation in der Deutschen Nationalbibliografie; detaillierte bibliografische Daten sind im Internet über http://dnb.dnb.de abrufbar.

Informationen zu unserem gesamten Programm, unseren Autor:innen und zum Verlag finden Sie unter: www.mabuse-verlag.de. Dort können Sie auch unseren Newsletter zu aktuellen Neuerscheinungen abonnieren.

Kasseler Str. 1 a
60486 Frankfurt am Main
Tel.: 069-70 79 96-22
Fax: 069-70 41 52
vertrieb@mabuse-verlag.de
www.mabuse-verlag.de
instagram.com/mabuseverlag
facebook.com/mabuseverlag

ISBN: 978-3-86321-742-6
Printed in Germany

Philipp Osten, geb. 1970, leitet das Institut für Geschichte und Ethik der Medizin am Universitätsklinikum Hamburg-Eppendorf und ist Direktor des Medizinhistorischen Museums Hamburg.
Im Mabuse-Verlag erschien vor über 20 Jahren sein erstes Buch ‚Die Modellanstalt' über den Umgang mit körperbehinderten Kindern in Kaiserzeit und Weimarer Republik.

LENINS TOD. EINE SEKTION
Psychiatrie, Pathologie und Propaganda

Philipp Osten

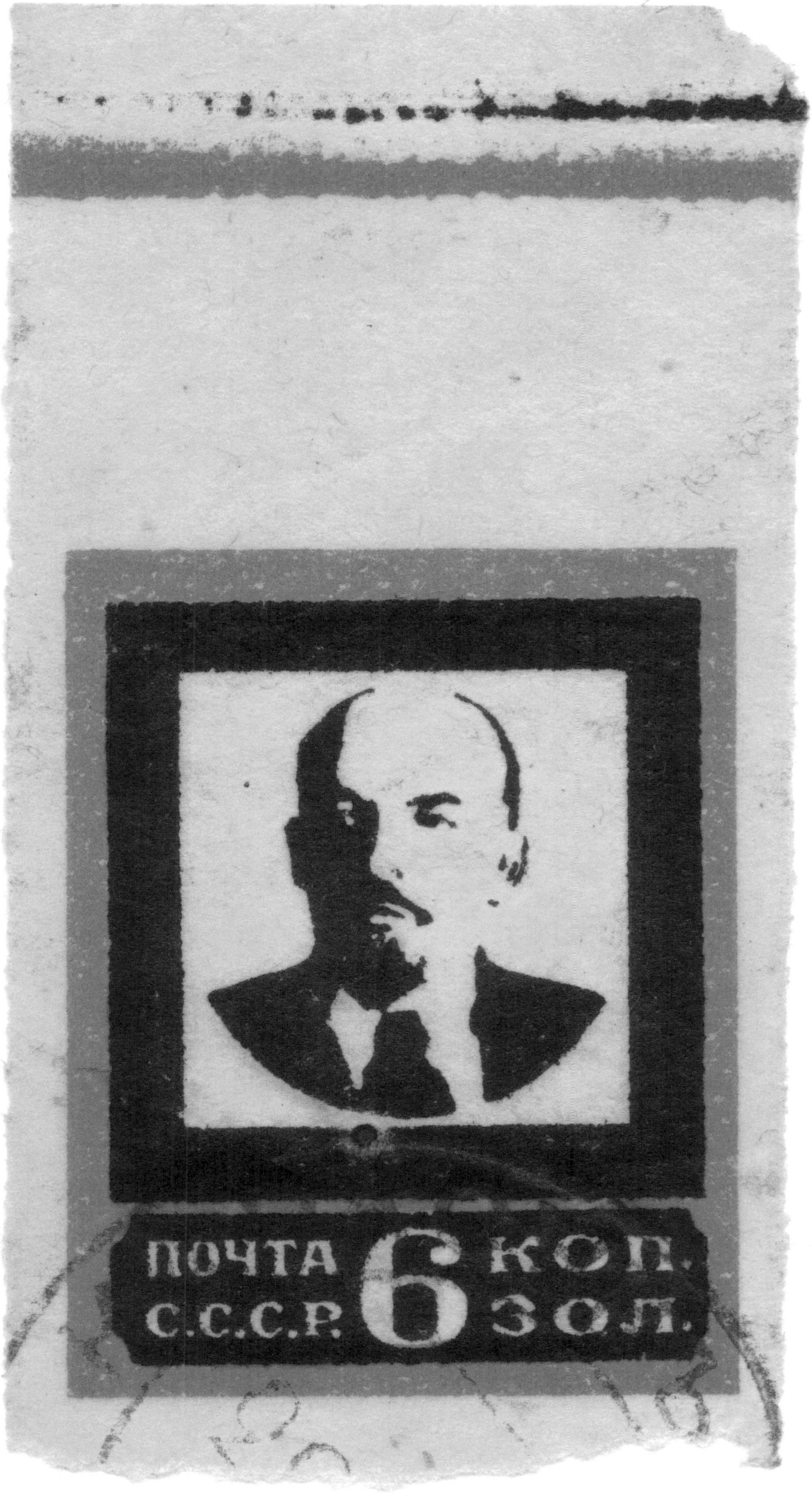

Mabuse-Verlag

LENINS TOD. EINE SEKTION
Psychiatrie, Pathologie und Propaganda

Philipp Osten

Katalog zur Ausstellung im
Medizinhistorischen Museum Hamburg

Mit einem Essay von
Heinz-Peter Schmiedebach

Mabuse-Verlag
Frankfurt am Main

6 Lenins Hamburger Arzt Max Nonne zwischen Weltkriegspsychiatrie und Nationalsozialismus und die Geschichte des Lenin-Kults, ausgehend von Aby Warburgs Blick auf eine Briefmarke

12 Fall 142/50. Lenins Krankenakte und die Ärzte in Moskau

36 Hypnose und Strom. Weltkriegspsychiatrie aus Hamburg

64 Der Arzt als Kämpfer und Erzieher — Max Nonne und die „Kriegsneurosen“. Ein Essay von Heinz-Peter Schmiedebach

84 Nonne-Kult und Dekonstruktion

122 Bierabend im Eppendorfer Ärztekasino. Nonnes Abschied 1933

140 Warburg ./. Nonne

144 Von der Lenin-Marke zum Guevara-Poster. „Eine illustrierte Traueranzeige von höchster Wucht“

164 Spielarten des Lenin-Kults

198 Totenkult und antisowjetische Propaganda im Nationalsozialismus

212 Verzeichnisse

222 Impressum und Dank

6

Lenins Hamburger Arzt Max Nonne zwischen Weltkriegspsychiatrie und Nationalsozialismus und die Geschichte des Lenin-Kults, ausgehend von Aby M. Warburgs Blick auf eine Briefmarke

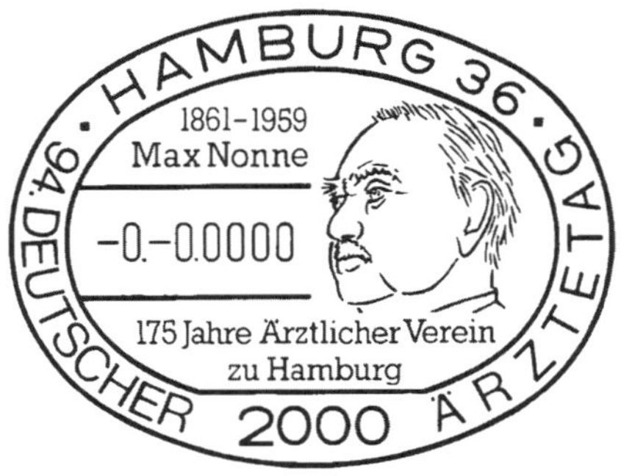

1924 starb Wladimir Iljitsch Lenin in Gorki bei Moskau. Unter den Ärzten, die von der Sowjetregierung an sein Krankenbett gerufen worden waren, befand sich auch der Hamburger Neurologe Max Nonne – ausgerechnet.

Noch im November 1918 waren deutsche Revolutionäre auf der Suche nach Max Nonne (1861–1959) und seinen Assistenten durch das Eppendorfer Krankenhausgelände gezogen, „um sie zu erschießen".[1] Sie kannten Nonne als Verfechter eines umstrittenen Verfahrens, das die Leistungsfähigkeit psychisch erkrankter Soldaten mit Hilfe schmerzhafter Stromstöße wiederherzustellen versuchte.

Das Paradox, gerade Nonne zur Konsultation in die Sowjetunion zu holen, findet eine Parallele in der Verehrung, die dem Neurologen in Hamburg entgegengebracht wurde. Nonne galt als herausragender Diagnostiker. Über hundert Ärztinnen und Ärzte pilgerten nach Eppendorf, um bei ihm die Technik der neurologischen Untersuchung zu lernen. 1925 ernannte ihn die Hamburger Universität zum ersten Ordinarius des neuen Faches Neurologie in Deutschland. Vielen Zeitungen galt Nonne als der bedeutendste Arzt der Stadt. Diesen Status bekräftigte noch im Jahr 1991 der Deutsche Ärztetag, zu dem die Bundesärztekammer in die Hansestadt eingeladen hatte. Auf Initiative der Hamburger Ärztekammer und von ihr finanziert, legte die Deutsche Bundespost eigens für die Tagung einen Sonderstempel auf.[2] Er zeigt Nonne aus Untersicht-Perspektive im Halbprofil. Der Stempel kürte Nonne über hundert Jahre nach seinem Dienstantritt am Eppendorfer Krankenhaus noch einmal zum Vorbild und Markenzeichen der Hamburger Ärzteschaft. Damals, 1991, war seine Fürsprache für die nationalsozialistischen Krankenmorde lange bekannt.

Der Kult um Nonne hatte Tradition. Schon 1937 hingen zwei seiner Portraits im Universitätsklinikum Hamburg-Eppendorf (UKE), seit 1942 hieß eine Straße nach ihm. Preise und Auszeichnungen waren ihm überreicht worden, die Gesellschaft für Neurologie verlieh eine Max-Nonne-Medaille. Zum 90. Geburtstag durfte sich Nonne über die Aufstellung seiner Büste und über die Ernennung zum Ehrensenator der Hamburger Universität freuen. Bis in sein 98. Lebensjahr nahm er an den Sitzungen der Medizinischen Fakultät teil, zumindest, wenn es um die Besetzung von Lehrstühlen mit „seinen" Kandidaten ging.[3] Mit diesen Personalentscheidungen und als „Erzieher von ganzen Generationen von Forschern und Ärzten" (so nannte ihn der Psychiater Hans Bürger-Prinz),[4] beeinflusste er die Ausrichtung der Hamburger Medizin lange über seinen Tod hinaus.

Nonnes „reichlich robuste Art"[5] im Umgang mit jenen Patienten, die er nicht zu seinem Stand zählte, war ebenso sprichwörtlich gewesen wie sein Antisemitismus. Die Rolle Max Nonnes für die nationalsozialistischen Krankenmorde wurde 1984 einer breiten Öffentlichkeit bekannt. Götz Aly (geb. 1947) hatte Gutachten des greisen Neurologen in staatsanwaltschaftlichen Ermittlungsakten zu zwei Haupttätern der an Hamburger Kindern begangenen Morde entdeckt.[6] Aus derselben Quelle zitierte 1989 der Medizindidaktiker Hendrik van den Bussche (1945–2023) in seiner ersten Arbeit über die Medizinische Fakultät Hamburg im „Dritten Reich".[7] In Zehnjahresschritten ging die Aufklärung voran: Für einen Lexikoneintrag sah der Historiker Stefan Wulf (geb. 1958) die mittlerweile im Hamburger Staatsarchiv liegenden Akten ein. Wulfs Eintrag über Max Nonne in der *Neuen Deutschen Biographie* aus dem Jahr 1999 endet mit den Sätzen:

„Sein sozialdarwinistisches Menschen- und Weltbild offenbart sich auch in einer Stellungnahme zur ‚Euthanasie', die er im September 1942 verfasste (in Form eines Briefes an den Hamburger Gesundheitssenator Ofterdinger, StA Hamburg). Obwohl kein Nationalsozialist, sprach sich N. für die laufenden Tötungsaktionen gegen unheilbar psychisch Kranke aus. Ihr Leben war in seinen Augen ‚absolut unwertes Leben', dessen ‚Beseitigung' keine unmoralische Handlung sei, sondern ein erlaubter, nützlicher Akt."[8]

In seiner ein Jahrzehnt danach veröffentlichten medizinischen Doktorarbeit (2009) identifizierte Marc Burlon (geb. 1968) viele Opfer der sogenannten Kinderfachabteilungen und zeichnete die Rolle der Täter:innen aus dem Kreis der Hamburger Ärztinnen und Ärzte nach.[9] Langsam setzte nun eine öffentliche Debatte über die Fortsetzung des Hamburger Nonne-Kults ein.

1 Liebeschuetz-Plaut, Rahel: Hugo Carl Plaut, Part II: 1890–1928 [Kopie eines Typoskripts aus dem Jahr 1978], S. 79 (eigene Übersetzung). Hamburger Bibliothek für Universitätsgeschichte der Arbeitsstelle für Universitätsgeschichte der Universität Hamburg (HBfUG).

2 EB: Deutscher Ärztetag: Sonderstempel zu Ehren von Max Nonne. Deutsches Ärzteblatt 88 (1991), S. 1548.

3 Vgl. Stelzner, Friedrich: Lebenswellen, Lebenswogen eines Chirurgen. Landsberg am Lech 1998, S. 173–175.

4 Bürger-Prinz, Hans: Ansprache Prof. Dr. Hans Bürger-Prinz. Direktor der Psychiatrischen und Nervenklinik Hamburg-Eppendorf. Dekan der Medizinischen Fakultät. In Prof. Dr. med. Max Nonne zum Gedächtnis. Hamburg 1959, S. 12.

5 Demme, Hans: Max Nonne †. In: Fortschritte der Neurologie, Psychiatrie und ihrer Grenzgebiete 28 (1960), S. 178–184, hier S. 179.

6 Aly, Götz: Der Mord an behinderten Kindern zwischen 1939 und 1945. In: Ebbinghaus, Angelika; Kaupen-Haas, Heidrun; Roth, Karl Heinz (Hg.): Heilen und Vernichten im Mustergau Hamburg. Bevölkerungs- und Gesundheitspolitik im Dritten Reich. Hamburg 1984, S. 147–155, hier S. 149–150.

7 van den Bussche, Hendrik: „Zusammenbruch" und Nachkriegszeit. In: van den Bussche, Hendrik (Hg.): Medizinische Wissenschaft im „Dritten Reich". Kontinuität, Anpassung und Opposition an der Hamburger Medizinischen Fakultät. Berlin, Hamburg 1989, S. 419–446, hier S. 438–439.

8 Wulf, Stefan: Nonne, Max. In: Neue Deutsche Biographie 19 (1999), S. 333–335, hier S. 335.

9 Burlon, Marc: Die „Euthanasie" an Kindern während des Nationalsozialismus in den zwei Hamburger Kinderfachabteilungen. Diss. med. Hamburg 2009.

Dabei gab es durchaus Kritik an Nonne, als er noch in Amt und Würden war. Zu jenen, die ihn skeptisch sahen, gehörte Rahel Plaut (1894–1993), die am 15. Oktober 1918 im Alter von 24 Jahren ihre erste Stelle als approbierte Ärztin in Eppendorf angetreten hatte. Sie begann die neuen Eindrücke in ihrem Tagebuch festzuhalten – in kurzen Texten und mit Zeichnungen. Für die Hamburg-Forschung sind ihre von der Familie in Großbritannien aufbewahrten Ego-Dokumente ein Glücksfall.[10] Mit feinem Spott kommentierte die junge Frau das Auftreten des bekannten Neurologen: „Nonne was an antisemite and a snob",[11] schrieb sie rückblickend. Noch an weiteren Stellen dient Rahel Plaut, die 1923 die erste habilitierte Ärztin der Hamburger Universität wurde und ein Jahr darauf den von dem Kunsthistoriker Aby M. Warburg (1866–1929) geförderten Historiker Hans Liebeschütz (1893–1978) heiratete, als Referenz.

Eindeutig hat Nonne die nationalsozialistischen Krankenmorde befördert, insbesondere die Tötung von Kindern. Dennoch war seine Haltung zu Partei und Regime ambivalent. Er war stolz auf die Auszeichnungen, die die Diktatur ihm verlieh, prahlte mit der herausgehobenen Rolle seines Schwiegersohns[12] in der Rüstungsindustrie und nahm herzlichen Anteil an der Parteikarriere seines Lieblingsschülers Heinrich Lottig (1900–1941). Aber es gibt eine zweite Seite. Nonne empörte sich über den Umgang mit jüdischen Kollegen, nutzte sein Netzwerk zu ihrer Unterstützung und verwahrte sich 1940 energisch gegen die Behauptung er fände die „Judenhetze löblich". Im Kapitel „Nonne-Kult und Dekonstruktion" bemühe ich mich, die Facetten differenziert darzustellen. In diesem Buch werden einige Aspekte der Geschichte des Arztes Max Nonne – von seiner Überhöhung zum „Nestor der Hamburger Ärzteschaft" bis zum Abbau seiner Bronzebüste – visuell in ähnlicher Form dargestellt, wie in der im Februar 2025 im Medizinhistorischen Museum Hamburg eröffneten Ausstellung. In anderen Aspekten geht dieser Katalog über das im Museum Gezeigte hinaus:

Um dem Hamburger Nonne-Kult näher auf die Spur zu kommen, stellt diese Publikation bisher Unveröffentlichtes zur Verfügung, darunter ein Theaterstück, das Nonnes Schüler und Assistenten bei seinem Abschied aus dem Eppendorfer Ärztekasino im Oktober 1933 aufführten.

Zu den erstmals ausgewerteten Quellen gehören psychiatrische Krankenakten aus der Zeit des Ersten Weltkriegs und Korrespondenzen Nonnes mit seinen ärztlichen Kollegen. Auch werden einige zuvor unveröffentlichte Passagen aus Nonnes Autobiografie zitiert. Der Pensionär hatte seine Memoiren größtenteils im Jahr 1936 niedergeschrieben und mehrere Abschriften davon tippen lassen. Als Buch erschienen sie erst 1971, im Kielwasser der publizistisch besonders erfolgreichen Lebenserinnerungen des Psychiaters Hans Bürger-Prinz. Die Tochter Nonnes hatte die Lebenserinnerungen ihres Vaters zwölf Jahre nach dessen Tod herausgegeben. In dem Buch fehlen alle jene Passagen des Manuskripts, in denen der Verfasser seinen Antisemitismus betonte und in denen er sich besonders abfällig über Patientinnen und Patienten äußerte.

Heinz-Peter Schmiedebach hat diesem Band einen psychiatrie- und kulturhistorisch fundierten Beitrag über Max Nonnes Rolle in der akademischen Kriegsneurose-Debatte während des Ersten Weltkriegs zur Verfügung gestellt. Gestützt auf eigene Archivarbeiten stellt der Psychiatriehistoriker Max Nonnes aus Hypnose, Zucht und Strom zusammengesetzte „Suggestionstherapie" in den medizin- und kulturhistorischen Kontext seiner Zeit. Sein Essay dient der Vertiefung und reflektiert die Fachpublikationen zur Geschichte der deutschen Psychiatrie in ihrer ganzen Breite, während mein dem vorangestellter, bildlastiger Katalogtext kleinteilig die Situation der Weltkriegspsychiatrie in Hamburg anhand von Tagebuchaufzeichnungen, Krankenakten und Auszügen aus Nonnes Publikationen referiert.

Der erste Beitrag handelt jedoch von dem Objekt, das Ausgangspunkt der Ausstellung war: Lenins Krankenakte.

Als ich im September 2022 auf die Idee kam, im Keller des Psychiatrie-Altbaus des Universitätsklinikums Hamburg-Eppendorf könnten Aufzeichnungen Max Nonnes über seinen Patienten Lenin liegen, war Michael Gorbatschow, der letzte Staatspräsident der Sowjetunion gerade beerdigt worden. Der Krieg in der Ukraine dauerte bereits über sieben Monate. Anderthalb Jahre später,

10 1984 überließ sie erste Aufzeichnungen dem Begründer der Forschungsstelle für Universitätsgeschichte, Eckart Krause, und dessen Nachfolger Rainer Nicolaysen; in deutscher Übersetzung veröffentlicht von Fischer-Radizi, Doris: Vertrieben aus Hamburg. Die Ärztin Rahel Liebeschütz-Plaut (Wissenschaftler in Hamburg 2), Göttingen 2019; die in Kopie erhaltenen Tagebücher sind Grundlage einer lesenswerten Rekonstruktion von Biografie und intellektuellem Umfeld: Silke Kaiser: Jüdische Identität in Deutschland und im Exil. Der Lebensweg des Wissenschaftlerehepaars Hans und Rahel Liebeschütz (Hamburger historische Forschungen 7), Hamburg 2022.

11 Liebeschuetz-Plaut, Hugo Carl Plaut II (1978, HBfUG), S. 48.

12 Walter Rohland (1898–1981) stieg 1933 in den Vorstand der Deutschen Edelstahlwerke auf, war von 1940–1943 unter Fritz Todt im Reichsministerium für Bewaffnung und Munition Leiter des Ausschusses für Panzerwagen. Die NS Propaganda feierte ihn als „Panzer-Rohland". Ab 1942 wurde er unter Albert Speer im Reichsministerium für Rüstung und Kriegsproduktion als Vorsitzender der Reichsvereinigung Eisen und Stahl und weiterer neu geschaffener Dachorganisationen zum Bindeglied zwischen Industrie, NS-Staat und Militär. Rohland stand für das Modell, die Industrie de facto unter das Oberkommando des Militärs zu stellen, ohne sie offiziell zu verstaatlichen. Bis Kriegsende koordinierte er in führender Position die Stahlproduktion im gesamten Reich, die zunehmend auf Zwangsarbeit basierte. In seinem Entnazifizierungsgesuch nannte er es: „Ehrenamtliche Tätigkeit im Kriege (Panzerausschuss, Reichsvereinigung Eisen, Nordwestgruppe, Ruhrstab)", z. n.: Rohland, Walter: Erlebnisse in der Familie, im Freundeskreis und in der weiten Welt. Ratingen 1977, S. 174. Nach seiner Haftentlassung 1947 war Rohland einer der wenigen Wirtschaftsführer, dem keine Rückkehr in Spitzenpositionen der bundesdeutschen Industrie gelang. 1965 wurde er Ehrenbürger der TU Aachen. Zusammengefasst aus: Rasch, Manfred: Walter Rohland. Neue Deutsche Biographie 21 (2002), S. 766–767 sowie aus den Memorien Rohland, Walter: Bewegte Zeiten. Erinnerungen eines Eisenhüttenmannes. Stuttgart 1978.

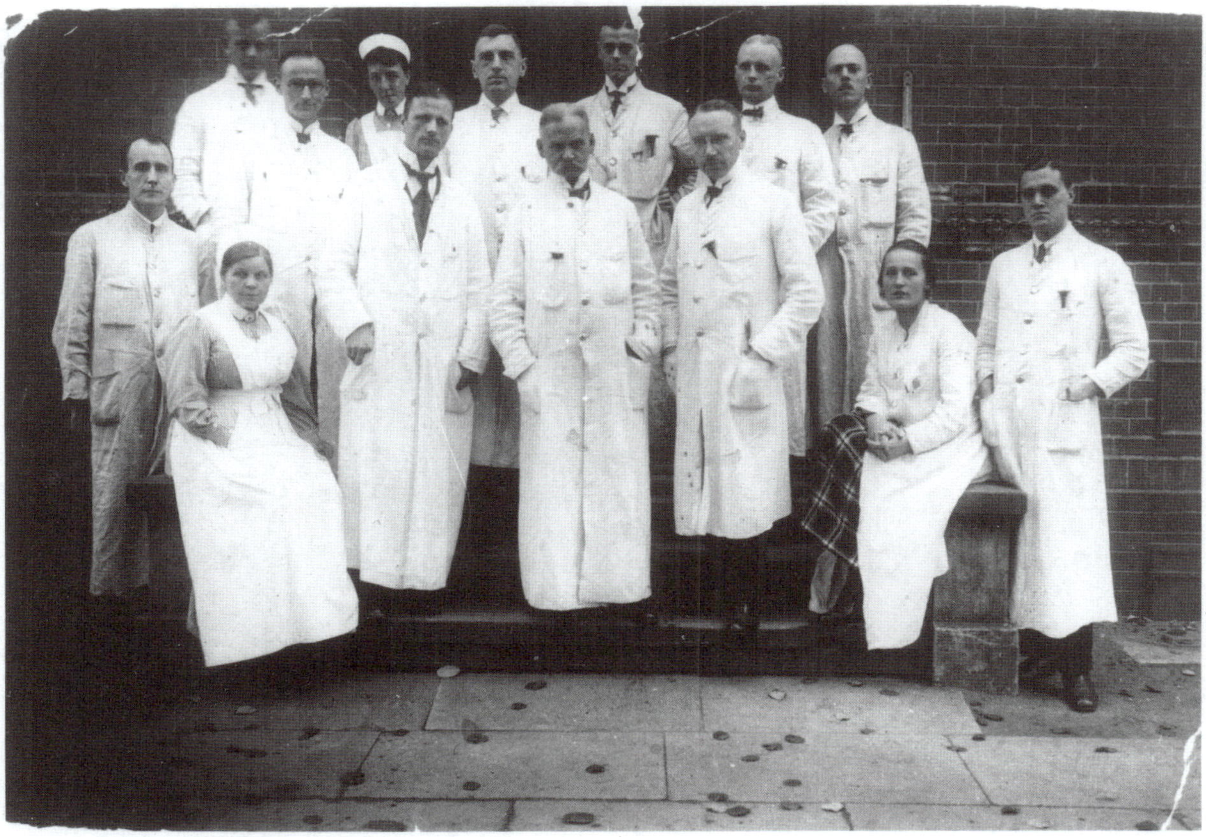

1

2

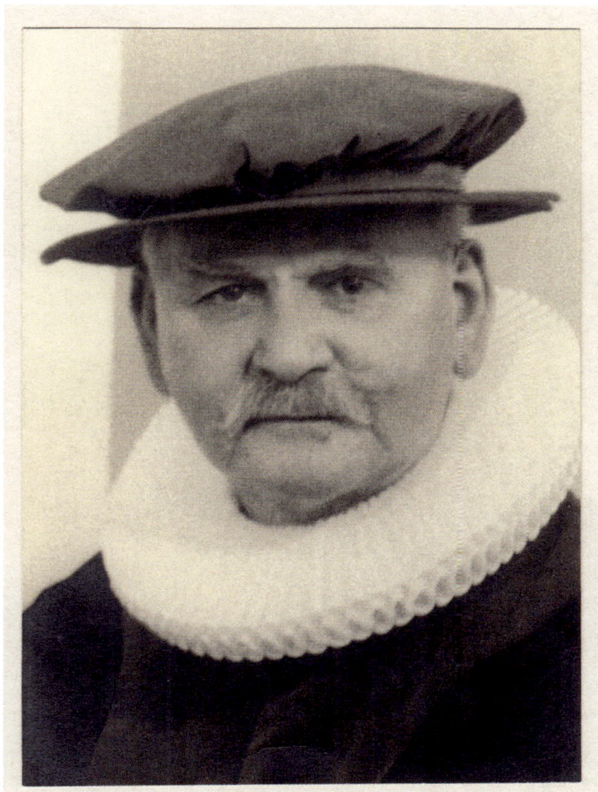

Abb. 1
Nonne (vordere Reihe Mitte) mit seinem Stab, 1920. Links neben Nonne Victor von Weizsäcker, rechts neben Nonne sein späterer Nachfolger Heinrich Pette. In der hinteren Reihe links: Hans Reese, der bald darauf in die USA ging und ab 1933 erste Anlaufstelle für viele jüdische Mediziner wurde, die aus Nazideutschland fliehen mussten. Medizinhistorisches Museum Hamburg (MHMHH).

Abb. 2
Nonne mit Barett und Mühlsteinkragen, Accessoires der Talare Hamburger Universitätsprofessoren. Er war 64 Jahre alt, als er 1925 zum Ordinarius für Neurologie ernannt wurde. Als es ihm 1930 nicht gelang, Rektor der Universität zu werden, witterte er eine Verschwörung jüdischer Kollegen (mehr dazu im Kapitel „Nonne-Kult und Dekonstruktion"). MHMHH.

Abb. 3
„Als die UdSSR 1922 entstand, begannen die Bolschewiki mit dem Aufbau der UdSSR und gründeten die sowjetische Ukrainische Republik, die vorher nie existiert hatte." Wladimir Putin am 9.2.2024 im Interview mit Tucker Carlson. Screenshot von der Website /en.kremlin.ru/events/president/news/73411 [5.12.2025].

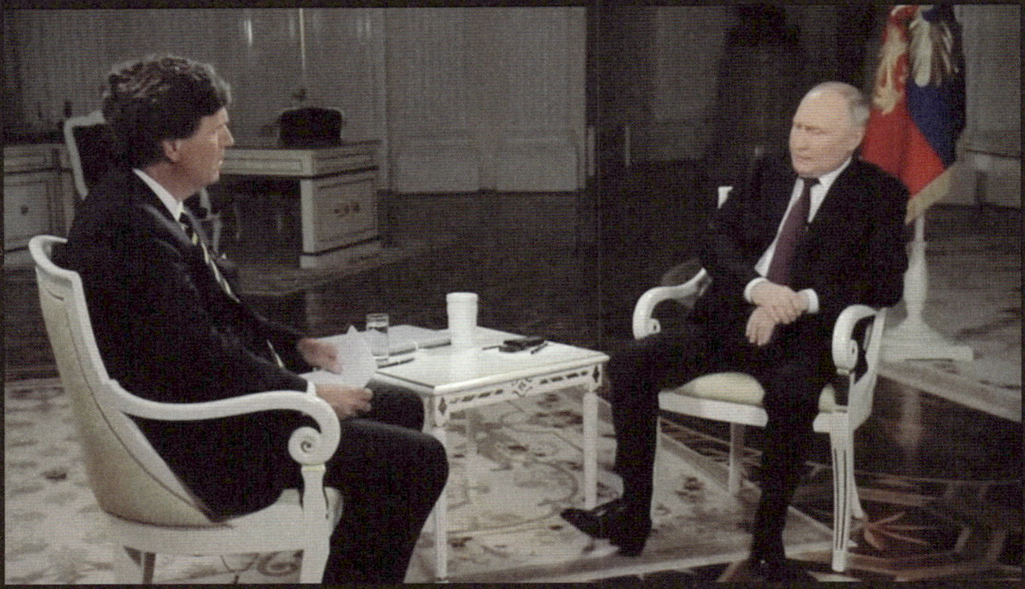

3

Englische Fassung laut kremlin.ru

Vladimir Putin: In 1922, when the USSR was being established, the Bolsheviks started building the USSR and established the Soviet Ukraine, which had never existed before.

Tucker Carlson: Right.

Vladimir Putin: Stalin insisted that those republics be included in the USSR as autonomous entities. For some inexplicable reason Lenin, the founder of the Soviet State, insisted that they be entitled to withdraw from the USSR. [Coughs] And again for some unknown reasons he transferred to that newly established Soviet Republic of Ukraine some of the lands together with people living there, even though those lands had never been called Ukraine; and yet they were made part of that Soviet Republic of Ukraine. Those lands included the Black Sea region [Crimean Peninsula], which was received under Catherine the Great and which had no historical connection with Ukraine whatsoever.

Deutsche Übersetzung

Wladimir Putin: Als die UdSSR 1922 entstand, begannen die Bolschewiki mit dem Aufbau der UdSSR und gründeten die sowjetische Ukraine, die vorher nie existiert hatte.

Tucker Carlson: Richtig.

Wladimir Putin: Stalin bestand darauf, dass diese Republiken als autonome Einheiten in die UdSSR aufgenommen werden. Aus irgendeinem unerklärlichen Grund bestand Lenin, der Gründer des Sowjetstaates, darauf, dass sie das Recht haben, aus der UdSSR auszutreten. [Hustet] Und wiederum aus unbekannten Gründen übertrug er einige seiner Gebiete der sowjetischen Republik Ukraine. Mitsamt den dort lebenden Menschen, obwohl diese Gebiete nie den Namen Ukraine getragen hatten; dennoch wurden sie Teil dieser sowjetischen Republik Ukraine. Zu diesen Gebieten gehörte auch die Schwarzmeerregion [die Krim], die seit Katharina der Großen zu Russland gehört, und die überhaupt keine historische Verbindung zur Ukraine hatte.

kurz nach dem 100. Todestag des Revolutionärs, fiel die Entscheidung über das Konzept der Ausstellung. Lenins Trauerfeier hatte 1924 den bisher wohl wirkmächtigsten säkularen Totenkult der Neuzeit begründet. Am Morgen des 21. Januar 2024 würdigten lediglich wenige marxistische Blätter und eine chinesische Nachrichtenagentur den Verstorbenen. In westlichen Medien fand vor allem diese Stille ein publizistisches Echo.[13] Das Fehlen offizieller Veranstaltungen in Russland war ein auffälliger Befund. Er stand im Einklang mit der Geschichtsstunde, die Wladimir Putin zwei Wochen nach Lenins 100. Todestag in seinem zweistündigen Interview dem X-Kanal von Tucker Carlson gegeben hatte. Dem empathisch nickenden, ehemaligen Fox-News-Anchorman erklärte Putin, Lenin habe sich die Ukraine nur ausgedacht.
→ Abb. 3 / Interview

Für eine kritische Auseinandersetzung mit Lenin hätte es viele Ansatzpunkte gegeben: Lenin befahl Exekutionen und Terror, erstickte demokratische Ansätze und schuf einen militärischen Sicherheitsapparat, der den Ein-Parteien-Staat absicherte. Ein kurzer Absatz dieses Buches verneigt sich vor Isaak Steinberg, der die Vorgänge der Jahre 1917 bis 1923 eingehend beschrieben hat, und der Humanität und Sozialismus nicht als Gegensätze sah.

Motiv der aktuellen Distanzierung durch das offizielle Russland sind nicht etwa die Verbrechen. Es ist die von Wladimir Putin in seinen Geschichtsstunden erhobene Behauptung, Lenin habe die Ukraine erfunden, sie aus „unerklärlichen Gründen" aus der russischen Sowjetrepublik ausgegliedert und ihr genuin russische Territorien zugeordnet.

Offensichtlich ist der Lenin-Kult vorbei. Doch seine Mechanismen interessieren nach wie vor. So entstand die Idee, mit der historischen „Sektion" des Nonne- und des Lenin-Kults zwei Ausstellungsräume zu füllen. In der Mitte des ersten Raums sollte Lenins sichtlich mitgenommene, hundert Jahre alte Krankenakte liegen – und die Besucherinnen und Besucher dazu bringen, sich mit der Geschichte des Neurologen Max Nonne und auch mit seinen weniger prominenten Patienten zu befassen. Der zweite Raum sollte sich um eine 2 × 2,5 cm messende Briefmarke gruppieren: Die erste Trauermarke der Postgeschichte. Sie bildet den Ausgangspunkt, die Geschichte des Lenin-Kults zu erzählen – von der Gestaltung seines Sargs bis zu Putins Abgesang.

Die kleine Marke zeigt den Revolutionär von einem rot-schwarzen Quadrat gerahmt. Heutige Betrachter:innen erinnert das Motiv auf den ersten Blick an die Che-Guevara-Plakate der 1968er. Schon Mitte der 1920er-Jahre machte Aby M. Warburg darauf aufmerksam, wie besonders diese Marke war. Ein längerer Text folgt seinem Blick.

Von den Trauergestecken vor dem Mausoleum über die zu Lenins Glorifizierung hergestellten Kinderbücher bis zur Zergliederung seines Gehirns im Moskauer Institut für Hirnforschung rekonstruiert der vorletzte Beitrag dieses Buchs die Elemente des Lenins-Kults in einer langen Bilderstrecke.

Ein abschließender Exkurs erscheint mir notwendig: Wer sich kritisch mit dem Lenin-Kult Mitte des 20. Jahrhunderts auseinandersetzt, kann das nicht tun, ohne auf die antisowjetische Propaganda in Deutschland während der NS-Zeit einzugehen. Daher befasst sich der letzte Beitrag des Bandes mit den markanten Unterschieden zwischen dem nationalsozialistischen Totenkult und dem Kult um den toten Lenin.

13 Exemplarisch beschrieben in dem Radiofeature: Gesine Dornblüth: Lenin – Ein Mythos verblasst. Südwestdeutscher Rundfunk 2024. file:///C:/Users/phili/Downloads/240120-lenin-ein-mythos-verblasst.pdf [5.12.2025].

12

Fall 142/50. Lenins Krankenakte und die Ärzte in Moskau

4

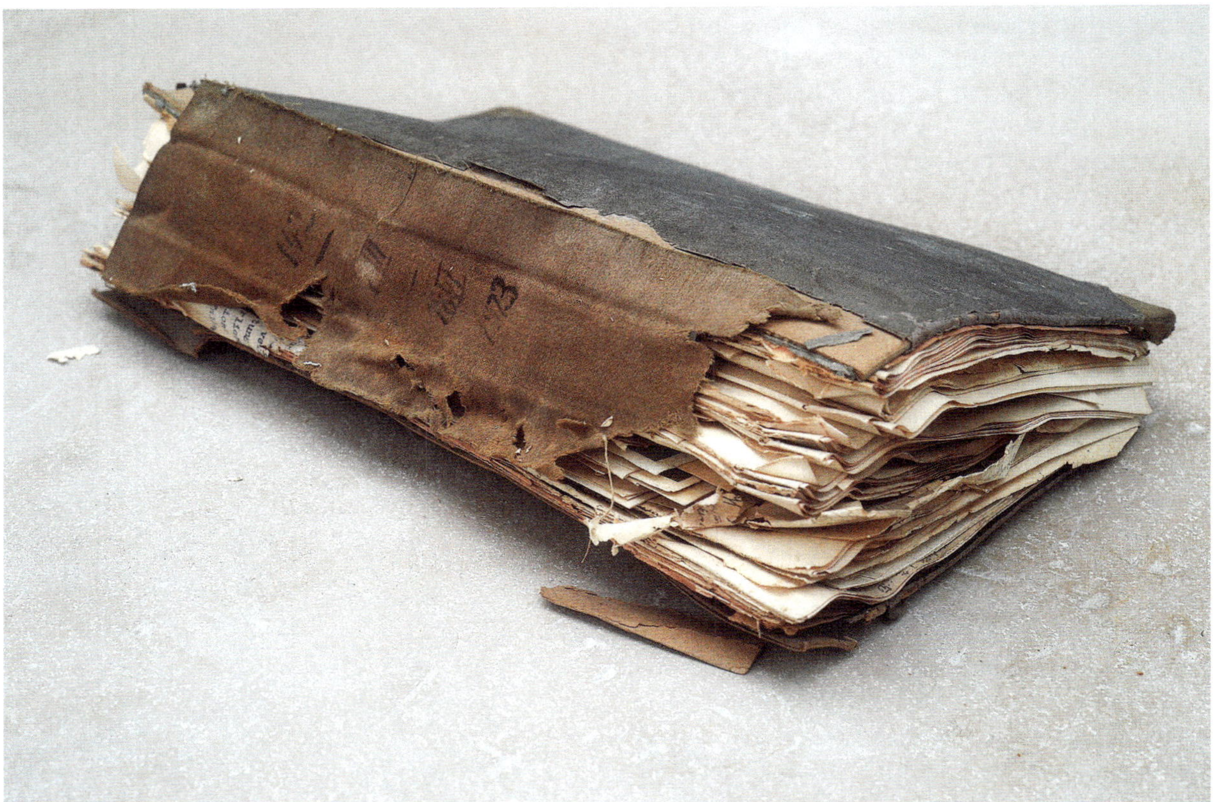

Abb. 4
Krankenjournal 142. Aus dem Bestand Krankenjournale Nonne des Medizinhistorischen Museums Hamburg (MHMHH). Alle Abbildungen von Dokumenten aus dieser Akte sind gekennzeichnet: ■

Deutlich trägt die Akte die Spuren der Jahre. → Abb. 4 Alle Krankenjournale, die Max Nonne von den 1880er-Jahren bis in die 1950er-Jahre über seine Privatpatient:innen führte, ordnete er nach demselben Prinzip. Er arbeitete mit den Geschäftsbüchern der Firma König & Ebhardt. Sie wurden damals nahezu überall benutzt, in Kontorhäusern ebenso wie für das von Aby Warburg, Gertrud Bing und Fritz Saxl zwischen 1926 und 1929 geführte Tagebuch der Kulturwissenschaftlichen Bibliothek Warburg. Nonne wählte eine Variante, deren 192 Seiten weder liniert noch sonstwie bedruckt waren. Nur Seitenzahlen gab es und ein alphabetisches Register, in das Nonnes Sekretariat die Nachnamen der Patient:innen eintrug. Die Ordnung der Bände ist chronologisch. In der Reihenfolge ihrer Anmeldung erhielten die Patient:innen genau eine Seite. Jedes Krankenjournal begann mit Fall Nr. 1 auf der ersten Seite und endete mit Fall Nr. 192 auf der letzten. Seine ersten Journale kennzeichnete Nonne alphabetisch. Als zur Jahrhundertwende der Buchstabe Z erreicht war, begann er die Bücher mit Nummern zu versehen. Stellten sich Personen erneut vor, wurden die Einträge in der Regel auch Jahre später in ihrer ersten Akte fortgeführt. 1953, als Nonne 92 Jahre alt wurde, war Band 207 erreicht, woraus sich hochrechnen lässt, dass ihn im Laufe von sechs Jahrzehnten knapp 45.000 Privatpatient:innen konsultiert hatten. Exakte Zahlen gibt es nicht, denn nur ein Teil der Journale ist erhalten. Seine private Praxis führte Nonne, wie auch die anderen Oberärzte Allgemeiner Krankenhäuser jener Zeit, nicht in der Eppendorfer Klinik, sondern an noblerer Adresse. Er residierte und praktizierte mit Blick auf die Binnenalster, am Neuen Jungfernstieg 23. Die Einnahmen erzielte er neben jenen für seine Lehrtätigkeit als Universitätsprofessor und seine Anstellung an der Klinik. Sprechstunde war von 8 bis 10 und von 16 bis 18 Uhr. Klinische Verpflichtungen nahmen seine übrige Tätigkeit in Anspruch. Die beeindruckende Zahl der privaten Konsultationen relativiert sich daher im Vergleich zu Hausarztpraxen,[14] besonders leistungsfähige behandelten zur Mitte des 19. Jahrhunderts pro Jahr um die 4.500 Patient:innen, etwa siebenmal so viel wie Facharzt Nonne, der seiner Privatambulanz nur einen Bruchteil seiner Zeit widmen konnte.

Am Kopf eines jeden Krankenblatts notierte Nonne Name, Beruf, Alter, Diagnose und den überweisenden Arzt. Nicht immer verteilte er lehrbuchgemäße Diagnosen. Bei jungen Erwachsenen, deren Lebensführung ihm missfiel, vergab er gern ein in Anführungszeichen gesetztes „Dégénéré“. Dürr blieben die Angaben, wenn jemand lediglich brieflich seinen Rat suchte. Alle anfallenden Dokumente wurden zwischen die Seiten gelegt: Korrespondenz mit den Kranken, ihren Hausärzten und Angehörigen, Ergebnisse von Hirnwasser- und Blutuntersuchungen, Geburts-, Vermählungs- und Todesanzeigen, nicht selten auch Fotos. Durch die eingelegten Dokumente wuchsen Nonnes ursprünglich nur auf 192 Fälle ausgerichteten Krankenjournale bisweilen auf einen beträchtlichen Umfang.

In diesem Kapitel geht es darum, mehr über die Personen hinter den Dokumenten in Lenins Eppendorfer Akte zu erfahren: Ein nobelpreisverdächtiger Neurologe, ein Agent und ein Schriftsteller sind darunter. Des Weiteren lesen Sie, was die an Lenins Krankenbett und Sektionstisch von seinen Ärzten gestellten Diagnosen damals, im Kontext der medizinischen Konzepte ihrer Zeit, bedeuteten, und welche politischen Debatten im Hintergrund schwelten.

Verdachtsdiagnosen

Das 142. Krankenjournal seiner Privatpatient:innen legte Nonne im Februar 1923 an. Darin ist „Lenin, 53, Präsident d. russ Republik i/Moskau“ der 50. Fall. → Abb. 5 Als überweisenden Arzt notierte Nonne seinen Breslauer Kollegen „Prof. Foerster“. Zwischen den Seiten lag ein ganzer Stapel an Dokumenten: Telegramme, ein Gruppenbild, auf dem die auswärtigen Mediziner stolz im Kreml posieren, Zeitungsausschnitte, Korrespondenz mit dem in Russland bei Lenin verbliebenen Otfrid Foerster (1873–1940), Notizen zur Sektion der Leiche im Januar 1924 und Briefe, in denen Nonne dem Verdacht entgegentrat, Lenin habe an der Geschlechtskrankheit Syphilis gelitten.

Über Lenins Krankengeschichte ist bekannt, dass der Moskauer Patient im März 1923 akut an Fieber, Kopfschmerzen, Lähmungserscheinungen, Seh- und Sprachstörungen litt. Das erfuhr Nonne, als er aus Hamburg aufbrach. Vorsichtig formulierte der Neurologe eine Verdachtsdiagnose: *„Arteriitis specifica“*. Die heute aus medizinischer Fachliteratur und Diagnoseregistern verschwundene Krankheit begann mit einer entzündlichen Reaktion der Halsarterien auf Infektionskrankheiten. Nonnes Verdacht passte gut zu den Symptomen, die ihm aus Moskau berichtet worden waren. Dennoch versah der Hamburger Arzt seine These mit einem Fragezeichen und setzte sie in Klammern. Als gesicherte Diagnose notierte er *„Arterosclerosis cerebri“*. Da hat Nonne sich verschrieben. Entweder meinte er *Arteriosclerosis cerebri* (Verhärtung der Arterien des Gehirns) oder *Atherosclerosis cerebri* (Gefäßverhärtung des Gehirns). Einen Altphilologen hätte der Fehler gestört. Aber Nonne nutzte seine Aufzeichnungen nur für sich selbst. Ob nun nur die Arterien oder generell die Gefäße verhärtet seien, interessierte ihn wenig. Dagegen barg die andere, von Nonne in Klammern gesetzte Diagnose *Arteriitis specifica* erheblichen Sprengstoff.

Kurz nach Nonnes Rückkehr von seiner zweiten Reise in die Sowjetunion erschien die 5. Auflage seiner *Vorlesungen über Syphilis und Nervensystem*. Ursprünglich war das eine klassische Vorlesungsmitschrift mit

14 Eine kompetente Übersicht der Arztpraxenliteratur findet sich bei Dinges, Martin: Arztpraxen 1500–1900. Zum Stand der Forschung. In: Dietrich-Daum, Elisabeth; Dinges, Martin; Jütte, Robert; Roilo, Christine (Hg.): Arztpraxen im Vergleich. 18.–20. Jahrhundert. Innsbruck 2008, S. 23–64, hier zu Krankenjournalen S. 38–46.

Patientenvorstellungen gewesen. Ende des Ersten Weltkriegs hatte Nonne schon die 4. Auflage des Buches intensiv ausgearbeitet, so dass daraus ein veritables Lehrbuch geworden war, mit einer ausführlichen Diskussion der Forschungsliteratur auf über tausend Seiten. Den unterschiedlichen Formen der *Arteriitis* hatte er in seinem Syphilisbuch 20 Passagen gewidmet. Nonnes erster Verdacht lautete also auf Syphilis.

Die Syphilis ist eine nicht besonders ansteckende Krankheit. Um sie zu übertragen müssen Körperflüssigkeiten ausgetauscht werden, weshalb sie als Geschlechtskrankheit gilt. Bekannten Persönlichkeiten die „Lustseuche" anzudichten gelang besonders gut, weil die Krankheit in mehreren Stadien verlief, dabei unterschiedliche Symptome hervorrufen und nahezu jedes Organ befallen konnte. Auch das Gehirn. Ein Drittel der männlichen Insassen vieler (damals sogenannter) Irrenanstalten waren zu Beginn des 20. Jahrhunderts Patienten mit der Diagnose Neuro-Syphilis. Häufig stand „Syphilitiker" in der Akte, den Menschen mit der Infektionskrankheit gleichsetzend, die ihn befallen hatte. So formuliert, wurde aus der Diagnose eine Herabwürdigung der Person. Neben den für die Syphilis typischen Geschwüren von gummiartiger Konsistenz an Hirnhäuten und Nervengewebe konnte die Krankheit auch die Arterien des Gehirns befallen, indem sie deren innere Auskleidung in charakteristischer Weise veränderte. Die sich daraufhin ergebende Verengung konnte die Blutversorgung in großen Teilen des Gehirns versiegen lassen, ganz ähnlich wie bei einem Schlaganfall. Mit viel Glück kehrte bei den an Syphilis Leidenden die Durchblutung nach einem Rückgang der Entzündung in den Arterien zurück. Dass Nonne die Verdachtsdiagnose *Arteriitis specifica* oben auf Lenins Krankenblatt notierte, belegt, dass er eine durch die Syphilis verursachte Erkrankung in Erwägung zog.

Durch sein Lehrbuch galt Nonne international als versiertester Experte auf dem Gebiet der Neuro-Syphilis. Dass er nach Moskau gerufen wurde, obwohl dem differenzierten Informationsapparat der sowjetischen Botschaft seine Haltung den psychiatrisch kranken Soldaten des Weltkriegs gegenüber wahrscheinlich nicht verborgen geblieben war, spricht dafür, dass auch dort eine Syphilisdiagnose nicht ganz außer Diskussion stand. Ob ein solcher Verdacht sich bestätigte, stand oft erst nach der Sektion fest. Zwar existierte die Möglichkeit, an der Wirbelsäule in einer schmerzhaften Prozedur Hirnwasser (Liquor) zu entnehmen, um aus dessen mikroskopischer Untersuchung Rückschlüsse auf eine Entzündung zu ziehen. Außerdem gab es bereits seit über 15 Jahren den Wassermann-Test, der eine frische Syphilisinfektion recht zuverlässig anzeigte. Doch eine Syphilis des Nervensystems, insbesondere die Reaktion der inneren Gewebsschichten einiger Arterien auf den Erreger, war eine Spätfolge der Infektion, die in diesem Stadium mit den damals zur Verfügung stehenden Mitteln bei Lebenden nur schwer nachweisbar war. Umso gespannter wird Nonne auf das Ergebnis der Sektion von Lenins Leiche gewesen sein.

„Europe's greatest physicians" – und ihr Reiseagent

Das früheste Dokument in Lenins Eppendorfer Krankenakte ist ein an Nonnes Privatwohnung gerichtetes Telegramm, das dem Neurologen die Ankunft eines Kollegen für die Nacht des 16. auf den 17. März 1923 ankündigte. 1909 hatte der Berliner Neurologe Wolf Jossilewsky ein medizinisches Wörterbuch Russisch-Deutsch herausgegeben.[15] → Abb. 6

Am 9. März 1923 hatte Lenin einen schweren Schlaganfall erlitten. Sechs Tage danach schickte die Russische Botschaft Jossilewsky zusammen mit einem Diplomaten nach Hamburg, um Max Nonne mitzuteilen, dass er bereits am kommenden Morgen nach Moskau aufbrechen müsse. Der erste Zwischenstopp lag in Berlin. Auf dem Weg dorthin wurde Nonne von Jossilewsky über Lenins Krankengeschichte informiert.

Zu Nonnes Erstaunen lag ein nagelneuer Reisepass für ihn in der Russischen Botschaft bereit. Legationsrat Alexander Mirow organisierte den reibungslosen Transport der Post der deutschen Ärzte, so dass sie während ihrer Abwesenheit weiter zumindest brieflich ihre Kliniken leiten und Patient:innen betreuen konnten. Mirow schlug vor, alle Korrespondenz der deutschen Mediziner über die Kurierabteilung der Russischen Botschaft, Unter den Linden 7, abzuwickeln.[16]

Die Visitenkarte → Abb. 7 täuscht. Der damals 27-jährige war kein gewöhnlicher Botschaftssekretär. Er hieß auch nicht Mirow, sondern Jakob Abramow (1895–1937), war Agent und in Deutschland für den Aufbau der westlichen Abteilung des sowjetischen Auslandsgeheimdienstes zuständig. 1926 wurde er Spionagechef der Kommunistischen Internationale.[17] In Nazideutschland und im Spanischen Bürgerkrieg koordinierte er die sowjetische Geheimdienstarbeit. Doch dann geriet Mirow/Abramow in den Verdacht, Trotzkist und Anhänger

15 Jossilewsky, Wolf: Deutsch-russischer und russisch-deutscher Sprachführer für die ärztliche und pharmaceutische Praxis. St. Petersburg und Leipzig 1909. Jossilewsky stammte aus dem als jüdischer Pilgerort bekannten Uman in der Ukraine, 1895 studierte er in München Medizin (vgl.: Amtliches Verzeichnis der Lehrer, Beamten und Studierenden an der königlich bayerischen Ludwig-Maximilians-Universität zu München, ebenda (ebd.) 1895, S. 68) und arbeitete in Berlin als Assistent von Hermann Oppenheim, bevor er 1910 bei Pankow eine private Heilanstalt gründete (vgl.: Brandenburgisches Landeshauptarchiv, Bestand 31A Potsdam 961, Privatkrankenanstalt des Dr. med. Wolf Jossilewsky in Niederschönhausen), die im Ersten Weltkrieg von den Behörden unter Zwangsverwaltung gestellt wurde. Er starb am 13.4.1926 (vgl.: Otfried Foerster. Eröffnungsansprache. 16. Tagung der Gesellschaft Deutscher Nervenärzte in Düsseldorf, Heidelberg 1926, S. 13. [Sonderdruck]).

16 Diese Korrespondenzanschrift teilte Nonne den Hamburger Dienststellen mit, vgl.: Staatsarchiv Hamburg (StAHH), 111-1, Cl. VII Lit. Q b Nr. 8 Vol. 87 Fasc. 15 Inv. 22.

17 Vgl.: Drachkovitch, Milorad M.: Biographical Dictionary of the Comintern. Stanford 1973, S. 319. Sowie: Price, Ruth: The Lives of Agnes Smedley. Oxford 2005, insbes. S. 7 u. S. 161.

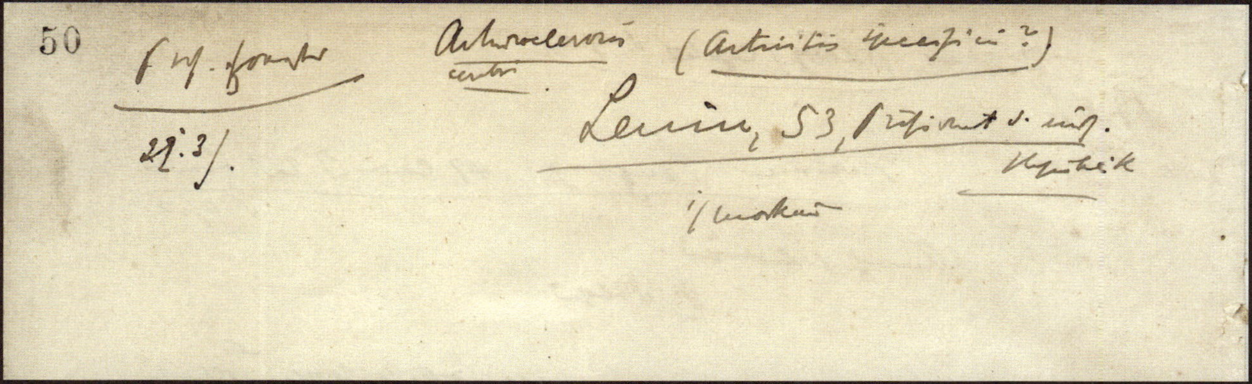

Transkription:

50 Prof. Foerster — Arterosclerosis cerebri — (Arteriitis specifica?)

[unleserlich] 3. /. — Lenin, 53. Präsident d. ruß. Republik

i/Moskau

6

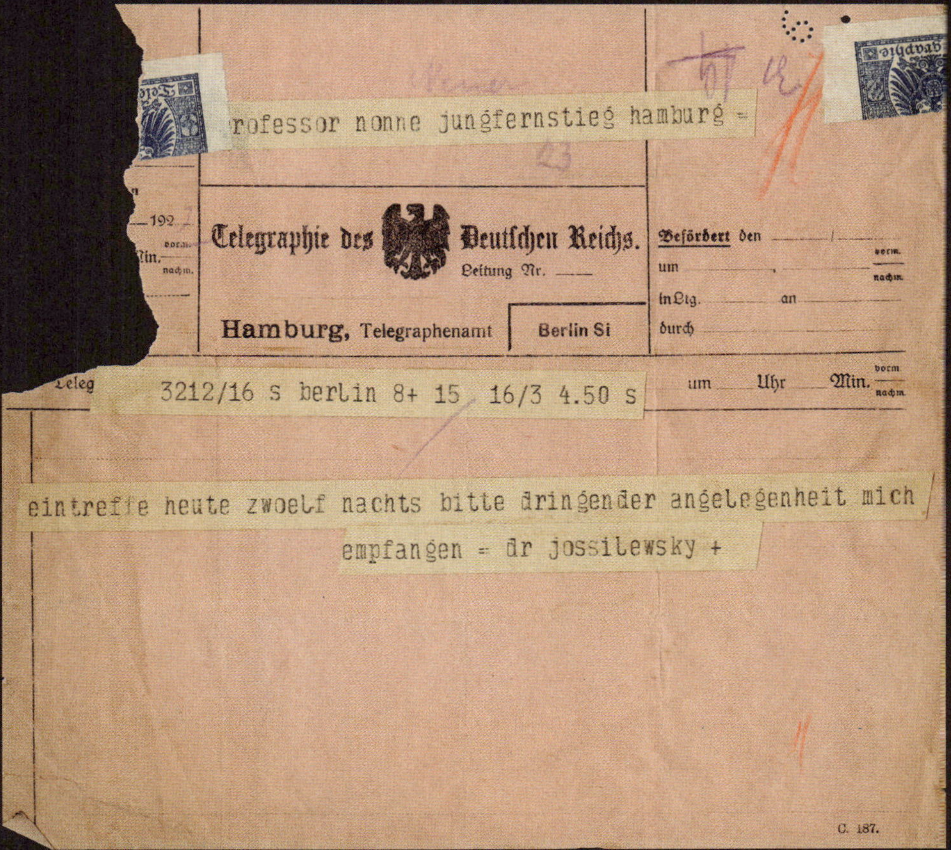
professor nonne jungfernstieg hamburg =

Telegraphie des Deutschen Reichs.

Leitung Nr.

Hamburg, Telegraphenamt — Berlin Si

Befördert den — um — vorm. nachm. — in Ltg. — an — durch

3212/16 s berlin 8+ 15 16/3 4.50 s — um — Uhr — Min. — vorm. nachm.

eintreffe heute zwoelf nachts bitte dringender angelegenheit mich empfangen = dr jossilewsky +

C. 187.

Abb. 7
Visitenkarte mit Pseudonym

7

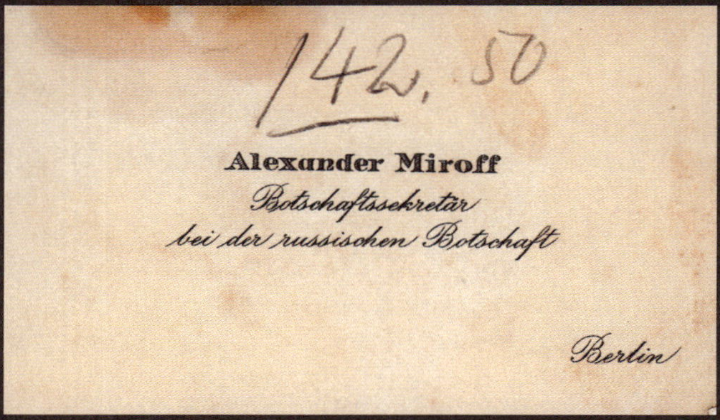

Was nicht auf der Visitenkarte steht

Als Jakob Abramow im März
Max Nonne seine mit falschen
versehene Visitenkarte überrei
befand sich ein Schiff mit Wei
der Ukraine auf dem Weg nach
Hamburg. Das von der Hyperi
gebeutelte Deutschland sollte
Getreidespende aus der Sowjet
beglückt werden. Offiziell stam
Spende von der Internationale
Arbeiterhilfe. Organisiert hatt
kommunistische Medienunter
und Leiter des Westbüros der
Abteilung der Komintern, Wi
Münzenberg (1889–1940). Mit
teilung des Mehls landete er ei
gandistischen Coup. Demonst
die Unterstützung doch die ho
tungsfähigkeit des neuen polit
Systems der selbst noch kurz z
einer verheerenden Hungersno
gesuchten Sowjetunion.

Die Anfänge der Agente
von Mirow/Abramow hat Babe
(1898–1990), Mitarbeiterin der
nationalen Arbeiterhilfe und W
Münzenbergs Partnerin, bei de
bereitung der Getreideaktion n
Münzenberg fungierte innerha
Kommunistischen Internation
als „Chef-Propagandist für die
Welt".[20] Mirow/Abramow stan
davor, in derselben Organisatio
Chefagenten aufzusteigen. Ent
eng war die Zusammenarbeit.
autobiografischen, erst 1967 ers
Buch, hat Babette Gross die Tä
Mirow/Abramows beschrieben
Schilderung beginnt 1923 in de
schen Botschaft in Berlin:

20 Koestler, Arthur: Vorwort. Zu
Babette: Willi Münzenberg. E
politische Biographie (= Schr
der Vierteljahrshefte für Zeitg
14/15). Stuttgart 1967, S. 7–11

„Im obersten Stockwerk eines Seitenflügels residierte ein Mann, der für die reibungslose Abwicklung der verschiedenen Aktivitäten Münzenbergs von großer Bedeutung war, Mirow-Abramow, der Vertreter des russischen Apparates, in seiner offiziellen Eigenschaft damals dritter Sekretär der Botschaft. Durch seine Hände gingen alle Fäden der konspirativen Arbeit sowohl des Narkomindel [des Außenministeriums] als auch der Komintern. In der Weimarer Republik war die Exterritorialität der ausländischen Vertretungen, auch der sowjetischen, ein geheiligter Grundsatz, so daß Mirow jahrelang von der Botschaft aus seine Tätigkeit ausüben konnte. Seine deutschen Mitarbeiter empfing er in seinem Büro. Mirow, ein untersetzter Mann mit Brille, stets liebenswürdig und mit ausgezeichneten Manieren, war der richtige Mann, wenn Münzenberg eine eilige telegrafische Rückfrage nach Moskau hatte, wenn er ein Visum brauchte oder wenn ihm andere technische oder organisatorische Probleme auf den Nägeln brannten. Vor dem Ersten Weltkrieg hatte Mirow in Deutschland studiert und dann eine Zeitlang in Brandenburg an der Havel gelebt. […] Er war mit Lola, einer jungen russischen Jüdin verheiratet, deren Eltern durch die Revolution nach Berlin verschlagen worden waren. […]“[21]

Über ein Jahrzehnt später trafen Gross und Münzenberg den inzwischen zum international agierenden Geheimdienstkoordinator aufgestiegenen Mirow erneut. Babette Gross schildert sein Aufgabenfeld:

„Für die technische Zusammenarbeit zwischen der Komintern in Moskau und Münzenbergs Stab in Paris war sein [Münzenbergs] alter Freund Mirow-Abramow zuständig, der Leiter der „Abteilung für internationale Verbindungen“ (Otdjel Meschdunarodnoi Swjazi, abgekürzt: OMS). Mirow-Abramow hatte seine Büros im obersten Stock des Kominterngebäudes. […] Seine Abteilung hatte seit dem Ende der zwanziger Jahre an Bedeutung gewonnen, nachdem man dazu übergegangen war, in den wichtigsten Ländern den geheimen Apparat der Komintern und gewisse Spionageabteilungen von den diplomatischen Vertretungen zu trennen. OMS umspannte den ganzen Erdball, seine führenden Mitarbeiter waren hochintelligente, der kommunistischen Sache ergebene und in Angelegenheiten der Konspiration glänzend geschulte Leute. Mirow-Abramow konnte sich in jeder Hinsicht auf sie verlassen. OMS erfüllte technische Aufgaben, die von größter Bedeutung für die Komintern waren: Kurierdienst, geheime Funkverbindungen zwischen Moskau und den wichtigsten Großstädten der Welt, Schmuggel von Propagandamaterial, von Menschen, Geld oder Waffen aus einem Land in das andere. […] 1933 wurde in der Nähe der Moskauer Vorortstation Podlipki mitten im Walde eine Schule eröffnet, die sich „Achte Internationale Sportbasis“ nannte. Der geheimnisvolle Gebäudekomplex war durch einen doppelten Zaun gesichert, der Tag und Nacht von Militärposten mit Hunden bewacht war. Es handelte sich um eine Spionageschule, die unter Mirow-Abramows Leitung stand. […] Die Kandidaten wurden von den kommunistischen Parteileitungen aller Länder vorgeschlagen und von Mirow-Abramow nach sorgfältiger Prüfung aufgenommen. Dabei erwies er sich als ausgezeichneter Psychologe. Er bestellte einen Kandidaten zu sich ins Büro und fragte ihn, ob er sich für eine wichtige Kaderarbeit zur Verfügung stellen wolle, um im Kampf gegen Hitler und den Faschismus aktiv mitzuarbeiten. Zu diesem Zweck müsse man eine Schule besuchen. Die Befragten fühlten sich geehrt, denn zu den „Kadern“ zu gehören, war der innige Wunsch eines jeden guten Kommunisten. Nach einigen Zusammenkünften legte Mirow-Abramow dem Kandidaten die schriftlichen Bedingungen für diese „Ausbildung“ vor. Der Anwärter mußte unterschreiben, und fast immer tat er es auch. Damit hatte er sich auf Gedeih und Verderb der sowjetischen Spionage verschrieben. […] Nach abgeschlossenem Studium wurde ein Teil der Schüler, von Mirow-Abramow persönlich ausgewählt, noch zu einer harten Ausbildung in ein Wehrsportlager und anschließend zur Erholung in ein Sanatorium auf der Krim geschickt. Dann gingen sie für OMS in die weite Welt. Als Mirow-Abramow 1935 aus der Kominternarbeit entfernt und 1937 verhaftet wurde, teilten manche seiner früheren Studenten, soweit sie sich in Sowjetrußland befanden, das gleiche Schicksal. Ihnen wurde, ebenso wie ihrem ehemaligen Chef, Spionagearbeit für zahlreiche Länder vorgeworfen. Andere, die diesem Schicksal entgingen, mußten die unterschriebenen Verpflichtungen erfüllen. So wurden einige von ihnen während des Krieges als Fallschirmspringer mit Sendeausrüstung über Deutschland abgesetzt. […] sie fielen sämtlich der Gestapo in die Hände und wurden erschossen.“[22]

21 Gross, Babette: Willi Münzenberg. Eine politische Biographie (= Schriftenreihe der Vierteljahrshefte für Zeitgeschichte 14/15). Stuttgart 1967, S. 145 ff.

22 Ebd., S. 273 ff.

8

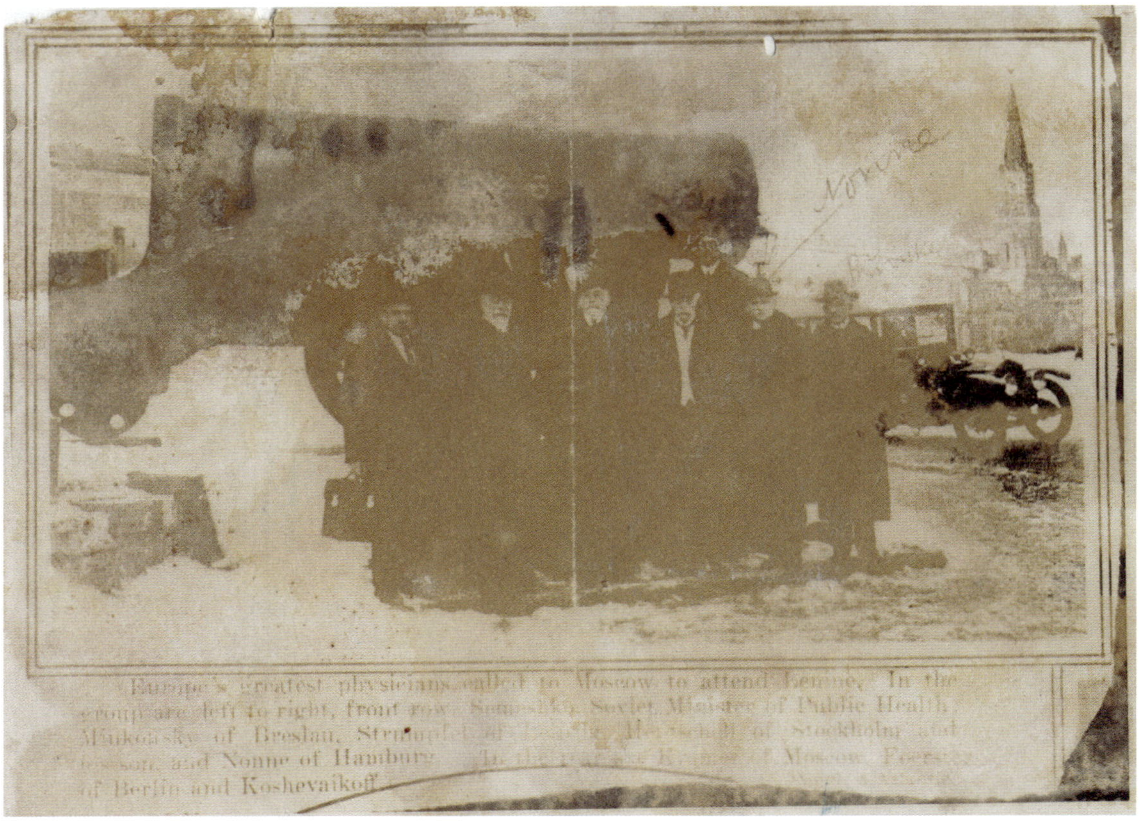
Nonne
Europe's greatest physicians called to Moscow to attend Lenine. In the
group are left to right, front row,
of Breslau,
and Nonne of Hamburg.
of Berlin and Koshevaikoff.

9

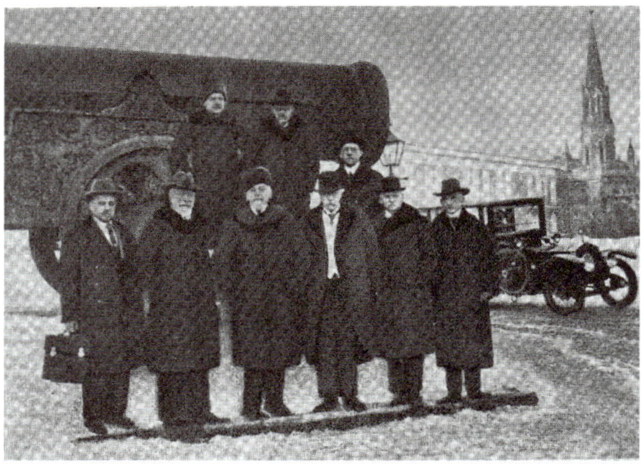

10

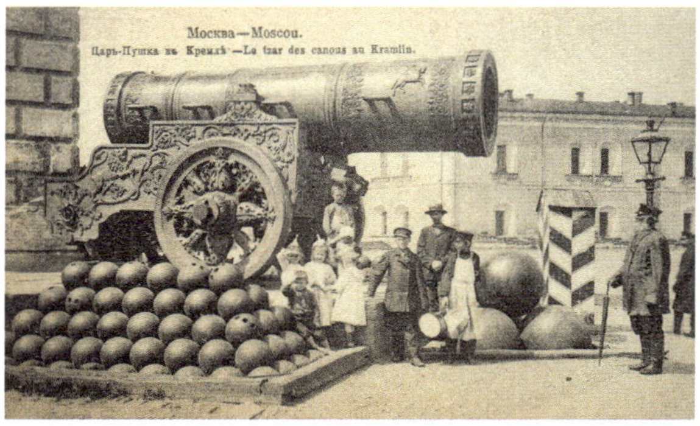
Москва—Moscou.
Царь-Пушка въ Кремлѣ.—Le tsar des canons au Kremlin.

Abb. 8
„Europe's greatest physicians called to attend Lenin", telegrafisch übermittelte Fotografie, März 1923. Von links nach rechts stehen in der vorderen Reihe: Der sowjetische Gesundheitsminister Nikolai Semaschko, der Breslauer Internist Oskar Minkowski, der Internist Adolf von Strümpell aus Leipzig, der Hirnpathologe Salomon Henschen aus Stockholm, der Nervenarzt Max Nonne aus Hamburg und der Münchener Psychiater Oswald Bumke. In der hinteren Reihe stehen die beiden Moskauer Neurologen Wasilly Kramer und Alexei Koschewnikow und in ihrer Mitte der bekannteste Arzt des Teams, der Breslauer Neurologe Otfrid Foerster.

Abb. 9
Lenins Ärzte vor der Kremlkanone, abgedruckt 1971 in Nonnes Autobiografie „Anfang und Ziel meines Lebens".

Abb. 10
Postkarte von 1910, als das Geschoss noch Zarenkanone genannt wurde, Postkartenverlag Scherer, Nabrolts' und Co., Moskau.

Radeks[18] zu sein.[19] Im November 1937 befahl Stalin persönlich Mirow/Abramows Hinrichtung, zwei Monate später ließ der Diktator auch dessen Frau ermorden.

Zweimal reiste Max Nonne zu Lenin. Bei seinem ersten Besuch im März 1923 blieb er zwei Wochen. Ein halbes Dutzend Neurologen aus Deutschland und Schweden hatte der Rat der Volkskommissare nach Moskau beordert. Die auswärtigen Ärzte residierten in einem Palais. Jeden Morgen wurden sie in den Kreml gefahren, über Körpertemperatur, Puls, Schlaf, Stuhlgang und den Urinbefund des Patienten unterrichtet. Nonne schrieb in seinen Lebenserinnerungen:

„Die Russen wie auch Foerster rauchten viele Zigaretten. Danach durfte einer, auch ein zweiter, ganz selten ein dritter zu dem Kranken hinein." Anschließend mussten sich die Mediziner den sieben obersten Volkskommissaren stellen, wo Trotzki sie in akzentfreiem Deutsch befragte.

Unter dem Titel „Die besten Ärzte Europas werden zu Lenin gerufen" veröffentlichte die US-Nachrichtenagentur Pacific & Atlantic ein Gruppenbild der Mediziner in Moskau. Die Mediziner posierten vor der Kremlkanone. Die großkalibrige Waffe aus Bronze stammt aus dem Jahr 1586, seit 1706 steht sie im Kreml. Daneben parkte Lenins Rolls-Royce. Im Hintergrund steht der mit einem roten Stern versehene Nikolausturm am Roten Platz. Das Pressebild unterscheidet sich wenig von den Fotografien vieler Generationen Moskau-Reisender. → Abb. 10 Die telegrafisch übertragene Fotografie legte Nonne in die Krankenakte, die 1943 mit Löschwasser in Kontakt kam. Der fragilen, auf Fotopapier belichteten Kombination aus Text und Bild hat die Aufbewahrung nicht gutgetan. → Abb. 8 Nonne muss eine zweite Fassung der Fotografie besessen haben. Seine Tochter publizierte sie in den 1971 erschienenen Lebenserinnerungen ihres Vaters. → Abb. 9

Nonnes Breslauer Kollege Otfrid Foerster

Otfrid Foerster und Max Nonne verband ihre gemeinsame Arbeit in der Gesellschaft Deutscher Nervenärzte, der Nonne von 1917 bis 1924, Foerster von 1924 bis 1932 vorstand. Regelmäßig korrespondierten sie. Mochte auch Nonne nach seiner spektakulären Hypnose-Vorführung zum Vorsitzenden der Gesellschaft gewählt worden sein, der weitaus bedeutendere Neurologe war Foerster. Siebzehnmal wurde er von seinen deutschen Kollegen für den Nobelpreis vorgeschlagen, Nonne nie.[23] Wie kaum ein anderer strafte Foerster den damals kursierenden Schmähspruch Lügen, der über seine Disziplin kursierte: „Neurologen wissen alles und können nichts." Er drückte aus, dass Nervenärzte durch genaue Untersuchungen von Reflexen und Nervenleitung perfekte Diagnosen stellten, meist jedoch ohne wirksame Behandlungen der von ihnen identifizierten Krankheiten anbieten zu können. Für den Breslauer Professor Otfrid Foerster galt dieses Dilemma der Neurologie nicht. Er konzipierte chirurgische Eingriffe zur Entfernung von Hirntumoren. Spastische Lähmungen der Gliedmaßen behandelte er erfolgreich mit mikroskopischen Schnitten an ausgewählten Nervenfasern der hinteren Wurzeln des Rückenmarks. Heute heißt das Verfahren dorsale Rhizotomie, damals einfach Foerster'sche Operation. Foerster war auch der erste, der eine chirurgische Technik entwickelt hatte, um die sich wie Messerstiche anfühlenden Schmerzen, die Patient:innen im Spätstadium der Syphilis (Tabes dorsalis) quälten. Die Operation basierte auf jahrelangen Studien zur Funktion der Hinter- und Vorderhörner des Rückenmarks. Die allgemein hohe Meinung über Foerster teilte auch Max Nonne. Seiner Frau schrieb er aus Moskau, welches „Standing" der zwölf Jahre jüngere Foerster sich erarbeitet habe.[24] So sehr, dass man Foerster angeboten habe, ihm in Moskau eine Position mit jeder gewünschten Institutsausstattung zu schaffen, obwohl er doch in Breslau nicht einmal ordentlicher Professor sei. Nonne schrieb: „F. ist ein erstklassiger Gelehrter und prachtvoller Mensch" und ergänzte kokett: „Ich komme mir neben ihm noch viel kleiner vor."[25] → Abb. 11–19

Trotz Angeboten auch aus Berlin und Zürich blieb Foerster in der industriell geprägten niederschlesischen Provinzhauptstadt Breslau, unterbrochen von Kongressreisen in die USA, wo ihn eine Freundschaft mit dem zweiten Begründer der Neurochirurgie, Harvey Cushing (1869–1939) verband. Dieses internationale Renommee führte dazu, dass ihm 1932 in Breslau schließlich doch ein eigenes Forschungszentrum errichtet wurde – von der

18 Der aus Lwiw (Lemberg) stammende Journalist Karl Radek (geb. 1885) war in Deutschland aus der SPD ausgeschlossen worden. Im Schweitzer Exil wurde er zu einem Vertrauten Lenins, den er im April 1917 auf seiner berühmten Reise im plombierten Eisenbahnwaggon begleitete. Für den Aufbau der Komintern im Nachkriegsdeutschland spielte Radek eine entscheidende Rolle. Sein Einfluss schwand unter dem Regime Stalins. 1937 wurde Radek in einem der Schauprozesse gegen Anhänger Trotzkis zu Lagerhaft verurteilt, sein weiteres Schicksal ist unbekannt.

19 Eine biografische Notiz findet sich in der Dokumentation der für Abramow am Ende fatalen Verhöre durch den NKWD: Bayerlein, Bernhard H. und Huber, Peter: Protokolle des Terrors, Teil II. A. L. Abramov-Mirov und V. G. Knorin in Verhörprotokollen des NKVD. In: The International Newsletter of Historical Studies on Comintern, Communism and Stalinism 4/5 (1997/98), S. 216–229, hier S. 216–17.

23 Vgl.: Palmen, Lotte; Eisenberg, Ulrike; Karenberg, Axel; Fangerau, Heiner; Hansson, Nils: „Ein zu internationaler Berühmtheit gelangter Forscher und Arzt": Otfrid Foerster (1873–1941) als Nobelpreiskandidat. In: Der Nervenarzt 93 (2021), S. 720–727, hier S. 721.

24 Max Nonne an Henny Nonne, 27.4.1923. StAHH, 622-1/197, 318.

25 Ebd.

Rockefeller Foundation.[26] 1941 starb Foerster zwei Tage nach seiner Frau, die in Deutschland als Jüdin verfolgt, und nur durch ihre von den Nationalsozialisten sogenannte „privilegierte Mischehe“ vor der Deportation geschützt gewesen war.[27] Zu Foersters Nachfolger an der Universität Breslau ernannte das NS-Wissenschaftsministerium Viktor von Weizsäcker (1886–1957). Bald wurden auch in Breslau die Gehirne von Kindern seziert, die in den Schlesischen Heilanstalten Loben Opfer der nationalsozialistischen Krankenmorde geworden waren.

An Lenins Bett war Foerster der wissenschaftlich bedeutendste Mediziner. Als einziger ausländischer Arzt blieb er mit kurzen Unterbrechungen von März 1923 bis zur Beisetzung Lenins Ende Januar 1924 bei seinem Patienten in Russland. → Abb. 20

Nachträgliche Formalitäten

Kurz nach Nonnes Rückkehr Ende März 1923 riefen die Russische Botschaft und Lenins Ärzte ihn erneut nach Moskau. Otfrid Foerster forderte die permanente Anwesenheit von zwei Ärzten in Lenins Nähe. Sein Münchener Kollege Oswald Bumke (1877–1950) plante abzureisen und auch er selbst musste in Breslau seine Geschäfte ordnen, bevor er auf unbestimmte Zeit bei seinem Patienten bleiben wollte. Nonne sollte Foerster für etwa sechs Wochen vertreten. → Abb. 21, 22

Am 25. April 1923 traf Nonne erneut nach dreitägiger Reise in Moskau ein. Diesmal war der Empfang wenig pompös, man vergaß ihn am Bahnhof abzuholen.[28] Zwei Tage nach seiner Ankunft schrieb Nonne an Ludolph Brauer (1865–1951), den Direktor des Allgemeinen Krankenhauses Hamburg-Eppendorf, und nahm eventuelle Kritik vorweg: „Sehr geehrter Herr Professor, die Verhältnisse haben sich hier so gestaltet, dass die russische Regierung den Wunsch ausgedrückt hat, ich solle bis Mitte Juni hier bleiben. Ich weise auf die Schwierigkeiten hin, die sich für mich aus einer so langen von mir nicht vorausgesehenen Abwesenheit in meiner Stellung zum Krankenhaus und zu meiner Lehrtätigkeit ergeben würde [sic]“.[29] Nonne bat seinen Vorgesetzten, ein Gesuch um Sonderurlaub im Krankenhaus und in der Fakultät zu unterstützen. Drei Tage darauf erreicht die Hamburger Gesundheitsbehörde ein Telegramm des Berliner Außenministeriums mit der Anweisung, die Genehmigung des Urlaubs zu erwirken.[30] → Abb. 23

Nun rang die Hamburger Gesundheitsbehörde mit dem Reiseantrag. Der Aufforderung aus Berlin wollte sie offensichtlich nicht ohne eigene Prüfung Folge leisten: „Dr. Nonne wurde telegraphisch zu dem schwer erkrankten Lenin berufen. Hätte er dem Rufe keine Folge geleistet, so wären, wie Eppendorf auf tel[efonische] Anfrage hin mitteilt, französische Ärzte geladen worden“, argumentierte der zuständige Obersekretär. Paul Hoffmann (1863–1928), der sozialdemokratische Senator für Wohlfahrt und Jugend, willigte schließlich „im Interesse des deutschen Ansehens im Auslande“ ein.[31] → Abb. 24

Briefe, die Nonne fast täglich an seine Frau schrieb, und die er Foerster und anderen Reisenden zum Transport nach Deutschland mitgab, zeugen von einem abwechslungsreichen Aufenthalt mit Kulturprogramm. Gustav Brecher (1879–1940) dirigierte Wagner und Brahms.[32] Nonne erlebte den Vorbeimarsch der Truppen („15.000 Mann“) auf dem Roten Platz am 1. Mai („mit Trotzki auf der Tribüne“)[33] und ließ sich die Tretjakow-Galerie von ihrem Direktor zeigen.[34] In seinem Palais, das als Gästehaus für Prominente diente, traf er Künstler und gastierende Musiker. Gelegentlich bat man ihn zu medizinischen Untersuchungen in die Stadt, und er beriet sich mit weiteren Koryphäen wie dem Nervenarzt Wladimir Michailowitsch Bechterew (1857–1927) über Lenin. Seinen berühmten Patienten sah er in der ganzen Zeit nur zweimal.[35] Mitte Mai 1923 war Nonne dabei, als Lenin in einem Konvoi von sechs Autos in sein Landhaus nach Gorki gebracht wurde, von wo er nicht mehr lebend zurückkehren sollte.

Lenins Tod

Mit dem in Gorki bei Lenin ausharrenden Foerster, der Nonnes designierter Nachfolger an der Spitze der Gesellschaft Deutscher Nervenärzte war, korrespondierte Nonne in den folgenden Monaten regelmäßig. Am 6. Januar 1924 schrieb Foerster ihm mit Neujahrsgrüßen aus dem verschneiten Gorki. Zwei Wochen vor seinem Tod schien Lenin auf dem Weg der Besserung. → Abb. 25

Den nächsten Brief an Nonne verfasste Foerster sechseinhalb Wochen später, genau einen Monat nach Lenins Tod, den er seinem Kollegen schildert, ebenso wie das Ergebnis der Obduktion. → Abb. 26–27

26 Vgl.: Zülch, Hans Joachim: Otfrid Foerster. Arzt und Naturforscher 9.11.1873–15.6.1941. Heidelberg 1966, S. 11.

27 Vgl.: Martin, Michael; Karenberg, Axel und Fangerau, Heiner: Die ambivalente Haltung Otfrid Foersters (1873–1941) gegenüber dem Nationalsozialismus. In: Der Nervenarzt 91 (2020), Sonderheft, S. 22–28.

28 Vgl.: Max Nonne an Henny Nonne am 25.4.1923, StAHH, 622-1/197, 318.

29 Nonne an Brauer, 27.4.1923. StAHH, 111-1, Cl. VII Lit. Q b Nr. 8 Vol. 87 Fasc. 15 Inv. 22.

30 Außenamt an Hamburger Gesundheitsbehörde, 1.5.1923, StAHH, ebd.

31 Verlängerung des Urlaubs zwecks ärztlicher Behandlung des in Moskau erkrankten Mitglieds der Sowjet-Regierung Lenin, Antrag und Genehmigung vom 5. Mai 1923, StAHH, ebd.

32 Max Nonne an Henny Nonne am 27.4.1923, StAHH, 622-1/197, 318.

33 Max Nonne an Henny Nonne 2.5.1923, ebd.

34 Max Nonne an Henny Nonne am 11.5.1923, ebd.

35 Max Nonne: Anfang und Ziel meines Lebens. Erinnerungen. Hamburg 1971, S. 223.

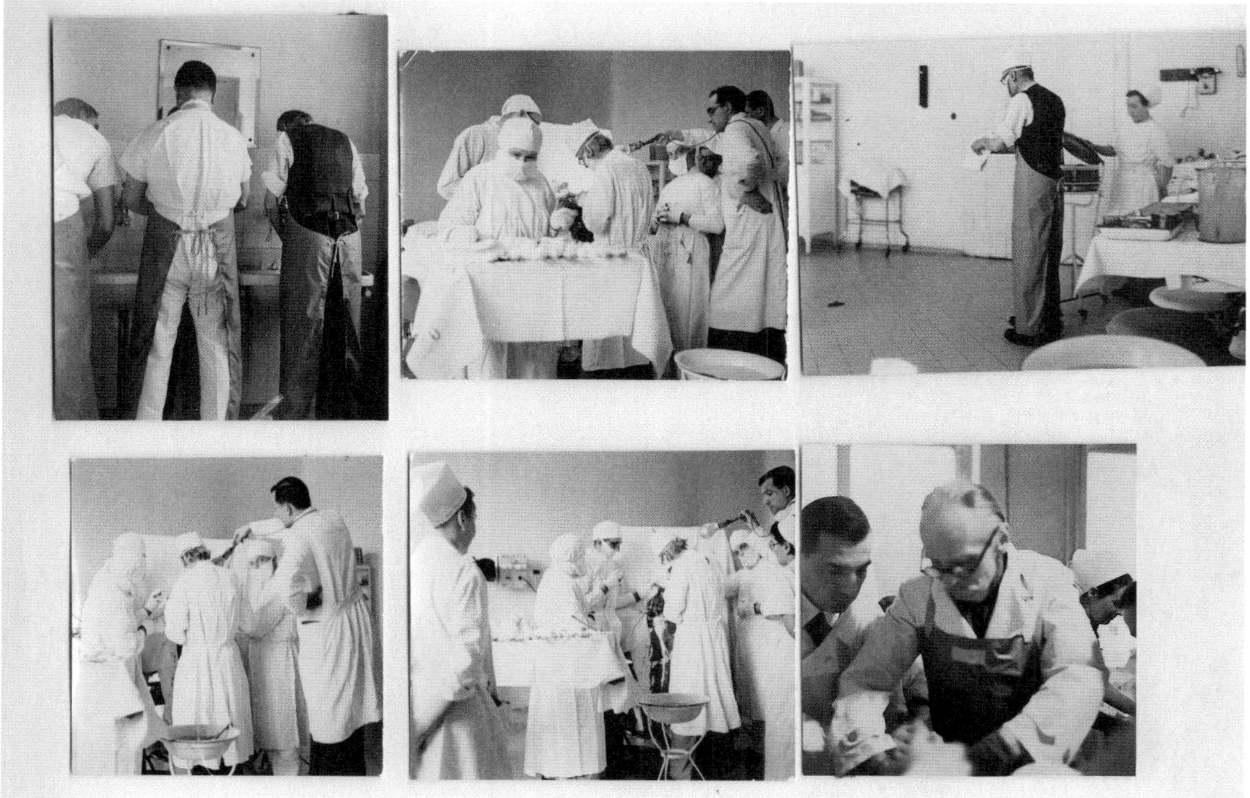

11–16

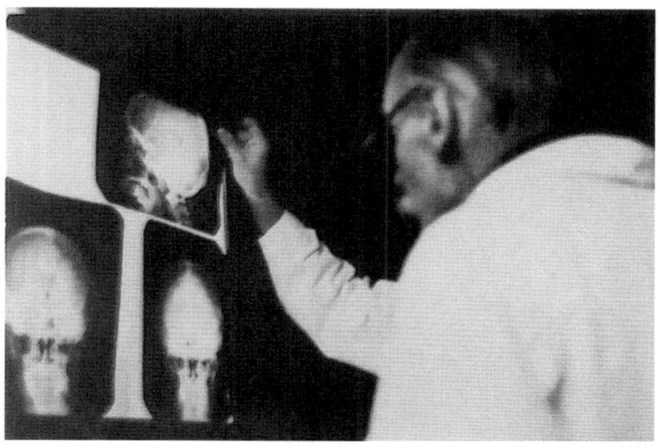

17

18

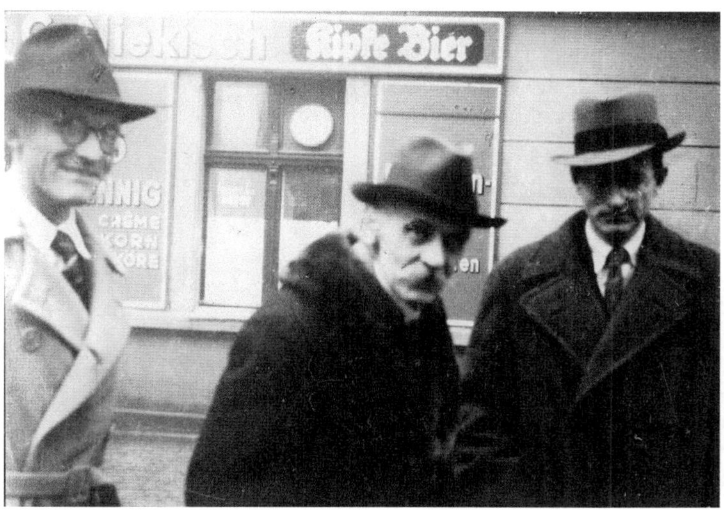

19

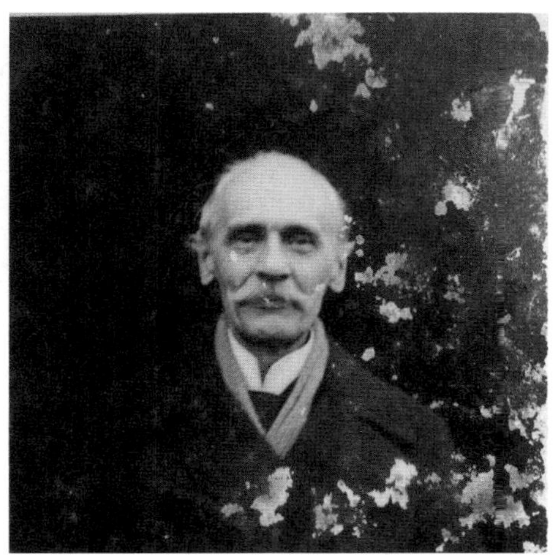

Abb. 11–19
Fotografien aus einem Album des damaligen Breslauer Assistenten Klaus-Joachim Zülch, 1935/36. Sie zeigen Otfrid Foerster während einer Operation, bei einer Sektion, bei der Befundung eines Röntgenbilds und mit Zülch in der Breslauer Goethestraße. Sammlung Zülch, MHMHH.

20

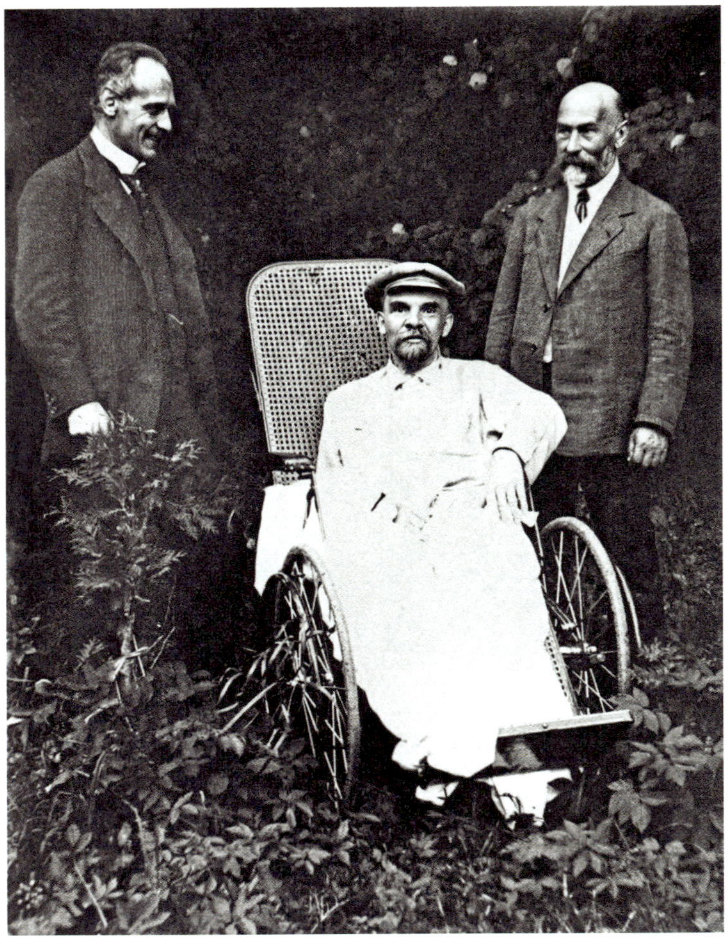

21

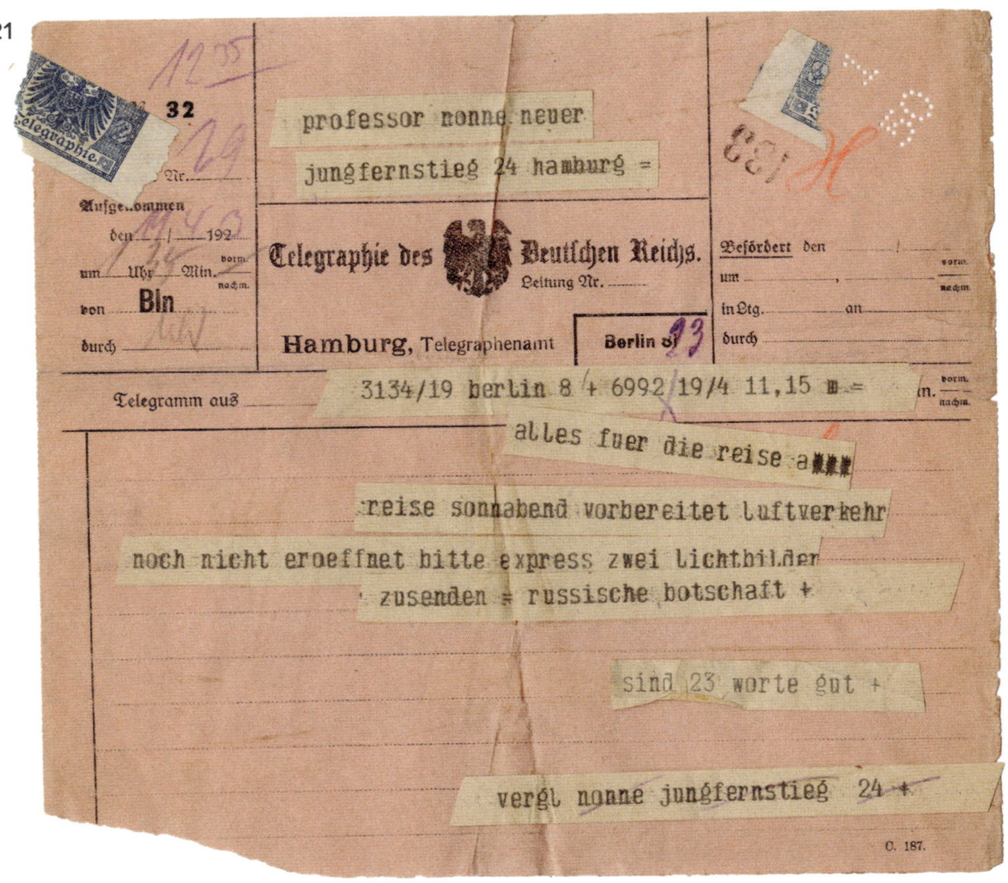

32

Nr.

Aufgenommen den 19/4 192

um Uhr Min. vorm. nachm.

von Bln

durch

professor nonne neuer

jungfernstieg 24 hamburg =

Telegraphie des Deutschen Reichs.

Leitung Nr.

Hamburg, Telegraphenamt

Berlin 23

Befördert den

um vorm. nachm.

in Ltg. an

durch

Telegramm aus 3134/19 berlin 8 + 6992 19/4 11,15 m =

alles fuer die reise a

reise sonnabend vorbereitet luftverkehr

noch nicht eroeffnet bitte express zwei lichtbilder

zusenden = russische botschaft +

sind 23 worte gut +

vergl nonne jungfernstieg 24 +

C. 187.

Abb. 20
Sommer 1923: Otfrid Foerster (links), Lenin und Alexei Koschewnikow in Gorki, ROSTA-TASS Agenturbild, Lizenz Imago

Abb. 21, 22
Telegramme der Russischen Botschaft und der deutschen Ärzte Foerster und Bumke sowie des Sowjetischen Gesundheitsministers Semaschko vom 11. und 14. April 1923.

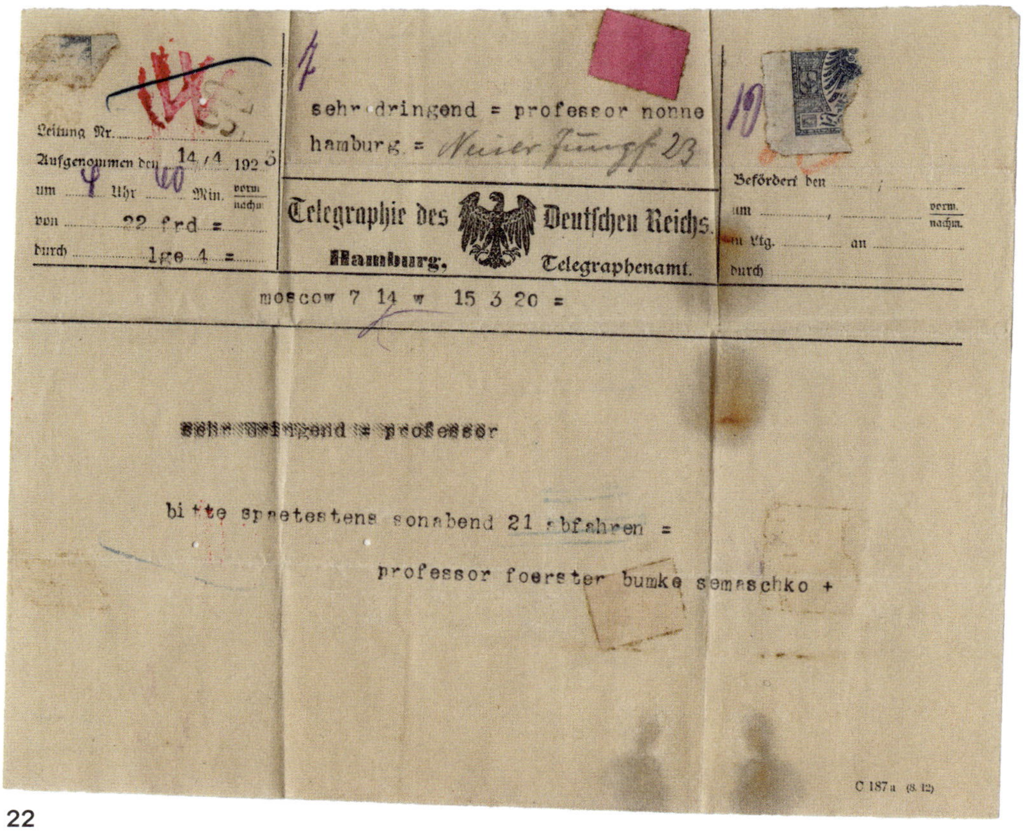
Leitung Nr.
Aufgenommen den 14/4 1923
um 4 Uhr 40 Min. vorm. nachm.
von 22 frd =
durch lge 4 =

sehr dringend = professor nonne
hamburg = Neuer Jungf 23

Telegraphie des Deutschen Reichs.
Hamburg. Telegraphenamt.

Befördert den
um vorm. nachm.
an Ltg. an
durch

moscow 7 14 w 15 3 20 =

sehr dringend = professor

bitte spaetestens sonabend 21 abfahren =

professor foerster bumke semaschko +

C 187a (8.12)

22

23

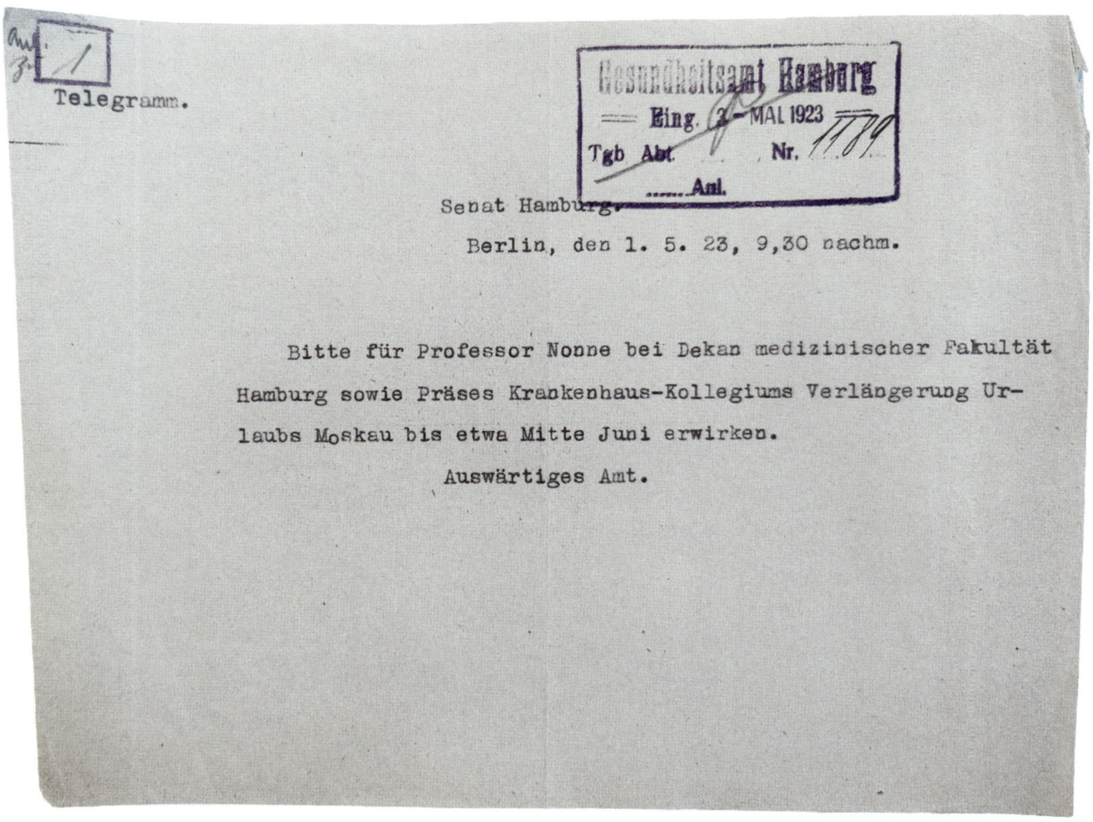
Telegramm.

Gesundheitsamt Hamburg
Eing. 3. MAI 1923
Tgb. Abt. Nr. 1189
Anl.

Senat Hamburg.
Berlin, den 1. 5. 23, 9,30 nachm.

Bitte für Professor Nonne bei Dekan medizinischer Fakultät Hamburg sowie Präses Krankenhaus-Kollegiums Verlängerung Urlaubs Moskau bis etwa Mitte Juni erwirken.

Auswärtiges Amt.

Abb. 23
Rückenwind für das Urlaubsgesuch. Außenamt an Gesundheitsbehörde, 1. Mai 1923, Abschrift eines Telegramms, Staatsarchiv Hamburg (StAHH). Nonne war zu diesem Zeitpunkt längst (ein zweites Mal) in Moskau.

24

Abb. 24
„... im Interesse des deutschen Ansehens im Auslande“. Reisegenehmigung, StAHH.

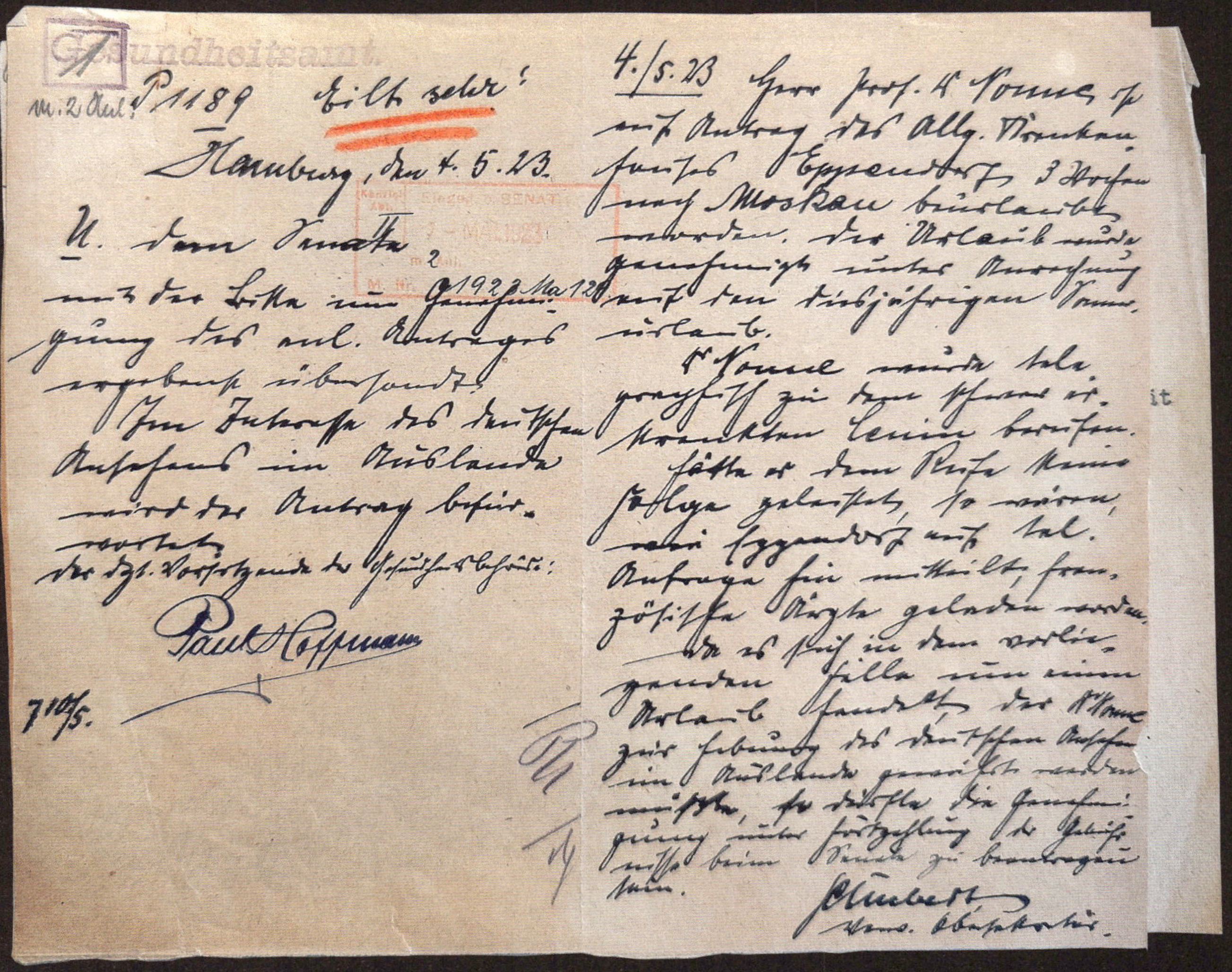

24

Gesundheitsbehörde
P1189 Eilt sehr!

Hamburg, den 4.5.23

N. dem Senate
mit der Bitte um Genehm-
igung des anl. Antrags
ergebenst übersandt.
Im Interesse des deutschen
Ansehens im Auslande
wird der Antrag befür-
wortet.
der dzt. Vorsitzende der Gesundheitsbehörde:

Paul Hoffmann

4./5.23 Herr Prof. Dr. Nonne ist
auf Antrag des Allg. Kranken
hauses Eppendorf 3 Wochen
nach Moskau beurlaubt
worden. Der Urlaub wurde
genehmigt unter Anrechnung
mit dem diesjährigen Sommer-
urlaub.
Dr. Nonne wurde tele-
graphisch zu dem schwer er-
krankten Lenin berufen,
Hätte er dem Rufe keine
Folge geleistet, so wären,
wie Eppendorf auf tel.
Anfrage hin mitteilt, fran-
zösische Ärzte geladen worden.
Da es sich in dem vorlie-
genden Falle um einen
Urlaub handelt, der Dr. Nonne
zur Hebung des deutschen Ansehens
im Auslande gewährt werden
musste, so dürfte die Genehmi-
gung unter Fortzahlung der [.?.]
nisse bei Senate zu beantragen
sein.
Schubert
[.?.] Obersekretär

Abb. 25
„… in tiefster Einsamkeit, haushoher Schnee ringsum …“, Foerster aus Gorki an Nonne in Hamburg, 6.1.1924.

Abb. 26
„… Lenin starb …“, Foerster an Nonne, 21.2.1924.

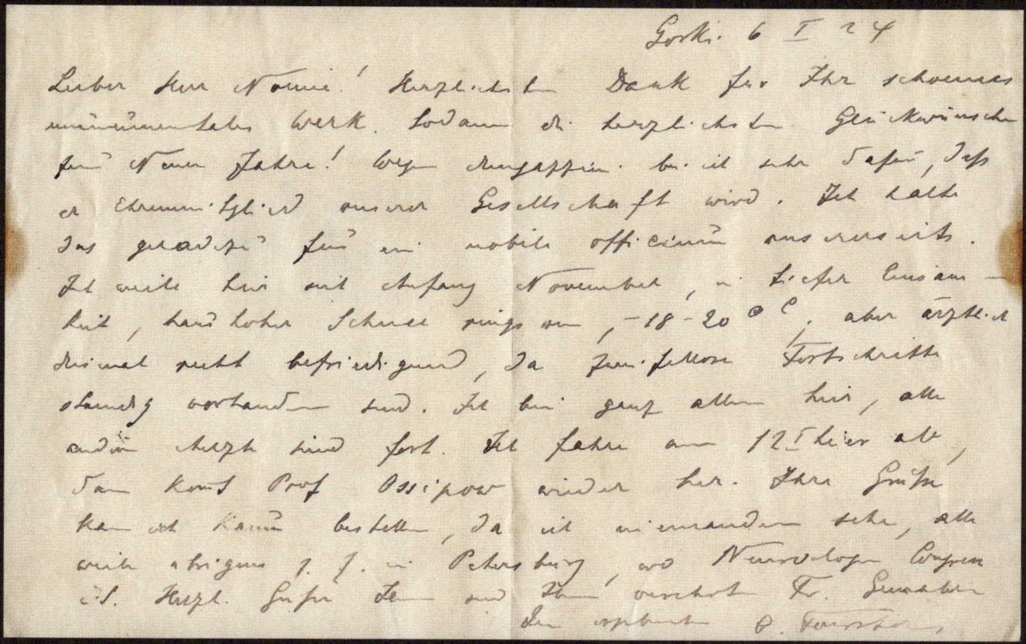

25

26

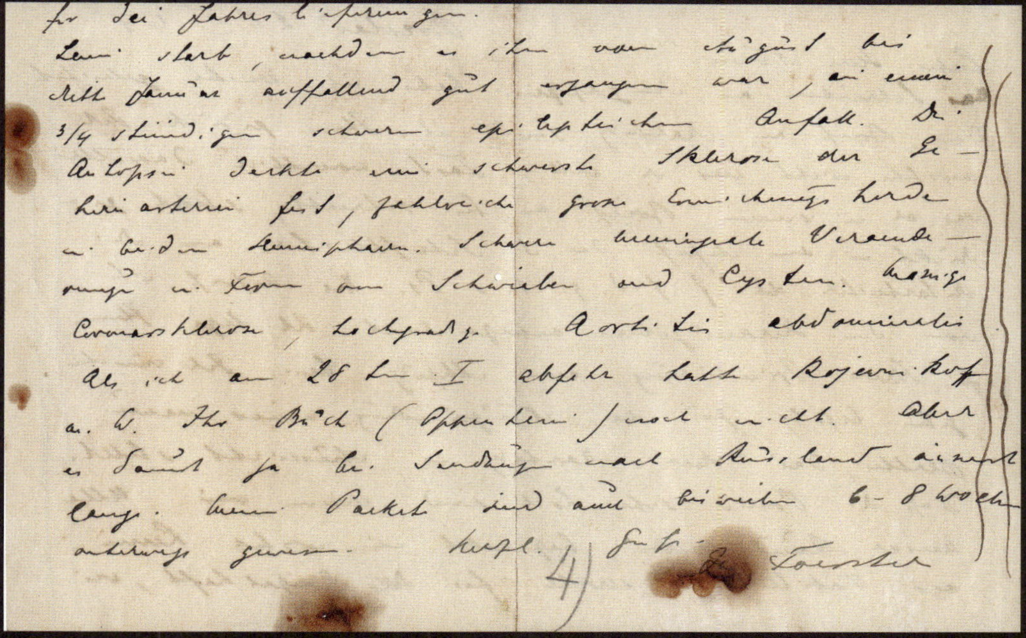

Lieber Herr Nonne! […]
Ich weile hier seit Anfang November in tiefster Einsamkeit, haushoher Schnee ringsum, −18 −20 °C; aber ärztlich diesmal recht befriedigend, da zweifellos Fortschritte ständig vorhanden sind. Ich bin ganz allein hier, alle anderen Ärzte sind fort. Ich fahre am 12.I. hier ab, dann kommt Prof. Ossinow wieder hier her. Ihre Grüße kann ich kaum bestellen, da ich niemanden sehe, alle weilen übrigens z. Z. in Petersburg, wo Neurologen Congress ist. Herzl. Grüße Ihnen und ihrer verehrten Frau Gemahlin
Ihr ergebener O. Foerster

[…] Lenin starb, nachdem es ihm von August bis Mitte Januar auffallend gut ergangen war, an einem ¾ stündigen schweren epileptischen Anfall. Die Autopsie stellte eine schwerste Sklerose der Gehirnarterien fest. Schwere meningeale Verkalkungen u. Formen von Schwielen und Cysten … Coronarsklerose, leichtgr. Aortitis abdominalis. […]
Herzl. Grüße O. Foerster

27

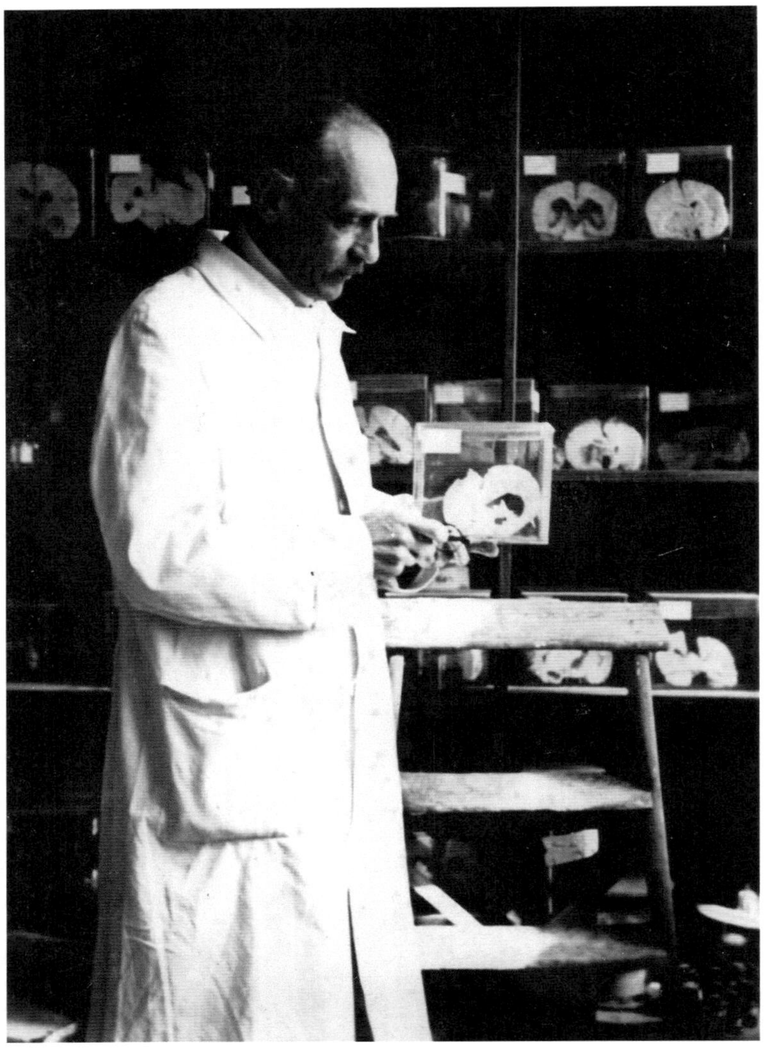

Abb. 27
Otfrid Foerster mit einem Gehirnpräparat. Fotografie aus der Sammlung des Instituts für Geschichte und Ethik der Medizin der Heinrich-Heine-Universität Düsseldorf.

Lenin starb in einem epileptischen Anfall nach mehreren Schlaganfällen. Seine Blutgefäße waren durch Ablagerungen so verengt, dass sie Teile des Gehirns nicht versorgen konnten. Große Gebiete auf der linken Seite seines Gehirns starben ab und lösten sich auf. Daraufhin verlor Lenin weitgehend die Fähigkeit, Worte zu formulieren. Seine rechte Körperhälfte war gelähmt. Auch der epileptische Krampfanfall am Morgen des 21. Januar 1924 war Folge dieser Schäden an den Gefäßen seines Gehirns. Sie hatten am Ende zu einem Riss einer Arterie im Mittelhirn geführt, der lange Krampfanfall, zu dessen Beginn der Patient sein Bewusstsein verloren hatte, war eine Folge dieser Blutung. Drei Ärzte standen in dieser Nacht dabei: Foerster und zwei russische Kollegen. In dem auf den folgenden schwarzen Seiten → Abb. 30 reproduzierten Bericht heißt es, sie hätten Beistand geleistet. Helfen konnten sie Lenin nicht.

Die Sektion

Auf grobem, für die Zeit der Hyperinflation typischen Papier hat sich Nonne die Eckdaten der Krankengeschichte Lenins und die wesentlichen Befunde der Sektion in weitgehend unleserlicher Schrift notiert. → Abb. 28, 29 Vor dem Siegeszug der bildgebenden Verfahren stand bei vielen Patient:innen die Krankheitsursache erst bei der Leichenöffnung definitiv fest. Als Nonne nach Moskau gerufen wurde, stand, das belegt seine Verdachtsdiagnose *Arteriitis specifica*, bei Lenin die sexuell übertragene Krankheit Syphilis durchaus als Ursache seiner schlechten Hirngefäße zur Debatte. In der Sektion zeigte sich nun aber eine generalisierte, auf nahezu alle Hirnarterien ausgedehnte Arterienverkalkung. Die linke innere Halsschlagader war gar komplett verschlossen. Die für eine Syphilis typischen gummiartigen Geschwüre fanden sich in Lenins Leiche an keinem Organ.

50 Jahre vor Lenins Tod hatte der später als Kinderarzt berühmt gewordene Pathologe Otto Heubner (1843–1926) beschrieben, wie sich von einer Syphilis betroffene Hirnarterien verändern: An der inneren Schicht der Gefäßwand entstehen Wucherungen, nach einiger Zeit auch Bindegewebe. Das bewirkt eine Verengung und (wie bereits erwähnt) letztendlich Symptome wie bei einem Schlaganfall. Verkalkungen der Gefäße jedoch, wie sie bei Lenins Obduktion besonders ausgeprägt zu sehen waren, „kommen nicht in Betracht“,[36] stellte Heubner über die Gefäßveränderung bei der Syphilis fest. Für Max Nonne, der Heubners Schrift in seinen Vorlesungen über die Syphilis als „Allgemeingut der Ärzte“ feierte,[37] war die Syphilisdiagnose damit vom Tisch. Ausführlich protokollierte er die ausgeprägten Gefäßbefunde und Hirnveränderungen auf seinem Zettel. Das Ergebnis stand für ihn fest, von anderen Organen nahm er nur mit einem kurzen „i. O.“ [in Ordnung] Notiz.[38]

Nonne hatte an der Sektion nicht teilgenommen. Er bezog sein Wissen aus einem von dem schwedischen Neurologen Samuel Henschen (1847–1930) in deutscher Sprache abgefassten Protokoll. Das lag ebenfalls in der Krankenakte. → Abb. 31 Es offenbart, was für einen Raum die öffentliche Debatte über eine vermeintliche Syphilis Lenins damals einnahm. Auch dass der sowjetische Volkskommissar für das Gesundheitswesen persönlich an der Sektion seines Regierungschefs teilnahm, belegt: Lenins Diagnose war ein Politikum. Das spiegelt sich auch in Henschens Protokoll. Dem weitgehend nüchternen Bericht über Krankheitsverlauf, Obduktionsergebnis und Epikrise schloss der schwedische Arzt ein paar ungewöhnliche Sätze an. Ähnlich wie ein paar Jahre später der Hirnforscher Oskar Vogt (vgl. den Abschitt über Lenins Pyramidenzellen ab S. 183), dessen mikroskopische Untersuchung von Lenins Gehirn Furore machte, deutete Henschen die Veränderungen an Lenins Hirn als Belege für die überragenden geistigen Fähigkeiten des Patienten. Quasi als Gegenthese zu dem Syphilis-Vorwurf schrieb er:

> „Die Obduktion zeigte keine Veränderungen, die als Zeichen von Syphilis ausgelegt werden konnten. All Gerede und Zeitungsgeschreibsel muss daher zurückgewiesen werden. […]
>
> Die Ausführungen […], das die Russische Revulution das Werk eines Geisteskranken sei, zeugt nicht von guter Beurteilung, denn eine Revulution wie die Russische erfordert ohne Zweifel eine fast übermenschliche Kraft und Intelligenz und eine übermenschliche Arbeit unter fortdauernder Unruhe und Gefahren für denjenigen, der an der Spitze derselben steht.
>
> Die Gefässveränderung soll erblich gewesen sein in der Leninschen Familie und sein Vater hat darunter gelitten, dass sie aber diesen seltene[n] Grad erreicht wie in diesem Falle, lässt sich wohl erklären aus Lenins während Jahren und nun zuletzt enormer Gehirnüberanstrengung, wobei seine Gehirngefässe sicherlich weder Tag noch Nacht Ruhe erhielten. Lenin, der nur 54 Jahre alt war, gab das Zeichen für das Ausbrechen der schon gereiften Revulution, leitete dieselbe rücksichtslos und fiel selbst derselben zum Opfer.“[39]

In Henschens Bericht klingt an, was mit der (für viel Monate noch umstrittenen) Konservierung der Leiche, der Errichtung des provisorischen, schließlich des

36 Heubner, Otto: Die luetische Erkrankung der Hirnarterien nebst allgemeinen Erörterungen zur normalen und pathologischen Histologie der Arterien sowie zur Hirncirculation. Leipzig 1874, S. 158.

37 Nonne, Max: Syphilis und Nervensystem. Ein Handbuch in zwanzig Vorlesungen. Berlin 1924, S. 71.

38 Notizzettel, beidseits beschrieben, MHMHH. Krankenjournale Nonne, 142/50.

39 Henschen, Samuel: Lenins Krankheit und Todesursache. Typoskript, S. 10–11. MHMHH. Krankenjournale Nonne, 142/50.

28, 29 ■

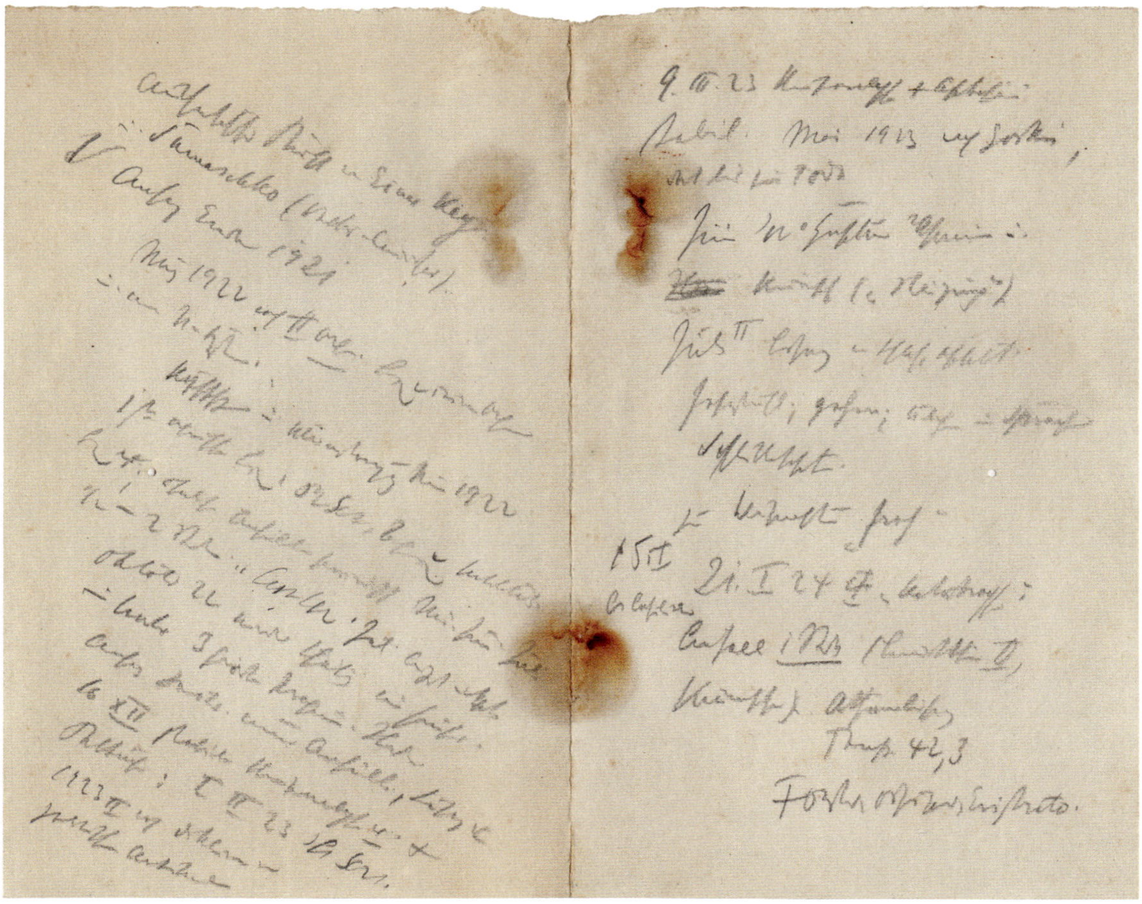

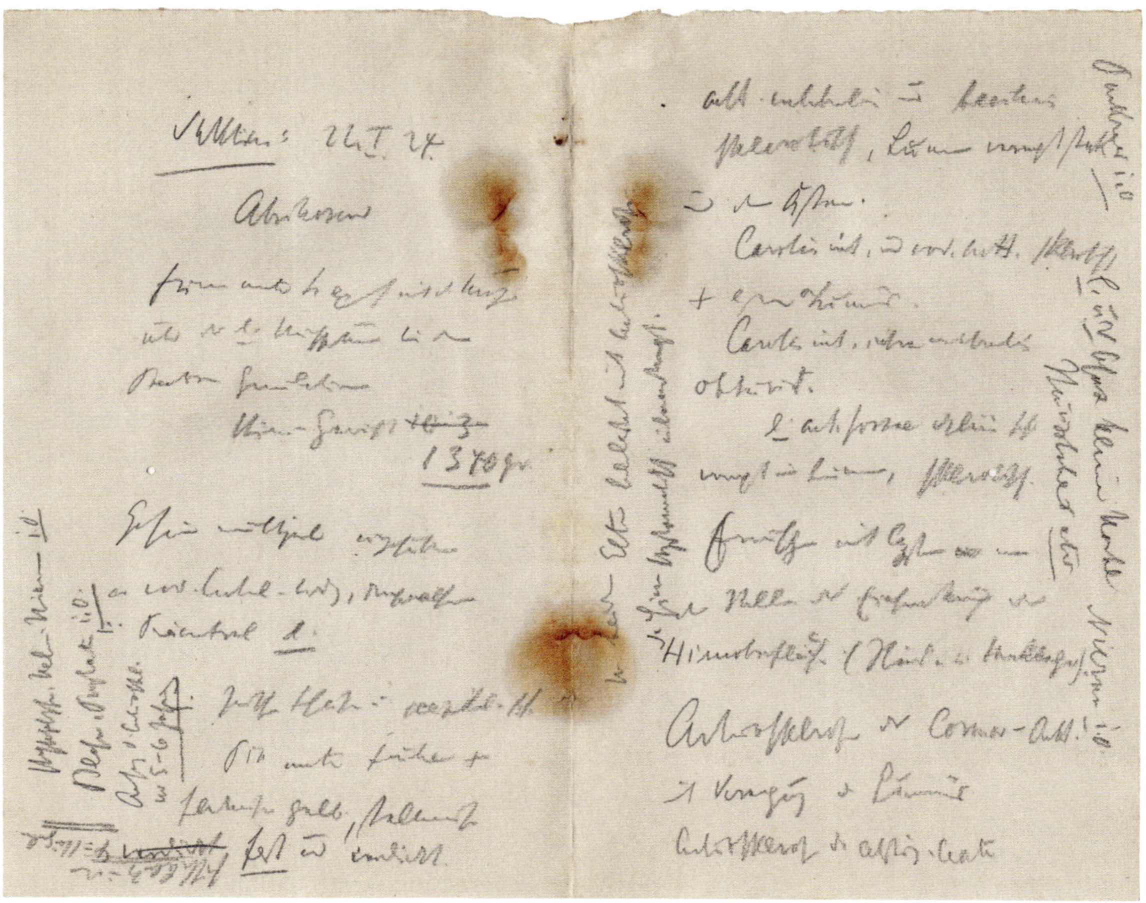

Abb. 28, 29
„Hirn-Gewicht 1340 gr". Notizen zur Krankengeschichte (oben) und zur Sektion (unten) Lenins.

LENINS KRANKHEIT UND TODESURSACHE.

von

S. E. HENSCHEN.

1. Dokument von der Russischen Legation über Lenins Krank- und Hinscheiden.

Lenins Krankheit nahm ihren Anfang am Ende des Jahres 1921. Der genaue Zeitpunkt an dem die Krankheit ihren Anfang nahm lässt sich schwer feststellen, denn laut allen Angaben entwickelte sie sich sehr langsam, und erst allmählich wurde sein kräftiger Organismus untergraben auf der Höhe seiner Tätigkeit, wobei Lenin selbst seiner Krankheit nicht genügende Aufmerksamkeit widmete.

Im März 1922 konnten die Aerzte, die Lenin untersuchten, noch keine organische Störungen entdecken, weder im Nervensystem noch in den inneren Organen im Allgemein. Wegen starker Kopfschmerzen und Symptomen von Ueberanstrengung empfohlen ihm die Aerzte Ruhe, wepewegen er nach Gorki übersiedelte. Bald hierauf jedoch - Anfang Mai - wurden die ersten Symptome zu organischen Störungen im Gehirn entdeckt, welche in Erscheinung trat, in Form von allgemeiner Schwäche, Verlust des Sprechvermögensund in einer starken Schwächung des Bewegungsvermögens der rechten Extremitäten. Diese Erscheinungen dauerten drei Wochen.

In der Fortsetzung wiederholten sich ähnliche Anfälle, jedoch handelte es sich nicht um stabile Erscheinungen. Sie fingen periodisch an in den Monaten Mai, Juni und Juli und hatten eine Dauer von $\frac{1}{2}$ bis 2 Stunden. Durch den kräftigen Organismus, und die sorgfaltige Pflege seiner Umgebung zeigte sich schon im Juli eine Verbesserung, welche schon im August und September dermassen zunahm, dass Lenin im Oktober seine Tätigkeit wieder aufnehmen konnte in derselben Ausdehnung wie vorher. Im November hielt er drei grosse Programmreden.

Anfang

- 2 -

Anfang Dezember erneuerten sich die Anfälle, die ihren Ausdruck nahmen in vorübergehende Erlähmungen der rechten Extremitäten, und am 16. Dezember begann eine stabile Paralysie des rechten Armes und des rechten Beines, die ihm zwang das Bett zu hüten. Während Januar und Februar war Lenins Gesundheit schwankend, bald eine Besserung, bald eine Verschlechterung. Im Februar diktierte Lenin noch seine politische Artikel.

Am 9. März erreignete sich ein schwerer Anfall von Paralysie der rechten Seite mit starker Störung des Sprechvermögens, und die Anfälle nahmen mit einem Male einendauernden Charakter an.

Wegen der wohltuende Wirkung der Luft wurde Lenin, nach der Konsultation mit den Aerzten, Mitte Mai nach Gorki überführt, wo er bis seinem Tode verblieb. In Gorki trat zuerst eine Besserung ein, aber in der zweiten Hälfte des Junis verschärfte sich der Krankheitsprozess mit Symptomen von Reizung und Schlaflosigkeit, welches sich ung. einen Monat wiederholte. Während der zweiten Hälfte des Julis nahmen die Krankheitserscheinungen ab, und von dieser Zeit ab begann eine Periode von langsamer aber ununternrochener Besserung. Lenin unternahm im Rollstuhl tägliche Promenaden im Parke, hatte eine vorzügliche Stimmung, und Aptit und Schlaf nahmen wieder normale Dimensionen. Allmählich konnte er mit Hilfe gehen, und Ende Juli war es möglich die Wiederherstellung des verlorenen Sprechvermögens in Angriff zu nehmen.

Diese Uebungen wurde Anfangs von den Aerzten, später von der Gattin Lenins vorgenommen unter aerztlicher Leitung. Nadezjda Konstantinovna, setzte hiermit fort fast bis zum Todestag Lenins. Die Sorge um das phüsische Wohlbefinden des Kranken wurde von Anfang an von der Schwester Lenins, Maria Iljinitjna, übernommen, die sich hiermit unermüdlich weiterbeschäftigte bis zum letzten Tage.

Schon im September konnte Lenin gehen ohne Hilfe die Treppen hinauf- und hinuntersteigen, sich am Geländer festhalten. Im Oktober ging er selbstständig im Zimmer , mit Hilfe eines

Stockes.

- 3 -

Im September unternahm er Waldtouren im Automobil und blieb 2 bis 3 Stunden in der frischen Luft.

Das Sprechen besserte sich so allmählich. Lenin durchsah täglich die Zeitungen und zeigte die Artikel, welche ihm vorgelesen werden sollten. Er interessierte sich für deren Inhalt, den er deutlich auffasste. Obschon langsam und mit Mühe fing er an sich im Schreiben mit der linken Hand zu üben. An den sonnigen Wintertagen fuhr er nicht selten im Schlitten nach dem Walde, wobei er von Jäger begleitet wurde. Während dieser Promendaden war er froh und lebhaft. Zu Weihnachten wurde für die Kinder einen Tannenbaub hergerichtet, wobei Lenin in guter Gemütsverfassung anwesend war und dafür sorge trug, dass man keinerlei Einschränkungen in den Spielen der Kinder machte. Es war zu erwarten dass sein Gesundheitlichen Zustand eine dauernde werden sollte, obwohl Besserung langsam von Statten ging. Allein - nach einer kurzen Periode von Vorboten - kam die Katastrophe am 21. Januar 6 Uhr abends. Fast eine Stunde dauerte der scharf entwickelte und stürmische Anfall, welcher in /vollständiger/ Bewusstlossigkeit und eine scharfe allgemeine Spannung der Muskulatur ihren Anfang nahm. Uhr 6,50 nachm. trat der Tot infolge Paralysie der Atmung und Erscheinungen von Hypertermi bis 42.3° ein. Der Tod wurde von den Professoren Foerster, Ossipov und Dr. Jelistratov, die während der Anfälle anwesend waren und Beistand leisteten, festgestellt.

Von erstem Anfang der Erkrankung Lenins und während der ganzen Krankheit wurden alle Massnahmen getroffen um seinen Krankheitszustand exakt klarzulegen und die Gesundheit wiederherzustellen. Der Kranke war ständig unter Observation und aerztlicher Behandlung. Consilia wurden periodisch vorgenommen, wobei russische und ausländische Professoren teilnahmen, von welchen einige lange an der Behandlung des Kranken teilnahmen. Das letzte consilium fand am 15. Januar 1924 statt.

Unterzeichmet: Prof. F o e r s t e r, Prof. O s s i p o v, Prof. A b r i k o s o v, Prof. F e l d b e r g, Prof.

Weissbrot,

- 4 -

W e i s s b r o t, Prof. D e s j i n und der Folkskommissar für die Sanitätsbehörde, S e m a s c h k o .

Moskau 23 Januar 1924.

P r o t o k o l l

bei der Obduktion des Vladimir Iljitsch Uljanin (Lenin). Die Obduktion fand am 22. Januar 1924 statt, sie nahm ihren Anfang um 11.10 Uhr und war beendet um Uhr 3,50 nachm.

Vorgenommen wurde die Obduktion von Prof. A. I. A b r i k o s v in Anwesenheit der Prof:es O. F o e r s t e r, V. P. O s s i p o v, A. A. D e s j i n, B. S. W e i s s b r o t, V. V. B u n a c, Dr:es F. A. G o e t h e , P. I. E l i s t r a t o v, V. N. R o s a n o v, V. A. O b u c h, und dem Folkskommissar des Sanitätswesens R.S.F.S.R. S e m a s c h k o.

D i e i n n e r e B e s i c h t i g u n g.

Die Hüllen des Schädels sind unverändert. Beim abheben des Kalotts wird eine feste Verlötung des /Harten/ Hirnhautes mit der inneren Fläche des Beines /konstatiert/, hauptsächlich längs Sinus longitudinalis. Die äussere Fläche des Harten Hirnhautes ist matt und blass; an der linken Schläfe und teilweise in der Stirngegend ist sie gelblich pigmentiert. Der vordere Teil des linken Hemisphäres ist etwas eingesunken in Vergleich mit der rechten. Sinus Longitudinalis enthält eine unbedeutende Menge flüssiges Blut. Die innere Fläche des Harten Hirnhautes (Dura mater) ist glatt und feuchtglänzend und ist von dem unterliegenden Weichen Hirnhaut leicht zu lösen ausser in gewissen Teilen nächst an Fissura longitudinalis, wo an den Stellen wo Pacchionis' Granulationen ausbuchten Zusammenlötungen vorkommen. Auf der Basis des Schädels ist Die Harte Hirnhaut unverändert. Sinus auf der

Basis

Basis enthalten flüssiges Blut.

Das G e h i r n . Das Gewicht unmittelbar nach dem Herausnehmen ist exklusive der Harten Hirnhaut 1,340 gramm. In der linken Hemisphäre: 1) in der Gegend der präzentralen Windungen, 2) in der Gegend von Nacken- und Gehirnregionen, 3) in der Gegend von Fissura paracentrales und 4) in der Gegend der Schläfenwindungen beobachtet man Stellen, wo die Gehirnfläche beträchtlich eingesunken ist. In der rechten Hemisphäre , an der Grenze zwischen der Schläfen- und Nackenregionenwerden auch zwei Stellen konstatiert mit eingesunkener Gehirnfläche.

Die Weiche Hirnhaut auf den Hemisphären ist trübe und weissachtig und fleckenweise einen gelblichen Schimmer. Stellenweise unter den Sulcus und aussenvor den eingesunkenen Teilen sind weissachtige Stellenauf deren Gebiet die Weiche Hirnhaut fest ist und beim Durchschneiden eine Verdickung zeigt.

Die Gefässe auf der Basis des Gehirns. Beide Arteriae vertebralis wie auch Arteria basilaris sind verdickt und sinken nicht ein, deren Wände sind fest und ungleichmässig verdickt, von weissachtiger Farbe mit stellenweise gelblichem Schimmer. Beim Durchschneiden derselben zeigt sich das Lumen stellenweise stark verengt bis zur Form einer Ritze. Aehnliche Veränderungen beobachtet man auch an den Verzweigungen der Artärien (arteriae cerebri posteriores). Ebenso sind die inneren Gehirnarterien, Arteria carotis interna wie auch die vorderen Gehirnarterien fest, mit ungleichmässig verdickten Wände und an einigen Stellen ein bedeutend verengtes Lumen. Die linke innere Gehirnarterie, Arteria carotis interna, der Teil im inneren des Schädels, hat kein Lumen und zeigt sich beim Durchschneiden als einen festen weissachtigen Strang. Die linke Arteria fossae Sylvii ist seht schmal und verdickt, behält aber beim Durchschneiden ein unbedeutendes Lumen, einer Ritze ähnlich.

Beim Durchschneiden des Vermis superior zeigen sich keine Veränderung des Gewebes.

Der vierte Ventrikel ist frei von jedem patologischen

Inahlt.

Inhalt.

Beim Durchschneiden des Gehirns nach F l e c h s i g zeigt es sich, dass die Ventrikel des Gehirns, besonders der Linke , bedeutend erweitert sind und eine durchsichtige Flüssigkeit enthalten.

Auf den obengenannten eingesunkenen Partieen sind Herde von aufgeweichten Gehirngewebe von gelblicher Farbe und mit zahlreichen cystähnlichen Bildungen, mit einer trüben Flüssigkeit gefüllt.

Die erweichten Herde umfassen sowohl den Weissen wie den Grauen Gehirnsubstans. In den übrigen Teilen des Gehirns ist das Gewebe feucht und blass. Das Gefässnetz, das die Vierhügeln*) deckt, ist blutgefüllt, und findet man dort Herde von frischem Bluterguss.

Beim Oeffnen des Körpers beobachtet man eine gute Entwicklung von dem Fettlager des Unterhautes. Das Muskelsystem ist gut entwickelt. Das Muskelgewebe hat die gewöhnliche dunkelrote Farbe.

Die Organe der Bauchhöhle haben eine richtige Lage mit Ausnahme von dem Blinddarm, der etwas höher als gewöhnlich liegt. Omentum majus und das Mesenterie sind reich an Fett. Diafragma steht ~~steht~~ auf der rechten Seite in gleicher Höhe mit der vierten Rippe, auf der linken gleich hoch mit dem vierten Interstitium. In dem rechten Lungensack sind fibrinöse Zusammenwachsungen in der Gegend von der Lungenspitze; ähnliche Zusammenwachsungen sind auch in dem linken Lungensack in dessem unteren Teil, zwischen ihm und Diafragma. Im Herzsack sind keine patologischen Störungen. Mediastinum zeigt keine besondere Veränderungen.

Das Herz. Die Maasse: Breite 11 cm., Länge 9 cm., Dicke 7 cm. Die Fläche des Epikardiums ist glatt und blank, unter dem Epikardium, hauptsächlich in der Gegend des rechten Ventrikels, findet sich eine ansehliche Fettanhäufung. Die Aortaklappen

sind

*) Corpora qvadrigemina.

sind an der Basis verdickt, auf Valvula mitralis zeigt sich eine gewisse Verdickung an der Schliessungskante und weissachtige und durchsichtige Verdickungen auf der vorderen Klappe (valvula). Die Klappen der rechten Hälfte zeigen keine Veränderungen auf. Auf der inneren Fläche der Aufsteigenden Aorta sind eine kleinere Anzahl vorspringende gelbe Verdickungen. Die Wand der linken Kammer hat eine Dicke von 1½ cm., die rechte eine von ½ cm. Beim Durchschneiden stehen die Koronarterien weitoffen. deren Wände sind stark verdickt und verengt und Lumen deutlich verdrengt.

Auf der inneren Fläche der heruntersteigende Aorta, wie überhaupt auf der Innerfläche der grösseren Baucharterien, findet man eine Menge vorspringende Verdickungen, von welchen ein Teil sich im Zustand von petrifikation befindet und von Schwären bedeckt sind.

Die Lungen. Die rechte hat gewöhnliche Dimensionen und Konfigurationen, überall von weicher , luftiger Konsistenz. Im Durchschnitt ist das Gewebe der Lunge blutgefüllt und sondert eine schäumige Flüssigkeit ab. An der Lungenspitze befindet sich eine kleine eingezogene Narbe. Die linke Lunge hat gewöhnliche Dimensionen und konfigurationen, überall von weicher, luftiger Konsestenz. In dem hinteren, unteren Teil von der oberen Partie ist eine Narbe, die von der Oberfläche 1 cm. in die Tiefe des Lungengewebes dringt . An der Lungenspitze ist eine unbedeutende fibrineuse Verdickung des Lungensackes.

Die Milz. Die Milz ist etwas vergrössert und im Durchschnitt mässig blutgefüllt.

Die Leber. Die Dimensionen und Form sind die gewöhnlichen. Die Fläche ist glatt. Im Durchschnitt - eine niedriggradige Muschatnussartige Veränderung. Die Gallenblase und die Ausfuhrgänge (utförsgångarna) zeigen keine besondere Veränderungen.

Der Magen. (Leer). Der Magen ist heruntergesunken. Auf der Schleimhaut sind die Falten gut gezeichnet und belegen wie

gewöhnlich.

gewöhnlich. Betreffs des Darmsystems zeigen sich keine besondere Erscheinungen.

Die Nieren haben einen gewöhnlichen Umfang. Die Zeichnung in ihrem Gewebe ist deutlich. Die Borke unterscheidet (tre sich gut vom Mark. Das Gewebe ist mässig blutgefüllt. Die Kapsel lässt sich leicht lösen. Die Fläche der Niere ist eben, mit Ausnahme von kleineren Gebiete auf denen man einige flache Einsenkungen vorfindet. Lumina in den Zweigen der Nierenarterien stehen beim Durchschneiden weitoffen.

Pancreas ist von gewöhnlicher Grösse. Beim Durchschneiden zeigen sich keine besondere Veränderungen.

Die Drüsen der inneren Sektion. Die Hypophyse zeigt keine Veränderungen.

Glandula suprarenalis sind etwas kleiner als gewöhnlich, besonders die linke; die Borke ist reich an Lipoiden. das Mark ist pigmentiert in schwarzbrauner Farbe.

Die anatomische Diagnose. Verbreitete Arterioskleros in den Arteren mit stark hervortretender Störung der Gehirnarteren. Arterioskleros in dem absteigenden Teil der Aorta. Hypertrophie in der linken Herzkammer. Eine Menge Herde von gelber Erweichung in der linken Gehirnhälfte (auf Grund von Skleros in den Gefässe in einer Periode von Uebergang und Verwandlung in cystähnliche Veränderungen. Frischer Bluterguss im Gefässnetz des Gehirns über den Vierhügeln (Corpora qvadrigemina). Knochenverdickung am linken Schulterblatt. Eine eingekapselte Geschosskugel in den weichen Geweben im oberen Teil der linken Schulter.

S c h l u s s f o l g e r u n g.

Als Grundlage für die Krankheit des Toten tritt einen verbreiteten Skleros in den Gefässen hervor infolge deren vorzeitiger Verschleissung (Abnutzungssclerose). Zufolge der Lumenverdrängung in den Gehirnarterien und Störung in der Ernährung des Gehirns auf Grund ungenügender Blutzufuhr entstanden Herde

von

von Erweichungen im Gehirngewebe, welche alle vorhergehende Symptome der Krankheit erklären wie: Lähmung, Verlust des Sprechvermögens. Als unmittelbarer Todesursache trat hervor: 1) zunehmende Störung des Blutkreislaufes im Gehirn, 2) Blutung in der Weichen Hirnhaut in der Gegend von den Vierhugeln.

Gorki den 22. Januar 1924.

Prof:es A.I. Abrikosov, O. Foerster, V. Ossipov, V. Bunak, A. Desjin, B. Weissbrot, Dr:es V. Obuch, P. Elistratov. V. Rosanov, N. Semaschko.

-.-

Mit solchen Gefässen kann das Gehirn nicht leben.

Alle Kliniker staunten während der Obduktion nicht nur über die intelektuelle Kraft Lenins, die mit so einem ruiniertem Gegirn, mit einer sammensinkender linken Hemisphäre, sich für die Erreignisse intressieren konnte, Jagten organisieren konnte u.s.w. "Andere Patienten", erklärten die Aerzte, "mit den gleichen Störungen im Gehirn sind gewöhnlich gänzlich ausser Stande zu irgend einer Vernunftsarbeite."

Bluterguss in den Vierhügeln, der die nächste Ursache zum Tode war, erscheint also als der Tropfen, der die Zerstörung im Blutkreislauf in Gehirn vollendete, als der Stoss, welche das vordem schwankende Gleichgewicht umstiess. Der Blutdruck im Gehirn erreichte ein Maximum und das Blut, das zufolge dem Bersten der Wände ausströmte aus den berstenden Gefässen, führte zu dem unmittelbaren tödlichen Ausgang.

Die Obduktion der Leiche des Vladimir Iljitschs stellte also "Abnützungsclerose" als die Ursprüngliche Ursache seiner Krankheit und seinem Tode fest. Es wies darauf hin, dass es die übermenschliche geistige Arbeite, ein Leben voller beständiger Gemütsbewegungen und ununterbrochener Unruhe war, was unser Feldherr zu früh in die Arme des Todes trieb.

III. Epikris.

III. E p i k r i s.

Aus dem obenstehenden Krankheitsbericht und Obduktionsprotokoll geht hervor, dass Lenin erst nach mehreren Gehirnanfällen, bald leichte, bald schwere, unterlag in Folge einer am 21. Januar zustossender Blutung in den Zentralen Ganglien. Die Blutung lag nahe des oberen Ende vom Verlängerten Mark, und hieraus erklärt sich infolge den naheliegenden vitalen Nervenkernen der hastige Tot, dem eine Lähmung der Atmungszentra vorging.

Die Diagnose, die zur Lebzeiten gestellt wurde auf Erhärtung und Krankheit in den Gehirngefässen (Endarteriitis chronica), wurde voll und Ganz bestätigt bei der Obduktion, die zeigte, dass jene einen selten hohen Grad erreicht hatte, weswegen man staunen musste, dass er in der Zwischenzeit soviel Beweglichkeit und geistige Frische wiedergewinnen konnte. Jedoch war fast ein Jahr verstrichen von unserer Konsultation bis zum Tode, in welcher Zeit die Gefässkrankheit sicherlich fortgeschritten ist.

Zufolge der Verengung der Blutgefässe wurde ihren Verzweigungsgebieten eine verringerte Menge Blut zugeführt, oder der der Zufuhr war ganz abgesperrt. In diesem Fall fällt das entsprechende Gehirngebiet der Auflösung (Nekros) anheim, und das Gewebe wird aufgelöst, wobei kleine mit Flüssigkeit gefüllte Hählen entstehen.

Die Zerstörung trat hier erst im Sprach-Zentrum der linken Gehirnhälfte auf und in den Bewegungsorganen (Arme und Beine) der rechten Körperhälfte aber auch an anderen Stellen im Gehirn. Die wiederholten Anfälle beruhten auf erneuerten Zirkulationsstörungen oder beständigen Blutabsperrungen von neuen kleinen Gebieten. Eine solche Attacke hatte Lenin wahrscheinlich gehabt am zweiten Tage als ich ihn besuchte.

Die Obduktion zeigte keine Veränderungen, die als Zeichen von Syphilis ausgelegt werden konnten. All Gerede und

Zeitungs-

Zeitungsgeschreibsel muss daher zurückgewiesen werden und besonders die von einem schwedischen Aerzt in ausführlichen Artikeln in Gothenburgs Handelszeitung publizierte Behauptung, dass Paralysie générale vorliegen sollte.

Die Ausführungen diese Aerztes, das die Russische Revulution das Werk eines Geisteskranken sei, zeugt nicht von guter Beurteilung, denn eine Revulution wie die Russische erfordert ohne Zweifel eine fast übermenschliche Kraft und Intelligenz und eine übermenschliche Arbeit unter fortdauernder Unruhe und Gefahren für denjenigen, der an der Spitze derselben steht.

Die Gefässveränderung soll erblich gewesen sein in der Leninschen Familie und sein Vater hat darunter gelitten, dass sie aber diesen seltene Grad erreicht wie in diesem Falle, lässt sich wohl erklären aus Lenins während Jahren und nun zuletzt enormer Gehirnüberanstrengung, wobei seine Gehirngefässe sicherlich weder Tag noch Nacht Ruhe erhielten. Lenin, der nur 54 Jahre alt war, gab das Zeichen für das Ausbrechen der schon gereiften Revulution, leitete dieselbe rücksichtslos und fiel selbst derselben zum Opfer.

---

permanenten Mausoleums (1929) und der Erforschung des Gehirns (ab 1926) fortgesetzt wurde: die Nutzung von Lenins Körper zur Verbreitung und Absicherung seiner Lehren.

Syphilislegenden

Bekannten Persönlichkeiten die Geschlechtskrankheit Syphilis anzudichten, ist der Sport sogenannter Pathografen.[40] Einigen galt schon die Anwesenheit Max Nonnes an Lenins Krankenbett als Beweis einer Syphilisdiagnose. Ohne Quellenangabe zitierte ihn noch kürzlich die Zeitschrift „Damals“: Auf die Frage, ob Lenin die Syphilis gehabt habe, soll Nonne geantwortet haben: „Jeder weiß, für welche Gehirnkrankheit man mich ruft!“[41]

In der Tat waren die in fünf Auflagen erschienenen Vorlesungen über Syphilis und Nervensystem Nonnes wichtigste Publikation. Doch für ihn war es denkbar ungünstig, auf das Spezialgebiet Neurosyphilis reduziert zu werden. Welcher Privatpatient mit weniger verfänglicher Grunderkrankung würde sich gern bei einem ausgewiesenen Syphilisdoktor sehen lassen? Auch galt es, dem Eindruck entgegenzutreten, er verbreite Gossip über einen Patienten. Als der amerikanische Bestseller „Disease and Destiny“ des Arztes Ralph H. Major aus Kansas City 1937 in deutscher Sprache erschien,[42] wehrte Nonne sich in einem Brief an den Verfasser. → Abb. 31

Anderthalb Jahre später schien der Hitler-Stalin-Pakt die Freundschaft Nazideutschlands mit der Sowjetunion zu besiegeln. Nun nahm sich Nonne auch ein Buch vor, in dem er nicht erwähnt wurde. → Abb. 32 Der Historiker, Lehrer und ehemalige mecklenburgische Justiz- und Kultusminister der Jahre 1926 bis 1929, Richard Möller, hatte 1939 in einem populären Russland-Buch behauptet, Lenin sei an der Syphilis gestorben. Nonne verwies auf seine Expertise („Ich bin deswegen in dieser Frage kompetent, weil ich […] Lenin untersucht und behandelt habe.“) und verlangte eine Korrektur („Es wäre wirklich an der Zeit, dass dieser Irrtum aus der Literatur verschwände.“), die in der zweiten Auflage des Buches → Abb. 33 auch erfolgte – ob nun aufgrund der Intervention Nonnes oder aus politischer Opportunität sei dahingestellt.

Möller brachte das Russland-Buch mit der falschen Lenin Diagnose den Tod. Unmittelbar nach Kriegsende hatte die sowjetische Verwaltung den ehemaligen DDP-Politiker zum Kurator der Universität Rostock gemacht und bald darauf zum Ministerialdirektor im Volksbildungsministerium befördert. Als er sich den politischen Zielen seiner Behörde widersetzte, kam Möller mit Hinweis auf seine Russland-Publikation im September 1945 in Lagerhaft. Er starb dort noch im selben Jahr.[43]

40 Abgeleitet von den griechischen Wortstämmen *Pathos*, das Leiden, und *gráphein*, schreiben. Zur Auseinandersetzung mit dem Genre vgl. exemplarisch: Cushing, Angela: Mercury, Mercurial, and Messy. Metascience 16 (2007), S. 489–491. In der akademischen Medizingeschichte gilt bereits der Versuch einer retrospektiven Diagnostik als Kunstfehler, vgl.: Leven, Karl Heinz: Krankheiten – historische Deutung versus retrospektive Diagnose. In: Paul, Norbert und Schlich, Thomas (Hg.): Medizingeschichte: Aufgaben. Probleme. Perspektiven. Frankfurt/M. 1998, S. 153–185.

41 Gerste, Ronald: Lenins langes Sterben. Der Tod des sowjetischen Regierungschefs, Damals 56 (2024), Heft 2, S. 72–76, dort S. 74.

42 „… welch ein Schlag dem Sowjetstolz. Ein irrer Diktator einer Nation! Lenin, der Hohepriester des Bolschewismus, Ein Paralytiker? So hat die Franzosenkrankheit der Geschichte mitgespielt.“ In: Major, Ralph H.: Ein Arzt erzählt Kulturgeschichte. Berlin 1937, S. 333.

43 Vgl. Bei der Wieden, Helge: Die mecklenburgischen Regierungen und Minister 1918–1952 (Schriften zur Kultur, Landeskunde und Geschichte Mecklenburgs 1). Köln/Wien 1978, S. 50 f.; vgl. Kasten, Bernd: Vorwort. Zu: Richard Möller: Lebenserinnerungen, hg. von Bernd Kasten. Rostock 2010, S. I–XII, hier S. XI–XII.

31 ■

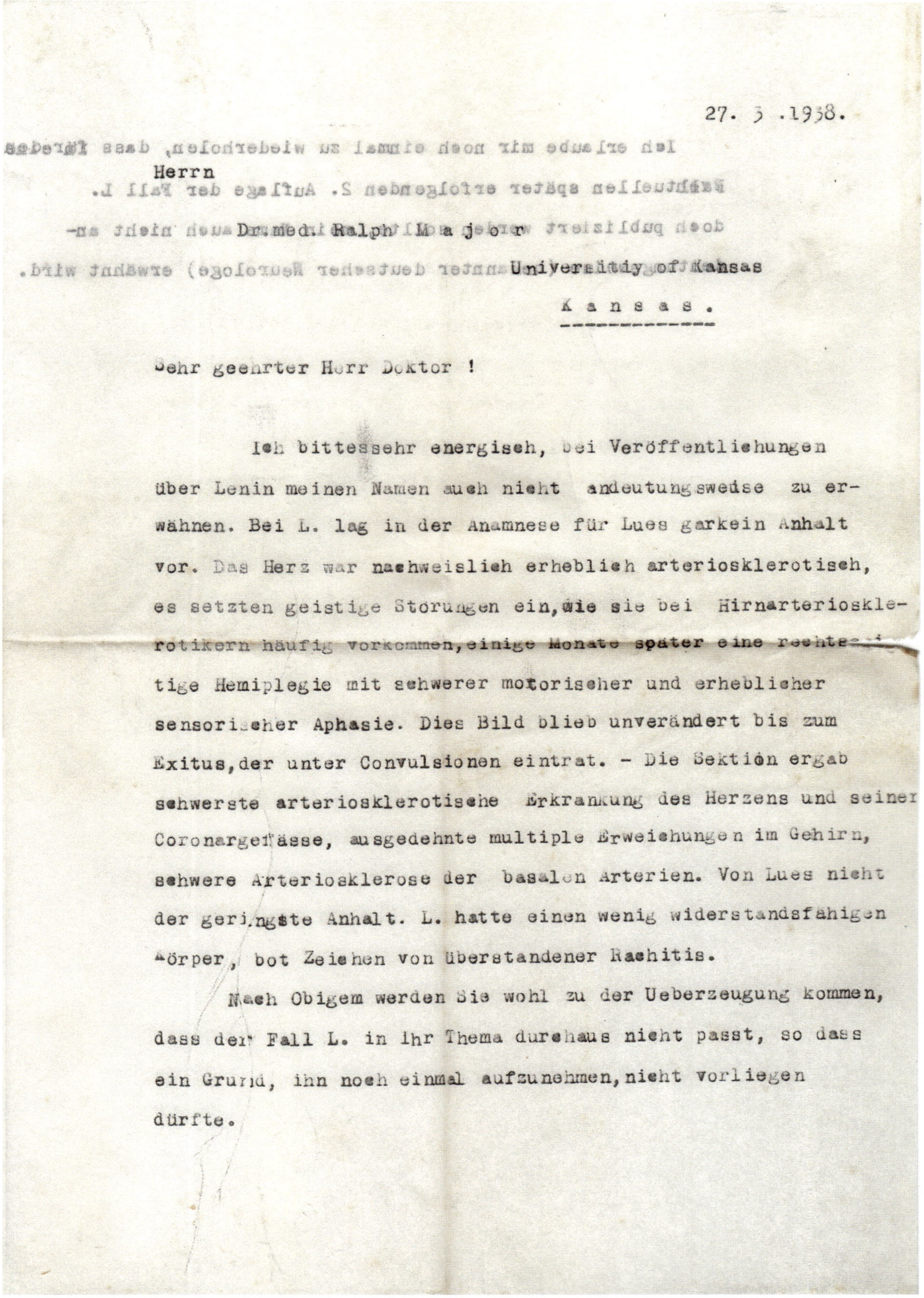

27. 3 .1938.

Herrn

Dr. med. Ralph M a j o r

University of Kansas

K a n s a s .

Sehr geehrter Herr Doktor !

Ich bitte sehr energisch, bei Veröffentlichungen über Lenin meinen Namen auch nicht andeutungswedse zu erwähnen. Bei L. lag in der Anamnese für Lues garkein Anhalt vor. Das Herz war nachweislich erheblich arteriosklerotisch, es setzten geistige Störungen ein, wie sie bei Hirnarteriosklerotikern häufig vorkommen, einige Monate später eine rechtsseitige Hemiplegie mit schwerer motorischer und erheblicher sensorischer Aphasie. Dies Bild blieb unverändert bis zum Exitus, der unter Convulsionen eintrat. – Die Sektion ergab schwerste arteriosklerotische Erkrankung des Herzens und seiner Coronargefässe, ausgedehnte multiple Erweichungen im Gehirn, schwere Arteriosklerose der basalen Arterien. Von Lues nicht der geringste Anhalt. L. hatte einen wenig widerstandsfähigen Körper, bot Zeichen von überstandener Rachitis.

Nach Obigem werden Sie wohl zu der Ueberzeugung kommen, dass der Fall L. in ihr Thema durchaus nicht passt, so dass ein Grund, ihn noch einmal aufzunehmen, nicht vorliegen dürfte.

Abb. 31
„Ich bitte sehr energisch, bei Veröffentlichungen über Lenin meinen Namen auch nicht andeutungsweise zu erwähnen.“ Nonne an Ralph H. Major, den Verfasser des Buches „Ein Arzt erzählt Kulturgeschichte“, Berlin 1937 (Disease and Destiny, New York 1936).

Ich erlaube mir noch einmal zu wiederholen, dass für eine eventuellen später erfolgenden 2. Auflage der Fall L. doch publiziert werden sollte, mein Name auch nicht andeutungsweise (bekannter deutscher Neurologe) erwähnt wird.

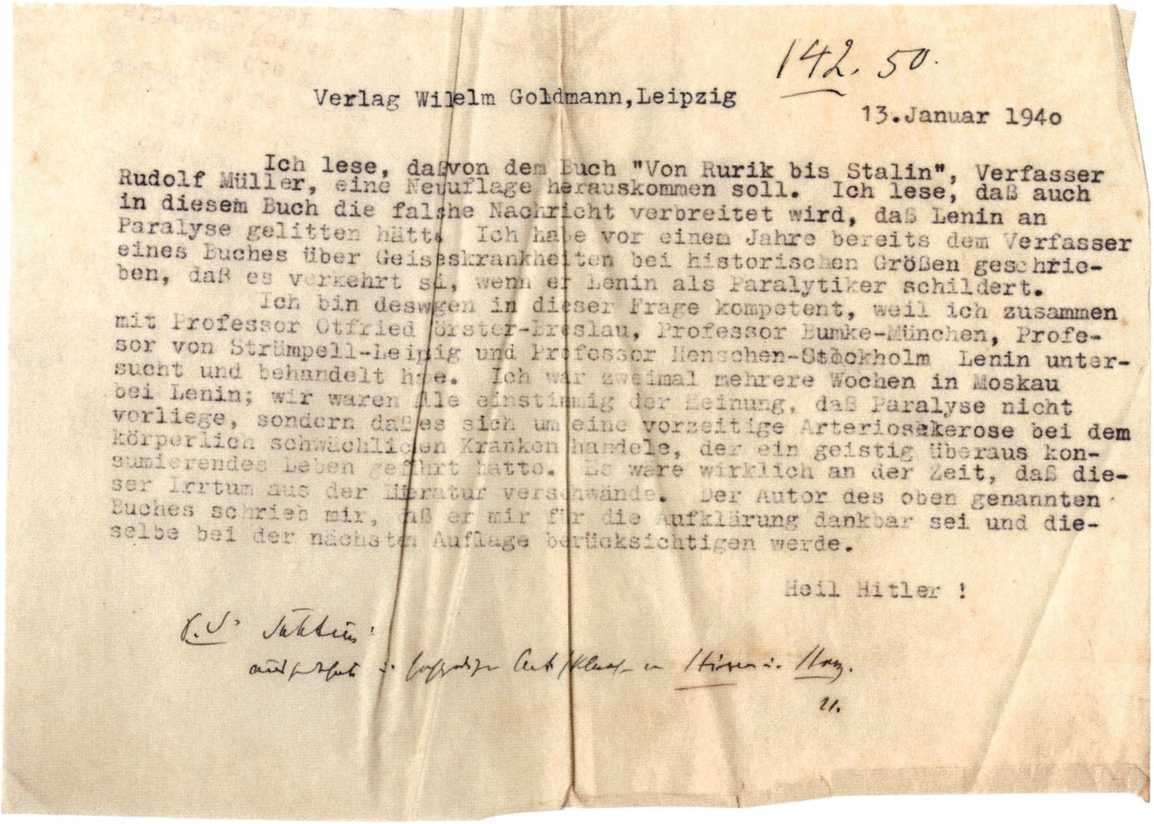

Verlag Wilelm Goldmann,Leipzig

142.50.

13.Januar 194o

Ich lese, daß von dem Buch "Von Rurik bis Stalin", Verfasser Rudolf Müller, eine Neuauflage herauskommen soll. Ich lese, daß auch in diesem Buch die falsche Nachricht verbreitet wird, daß Lenin an Paralyse gelitten hätte. Ich habe vor einem Jahre bereits dem Verfasser eines Buches über Geisteskrankheiten bei historischen Größen geschrieben, daß es verkehrt sei, wenn er Lenin als Paralytiker schildert.

Ich bin deswegen in dieser Frage kompetent, weil ich zusammen mit Professor Otfried Förster-Breslau, Professor Bumke-München, Professor von Strümpell-Leipzig und Professor Henschen-Stockholm Lenin untersucht und behandelt habe. Ich war zweimal mehrere Wochen in Moskau bei Lenin; wir waren alle einstimmig der Meinung, daß Paralyse nicht vorliege, sondern daß es sich um eine vorzeitige Arteriosklerose bei dem körperlich schwächlichen Kranken handele, der ein geistig überaus konsumierendes Leben geführt hatte. Es wäre wirklich an der Zeit, daß dieser Irrtum aus der Literatur verschwände. Der Autor des oben genannten Buches schrieb mir, daß er mir für die Aufklärung dankbar sei und dieselbe bei der nächsten Auflage berücksichtigen werde.

Heil Hitler !

32

33

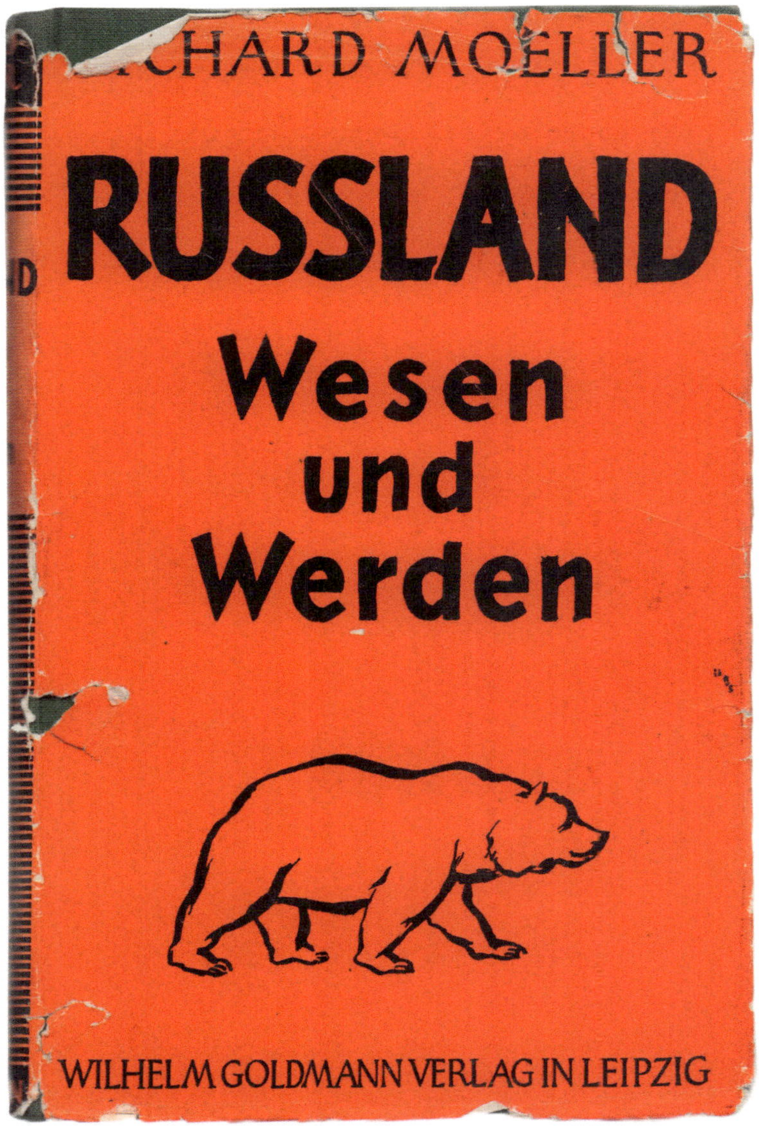

Abb. 32
Nonne an den Goldmann-Verlag, bei dem Richard Möllers Russland-Buch erschienen war. Der von Nonne erwähnte Begriff Paralyse (wörtlich Lähmung) ist ein Synonym für die Lähmungen, Demenz und Geisteskrankheit hervorrufende Neurosyphilis.

Abb. 33
Richard Möller: Russland. Vom Wesen und Werden. Berlin 1940. Unter anderen Vorzeichen war das Buch in der 1. Auflage unter dem Titel „Von Rurik bis Stalin“ (Leipzig 1939) erschienen. Nach Deutschlands Überfall auf die Sowjetunion kam 1943 für die 4. Auflage der alte Titel zurück.

36

Hypnose und Strom. Weltkriegspsychiatrie aus Hamburg

34

Meanwhile a group of rebel soldiers were hunting for Professor Nonne and his assistants wanting to shoot them. The neurological department was unpopular because soldiers suffering from hysterical disorders caused by experiences on the battlefield, had been subjected to the new painful electric shock treatment.

Abb. 34
Der abgebildete Text stammt aus einem Typoskript von Rahel Liebeschütz-Plaut: Hugo Carl Plaut, Part II: 1890–1928 aus dem Jahr 1978, S. 79. Hamburger Bibliothek für Universitätsgeschichte der Arbeitsstelle für Universitätsgeschichte der Universität Hamburg (HBfUG).

„Währenddessen jagte eine Gruppe aufständischer Soldaten Professor Nonne und seine Assistenten, um sie zu erschießen. Die neurologische Klinik war unpopulär, weil Soldaten, die an hysterischen Störungen litten, die aus ihren Erfahrungen auf dem Schlachtfeld resultierten, einer neuen schmerzhaften elektrischen Schock-Behandlung zugeführt worden waren.“ [44] → Abb. 34

Diese Erinnerung an die Ereignisse vom November 1918 formulierte Rahel Liebeschütz-Plaut, Hamburgs erste Medizindozentin, fast 60 Jahre nach der deutschen Revolution. Der abgebildete Text stammt aus einem unveröffentlichten Typoskript, verfasst, um ihren Kindern und Enkeln vom Leben ihrer Familie im Deutschen Reich zu berichten, das sie im Dezember 1938 verlassen hatte. Auch im Herbst 1918 hatte Rahel Plaut ihre Eindrücke schriftlich festgehalten, in ihrem Tagebuch. Damals, zu Beginn der Novemberrevolution, geschah so viel, dass sie ihre Notizen auf die unbeschriebenen Seiten des vorangegangenen Monats ausdehnte, ergänzt durch Skizzen aufständischer Soldaten. → Abb. 38–41 Die Revolutionäre waren in das von einer hohen Mauer umfriedete Gelände des Eppendorfer Krankenhauses eingedrungen und hielten dort unter anderem die Küche besetzt. Aus Rahel Plauts Protokoll quillt Amüsement über die zahme Revolution („unser Sowjet hält Ordnung“ → Abb. 36) und die ängstlich geflohenen Chefärzte. → Abb. 37, 38

Dass Max Nonne 1923 Lenin behandeln sollte, wo er sich doch viereinhalb Jahre zuvor noch vor Revolutionären hatte verstecken müssen, ist eine der vielen Ambivalenzen, die sich mit seiner Person verbinden. Was verbarg sich hinter der „schmerzhaften elektrischen Schock Behandlung“, die Rahel Plaut als Ursache des Zorns der aufständischen Soldaten erkannte? Und was hatte den Neurologen so bekannt gemacht, dass Barrikadenkämpfer nach ihm suchten? Dieser Beitrag befasst sich auf Basis der im Jahr 2025 ausgestellten Objekte und Dokumente mit der Hamburger Suggestionstherapie zur Behandlung eines Krankheitsbildes, dessen häufiges Auftreten Militärs und Mediziner bei Kriegsbeginn überraschte. Und er benennt die kulturhistorische Bedeutung, die dem Konzept von den „traumatischen Neurosen“ zukam, das im Widerspruch zu Nonnes Ideen stand.

Eine vertiefte Darstellung der von Max Nonne propagierten „Suggestivtherapie für Kriegszitterer“ finden Sie in dem Essay von Heinz-Peter Schmiedebach auf den Seiten S. 64–83). Er schildert die Entwicklung der Behandlungskonzepte, die öffentlichen Reaktionen auf die „elektrische Folter“ (Sozialdemokratische Soldatenzeitung), den Widerstand in den Lazaretten und die politisch-wissenschaftlichen Debatten nach dem Ende des Krieges.

44 Liebeschuetz-Plaut, Hugo Carl Plaut II (1978, HBfUG), S. 79.

Zauberheilungen wie in Lourdes? Nonnes Hypnose-Film von 1917

„Als die Feierlichkeiten abebbten, die den Ausbruch des Ersten Weltkriegs begrüßt hatten, und der schnelle Vormarsch der Deutschen Armeen im Westen zum Stillstand kam, begannen die Soldaten an Schüttellähmungen, Stottern, sich wiederholenden Bewegungsmustern, Zittern und dramatischen Störungen des Sehens, Hörens und Gehens zu leiden.“ Mit diesem Satz beginnt Paul Lerners maßgebendes aber bisher noch nicht ins Deutsche übersetzte Buch „Hysterical Men“.[54] → Abb. 45 Das auf der Basis von historischen Dokumenten aus einem Dutzend Archiven exzellent geschriebene Buch handelt von den traumatisierten Soldaten im Ersten Weltkrieg, von den wissenschaftlichen Debatten zur Erklärung ihrer Symptome, von fürsorglicher und von menschenverachtender Behandlung, vom Widerstand der Patienten, und von der wissenschaftspolitischen Aufarbeitung nach der Revolution. In zwei Kapiteln befasst Lerner sich ausführlich mit dem Eppendorfer Neurologen Max Nonne.

Über die Grenzen seines Fachs und der Hansestadt berühmt wurde Max Nonne durch die Hypnose der von ihm so genannten Kriegszitterer. 1600 Soldaten behandelte er nach eigenen Angaben zwischen 1916 und 1918 im Eppendorfer Nervenpavillon.[55] „Zauberheiler“ habe man ihn genannt, schreibt Nonne in seiner Autobiografie, und fügt bedauernd hinzu, seinen „Ruf als ‚großer Nervenarzt‘“ verdanke er mehr dieser Episode als seinen „klinisch-anatomischen Arbeiten“.[56] Als Hypnotiseur war Max Nonne Protagonist eines Films, mit dem das 1917 von der deutschen Obersten Heeresleitung gegründete Bild- und Filmamt (BUFA) den Erfolg der Massenabfertigung vorführte: Ein großer Mann in langem weißen Kittel in Interaktion mit Männern, die weitgehend unbekleidet in der Mitte des Bildes stehen, zuckend und zappelnd. → Abb. 47

Das BUFA[57] war nichts weniger als der Zusammenschluss fast der gesamten, auf Anweisung der Obersten Heeresleitung verstaatlichten deutschen Filmindustrie. Es war kreiert worden, um dem Staat die Kontrolle über das Propagandamittel Film zu geben.[58] Das Potential des Films als Mittel zur Steuerung der Massen hatte erstmals der US-amerikanische Psychotechniker und deutschenfreundliche Agitator Hugo Münsterberg (1863–1916) in seinem Buch „The Photoplay“ umrissen und betont, dass die Bedeutung des Mediums nicht in der Übermittlung direkter politischer Botschaften, sondern in der

54 Lerner, Paul: Hysterical Men. War, Psychiatry, and the Politics of Trauma in Germany, 1890–1930. Ithaca 2003, S. 1 (eigene Übersetzung).

55 Nonne, Anfang und Ziel (1971), S. 178.

56 Ebd., S. 181.

57 Später, nach der juristisch erzwungen Reprivatisierung Anfang der 1920er-Jahre wurde aus dem BUFA die Ufa, die Universum-Film AG.

58 Vgl.: Barkhausen, Hans: Filmpropaganda für Deutschland im Ersten und Zweiten Weltkrieg. Hildesheim 1982, S. 259.

Abb. 35, 36
Einträge Donnerstag, 7. November 1918, vormittags: „Wachsner ist weg. Nonne kommt nicht“. Nachmittags: „Am Dammtor fallen Schüsse“, HBfUG[45]

Abb. 37, 38
Eintragungen vom Freitag, 8. November: „Nonne und Wachsner sind wieder da. Fraenkel [Eugen Fraenkel, Direktor der Pathologie] geht auch wieder in die Schule.“; Samstag, 8. und Sonntag 9. November: „Der A[rbeiter und] S[oldaten] Rat hat sich jetzt aber mit dem Senat und den alten Behörden geeinigt & arbeitet mit ihnen zusammen. / Morgens Visite gemacht …“, HBfUG

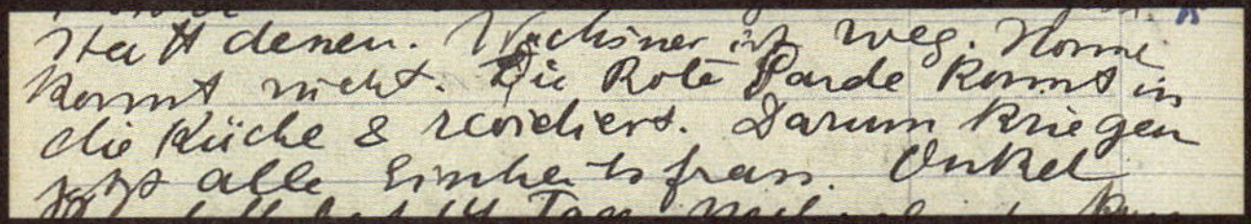
statt denen. Wachsner ist weg. Nonne kommt nicht. Die Rote Garde kommt in die Küche & revidiert. Darum kriegen jetzt alle Einheitsfrass. Onkel

35

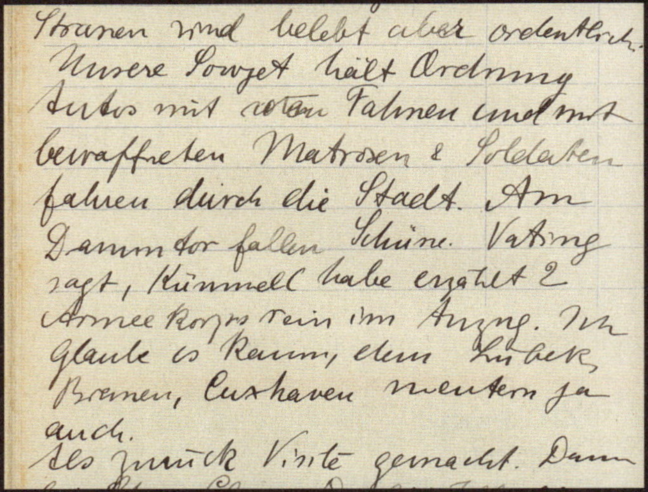
Strassen sind belebt aber ordentlich. Unsere Sowjet hält Ordnung. Autos mit roten Fahnen und mit bewaffneten Matrosen & Soldaten fahren durch die Stadt. Am Dammtor fallen Schüsse. Vatting sagt, Kümmell habe erzählt 2 Armeekorps sein im Anzug. Ich glaube es kaum, denn Lübeck, Bremen, Cuxhaven meutern ja auch.
Als zurück Visite gemacht. Dann

36

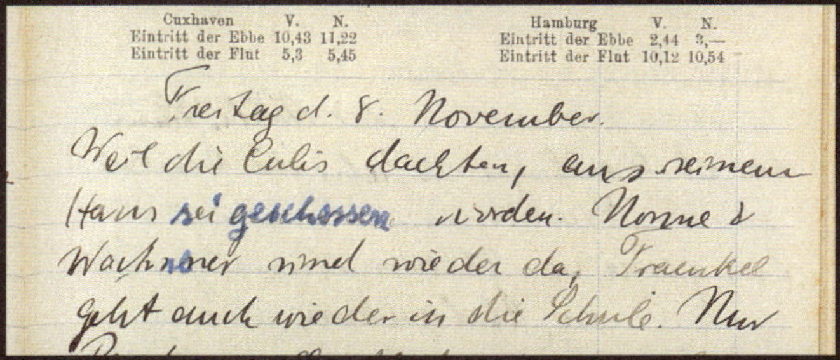
Cuxhaven V. N. Eintritt der Ebbe 10,43 11,22 Eintritt der Flut 5,3 5,45
Hamburg V. N. Eintritt der Ebbe 2,44 3,— Eintritt der Flut 10,12 10,54

Freitag d. 8. November.
Weil die Kulis dachten, aus seinem Haus sei geschossen worden. Nonne & Wachsner sind wieder da, Fraenkel geht auch wieder in die Schule. Nur

37

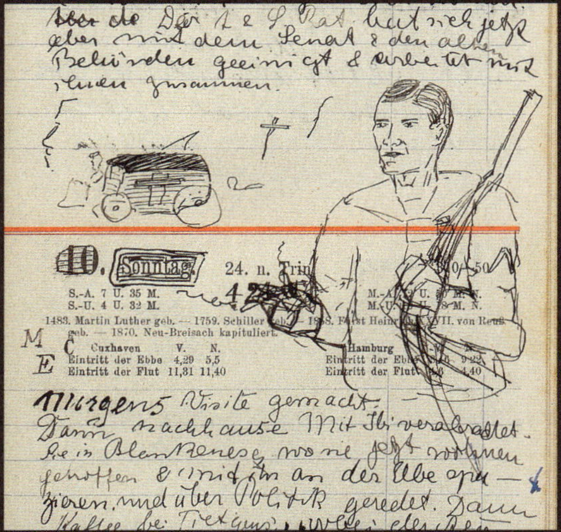
Der A & S Rat hat sich jetzt aber mit dem Senat & den alten Behörden geeinigt & arbeitet mit ihnen zusammen.

10. Sonntag 24. n. Trin.
Cuxhaven V. N. Eintritt der Ebbe 4,29 5,5 Eintritt der Flut 11,31 11,40

Morgens Visite gemacht. Dann nach Hause. … in Blankenese, wo sie jetzt wohnen getroffen & mit ihm an der Elbe spazieren, und über Politik geredet. Dann

38

Abb. 39–41
Mit weiteren Skizzen, „Bolschewik" und „Bolschewikiwagen" füllte Rahel Plaut leere Seiten ihres Tagebuchs, HBfUG.

39

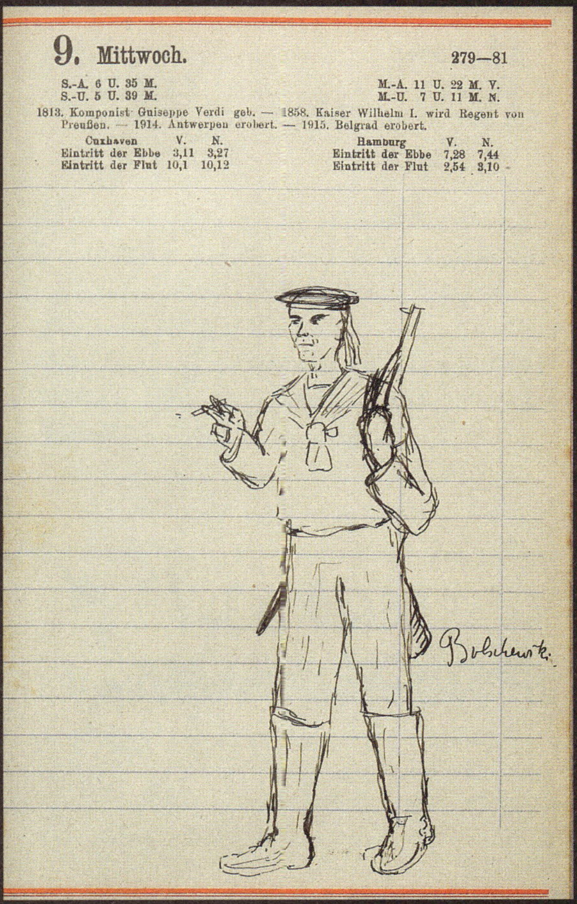

40

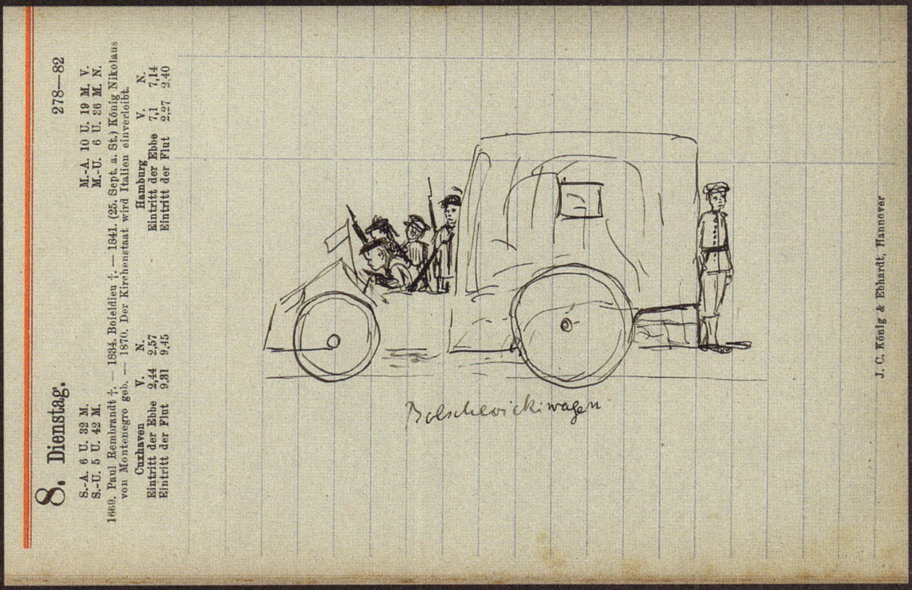

41

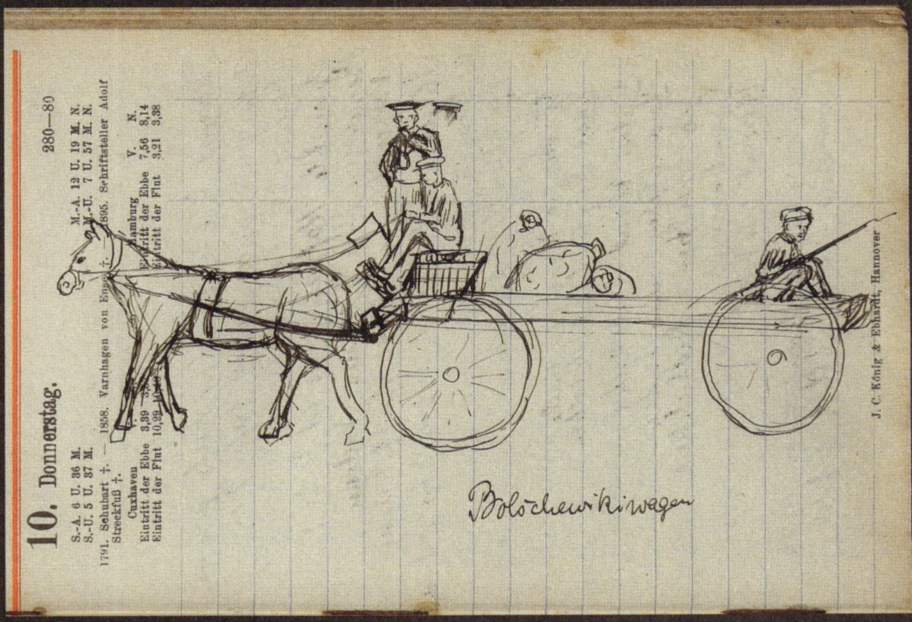

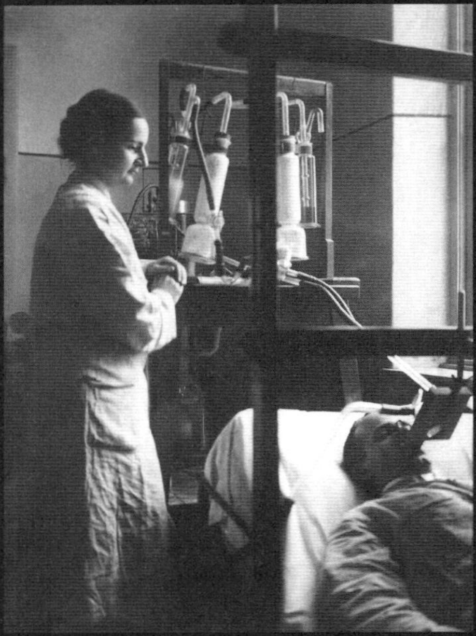

42

Abb. 42
Die Physiologin Rahel Liebeschütz-Plaut bei einem Gaswechselversuch im Physiologischen Institut Eppendorf.

Rahel-Liebeschütz-Plaut über Max Nonne und den „Eppendorfer Ton"

Als Rahel Plaut am 15. Oktober 1918 ihren Dienst im Eppendorfer Krankenhaus antrat, hatte sie gerade ihre Medizinalpraktikantinnenzeit am Israelitischen Krankenhaus beendet.[46] → Abb. 42 Zum Stellenwechsel nahm sie nach längerer Unterbrechung das Tagebuchschreiben wieder auf. → Abb. 43 Mit ihrem Eintritt in das Eppendorfer Krankenhaus lernte sie auch die Arbeitsumgebung ihres Vaters, des bekannten Pilzforschers Hugo Carl Plaut, näher kennen. Die Sorge umeinander benennt Rahel Liebeschütz-Plaut in ihren Erinnerungen deutlich. Die Familie war nach antisemitischen Ausschreitungen in Leipzig nach Hamburg übergesiedelt, die Kinder erhielten Privatunterricht, um sie ohne Anfeindungen groß werden zu lassen. In ihren Tagebuchaufzeichnungen befasst sich die damals 24-jährige auch mit der Perspektive ihres Elternhauses auf die politische Entwicklung. Mit weit größerer Zuversicht blickt sie in die Zukunft.

Die bald eingeschlagene akademische Karriere eröffnete Rahel Plaut weitere Perspektiven. Ihr wissenschaftlicher Mentor, der Physiologe Otto Kestner (1873–1953), war Sozialdemokrat. Der alltägliche Umgang auf dem Klinikgelände hingegen missfiel ihr. Von ihr stammt das Bonmot vom „Eppendorfer Ton",[47] der gleichermaßen antisemitisch, militaristisch und vulgär gewesen sein muss: „Auf dem ‚glatten Parkett' des Eppendorfer Krankenhauses wurden Pflegerinnen (mit Ausnahme der ‚Oberschwestern') wie Luft behandelt, und in stillschweigender Übereinkunft war das Wort ‚Jude' verboten."[48] „Eppendorfer Ärzte hatten den Ruf, grob und rücksichtslos [rude and reckless] zu sein. Diese Verallgemeinerung war ungerechtfertigt, von den acht Klinikdirektoren waren es wohl nur zwei Direktoren (die Drs. Nonne und Schottmüller),[49] auf die diese unfreundliche Charakterisierung anzuwenden wäre. Das jüngere Personal setzte sich, wie überall, aus allen Arten von Charakteren zusammen, vom besten bis zum schlechtesten. Allerdings fehlte es zumindest in der Kriegszeit und in den Jahren, in denen ich dort Erfahrungen sammeln konnte, an einer angemessenen Supervision und Führung der jungen Ärzte durch erfahrenere. Aber der unangenehmste Zug der Eppendorfer Atmosphäre war der überwiegende Einfluss des Militärs und der Corpsstudenten".[50] Im Februar 1923 hielt Rahel Plaut ihre Antrittsvorlesung. Sie war nun habilitiert, Teil des Lehrkörpers der Hamburger Universität und konnte sich Privatdozentin nennen. In der noch misogynen medizinischen Gelehrtenwelt Eppendorfs war das die Ausnahme. Es dauerte 43 Jahre, bis sich erneut eine Frau an der medizinischen Fakultät habilitierte.

46 Vgl.: Fischer-Radizi, Vertrieben aus Hamburg (2019), S. 43.

47 „Die Frauen gingen meistens lieber nach Sankt Georg oder Barmbek, weil eben in Eppendorf dieser unangenehme Eppendorfer Ton war." Rahel Liebeschütz-Plaut in einem unveröffentlichten Interview: Dageförde, Astrid: Frauen an der Hamburger Universität 1933–1945. Forschungsbericht, vorgelegt im Auftrag der Behörde für Wissenschaft und Forschung, Freie und Hansestadt Hamburg. Hamburg 1987 [Typoskript, HBfUG], hier zitiert nach Fischer-Radizi, Vertrieben aus Hamburg (2019), S. 47.

48 Im Original: "On the 'slippery floor' of the Eppendorf Hospital nurses (except for 'Oberschwestern') used to be treated as air and by silent consensus the word 'Jew' was prohibited. Liebeschuetz-Plaut, Hugo Carl Plaut II (1978, HBfUG), S. 29 f.

49 Hugo Schottmüller (1866–1936), war schon 1895 Assistent in Eppendorf, wo er sich zum Leiter einer Inneren Klinik hochdiente: 1907 Oberarzt, 1915 Professorentitel, 1919 Leiter der de facto von Ernst Friedrich Müller aufgebauten und geführten Poliklinik, 1925 ordentlicher Professor, 1935 Kongresspräsident der Deutschen Gesellschaft für Innere Medizin, zu letzterer Rolle: Forsbach, Ralf; Hofer, Hans Georg: Internisten in Diktatur und junger Demokratie. Die Deutsche Gesellschaft für Innere Medizin, 1933–1970. Berlin 2018, S. 65–71.

50 Liebeschuetz-Plaut: Plaut II (1978), S. 39–40.

rtigung des englischen Typoskripts
l Liebeschütz-Plaut im Alter von
n ihre Tagebücher zu Rate. Sie war
usst, dass diese mittlerweile ein
hes Zeugnis waren. Als Hilfestellung
achwelt notierte sie neben einigen
gen die Namen der Dargestellten.
nfalls in hohem Alter versah sie
ichnungen mit Fußnoten, so wies
elsweise darauf hin, dass es sich
e u. Sohn", mit denen sie 1924 auf
ung der Naturforscher und Ärzte
end in Innsbruck verbracht hatte, um
eren Atomphysiker Hans Bethe und
ater handelte.[51]

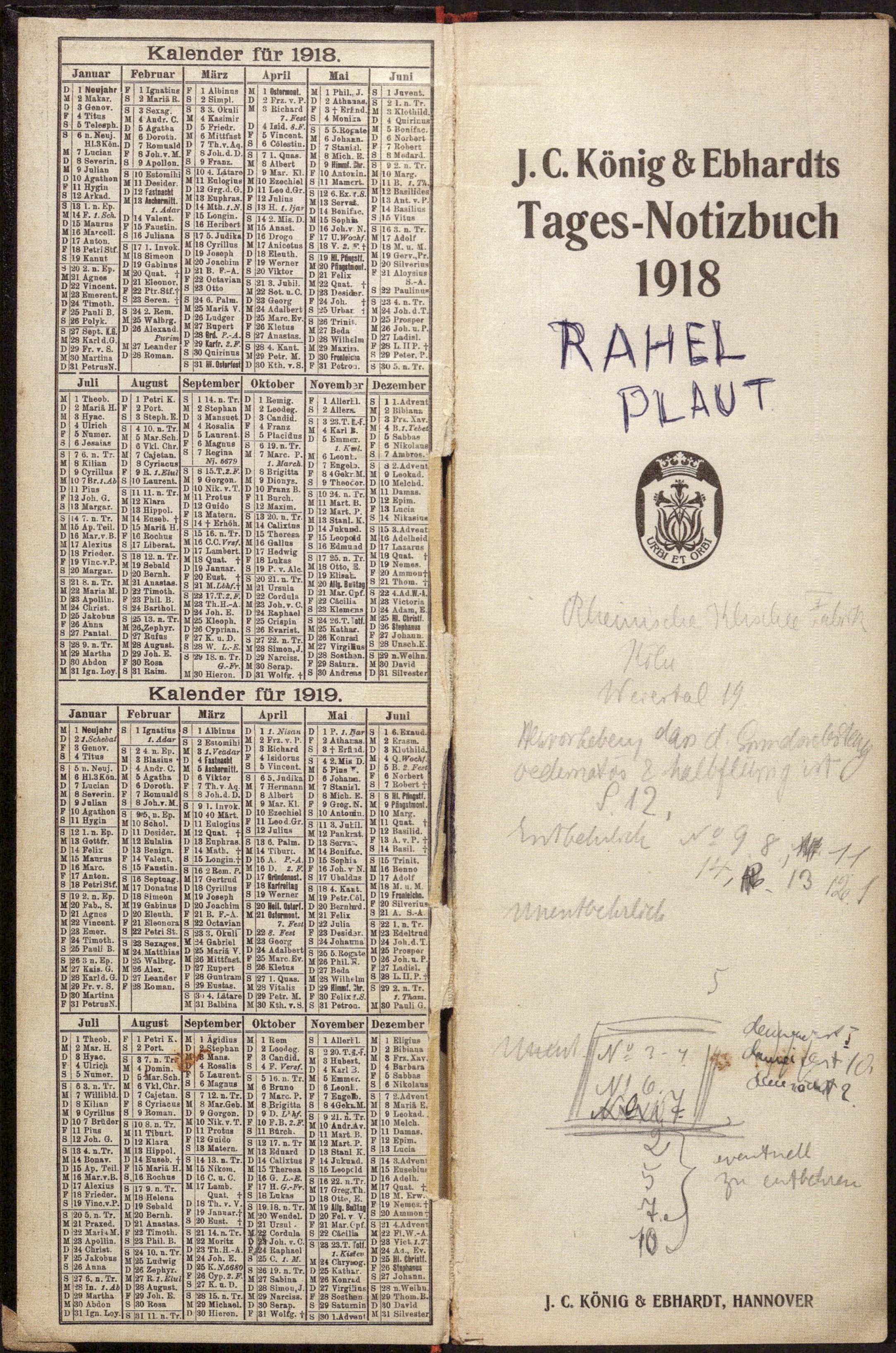

Eintrag 24.9.1924, Tagebuch
Liebeschuetz-Plaut, 1924, HBfUG.

Abb. 44
Fritz Wachsner, ca. 1917. Fotografie aus dem Album „Herrn Prof. Dr. M. Nonne zum 25jähr. Jubiläum als Oberarzt von seinen Eppendorfer Assistenten, 1.5.1921", StAHH.

Abb. 45
Erich Heckels Holzschnitt „Irrer Soldat" aus dem Jahr 1916 auf dem Cover von Paul Lerners „Hysterical Men" (2003). Heckel hatte im Ersten Weltkrieg als Pfleger in Heimat- und Frontlazaretten gedient.

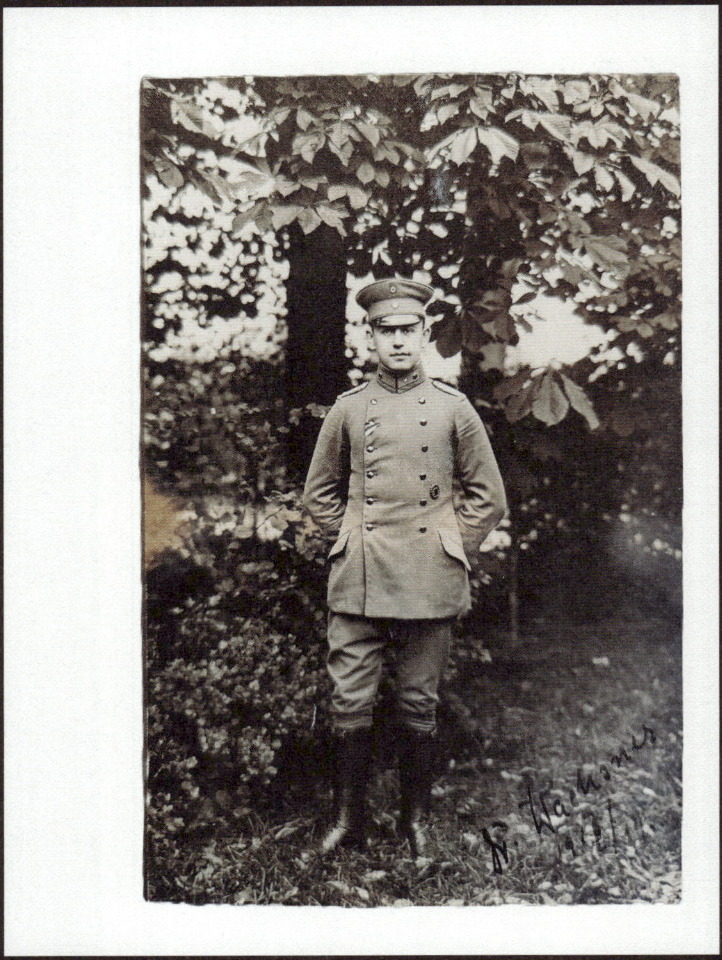

44

Wer war Nonnes „Assistent", den Rahel Plaut erwähnt und der sich 1918 ebenfalls hatte verstecken müssen?

Fritz Wachsner, geboren 1889 in Trebnitz, Schlesien (heute Trzebnica, Polen) war 26 Jahre alt, als er als Sanitätsarzt zu Nonnes Abteilung abkommandiert wurde → Abb. 44 und bald ebenfalls Hypnosebehandlungen durchführte. Er war darin so „erfolgreich", dass er gemeinsam mit Nonne eingeladen wurde, in Dresden 18 Soldaten vor dem sächsischen König zu hypnotisieren.[52] Erst 1915 hatte Wachsner seine Approbation erhalten. Nach dem Krieg ließ er sich als Hausarzt in der Breslauer Bismarckstraße nieder. Dort praktizierte er, bis ihm 1937 die Approbation entzogen wurde, weil er Jude war.[53] Um der Verfolgung und weiterer Entrechtung zu entgehen, emigrierte er Ende August 1939 über Le Havre mit seiner Frau und der zweijährigen Tochter in die USA. In New York arbeitete er zunächst am Jewish Hospital of Brooklyn und baute sich erneut eine Existenz auf. Fritz Wachsner starb 1973.

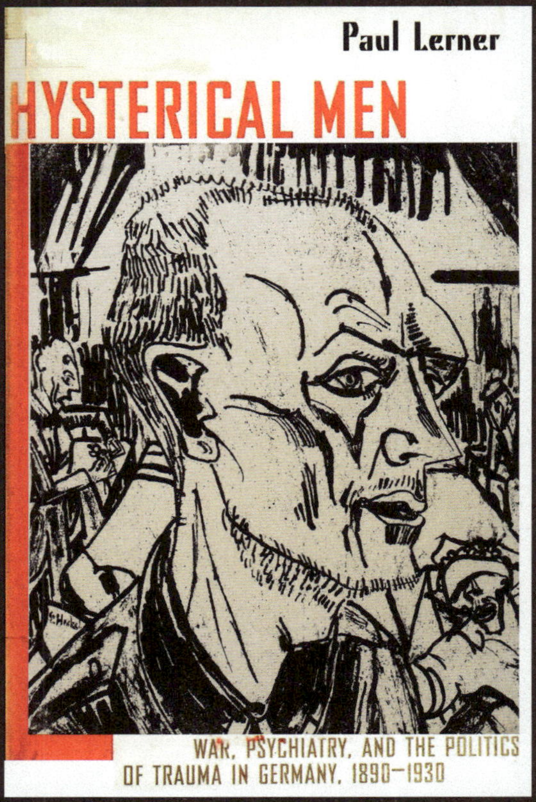

45

52 Vgl.: Nonne, Max: Anfang und Ziel meines Lebens. Erinnerungen. Hamburg 1971, S. 181.

53 Das belegt die mit zwei Punkten stigmatisierte Eintragung in: Verzeichnis der deutschen Ärzte und Heilanstalten. Reichs-Medizinal-Kalender für Deutschland, Teil 2, Leipzig 1937, S. 249.

Zeitungsartikel über Nonnes Hypnosevorführungen, Hamburger neueste Nachrichten, Freitag, den 23. Juli 1915, textgleich am selben Tag die Morgenausgabe des Hamburger Correspondenten, SUB Hamburg.

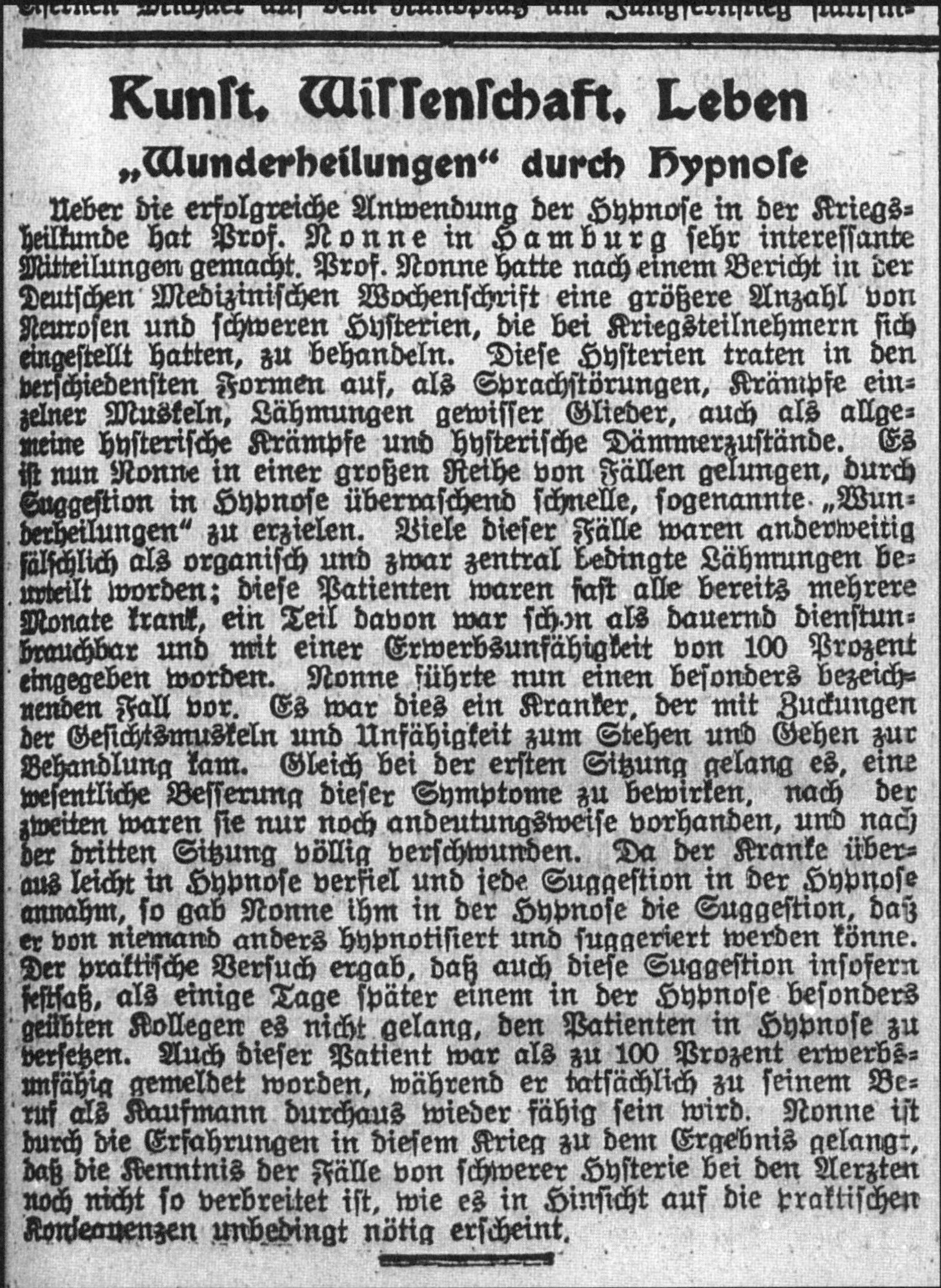

Kunst, Wissenschaft, Leben

„Wunderheilungen“ durch Hypnose

Ueber die erfolgreiche Anwendung der Hypnose in der Kriegsheilkunde hat Prof. Nonne in Hamburg sehr interessante Mitteilungen gemacht. Prof. Nonne hatte nach einem Bericht in der Deutschen Medizinischen Wochenschrift eine größere Anzahl von Neurosen und schweren Hysterien, die bei Kriegsteilnehmern sich eingestellt hatten, zu behandeln. Diese Hysterien traten in den verschiedensten Formen auf, als Sprachstörungen, Krämpfe einzelner Muskeln, Lähmungen gewisser Glieder, auch als allgemeine hysterische Krämpfe und hysterische Dämmerzustände. Es ist nun Nonne in einer großen Reihe von Fällen gelungen, durch Suggestion in Hypnose überraschend schnelle, sogenannte „Wunderheilungen“ zu erzielen. Viele dieser Fälle waren anderweitig fälschlich als organisch und zwar zentral bedingte Lähmungen beurteilt worden; diese Patienten waren fast alle bereits mehrere Monate krank, ein Teil davon war schon als dauernd dienstunbrauchbar und mit einer Erwerbsunfähigkeit von 100 Prozent eingegeben worden. Nonne führte nun einen besonders bezeichnenden Fall vor. Es war dies ein Kranker, der mit Zuckungen der Gesichtsmuskeln und Unfähigkeit zum Stehen und Gehen zur Behandlung kam. Gleich bei der ersten Sitzung gelang es, eine wesentliche Besserung dieser Symptome zu bewirken, nach der zweiten waren sie nur noch andeutungsweise vorhanden, und nach der dritten Sitzung völlig verschwunden. Da der Kranke überaus leicht in Hypnose verfiel und jede Suggestion in der Hypnose annahm, so gab Nonne ihm in der Hypnose die Suggestion, daß er von niemand anders hypnotisiert und suggeriert werden könne. Der praktische Versuch ergab, daß auch diese Suggestion insofern festsaß, als einige Tage später einem in der Hypnose besonders geübten Kollegen es nicht gelang, den Patienten in Hypnose zu versetzen. Auch dieser Patient war als zu 100 Prozent erwerbsunfähig gemeldet worden, während er tatsächlich zu seinem Beruf als Kaufmann durchaus wieder fähig sein wird. Nonne ist durch die Erfahrungen in diesem Krieg zu dem Ergebnis gelangt, daß die Kenntnis der Fälle von schwerer Hysterie bei den Aerzten noch nicht so verbreitet ist, wie es in Hinsicht auf die praktischen Konsequenzen unbedingt nötig erscheint.

Caligari, Mabuse, Cipolla

Hypnotisiert und willenlos seinem Nervenarzt ausgeliefert – das bot der Weimarer Republik lange Stoff für Filme, von Robert Wienes Kabinett des Dr. Caligari (1920) bis zum Testament des Dr. Mabuse von Fritz Lang (1932). Die Bedeutung des Hypnotiseur-Topos war kritischen Zeitgenossen präsent. Siegfrid Kracauer nannte seine psychologische Filmgeschichte „From Caligari to Hitler“ (1947), Thomas Mann wählte den Hypnotiseur Cipolla zur Schlüsselfigur einer Parabel über den italienischen Faschismus (Mario und der Zauberer, 1930).[70]

Abb. 47
Max Nonne in dem Film „Funktionell-motorische Reiz- und Lähmungszustände bei Kriegsteilnehmern und deren Heilung durch Suggestion in Hypnose“. 35 mm, Bild- und Film-Amt und Allgemeines Krankenhaus Hamburg Eppendorf 1917. Digitalisat: Bundesarchiv Filmarchiv Berlin. Titeltafel und Stills.

47

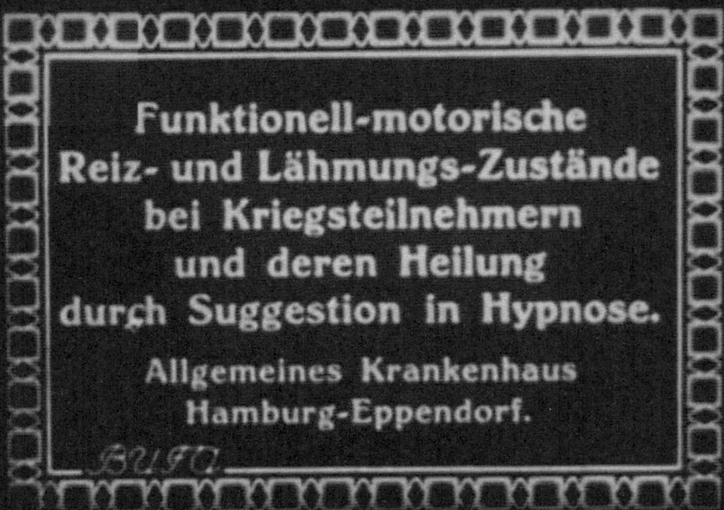

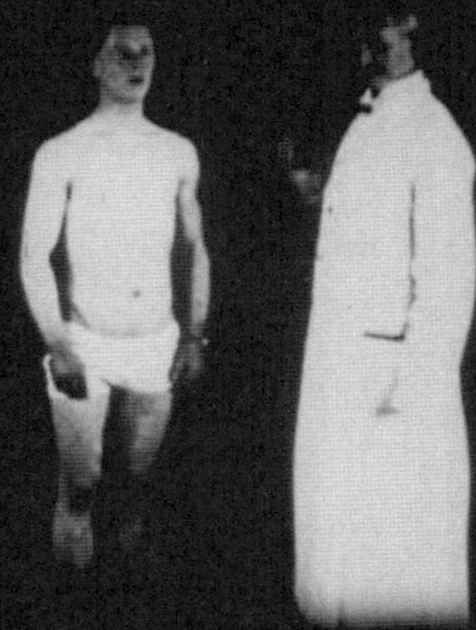

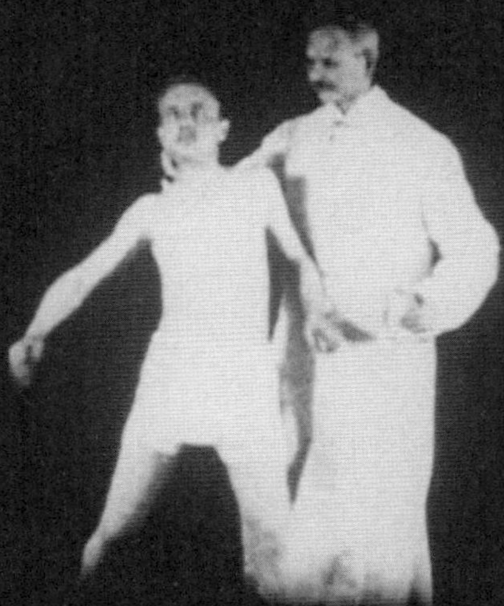

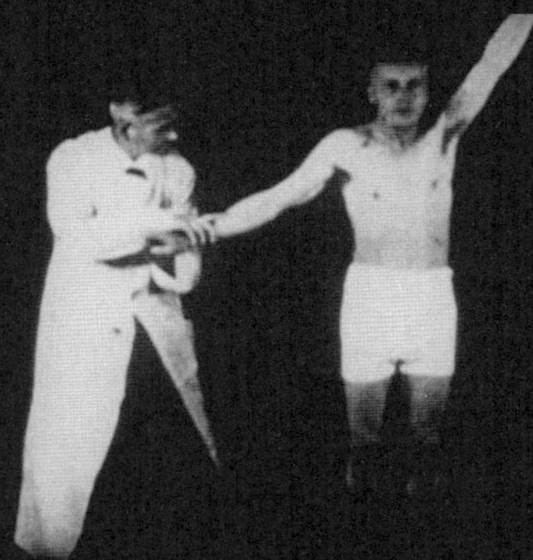

Die Behandlung erfolgte unter Zwang. Die Patienten waren den ranghöheren Militärärzten zu Gehorsam verpflichtet. Ohne therapeutische Notwendigkeit wurden sie entkleidet, um Gefühle der Abhängigkeit und Hilflosigkeit zu erzeugen. Damals trug auch das Gefilmtwerden zu ihrer Herabsetzung bei. Es waren Aufnahmen wider Willen.[66] Der Film ermöglicht heute einen kritischen Blick auf den Hamburger Neurologen Max Nonne.

66 Zum Konzept der Bilder „wider Willen“ vgl.: Regener, Susanne: Visuelle Gewalt. Menschenbilder aus der Psychiatrie des 20. Jahrhunderts. Bielefeld 2016, S. 96 ff.

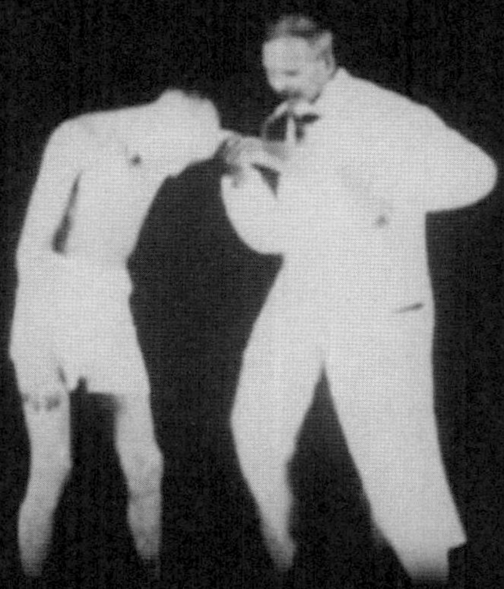

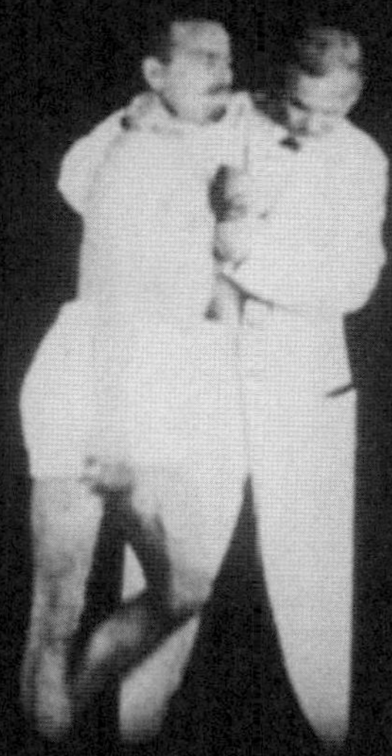

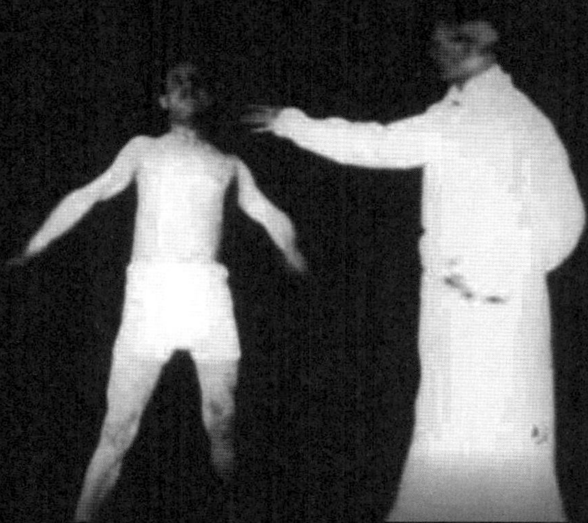

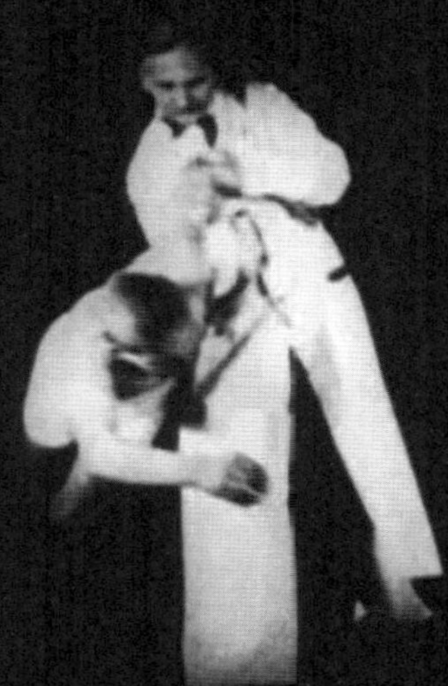

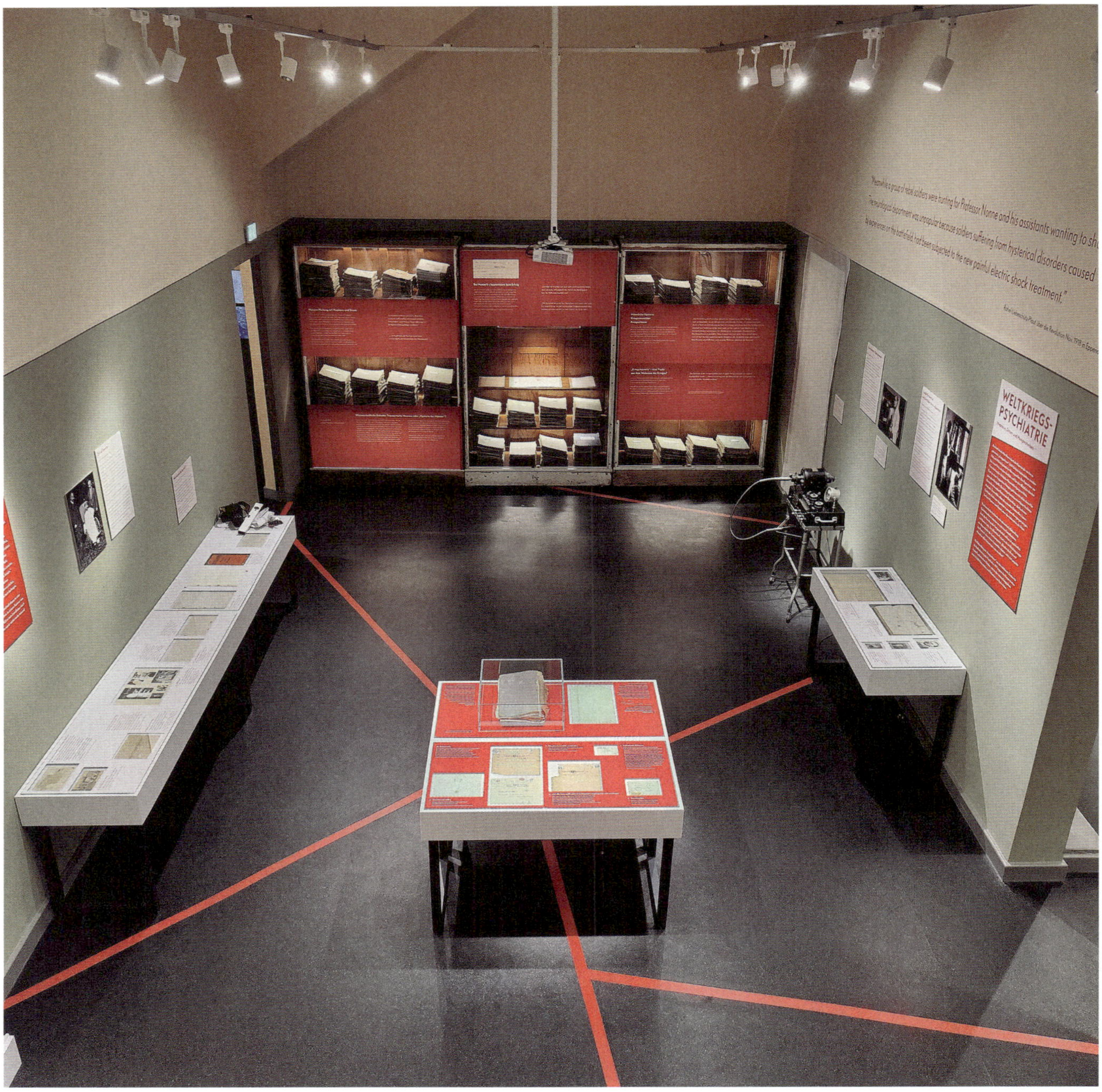

48

Abb. 48
Aktenschrank mit 1.600 psychiatrischen Lazarettakten. Vorn in der Mitte Lenins Krankenakte, rechts der Pantostat.

suggestiven Leitung des Blicks und der Aufmerksamkeit der Zuschauer bestehe.[59] Der Einsatz von Rückblenden eröffne dem Film Möglichkeiten, die nur das Bewusstsein besitze. Nicht über Information, sondern durch Emotion vermöge der Film das Publikum zu beeinflussen. Am besten sei er geeignet, wenn er sein Publikum unterhalte.[60] Tatsächlich begann ein breites Programm zur Truppenunterhaltung.[61] Doch die etwa 200 Eigenproduktionen, die das Bild- und Filmamt bis Kriegsende zustande brachte, enthielten zumeist dokumentarische Aufnahmen. Da die gelungene Wiederertüchtigung verwundeter Soldaten, und sei es mithilfe von Prothesen, ein großes Thema der Propaganda war,[62] finden sich viele Aufnahmen aus Kliniken und zu medizinischen Themen in dem dürren Repertoire der gescheiterten Propagandainstitution.

Insofern war Nonnes Hypnosefilm eine typische BUFA-Produktion, von der nicht überliefert ist, ob sie zur Kriegszeit medizinischen „Laien" vorgeführt wurde. Dass die Zwischentitel mit griechischen Fachbegriffen gespickt waren, spricht dagegen. Jedoch, zur Frühzeit des Films, als das „Kino der Attraktionen" (so hat es der Medienhistoriker Tom Gunning getauft) noch überwiegend in Jahrmarktsbuden spielte, fanden medizinische Lehrfilme in der Zweitverwertung durchaus ein johlendes Publikum.[63] Ein früher Renner war ein Anderthalbminüter, in dem der Berliner Chirurg Ernst von Bergmann die Amputation eines Unterschenkels vorführte.[64] Als das mit den „Krankenhausfilms" überhandnahm, verfasste sogar der Theaterkritiker Kurt Tucholsky eine Ode an die Filmzensur, weil die eine allzu plastische Darstellung einer Augenoperation („... dann erscheint das Auge, riesengroß, die Lider von zwei Klammern auseinandergezerrt, und eine Spritze pikt langsam in das weiße. So.") aus dem Verkehr gezogen hatte.[65]

Der im Jahr 1917 in Eppendorf gedrehte Film zeigt Nonne bei der hypnotischen Behandlung von 14 Patienten. Die in den Zwischentiteln benannten Symptome lauten: Stotterkrampf, Bauchmuskelkrampf, Zwerchfellkrampf, Muskelkrampf, klonische [rhythmische] Krämpfe, funktionelle [ohne erkennbare körperliche Ursache] Lähmung, allgemeiner Schüttel-Tremor [Zittern], Schüttelkrampf und Muskelkrampf mit Abasie Astasie [Unfähigkeit zu sehen und zu stehen], Kontraktur der Wadenmuskulatur mit Spitzfußstellung und clownartige Bewegungsstörung.

An der Pariser Salpêtrière hatte Nonne die Hypnosetechnik des weltweit gerühmten Hysteriespezialisten Jean-Martin Charcot (1825–1893) beobachtet. Schon dieser hatte Posen und Bewegungsmuster seiner Patientinnen von dem Fotografen Albert Londe (1858–1917) auf Silbergelatineplatten dokumentieren lassen. Wobei das Arrangement aus Spezialkamera, Fotograf, Publikum und Professor für die Interaktion ähnlich bedeutsam gewesen zu sein scheint, wie die aktiv auf das Setting Einfluss nehmenden Patientinnen.[67]

Anders als Sigmund Freud, der in Paris seine Habilitationsschrift vorbereitet hatte, war Nonne nur kurz dort zu Besuch. Die Weltkriegshypnosen des Hamburgers kopierten Charcots Hypnosetechnik nicht in Hinblick auf ein theoretisches Konzept. Nonne faszinierte die „Theatervorstellung", wie er in seiner Autobiografie einräumte.[68] Das wirkte sich auf seine Hypnosetechnik aus. „Zirkushaftes Schaustellertum" nennt sie Paul Lerner.[69]

59 Mehr über Münsterberg und der Gründung des BUFA: Osten, Philipp: Emotion, Medizin und Volksbelehrung: die Entstehung des „deutschen Kulturfilms" Gesnerus 66 (2009), S. 67–102, hier S. 76–82.
60 Münsterberg, Hugo: The Photoplay. A psychological Study. London / New York 1916, S. 22.
61 Stiasny, Philipp Das Kino und der Krieg. Deutschland 1914–1929. München 2009, S. 37–67.
62 Die Ausstellung für Verwundete und Krankenfürsorge im Kriege. Zeitschrift für Krüppelfürsorge 8 (1915), S. 106–114.
63 Rothe, A. von: Operationsfilme. In: Beyfuss, Edgar und Kossowsky, Arthur (Hg.): Das Kulturfilmbuch. Berlin 1924, S. 229–234.
64 Haase, W: Amputation eines Unterschenkels. Reichsanstalt für Film und Bild in Wissenschaft und Unterricht Blatt 505/1941.
65 Vgl.: Tucholsky, Kurt: Verbotene Filme. In: Die Schaubühne 9 (1913), Band 2, S. 949–953.
67 Didi-Huberman, Georges: Erfindung der Hysterie. Die photographische Klinik von Charcot. Paderborn 1997.
68 Nonne, Anfang und Ziel (1971), S. 76.
69 "circus like showmanship". Lerner, Hysterical Men (2002), S. 95 (eigene Übersetzung).

Nonne behauptet, 1600 „männliche Hysteriker“ in Eppendorf behandelt zu haben.[71] Glaubwürdig ist das. Generalarzt Schulz gab im Sommer 1918 auf eine Kleine Anfrage im Reichstag an, „in den Nervenlazaretten haben wir 60–70 000 Neurastheniker bisher behandelt.“[72] Die Erfolge seiner Suggestivtherapie mit Hypnose verglich Max Nonne mit den Wunderheilungen im französischen Wallfahrtsort Lourdes.[73]

Das Zutrauen in seine Fähigkeiten als Hypnotiseur sei so groß, seine Erfolge seien so bekannt gewesen, dass einige Soldaten bereits „auf dem Weg vom Portal des Krankenhauses bis zu dem ‚Nerven-Heil-Pavillon‘ ihre Symptome verloren“ hätten.[74] In seinen Memoiren beschwor Nonne die „suggestive Luft“,[75] die sich in Eppendorf um ihn entfaltet habe. „Eine Luft zwischen Kasernenton und Lourdesstimmung“,[76] hatte er es damals genannt. Dabei erwähnte er nur einen Teil der strikten Bedingungen, mit denen er die Atmosphäre zu erzeugen suchte: „Es gehört zur erfolgreichen Anwendung der Hypnose-Therapie: Erstens absolutes Selbstvertrauen, zweitens ein Hörigkeitsgefühl der Patienten, drittens eine Einstellung des ganzen Personals und der ganzen Umgebung auf ‚Selbstverständlichkeit‘ der Heilung.“[77] Nonnes wissenschaftliche Veröffentlichungen offenbaren den Einsatz von Gewalt. Im Film trugen die Männer Unterhosen. Im Alltag nicht: „Ich habe die Kranken sich stets ganz nackt ausziehen lassen, denn ich finde, daß dadurch das Gefühl der Abhängigkeit bzw. der Hilflosigkeit erhöht wird“, schrieb Nonne acht Jahre nach Kriegsende in einem Erfahrungsbericht.[78]

Das Grauen im Eppendorfer „Nerven-Heil-Pavillon“ war bis in jede Einzelheit orchestriert. Szenische Therapieformen, die mit Rollenspielen und Raumkonzepten die Werkzeuge des Theaters aufgriffen, um Krankheiten der Seele zu behandeln hatten eine lange Tradition in Kliniken, Sanatorien und Privatanstalten.[79] Nonnes Inszenierungen wirken wie verzerrte Gegenbilder dieser emphatischen Ansätze, deren Tradition sie auf dystopische Weise dennoch verbunden sind.

71 Nonne, Anfang und Ziel (1971), S. 178.
72 173. Sitzung des Dt. Reichstags, zit. nach: Volksblatt für Harburg, Wilhelmsburg und Umgebung – Donnerstag, den 13. Juni 1918, S. 2.
73 Nonne, Anfang und Ziel (1971), S. 178.
74 Ebd.
75 Ebd.
76 Nonne, Max: Therapeutische Erfahrungen an den Kriegsneurosen in den Jahren 1914–1918. In: Karl Bonhoeffer (Hg.): Geistes- und Nervenkrankheiten (Handbuch der Ärztlichen Erfahrungen im Weltkriege 1914/1918, hg. v. Otto v. Schjerning, Bd. 4). Leipzig 1922, S. 102–121, hier S. 107.
77 Nonne, Anfang und Ziel (1971), S. 178.
78 Nonne, Erfahrungen (1922), S. 119–120.
79 Großartig beschrieben von Kaiser, Céline: Szenen des Subjekts. Eine Kulturmediengeschichte szenischer Therapieformen seit dem 18. Jahrhundert. Bielefeld 2019, hier zur Hypnose S. 219–228.

Strom
„Kurze, scharfe Zurufe, festes Anfassen, rascher, kräftiger Schmerz“[82]

In Nonnes Memoiren klingt es so, als habe seine Suggestionstherapie allein aus Hypnose bestanden. Die im Krieg traumatisierten Männer fürchteten Nonne für eine andere Variante der Behandlung – die sogenannte Kaufmann-Methode: Stromstöße sollten die zuckenden Gliedmaßen, Lippen, Kehlköpfe, Kiefer oder Augenlider in geordnete Bewegungen zwingen. Was hatte es damit auf sich? Und woraus bestand die „Behandlung“ mit Strom?

Starkstrom war im Jahr 1916 kein elektrotechnischer Fachbegriff. Erst 15 Jahre zuvor waren in deutschen Großstädte erste Haushalte an das Stromnetz angeschlossen worden. Einige Netze operierten mit Gleichstrom, andere mit Wechselstrom. Für solch unstete Bedingungen war die warnende Bezeichnung gedacht: Starkstrom sollte der Einfachheit halber jeder Strom genannt werden, der für Menschen gefährlich sein konnte. In Praxen und Kliniken spielte der Einsatz von Strom früh eine Rolle. Das Kauterisieren (von lat. cauterium, Glüheisen) von Blutgefäßen ermöglichte unblutige Operationsfelder. Pioniere der Elektrokauterisierung schlossen ihre Patient:innen mit einem Pol an das auf 12 Volt heruntertransformierte Gleichstromnetz an und das Skalpell in ihrer (gummibehandschuhten) Hand an den andern.[83] Neurologen ermittelten die Ursache von Lähmungen mit Strom, elektrische Bäder sollten für Entspannung sorgen, und die neuen Röntgenröhren gaben verwertbare Bremsstrahlung nur frei, solange sie mit exakt dosierten Stromimpulsen bedacht wurden. Zuverlässige Spannungen gewährten im Alltag zunächst nur wartungsintensive Bleibatterien.

1903 konstruierte die Erlanger Firma Reiniger, Gebbert & Schall ein Gerät, → Abb. 49–51 mit dem sich Frequenz (bei Wechselstrom), Ampèrezahl und die Spannung zuverlässig justieren ließen, und alle Parameter so bestehen blieben wie sie eingestellt waren. Pantostat (alles steht) nannten die Erlanger ihre Entwicklung. Zwar wurde der Pantostat mit Strom aus der Steckdose betrieben. Das vom Elektrizitätswerk Gelieferte war aber zu unzuverlässig, um es für präzise Anwendungen zu verwerten. Mit dem Strom aus dem Netz betrieb der Pantostat einen Umformer, einen Elektromotor, dessen Output in gewünschter Weise transformiert werden konnte.

Im Mai 1916 trat der im Reservelazarett Ludwigshafen stationierte Stabsarzt Fritz Kaufmann (1875–1941) mit einer Methode an die Öffentlichkeit, die den Einsatz des primär zu diagnostischen Zwecken konstruierten

82 Nonne: Erfahrungen, S. 108. → Abb. 55
83 „Für Arzt und Patient unangenehm“ nannte ein Krankenhausinspektor die häufigen Zwischenfälle. Hagemeyer, Alfred: Das neue Krankenhaus der Stadt Berlin am Urban. Seine Einrichtung und Verwaltung. Berlin 1894, S. 25.

b. 49
anger Pantostat | Reiniger, Gebbert &
nall, später Siemens. Dieses in Eppendorf
nutzte Gerät stammte aus dem Jahr 1913,
HMHH.

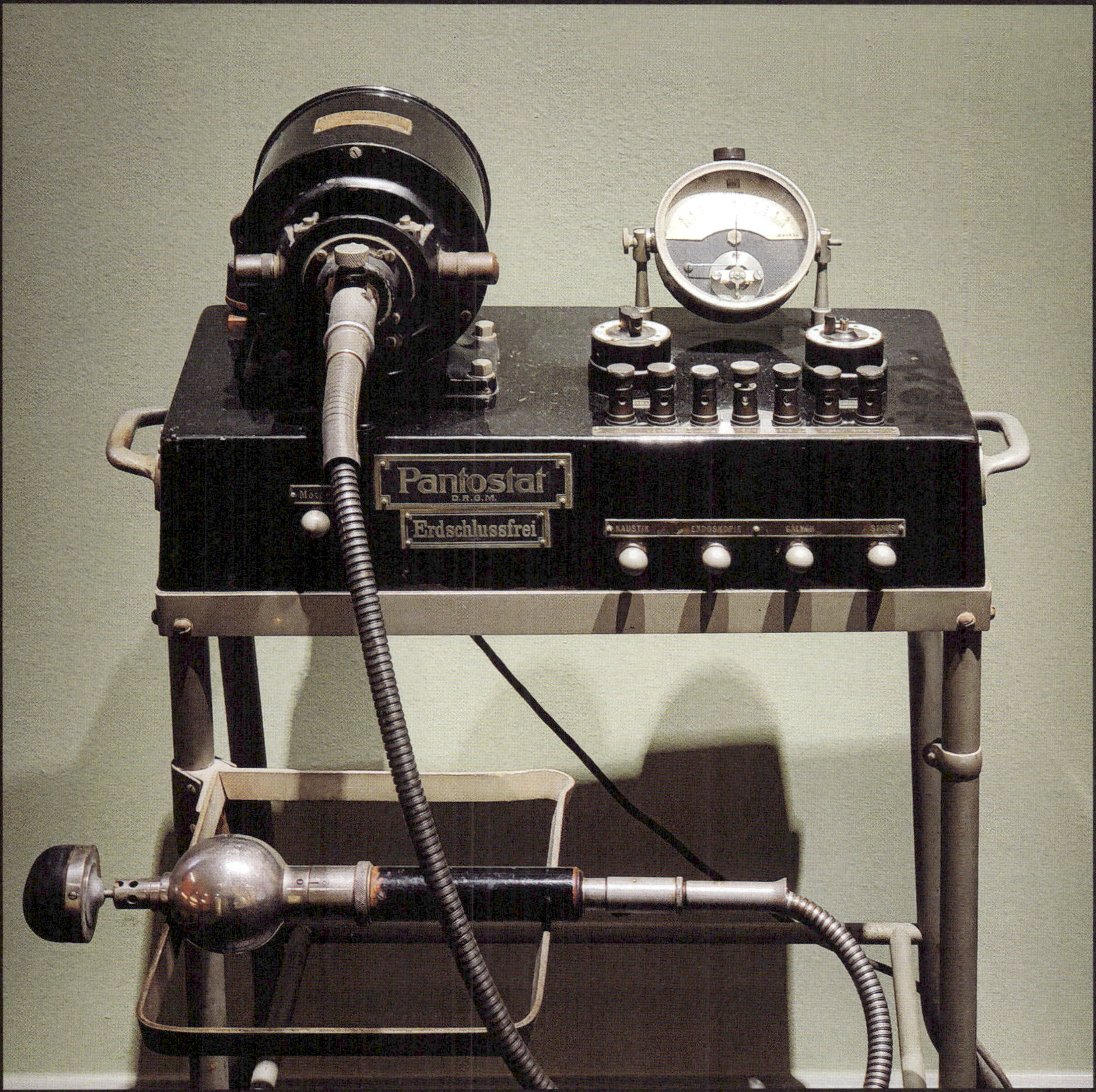

49

50

Abb. 50
Militärmediziner mit Pantostat. Der Stern am Kragen weist den österreich-ungarischen Unterarzt als Fähnrich aus. Der niedrigste Offiziersrang stand Medizinern nach der ärztlichen Approbation zu. Foto-Postkarte, um 1917, MHMHH.

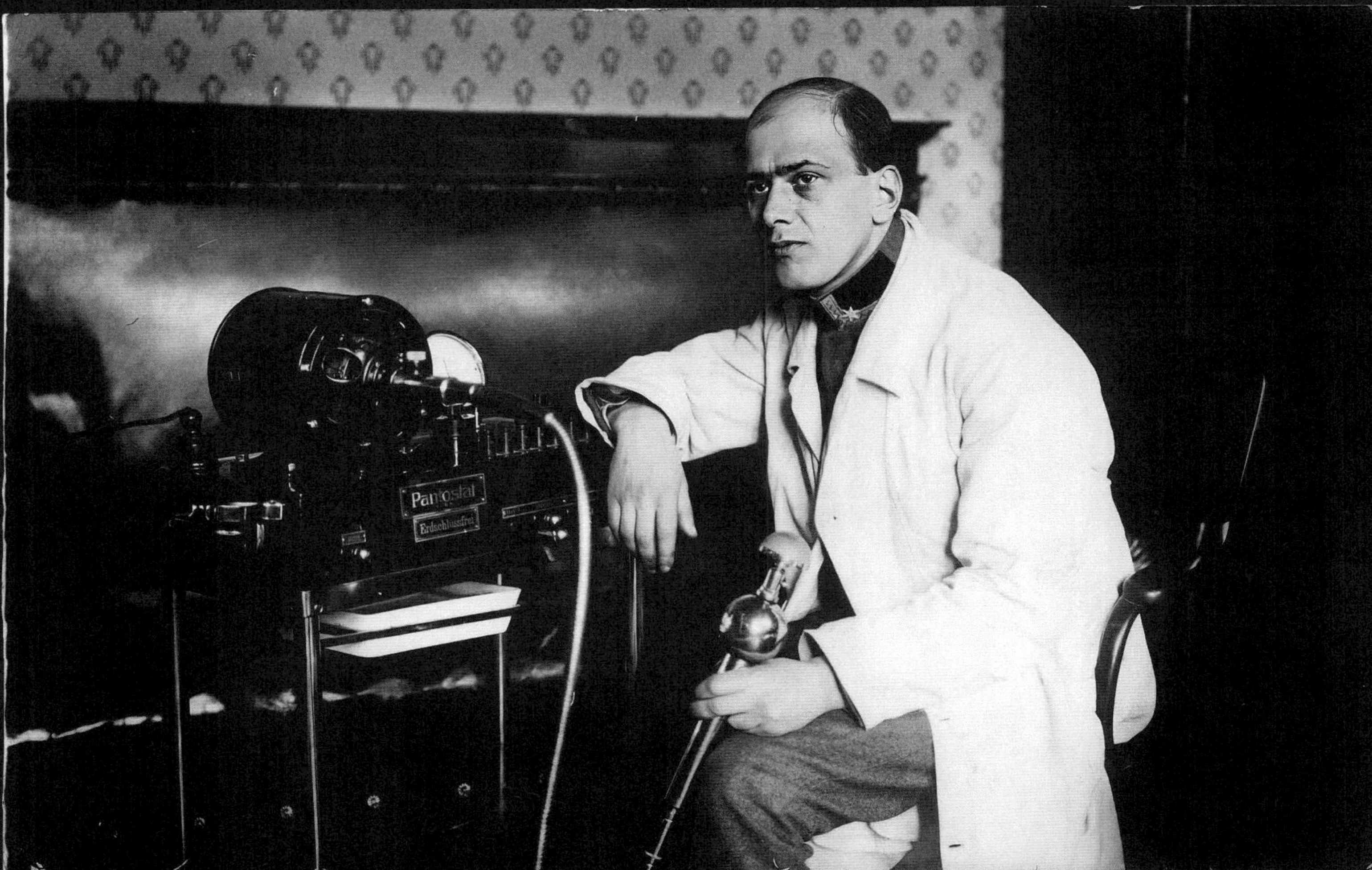

50

Abb. 51
Pantostat in der ab Februar 2025 im Medizinhistorischen Museum Hamburg gezeigten Ausstellung. Daneben läuft Nonnes Hypnosefilm von 1917.

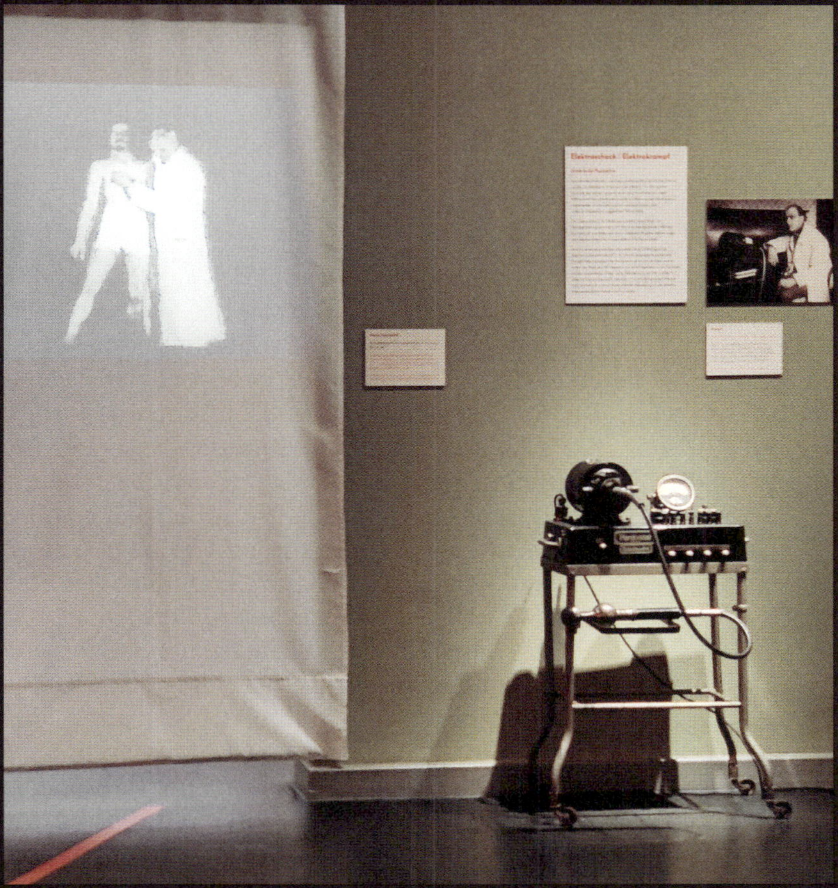

51

Strom in der Psychiatrie. Elektroschock ist nicht Elektrokrampf

Seit unter den Elektroden Luigi Galvanis erstmals die Schenkel toter Frösche zuckten, ist Elektrizität ein Faszinosum der Medizin. Um 1800 galt sie als Quelle des Lebens und wurde verdächtigt, Krankheiten zu erregen.

1880 konnten Nervenheilkundler mithilfe von Stromimpulsen (Elektrisierung) unterscheiden, ob eine Lähmung ihre Ursache im Gehirn oder in den vom Rückenmark ausgehenden Nerven hatte. Die „Elektroschocks" der Weltkriegspsychiatrie waren Gleich- und Wechselstromimpulse mit bis zu 100 Volt. Einen therapeutischen Effekt auf das traktierte Areal hatten sie nicht. Im Gegenteil: Oft gab es Verbrennungen und Gewebeschäden. Der Schmerz sollte auf die Psyche wirken.

Nicht zu verwechseln sind diese Elektroschock genannten Stromstöße mit der 1938 eingeführten Elektrokonvulsionstherapie (EKT), in Deutschland umgangssprachlich auch Elektrokrampftherapie genannt.[80] Ihr Ziel war, generalisierte epileptische Krampfanfälle auszulösen, was Psychiater zuvor mit Arzneimitteln versucht hatten. Die These, eine EKT bessere im Einzelfall Depressionen oder Psychosen, ist noch nicht widerlegt. Anders als bei ihrer Einführung Ende der 1930er-Jahre wird die EKT heute nach Einwilligung der Patienten,[81] unter Narkose und unter einer medikamentösen Entspannung durchgeführt, die Muskelkrämpfe verhindert.

80 Zur materiellen Kultur der Elektrokonvulsionstherapie vgl.: Gawlich, Max: Eine Maschine, die wirkt. Die Elektrokrampftherapie und ihr Apparat, 1938–1950. Paderborn 2018.

81 Nach Presseberichten über Patientenschicksale sowie Dokumentar- und Spielfilmen wurde die Pflicht zur Aufklärung und Einwilligung vor der Verabreichung einer EKT 1954 schließlich durch eine juristischer Intervention von Patientenseite erzwungen. Spannend nachgezeichnet hat diese Entwicklung: Noack, Thorsten: Eingriffe in das Selbstbestimmungsrecht des Patienten. Juristische Entscheidungen, Politik und ärztliche Positionen 1890–1960. Frankfurt/M. 2003, S. 194–204.

52

Aus der Alltagserfahrung wissen wir, dass die durch einen psychischen Schock aus dem richtigen Geleise gebrachte Innervation sehr häufig durch einen erneuten psychischen Schock wieder in die richtige Bahn zurückgebracht wird. Wir sind nun imstande, bei den Kranken, wie in dem eben angeführten Falle, einen solchen Schock durch Bearbeiten mit einem kräftigen elektrischen Strom künstlich herbeizuführen und denselben unter Zuhilfenahme entsprechender Wortsuggestion in Befehlsform zur Heilung zu verwenden.

Unser Vorgehen setzt sich aus 4 Komponenten zusammen:

1. suggestiver Vorbereitung.
2. Anwendung kräftiger Wechselströme unter Zuhilfenahme von reichlicher Wortsuggestion.
3. strengem Innehalten der militärischen Formen unter Benutzung des gegebenen Subordinationsverhältnisses. und Erteilen der Suggestionen in Befehlsform.
4. unbeirrbar konsequenter Erzwingung der Heilung in einer Sitzung.

Bei Nonne 5 x hypnotisiert. kein Erfolg

Datum	Geschichte der Krankheit
7. 3. 18.	Befragung:
	Sei mal mit „Kaufmann" behandelt worden, 4 1/2 Stunden lang in Eppendorf; seitdem habe er dies Zucken.

53

Datum	Geschichte der Krankheit
26.2.18	Es besteht starker Tremor des rechten Armes besonders der Hand; bei Jntention stärker als in Ruhe.
26.2 18	I. Hypnoseversuch : Pat. scheint in Hypnose zu kommen, verhält sich aber doch dann refraktär.
8.3.18	II. Hypnoseversuch : Hypnose fraglich. Nach Angabe des Sch. hätte er nicht geschlafen .
15.3.18.	III. Hypnoseversuch : Trotz langer Mühe verhält sich Sch. refraktär. Jm allgemeinen ist eine leichte Besserung des Zitterns aufgetreten.
18.3.18	Nach Haus XII zur Kaufmann - Behandlung verlegt .

54

Abb. 52
Vier Komponenten der Überrumpelung. Aus Kaufmanns Erstpublikation von 1916.

Abb. 53
Collage aus Krankengeschichte und Befragung. Lazarettakten Friedrichsberg, Akte 13/1/18,1917. MHMHH.

Abb. 54
Krankengeschichte. Lazarettakten Friedrichsberg, Akte 19/3/8,1918. MHMHH.

Pantostaten schlagartig erweiterte.[84] Kaufmann schlug vor, die Soldaten mit Bewegungsstörungen militärisch knapp im Kommandoton anzusprechen, sie „sehr scharf" anzupacken, und ihnen einen „psychogenen Schock" zuzufügen, was nur gelinge „wenn man durch den Strom empfindliche Schmerzen auslöst".[85] Auf die Idee, schrieb er, habe ihn Nonnes Bericht über die Hypnose gebracht.[86] → Abb. 52

Den Soldaten sollte keine Möglichkeit gegeben werden, sich der Strombehandlung zu entziehen. Kaufmann hatte empfohlen, die Sitzungen nicht zu unterbrechen, die mehrere Stunden dauern konnten. Fatalerweise hatte er in seiner Erstveröffentlichung empfohlen, den Pantostaten auf „Sinus", also auf Wechselstrom zu stellen. So konnten Ströme bereits ab 0,1 Ampère tödlich sein. Gerichtsmediziner warnten, Herztod durch Kammerflimmern sei eine häufige Komplikation der Behandlung.[87] In den folgenden Jahren bemühte sich Nonne, Kaufmanns intuitiv im Alltag eines Lazarettbetriebs entwickelter Methode das Disziplinarische und Hasardeurhafte zu nehmen. Vor der von Wechselstrom ausgehenden Lebensgefahr warnte Nonne. Kaufmann hatte betont, der militärische Rang des Behandlers spiele für den Erfolg der Behandlung eine entscheidende Rolle. Dem hat Nonne widersprochen. Sicher aus ärztlichen Standesgründen, aber wohl auch, weil ihm das Militärische nicht lag. Eine Einstellung, die überraschen mag, die er aber umso deutlicher artikulierte, nachdem sein Sohn gefallen war. Wichtig sei nicht der Rang, schrieb der Neurologe, „die Autorität [...] steht und fällt mit dem Gefühl: Der ist dir über."[88]

Dass Hypnose und Strom bald zwei feste Bestandteile eines Suggestionstherapie genannten Konzepts geworden waren, zeigt eine Akte aus dem Lazarett der Psychiatrischen Klinik Friedrichsberg besonders anschaulich. Dorthin, in die 1864 gegründete „Irrenanstalt" der Stadt Hamburg kamen einige Soldaten, bei denen Nonne keinen Erfolg gehabt hatte.

Ein 20 Jahre alter Soldat, der im Zivilberuf Maler gewesen war, wurde bei seiner Ankunft befragt und um Angaben zum Verlauf seiner Krankheit gebeten – ein klassisches Anamnesegespräch. Zweimal war er als Soldat im Schützengraben verschüttet worden. Die erste Verschüttung hatte er ohne Probleme überstanden, nach der zweiten habe er sich lange in einem Dämmerzustand befunden. Danach sei das linke Bein „lahmig" geblieben. Da der junge Mann aus einem westlichen Vorort von Hamburg kam, brachte man ihn in ein Heimatlazarett, das in der Eimsbütteler Oberrealschule am Kaiser-Friedrich-Ufer eingerichtet worden war. Zur Suggestionstherapie kam er nach Eppendorf, „Von Nonne 5× hypnotisiert, kein Erfolg".[89] Dann schloss sich Behandlung mit Strom an: „Sei mal mit ‚Kaufmann' behandelt worden, 4½ Stunden lang in Eppendorf; seitdem habe er dies Zucken".[90] → Abb. 53 Nach weiteren fünf Hypnoseversuchen im Lazarett kam er nach Friedrichsberg. Nach sechs Wochen in der Anstalt untersuchte ihn der Direktor und befand: „Die Gesichtsmuskulatur links zuckt manchmal. Die Handflächen zeigen harte Schwielen. Die Hände zittern grob, unregelmäßig, rechts mehr als links. [...] Der Puls ist während der Untersuchung auf etwa 100 Minutenschläge beschleunigt. Es besteht lebhafte Schweißproduktion [...]. Beim Gehen wird das linke Bein geschwenkt." Offensichtlich war der Patient aufgeregt. Anstaltsleiter Wilhelm Weygandt (1870–1939) entschied: „unbrauchbar in Front und Etappe, aber arbeitsverwendungsfähig Heimat. Eine Dienstbeschädigung ist nicht anzunehmen."[91] Am nächsten Tag wurde der Patient entlassen.

So wie die Akte des jugendlichen Malers lesen sich die Aufzeichnungen aus hunderten deutschen und österreichischen Lazaretten. Erst kam Hypnose zum Einsatz, wenn das nichts nutzte, Strom. Auch in Friedrichsberg, wie ein Behandlungsablauf aus dem Jahr 1918 belegt. → Abb. 54

Max Nonne schrieb: „ob KAUFMANN, ob Hypnose vorgezogen wird, ist Sache des Geschmacks des Therapeuten."[92] Das martialische Therapieregime war ab Herbst 1916 so populär, dass es fast flächendeckend eingeführt wurde. Zuvor waren den durch Schuss- und Granatsplitterverletzungen, Explosionen und Verschüttung im Schützengraben traumatisierten Soldaten Liegekuren, Ruhe und gelegentlich Schlafmittel gegen nächtliche Angstzustände verordnet worden. „Ther. war eine Ruhe-Stärkungskur", hieß es noch im August 1916 in der Akte eines 38-jährigen Architekten, der nach einer Granatsplitterverletzung mit seinem Kopf schüttelte. Ein zweites Gutachten vom Mai 1917 stellte fest, „der Versuch, dies Kopfzittern durch hypnotische – und Starkstrombehandlung zu beseitigen, waren [sic] bislang erfolglos."[93]

Das neue, als Suggestionstherapie der Kriegszitterer in die Literatur eingegangene Konzept war ab September 1916 untrennbar mit dem Namen Max Nonne verbunden.

84 Die vielen unterschiedlichen Rollen des Pantostaten in den ersten beiden Jahrzenten des 20. Jahrhunderts beleuchten sehr anschaulich: Löffelbein, Nils und Fangerau, Heiner: Blitze, Funken, Sensationen. Sinnüberschuss und Sinnreduktion elektrischer Heilapparate in Deutschland 1750–1930 (Kulturanamnesen 16). Stuttgart 2023, S. 159–180.

85 Kaufmann, Fritz: Die planmäßige Heilung psychogener Bewegungsstörungen bei Soldaten in einer Sitzung. Münchener Medizinische Wochenschrift 63 (1916), S. 802–804, hier S. 803.

86 Ebd.

87 Boruttau, Heinrich: Todesfälle durch therapeutische Wechselstromanwendung und deren Verhütung. Deutsche Medizinische Wochenschrift 43 (1917), S. 808–809.

88 Nonne, Erfahrungen (1922), S. 107.

89 Krankenblatt, Lazarettakten Friedrichsberg, Akte 13/1/18,1917. MHMHH.

90 Ebd.

91 Gutachten Weygandt, 12.4.17, ebd.

92 Nonne, Erfahrungen (1922), S. 112.

93 Militärärztliche Urteile vom 12. August 1916 und vom 11. Mai 1917. Lazarettakten Friedrichsberg, Akte 4/19/4,1916/17. MHMHH.

Die alte Diagnose „traumatische Neurose“ und das dazugehörige Behandlungsschema, vielfach verkürzt auf die Begriffe „Ruhe und Rente“, war Hermann Oppenheims Werk gewesen. → Abb. 55

Die traumatischen Neurosen

Hermann Oppenheim war der Verfasser eines fast 3000 Seiten starken, etwa alle zwei Jahre aktualisierten Lehrbuchs der Nervenkrankheiten. Damit hatte er das neue Fach Neurologie wissenschaftlich umrissen, wenn nicht definiert. Auch international war er der angesehenste Nervenarzt aus dem Deutschen Kaiserreich. Doch höhere akademische Weihen blieben ihm versagt. In dem Bestreben, den Besten jedes Faches nach Berlin zu holen, hatte ihn die Berliner Medizinische Fakultät zum Professor Extraordinarius berufen wollen, doch der preußische Unterrichtsmister Althoff unterband die Ernennung Oppenheims.[94] „Denn – er war Jude.“[95]

Die Leiden der zitternden Soldaten hatte der Berliner Neurologe Hermann Oppenheim als eigenständige Krankheit definiert, die er traumatische Neurosen nannte: Explosionen, Todesnähe und Gewalterfahrungen hinterließen Veränderungen an den Gehirnen der Soldaten. Das, und nicht etwa „Hysterie“ sei die Ursache ihrer Zuckungen, des Stotterns und der Lähmungen, die ab dem Spätsommer 1914 Tausende an den Fronten des Krieges befiel. Das Muster solcher Reaktionen hatte er bereits 25 Jahre zuvor bei den Opfern von Eisenbahnunglücken und Katastrophen beobachtet. Oppenheim verordnete ihnen eine reizarme Umgebung, Kuren im Wald, Beruhigungsmittel und das Fernhalten jeder Aufregung. Und er empfahl, den Männern eine Rente zu gewähren.

Hermann Oppenheims Modell der traumatischen Neurose war komplex. Es war der Erklärungsversuch eines Forschers, der über die Vermittlung der Sinneseindrücke beim Sehen, über die Wahrnehmung von Sprache und über noch nicht abschließend verhandelte Krankheitsmodelle wie jene der Multiplen Sklerose arbeitete. Kurz gesagt, Oppenheim erwartete den Wissenszuwachs der Neurologie nicht durch Siege in einem Wettstreit festgefügter Wahrheiten. Er konnte für die traumatischen Neurosen mehrere Ursachen für möglich halten. Weder finde er mit bloßem Auge sichtbare anatomisch-mechanische, noch kleinste mikroskopische Veränderung am Gehirn, die die Symptome erklären könnten, räumte Oppenheim 1889 bei der Vorstellung des neuen Krankheitskonzepts ein. Mit der in Großbritannien, dem Pionierland der Eisenbahn, von Ärzten beschriebenen „Railway Spine“, der durch Unfälle verletzten Wirbelsäule, hätten seine traumatischen Neurosen demnach wenig gemein. Vielmehr sei sie ein Zusammenspiel mehrerer Effekte: Der plötzliche Schock, mechanische Einwirkungen, auch durch die Druckwelle oder den Schall einer Explosion. Eine daraufhin eintretende Autosuggestion – basierend auf der Vorstellung, man könne gelähmt oder an seinem Hirn versehrt sein – konnte er sich als Ursache vorstellen. Vor allem aber sei „ein directes Auslöschen der Erinnerungsbilder für gewisse Bewegungen“ Folge der psychischen Erschütterung.[96] → Abb. 56

Aus wissenschaftshistorischer Perspektive lohnt sich ein kurzer Blick auf die Vorgeschichte des von Oppenheim postulierten Auslöschens der Erinnerungsbilder für Bewegungen und auf das Nachleben des Konzepts in den Kulturwissenschaften.

Munk – Oppenheim – Warburg

Hermann Oppenheim hatte für die gestörten Bewegungsabläufe bei den Opfern von Katastrophen und Unfällen eine Erklärung gefunden, die Otto Dornblüth poetisch als „Verdunklung der motorischen Erinnerungsbilder“ beschrieb.[97] Oppenheims traumatische Neurosen wurden zu einem Topos, aus dem sich Presse, Medizin und Literatur bedienten. Nicht ausschließlich in ernster Absicht. Als Thomas Mann in seinem Erlebnisbericht „Das Eisenbahnunglück“ die mediale Katastrophenberichterstattung über derartige Desaster (mit den aus Zeitungsberichten bekannten Topi „allgemeine Harmonika mit ‚unkenntlichen Massen‘“) satirisch aufs Korn nahm, durfte ein Hinweis auf Railway Spine und Oppenheims traumatische Neurosen nicht fehlen: „Ich spürte erst jetzt meinen Schrecken: eine gewisse Schwäche im Rücken, eine vorübergehende Unfähigkeit, hinunterzuschlucken.“[98]

Pate gestanden hatte bei Oppenheims Erklärung der traumatischen Neurose das von dem Physiologen Hermann Munk (1839–1912) Ende der 1870er-Jahre an der Berliner Tierarzneischule entwickelte Konzept von der „Rindenblindheit“. Munk hatte erstmals beschrieben, dass Patient:innen mit Verletzungen des Hinterhaupts, bei denen Teile der Großhirnrinde beschädigt worden waren, Objekte zwar optisch „sehen“, sie aber nicht zu

94 Vgl. Cassirer, Richard: Herrmann Oppenheim †. Berliner klinische Wochenschrift 52 (1919), S. 669–671. Richard Cassirer war der Bruder des Kunsthändlers Paul Cassirer und auch mit dem Hamburger Philosophen Ernst Cassirer verwandt.

95 Zit. aus einem Nachruf in der Zeitschrift des Centralvereins deutscher Staatsbürger jüdischen Glaubens nach der auf Dokumenten der in den USA lebenden Nachkommen basierenden Dissertation: Pech, Anja: Hermann Oppenheim (1858–1919). Das Leben und Werk eines jüdischen Arztes. [Diss. med.] Hamburg 2006, Anhang S. 95.

96 Oppenheim, Hermann: Die traumatischen Neurosen nach den in der Nervenklinik der Charité in den letzten 5 Jahren gesammelten Beobachtungen. Berlin 1889, S. 125–127.

97 So in der Übersetzung von Otto Dornblüth: Bouveret, Léon: Die Neurasthenie (Nervenschwäche). Leipzig/Wien 1893, S. 183.

98 Vgl.: Rütten, Thomas: Thomas Mann und das Krankheitsstigma der Moderne. Das Eisenbahnunglück von 1906 und Das Eisenbahnunglück von 1909 (Schriften des Ortsvereins BonnKöln der Deutschen Thomas-Mann-Gesellschaft 8). Düsseldorf 2013, S. 29.

55

Abb. 55
Hermann Oppenheim (1857–1919) nach der Auseinandersetzung über die traumatischen Neurosen im Alter von 60 Jahren, ein Jahr vor seinem Tod im Mai 1919. Deutsche Zeitschrift für Nervenheilkunde 58 (1918), Frontispiz.

Abb. 56
Collage von Zitaten aus: Oppenheim: Die traumatischen Neurosen (1889), S. 108 (links) „Erinnerung … verloren gegangen“ und S. 125 (rechts) „Erinnerungsbilder“.

55

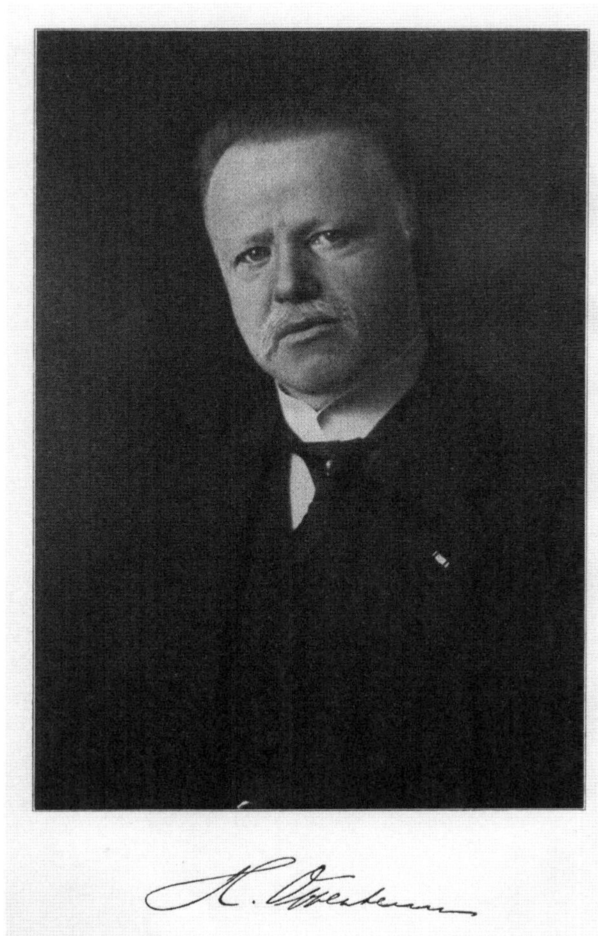

Es ist deshalb sehr wichtig, in's Auge zu fassen, dass diese Form der Motilitätsbehinderung auf pathologischer Grundlage vorkommt und aller Wahrscheinlichkeit nach dadurch bedingt ist, dass die Erinnerung für die zur Ausführung einer zweckmässigen Bewegung nothwendige Vertheilung der motorischen Impulse verloren gegangen ist.

Das Wesen dieser Lähmung besteht allem Anschein nach in dem Verlust der Erinnerungsbilder, der Bewegungsvorstellungen.

Es ist ferner vor allen Dingen die psychische Erschütterung, die einmal zu einer dauernden Seelenstörung, andererseits zu Lähmungszuständen psychischen Ursprungs (wahrscheinlich durch ein directes Auslöschen der Erinnerungsbilder für gewisse Bewegungen) führt.

56

57

Eine zirkumskripte Lokalisation der individuell erworbenen Engramme oder, wie die Physiologen oder Psychologen sich in diesem Falle meist auszudrücken pflegen, der »Erinnerungsbilder« wurde bisher von der Mehrzahl der Forscher als erwiesen angenommen und für den Menschen und die höheren Wirbeltiere in die Großhirnrinde verlegt.

Abb. 57
Engramme / Erinnerungsbilder.
Richard Semons Mneme von 1904.

einem Bild verarbeiten können. Die Fähigkeit zur visuellen Wahrnehmung war ihnen genommen, weil das für die Erinnerungsbilder, so nannte es Munk, zuständige Areal des Gehirns fehlte. Diesen Begriff von den Erinnerungsbildern erweiterte Oppenheim auf Bewegungsmuster. Durch den Schock, so seine Theorie, gingen die für die Kenntnis eines Bewegungsablaufs notwendigen Erinnerungsbilder für Bewegungen verloren.

Im Jahr 1904, als die traumatischen Neurosen bereits ein bekannter Topos waren, nutzte der Monist und Haeckelschüler Richard Semon (1859–1918) Hermann Oppenheims erweiterten Begriff von den Erinnerungsbildern zur Herleitung einer eigenwilligen Evolutionstheorie. Semon postulierte, prägende Erlebnisse schrieben sich derart in die Hirnstruktur ein, dass sie von Generation zu Generation weitergegeben würden. Semon nannte diese Einschreibungen „Engramme", und er übersetzte Engramme mit „Erinnerungsbilder".[99] → Abb. 57

In den Lebenswissenschaften konnte sich Semons Vererbungslehre (jedenfalls bis zu der aktuellen Debatte über die Beeinflussbarkeit epigenetischer Faktoren durch Umwelteinflüsse) nicht durchsetzen. Richard Semons Theorien wären vergessen, hätte nicht Aby M. Warburg dessen Engramme an zentraler Stelle seines Werks als „schönes Gleichnis" (Saxl) aus der Welt der Biologie herangezogen. Am prominentesten bezog Warburg sich in der Einleitung zum Mnemosyneatlas auf Semon, bei der Definition der Pathosformeln, die er „Engramme leidenschaftlicher Erfahrung" nannte.[100]

Die begriffliche Genealogie der Erinnerungsbilder beginnt mit Herman Munks Beschreibung der Rindenblindheit (Verlust der visuellen Wahrnehmung bei Verletzungen des cerebralen Cortex [der Großhirnrinde]). Von Oppenheim stammt die These, Erinnerungsbilder könnten Bewegungsmuster codieren und durch emotionale Ereignisse beeinflusst werden, Semon ergänzte das Konzept um die generationsübergreifende Weitergabe.

Aby M. Warburg können Oppenheims Veröffentlichungen kaum entgangen sein. Nicht allein, weil ihm überhaupt selten eine Publikation entging, er in Berlin bei Hermann Ebbinghaus (1850–1909) Psychologische Vorlesungen zur Theorie des Gedächtnisses gehört hatte[101] und sich lange an Orten mit medizinischer Fachbibliothek hatte aufhalten müssen.[102] Der von Warburg am meisten gefeierte akademische Kollege in Hamburg, der Philosoph Ernst Cassirer (1874–1945), war Schwager und Cousin von Oppenheims engstem Mitarbeiter, Richard Cassirer (1868–1925), der in Berlin Oppenheims private Klinik übernahm und dessen Lehrbuch weiterführte. Darüber hinaus stammte Hermann Oppenheim aus jenem Ort, den die Familie Warburg einhundert Jahre vor ihm verlassen hatte, um sich in Hamburg niederzulassen. Hermann Oppenheims Vater war Rabbiner der bedeutenden jüdischen Gemeinde im westfälischen Warburg gewesen.

Bald nachdem Ernst Gombrich im Jahr 1970 seine Biografie Aby Warburgs veröffentlicht hatte, formulierte Hans Liebeschütz einen längeren Kommentar, den er mit den Worten einleitete: „Bei einem Mitglied der älteren Generation, der in den Zwanzigern im selben Hamburger Stadtteil lebte und von der Schatzkammer aus Büchern und ihrer Atmosphäre lebendiger Diskussion angezogen wurde, weckt Gombrichs Buch viele Erinnerungen. Die Zusammenstellung solcher Reminiszenzen könnte einen kleinen Beitrag zur Geistesgeschichte der Deutschen Juden in ihrer letzten Schaffensphase leisten."[103] Dies festzuhalten war ihm wichtig. Obwohl Historiker des Mittelalters, hatte Liebeschütz schon drei Jahre zuvor die Bedeutung des Judentums für die deutsche Geschichtsschreibung des 19. Jahrhunderts in einem in deutscher Sprache erschienenen Buch protokolliert.[104] Nun lieferte er auf der Basis seiner breit gefächerten wissenschaftshistorischen Expertise ein paar Ergänzungen zu Gombrichs Genealogie der Denkfiguren Warburgs. Anders als Gombrich konnte er auf seine persönlichen Erinnerungen an Gespräche, Vorträge und die Seminare zurückgreifen, die er in den Häusern in der Heilwigstraße erlebt hatte.

99 Semon, Richard: Die Mneme als erhaltendes Prinzip im Wechsel des organischen Geschehens. Leipzig 1904, S. 146. Da Semon eine Einschränkung auf körperlich verhaftete (also im Sinne Munks und Oppenheims definierte) Erinnerungsbilder formulieren wollte, und sie von Vorstellungen der Fantasie oder von Gedächtnisleistungen abzugrenzen suchte, wählte er den Begriff Engramm, vgl. Semon, Mneme, S. 20 (Fußnote).

100 Warburg, Aby: Der Bildatlas Mnemosyne, hrsg. von Martin Warnke mit Claudia Brink (Gesammelte Schriften II/2) Berlin 2000, S. 3. Dass Warburg den Begriff der Engramme bei Semon entlieh, steht schon bei Gombrich, Ernst: Aby Warburg. An Intellectual Biography. With a Memoir on the History of the Library by F. Saxl. London 1970, S. 242. Inhaltlich setzte sich Dorothée Bauerle-Willert erstmals damit auseinander (Gespenstergeschichten für ganz Erwachsene. Ein Kommentar zu Aby Warburgs Bilderatlas Mnemosyne. Münster 1988, S. 39 f). Cornelia Zumbusch verglich 2004 Warburgs Setzung der Mneme als überzeitliche Verbindung von Geschichte, Geste und Kollektiv mit Walter Benjamins historischem Unbewussten. Den gleichermaßen als Speicher wie als Impulsgeber für Transformationen aufgefassten Engrammen widmet sie eine präzise Analyse: Zumbusch, Cornelia: Wissenschaft in Bildern. Symbol und dialektisches Bild in Aby Warburgs Mnemosyne-Atlas und Walter Benjamins Passagen-Werk (Studien aus dem Warburg-Haus 8). Berlin 2004, S. 100–105. Eine Einbettung in die Geschichte der Vererbungslehre findet sich schließlich bei: Forster, Kurt W.: Warburgs Mneme nach einer langen Pause des Vergessens. In: Fehrenbach, Frank; Zumbusch, Cornelia (Hg.): Aby Warburg und die Natur. Epistemik, Ästhetik, Kulturtheorie (Naturbilder 6). Berlin 2019, S. 1–8.

101 Vgl. Gombrich, Warburg (1970), S. 67 und 84.

102 In Warburgs Bibliothek (4th floor, DAN 235) findet sich der Vortrag: Oppenheim, Hermann: Die ersten Zeichen der Nervosität des Kindesalters. Berlin 1904, in dem es unter anderem um Angst und Schreck geht, die der erste Anblick eines unbekannten Tiers oder „jedes neue Gesichtsbild" in einem Kind erzeugen könne.

103 Liebeschütz, Hans: Aby Warburg (1866–1929) as Interpreter of Civilisation. In: The Leo Baeck Institute Year Book 16 (1971), S. 225–236, hier S. 225 (eigene Übersetzung).

104 Liebeschütz, Hans: Das Judentum im deutschen Geschichtsbild von Hegel bis Max Weber. Tübingen 1967.

Hans Liebeschütz hatte seine Frau dort kennengelernt und seine frühen Veröffentlichungen waren unter der ebenso strengen wie fürsorglichen Obhut Warburgs erschienen. Offensichtlich hatte auch ihn die für seinen Förderer so charakteristische Bezugnahme auf spirituelle wie auf naturwissenschaftliche Erklärungsmuster herausgefordert. Liebeschütz warnte davor, Warburgs medizinische oder auf aktuelle technische Entwicklungen bezugnehmende Metaphern anders (etwa ernster) zu nehmen als seine Verweise auf Religion und Volksglaube. Übertragungen elektrischer Signale, einschließlich der Arbeit des Nervensystems, seien Warburgs Lieblingsbeispiele gewesen, um darzustellen, wie sehr das Denken Europas von den symbolischen Bildern der Antike ergriffen wurde. Sein Publikum habe er im Zweifel gelassen, wie eng er die Identifikation spiritueller Kräfte mit körperlichen Vorgängen ausgelegt wissen wollte. Die Annäherung beider Sphären habe er dabei durchaus intendiert.[105]

Oppenheims Demontage

25 Jahre nach der Erstveröffentlichung stand Oppenheims Konzept der traumatischen Neurosen unter Druck. Wo es nicht einmal mikroskopische Veränderungen gab, gab es auch nichts zu sehen. Oppenheim versuchte es populär und einfach zu erklären: Es gebe feinere physikalische Vorgänge, die sich der Sichtbarkeit entzögen. Auch einem Eisenkern sehe man nicht an, ob er sich gerade magnetisch auflade.[106] Oppenheim hatte Glück, dass ihn in diesem Zusammenhang niemand an die Magnetismusdebatte des frühen 19. Jahrhunderts erinnerte, die um Franz Anton Mesmers alte These getobt hatte, Seelen könnten über ein unsichtbares Fluidum miteinander kommunizieren. In der englischen (mesmerized) und in der deutschen Sprache haben sich Adjektive aus dieser Zeit erhalten und Edgar Allen Poe hatte der Theorie in seiner Glosse *The Facts in the Case of M. Valdemar* den literarischen Todesstoß versetzt.[107]

Klar analysierte Oppenheim dagegen im Jahr 1916 die ökonomischen Interessen, die seit Beginn des Ersten Weltkriegs seiner medizinischen Theorie entgegenstanden: „Der lebhafteste und erbittertste Widerspruch kam aber in der Frage der Simulation und Rentenhysterie zum Ausdruck." Die erste Kritik sei von Vertrauensärzten der Rentenversicherungen gekommen. „Zu dieser Schar der – auf gewissem Gebiet – Unwissenden, gesellte sich eine Anzahl erfahrener und zum Teil hervorragender Forscher, die ohne psychiatrische Schulung in den Beruf eingetreten waren und sich ganz vorwiegend mit dem Studium der organischen Nervenkrankheiten beschäftigt, auf diesem Gebiet sogar Großes geleistet hatten, aber dem, was man als Hysterie ansah, mit der Skepsis, Geringschätzung und Unsicherheit des in dieser Hinsicht Unerfahrenen gegenüberstanden."[108]

Es ist eindeutig, dass Oppenheim mit diesen Sätzen Max Nonne im Sinn hatte. Beide, Nonne und er, begegneten sich ein Jahr darauf, am 22. September 1916 bei der VII. Jahresversammlung der Gesellschaft Deutscher Nervenärzte, die als Münchener Kriegstagung in die Geschichtsbücher eingehen sollte, als Kontrahenten auf dem Podium. Ganz oben auf dem Programm stand das Thema Kriegsneurosen. Energisch vertrat der Eppendorfer Neurologe die Gegenposition zu Oppenheim. Traumatische Neurosen wollte Nonne in den massenhaft auftretenden Fällen keinesfalls erkennen.[109] Um deutlich zu machen, dass bei den Soldaten nicht einmal eine Krankheit vorliege, führte Nonne eine seiner Spontanheilungen durch Hypnose vor. Aus der darauffolgenden Diskussion sei er als Sieger hervorgegangen. „Professor Oppenheim, der damals der allgemein anerkannte, autoritative Führer der Neurologie, sah sich [...] gänzlich isoliert",[110] behauptete Nonne in seiner Autobiografie. Der „hochverdiente Mann, der schwer daran trug, keine offizielle Lehrstelle erhalten zu haben", habe „diese Niederlage" nicht überwinden können,[111] schrieb er weiter und insinuierte, der frühe Tod Oppenheims habe mit dieser Debatte in Zusammenhang gestanden. 1918 wurde Max Nonne als Nachfolger Hermann Oppenheims Präsident der Gesellschaft Deutscher Nervenärzte.

Nonne über Neurotiker

Für die seit der Münchner Kriegstagung nach dominierender nervenärztlicher Meinung nun nicht mehr von einem Trauma, sondern von Hysterie befallenen Soldaten bedeutete das einen dramatischen Wandel der Lazarettbehandlung. In ihren Diagnosen stand fortan nicht mehr die Bezeichnung einer Krankheit, sondern ein Begriff, mit dem sie selbst als Person tituliert wurden: Neurotiker, Hysteriker, Kriegsneurotiker, Kriegszitterer. Die Begriffe sagten aus, dass Ärzte diese Patienten für konstitutionell „schwach" hielten. Die Ursache der Erkrankung sei nicht der Krieg, sie liege in der Persönlichkeit der Patienten begründet. In den USA und in Großbritannien war die Begriffsbildung anders. Dort lautete die Diagnose „Shell Shock" – übersetzt Granatenschock.

105 Liebeschütz: Warburg, S. 236. Im Original lautet das Zitat: "In this framework he liked to place metaphors expressed in technological terms. The transmission of electrical signals, including the working of the nervous system, became a favoured image for the impact which the symbolic pictures created by antiquity had on the European mind through the interval of many centuries. The listener was left in doubt how far identification of spiritual forces with physical processes was meant; the approximation of both spheres was certainly intended."

106 Oppenheim, Hermann: Der Krieg und die traumatischen Neurosen. In: Berliner Klinische Wochenschrift 52 (1915), S. 257–261, hier S. 257.

107 Osten, Philipp: Das Tor zur Seele. Schlaf, Somnambulismus und Hellsehen im frühen 19. Jahrhundert. Paderborn 2015, S. 63–67.

108 Oppenheim, Krieg (1915), S. 257.

109 Vertiefend in dem Beitrag von Heinz-Peter Schmiedebach in diesem Band.

110 Nonne, Anfang und Ziel (1971), S. 180.

111 Ebd.

Da Nonne im Militärsanitätswesen als wichtigster Vertreter der Suggestionsbehandlung galt, wurde er gebeten, seine Erfahrungen aufzuzeichnen, um sie später in einem Handbuch zu veröffentlichen, damit das in zukünftigen Kriegen als Leitfaden dienen möge. Der Band über Geistes- und Nervenkrankheiten, herausgegeben von dem Berliner Psychiater Karl Bonhoeffer, erschien 1922. Die abgebildete Seite → Abb. 58 und einige prägnante Zitate aus Nonnes Beitrag verdeutlichen, mit welcher Härte vorgegangen wurde. Der Hamburger vertrat keineswegs eine extreme Position. Was Nonne beschrieb, war unter seinen in den Lazaretten tätigen Kollegen Konsens, lediglich eine Gruppe um den Karlsruher Nervenarzt Willy Hellpach (1877–1955) propagierte noch die Ruhetherapie.[112] Nonnes Zitate legen offen, welches Bild er sich von den Männern gemacht hatte, die ihm zu Hunderten nach Eppendorf überwiesen wurden:

— „Der spezifischen ‚traumatischen Neurose' Oppenheims ist wohl durch den Krieg definitiv das Bürgerrecht aberkannt worden."[113]
— „Es wurde Zeit, mit den Neurosen aufzuräumen."[114]
— „Den stärksten Anstoß bekam dann die Auffassung, daß die Kriegsneurosen geheilt werden könnten und müssten, durch Kaufmann in Mannheim, der durch seine Gewaltsuggestionsmethode die Soldaten symptomfrei machte. Damit war die Bahn frei für die Suggestionstherapie."[115]
— „Der Arzt soll der Helfer bleiben, nach der ‚Exekution' soll er der wohlwollende, mit dem Kranken fühlende und sich mit ihm freuende Freund sein."[116]
— „KEHRER[117] vergleicht die Behandlung des Neurotikers mit der Dressur eines rohen Pferdes –, so ist er auch zu behandeln, wie ein strenger, aber wohlwollender Erzieher ein solches behandelt."[118]
— „Das Personal muss in demselben Sinne erzogen sein, man achte streng darauf, daß es nicht mit dem Kranken zusammen steckt, Antipathie oder Sympathie zeigt oder klatscht. Dem Personal verschaffe man, wenn es seine Pflicht tut, unbedingteAutorität."[119]
— „Es gibt alle Übergänge des Kaufmann'schen Verfahrens von ruhiger Überredung und Überzeugung, bei der allein die Anwesenheit des elektrischen Apparates schon genügt, über eine lebhafte Demonstration mit Stromeshilfe bis zur agitierten Szene, ja bis zum Ringen miteinander."[120]
— „Es bestehen ärztlicherseits keine Bedenken, Leute mit funktionellen Lähmungen einzelner Extremitäten nach Heilung dieser Lähmung ‚k. v.' [kriegsverwendungsfähig] zu erklären."[121]
— „Wenn die Neurotiker wissen, daß man wegen Bettnässens, Schüttelzitterns usw. sofort zur Armierung an die Front geschickt wird und daß diese Störung, die oft nur eine hysterische Gewöhnung (KRETSCHMER)[122] oder Unart darstellt, keine Rücksendung aus dem Felde zur Folge hat, so wird das Schüttelzittern und Bettnässen im Heimatgebiet wesentlich seltener werden. Um diese Maßnahme durchzuführen, ist aber eine Aufklärung der betreffenden Truppenführer und Ärzte unbedingt notwendig. Vielleicht empfiehlt sich auch direkt ein Verbot, Leute wegen Schüttelzitterns, Bettnässens usw. von der Front in die Heimat zurückzuschicken."[123]
— „Dicht hinter der Front wurden die Fälle vom 3. Kriegsjahre an meistens schnell geheilt. Hier wirkten die militärische Disziplin und die raue Notwendigkeit therapeutisch. Es gab Truppenteile, bei denen es therapeutische Gepflogenheit war, die Abwehrneurosen ins Trommelfeuer zu schicken, und Ärzte solcher Truppenteile berichten, daß dieses Vorgehen von großem prophylaktischem Wert gewesen sei. Für einzelne Fälle mag dies richtig gewesen sein, aber meines Erachtens darf das keineswegs verallgemeinert werden."[124]
— „Alle Neurotiker sollen nach energisch durchgeführter Behandlung nur ganz niedrige oder womöglich gar keine Renten erhalten, damit auch dieser Anreiz zur Erkrankung an Neurose möglichst wegfällt. Die Entlassung der Neurotiker aus dem Lazarett und die weitere Durchführung der Maßnahmen bei ihnen ist nach dem Grundsatz einzurichten, daß jeder Behandelte beim Militär oder in der Kriegswirtschaft nutzbringend verwendet werden muß."[125]
— „Die zur Neurose absolut Disponierten werden am besten nicht militärisch eingezogen, weil der Versuch, sie militärisch zu verwenden, viel mehr Arbeit macht als ihre Dienste wert sind."[126]

112 Zur Bedeutung der Ruhetherapie um 1900 vgl.: Ankele, Monika: „… dass die Schädigung der ruhigen Kranken durch die Unruhigen eine Grenze bildet, welche nicht überschritten werden darf." Raum, Körper und Sinne in der Psychiatrie um 1900. In: Fürholzer, Katharina; Heidegger, Maria; Pröll, Julia; Feyrer Cornelia (Hg.): The Noise of Medicine. Interdisciplinary Perspectives on Acoustic Phenomena in Medicine (Revisit. Humanities & Medicine in Dialogue 1). Innsbruck 2022, S. 193–217.
113 Nonne, Erfahrungen (1922), S. 103.
114 Ebd, S. 105.
115 Ebd.
116 Ebd, S. 107.
117 Ferdinand Adalbert Kehrer (1883–1966), damals in badischen Lazaretten, später Direktor der Münsteraner Neurologie.
118 Nonne, Erfahrungen (1922), S. 107.
119 Ebd.
120 Ebd, S. 109.
121 Ebd, S. 119.
122 Ernst Kretschmer (1888–1964) Tübinger Neurologe, später bekannt für seine Konstitutionstypologie.
123 Nonne, Erfahrungen (1922), S. 119.
124 Nonne, Erfahrungen (1922), S. 117.
125 Ebd, S. 119.
126 Ebd.

Abb. 58
Ablauf einer Kaufmann-Behandlung. Seite aus Max Nonnes Aufsatz: Therapeutische Erfahrungen an den Kriegsneurosen in den Jahren 1914–1918. Das Wort „dramatisch" kommt Nonne hier gleich zweimal in den Sinn. Zugleich bemüht er sich um lakonische Distanz. Der Heidelberger Medizinhistoriker Wolfgang U. Eckart (1952–2021) sah in dieser Passage eine Form der Gewaltästhetisierung antizipiert, die den deutschen Kriegsroman der folgenden Jahre beherrschen sollte.[127]

58

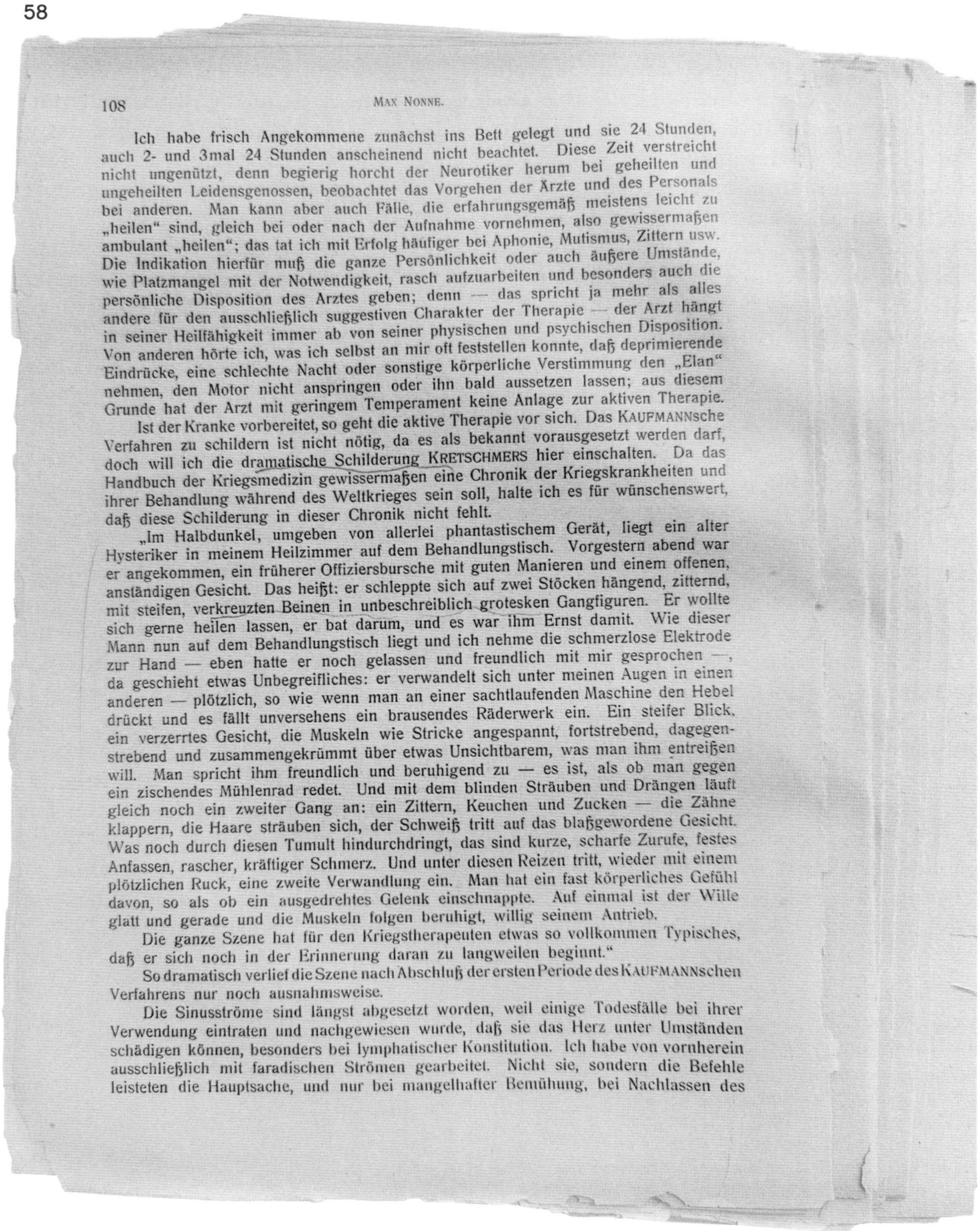

108 MAX NONNE.

Ich habe frisch Angekommene zunächst ins Bett gelegt und sie 24 Stunden, auch 2- und 3mal 24 Stunden anscheinend nicht beachtet. Diese Zeit verstreicht nicht ungenützt, denn begierig horcht der Neurotiker herum bei geheilten und ungeheilten Leidensgenossen, beobachtet das Vorgehen der Ärzte und des Personals bei anderen. Man kann aber auch Fälle, die erfahrungsgemäß meistens leicht zu „heilen" sind, gleich bei oder nach der Aufnahme vornehmen, also gewissermaßen ambulant „heilen"; das tat ich mit Erfolg häufiger bei Aphonie, Mutismus, Zittern usw. Die Indikation hierfür muß die ganze Persönlichkeit oder auch äußere Umstände, wie Platzmangel mit der Notwendigkeit, rasch aufzuarbeiten und besonders auch die persönliche Disposition des Arztes geben; denn — das spricht ja mehr als alles andere für den ausschließlich suggestiven Charakter der Therapie — der Arzt hängt in seiner Heilfähigkeit immer ab von seiner physischen und psychischen Disposition. Von anderen hörte ich, was ich selbst an mir oft feststellen konnte, daß deprimierende Eindrücke, eine schlechte Nacht oder sonstige körperliche Verstimmung den „Elan" nehmen, den Motor nicht anspringen oder ihn bald aussetzen lassen; aus diesem Grunde hat der Arzt mit geringem Temperament keine Anlage zur aktiven Therapie.

Ist der Kranke vorbereitet, so geht die aktive Therapie vor sich. Das KAUFMANNsche Verfahren zu schildern ist nicht nötig, da es als bekannt vorausgesetzt werden darf, doch will ich die dramatische Schilderung KRETSCHMERS hier einschalten. Da das Handbuch der Kriegsmedizin gewissermaßen eine Chronik der Kriegskrankheiten und ihrer Behandlung während des Weltkrieges sein soll, halte ich es für wünschenswert, daß diese Schilderung in dieser Chronik nicht fehlt.

„Im Halbdunkel, umgeben von allerlei phantastischem Gerät, liegt ein alter Hysteriker in meinem Heilzimmer auf dem Behandlungstisch. Vorgestern abend war er angekommen, ein früherer Offiziersbursche mit guten Manieren und einem offenen, anständigen Gesicht. Das heißt: er schleppte sich auf zwei Stöcken hängend, zitternd, mit steifen, verkreuzten Beinen in unbeschreiblich grotesken Gangfiguren. Er wollte sich gerne heilen lassen, er bat darum, und es war ihm Ernst damit. Wie dieser Mann nun auf dem Behandlungstisch liegt und ich nehme die schmerzlose Elektrode zur Hand — eben hatte er noch gelassen und freundlich mit mir gesprochen —, da geschieht etwas Unbegreifliches: er verwandelt sich unter meinen Augen in einen anderen — plötzlich, so wie wenn man an einer sachtlaufenden Maschine den Hebel drückt und es fällt unversehens ein brausendes Räderwerk ein. Ein steifer Blick, ein verzerrtes Gesicht, die Muskeln wie Stricke angespannt, fortstrebend, dagegenstrebend und zusammengekrümmt über etwas Unsichtbarem, was man ihm entreißen will. Man spricht ihm freundlich und beruhigend zu — es ist, als ob man gegen ein zischendes Mühlenrad redet. Und mit dem blinden Sträuben und Drängen läuft gleich noch ein zweiter Gang an: ein Zittern, Keuchen und Zucken — die Zähne klappern, die Haare sträuben sich, der Schweiß tritt auf das blaßgewordene Gesicht. Was noch durch diesen Tumult hindurchdringt, das sind kurze, scharfe Zurufe, festes Anfassen, rascher, kräftiger Schmerz. Und unter diesen Reizen tritt, wieder mit einem plötzlichen Ruck, eine zweite Verwandlung ein. Man hat ein fast körperliches Gefühl davon, so als ob ein ausgedrehtes Gelenk einschnappte. Auf einmal ist der Wille glatt und gerade und die Muskeln folgen beruhigt, willig seinem Antrieb.

Die ganze Szene hat für den Kriegstherapeuten etwas so vollkommen Typisches, daß er sich noch in der Erinnerung daran zu langweilen beginnt."

So dramatisch verlief die Szene nach Abschluß der ersten Periode des KAUFMANNschen Verfahrens nur noch ausnahmsweise.

Die Sinusströme sind längst abgesetzt worden, weil einige Todesfälle bei ihrer Verwendung eintraten und nachgewiesen wurde, daß sie das Herz unter Umständen schädigen können, besonders bei lymphatischer Konstitution. Ich habe von vornherein ausschließlich mit faradischen Strömen gearbeitet. Nicht sie, sondern die Befehle leisteten die Hauptsache, und nur bei mangelhafter Bemühung, bei Nachlassen des

127 Eckart, Wolfgang U.: Medizin und Krieg. Deutschland 1914–1924. Paderborn 2014, S. 150.

59

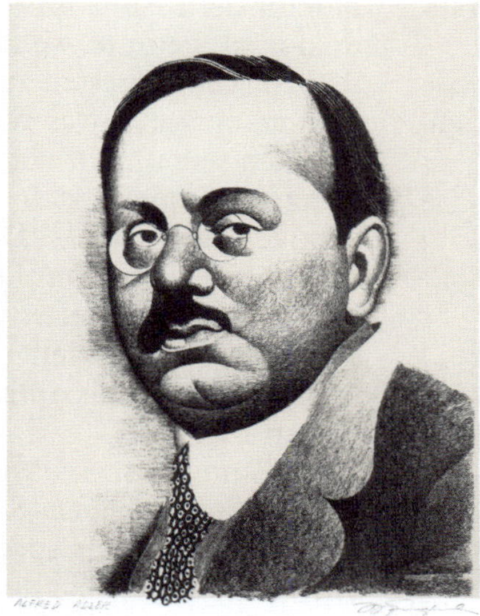

60

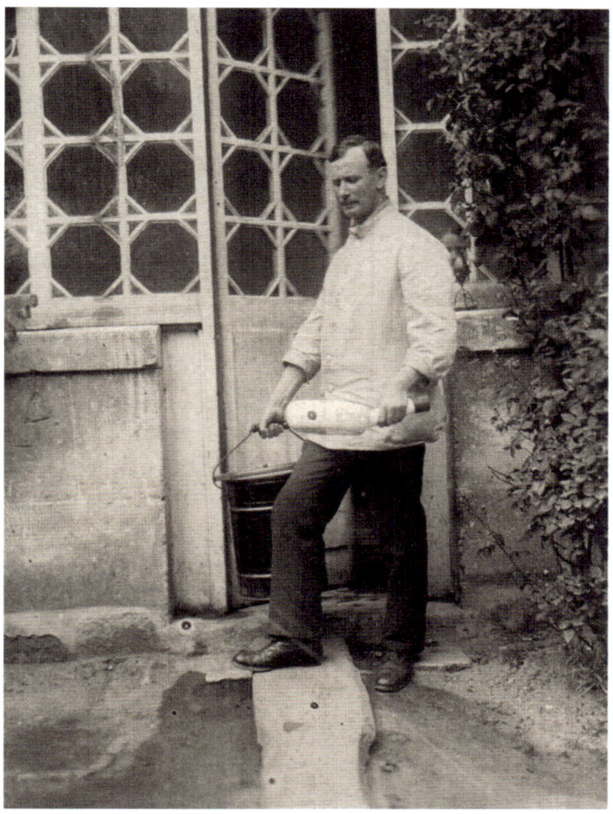

61

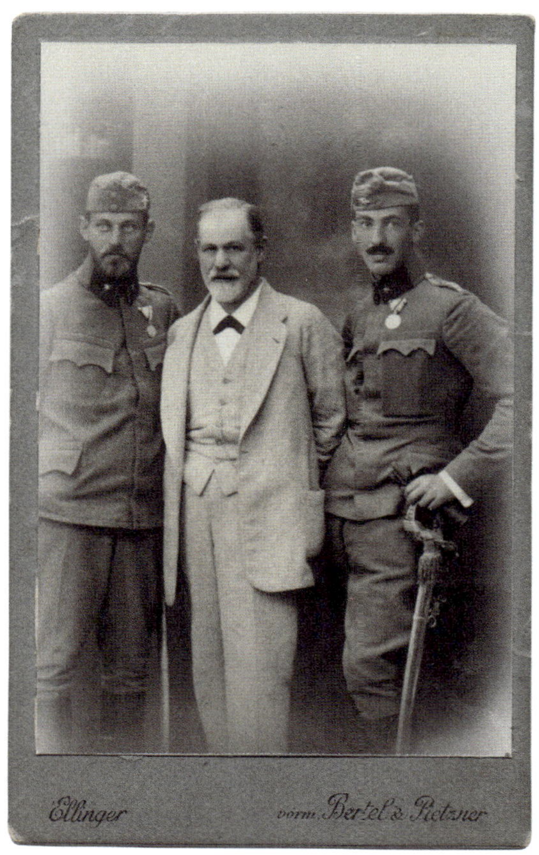

Abb. 59
Alfred Adler (1870–1937), um 1920, Künstler/Künstlerin unbekannt, Plakat im MHMHH.

Abb. 60
Der Reichstagsabgeordnete (und spätere Reichskanzler) Joseph Wirth mit Steckbecken und Abfalleimer. Er war als Helfer in einem badischen Lazarett eingesetzt.

Abb. 61
Sigmund Freud mit seinen Söhnen während des Ersten Weltkriegs. Fotografie aus dem von Betty Steinhart geführten Fotoatelier Carl Ellinger.

Die Behandlung der „Kriegszitterer“ war das sichtbarste Zeichen für die Radikalisierung der Psychiatrie. 1917 begann das Hungersterben in den Psychiatrischen Kliniken, dem in den letzten Kriegsjahren etwa 70.000 Patientinnen und Patienten zum Opfer fielen.[128]

Protest

Nonne, so räumte er ein, wurde „von mehreren seiner Hamburger Kollegen entgegengehalten, dass seine Methode ein ‚Rückfall in die alte Mystik‘, ein ‚Wiederversinken ins barbarische Mittelalter‘ sei, und dass diese Methode, Männer, die sich für das Vaterland geopfert hätten, zu behandeln, gleich unwürdig sei für den Arzt wie für den Kranken.“[129] Psychoanalytiker kritisierten die schmerzhafte Behandlung. Alfred Adler → Abb. 59 nannte sie „die berüchtigten elektrischen Folterungen mit dem Starkstrom“.[130] Gerichtsmediziner warnten vor tödlichen Komplikationen. Der öffentliche Protest wuchs.

Im Reichstag fragte ein Abgeordneter der Zentrumspartei: „Glauben die Ärzte und das Personal, das in diesen Lazaretten arbeitet, nicht, daß gequälte Menschen alles hinaustragen, was sie sehen?“[131] Es war nicht irgendjemand, der das fragte, es war der spätere Reichskanzler Joseph Wirth (1879–1956). → Abb. 60 Seine Partei, das Zentrum, repräsentierte im Kaiserreich und bis zum Ende der Weimarer Republik das katholische Deutschland. Die Behandlungen nannte er „Suggestion unter Mitwirkung der Elektrizität unter Anwendung von Starkstrom bei Herbeiführung von ungeheuren seelischen Erschütterungen“, oder kurz „Tortouren“.[132] Wirth hatte im Reichstag Briefe verlesen, die ihn aus badischen Lazaretten erreichten. In der folgenden Sitzung bestätigte Generalarzt Schulz militärisch knapp: „Auswüchse, wie sie der Abgeordnete Wirth schildert, gebe ich ohne Weiteres zu.“[133] Die Behandlung Zehntausender sei dennoch ein Erfolg. Immer wieder kam das Thema im Reichstag auf. Der für die Belange der Kriegsversehrten zuständige SPD-Abgeordnete Georg Davidsohn (1872–1942) insistierte: „Die Zustände in den Nervenlazaretten sollten weiter geprüft werden. Ein unhaltbarer Zustand ist es, daß das Kriegsministerium auf die hier vorgebrachten Fälle, wenn es ihm nicht paßt, einfach nicht eingeht. Die Folge davon ist, dass sie immer wieder vorgebracht werden müssen.“[134] Oskar Cohn (1869–1934), Doktor der Rechte und seit 1917 unabhängiger Sozialdemokrat, betonte, wenn Klagen über die Behandlung in den Nervenlazaretten aus allen Bevölkerungsschichten kämen, müsse „etwas Wahres darin sein“. Die Maßnahmen seien nicht von „humanen ärztlichen Gesichtspunkten, sondern auch von disziplinären militärischen Motiven“ getragen.[135] Die von Cohn beschworenen humanen Gesichtspunkte waren zu diesem Zeitpunkt in den meisten Lazaretten nicht Gegenstand ärztlichen Denkens und Handelns. Einen Unterschied zwischen ärztlichen und „disziplinären militärischen Motiven“ gab es dort nicht.

Zumindest das Militär traute sich nicht, das öffentlich zuzugeben. So verkündete „Generalarzt Dr. Schulzen“[136] im späten Frühling des Jahres 1918 in einer Reichstagsdebatte, was offensichtlich gelogen war: „Alle groben Behandlungsmethoden, insbesondere Starkstrombehandlung in den Hypnose-Lazaretten, sind verboten.“ Und ergänzte trotzig: „Wenn auch Fehler vorgekommen sein mögen, so haben diese Nervenlazarette doch großen Nutzen gestiftet.“[137]

Im Ersten Weltkrieg hatten Maschinengewehre und Granatenartillerie die einst faszinierende technische Moderne des 20. Jahrhunderts in ein dystopisches industrielles Massensterben verwandelt. Für Sigmund Freud, → Abb. 61 den Begründer der Psychoanalyse, war das Zittern, Stottern und Verstummen eine Flucht. Eine Flucht aus dem Wahnsinn des Krieges, möchte man ergänzen. Er sah in dem Verhalten der Soldaten eine Reaktion auf die Kriegsverhältnisse. Jede Neurose habe einen Zweck, gebunden an die Bedingungen und Umstände einer spezifischen Situation, „auf einer Südseeinsel […] würde sie sofort erlöschen“. [138] Um die Bewertung des Verhaltens seiner ärztlichen Kollegen gebeten, merkte er kritisch an: „… den Ärzten ist etwas wie die Rolle von Maschinengewehren hinter der Front zugefallen.“[139]

128 Faulstich, Heinz: Hungersterben in der Psychiatrie 1914–1949. Mit einer Topographie der NS-Psychiatrie. Freiburg 1998, S. 25–68.
129 Nonne, Erfahrungen (1922), S. 105.
130 Adler, Alfred: Die andere Seite. Eine massenpsychologische Studie über die Schuld des Volkes. Wien 1919, S. 10.
131 Redebeitrag Joseph Wirth. 172. Sitzung des Reichstags am 11.6.1918. In: Verhandlungen des Reichstags 312 (1918), S. 5391.
132 Ebd.
133 Volksblatt für Harburg, Wilhelmsburg und Umgegend, 13.6.1918, über die 173. Sitzung des Dt. Reichstags.
134 Hamburger Echo, 6.7.1918, über die 184. Sitzung des Reichstags.
135 Hamburger Echo, 15.6.1918, über die 170. Sitzung des Reichstags.
136 Eventuell gemeint ist Wilhelm Schultzen (1863–1931), der 1918 zum Generalarzt befördert worden war und in der Weimarer Republik zum Sanitätsinspekteur im Reichswehrministerium und Honorarprofessor an der Charité aufstieg.
137 Ebd.
138 Gicklhorn, René: Sigmund Freud über Kriegsneurosen, Elektrotherapie und Psychoanalyse. Ein Auszug aus dem Protokoll des Untersuchungsverfahrens gegen Wagner-Jauregg im Oktober 1920. In: Psyche 26 (1972), S. 939–951, hier S. 946.
139 Ebd., S. 947. Für die erste Hamburger Monografie, die vor dreißig Jahren Nonnes Rolle in der Weltkriegspsychiatrie untersuchte, war dieser Ausspruch Sigmund Freuds titelgebend: Riedesser, Peter; Verderber, Axel: „Maschinengewehre hinter der Front“. Zur Geschichte der Militärpsychiatrie, Frankfurt/M. 1996, darin zu Nonne S. 25–74.

Der Arzt als Kämpfer und Erzieher – Max Nonne und die „Kriegsneurosen“

von Heinz-Peter Schmiedebach

Im Ersten Weltkrieg kam es zu ausgeprägten dauerhaften psychischen Auffälligkeiten bei Zehntausenden von Soldaten, die auch körperliche Funktionen einschränken konnten. Sie wurden häufig als „Kriegsneurose" bezeichnet, wenngleich auch viele andere Begriffe wie z. B. Hysterie benutzt wurden. Auch in anderen Armeen traten diese Phänomene auf, die in England z. B. mit dem Terminus „Shell Shock" belegt wurden.[140] In Deutschland erfolgte in den ersten Kriegsmonaten eine Behandlung in psychiatrischen Anstalten und Nervensanatorien, bis besonders nach 1916 für diese Personen spezialisierte Sonderlazarette eingerichtet wurden. Der dortige Umgang mit den Kranken zeigt, dass die Herstellung von Arbeitsfähigkeit – mehr noch als eine wieder zu erlangende Kampffähigkeit für den Einsatz an der Front – eine zentrale Rolle spielte und die männliche Arbeitskraft unter fortdauernder Kontrolle der Psychiatrie zum größtmöglichen Maß aktiviert werden sollte. Dabei wurden einerseits äußerst brutale Behandlungen eingesetzt, andererseits wurde eine moderne Form von Personalmanagement entwickelt, das über die engen Grenzen der Lazarette hinausreichte und in die Kriegswirtschaft hineinwirken sollte, was aber auf verschiedenste Schwierigkeiten – darunter auch widerspenstige Patienten – stieß. Der Hamburger Ordinarius für Neurologie Max Nonne war bei der konzeptionellen Fassung dieser Störungen wie auch bei der Anwendung bestimmter Behandlungskonzepte einer der führenden Ärzte.

Die historische Befassung mit dem Phänomen der Kriegsneurosen hat bereits einschlägige Publikationen hervorgebracht, von denen nur knapp zwanzig hier erwähnt werden. In diesen Studien ging es nicht nur um die enge Verwobenheit von psychiatrischer Theorie und praktischen sozialpolitischen Bedürfnissen[141] oder um das Spektrum der brutalen Therapiemethoden,[142] die u. a. Karl-Heinz Roth (geb. 1942) mit Folter gleichsetzte.[143] Vielmehr wurden auch mentalitäts- und kulturhistorische Ansätze im Hinblick auf kulturelle Praktiken im Umgang mit psychischer Abweichung bemüht,[144] das Phänomen vor dem Hintergrund der psychischen Belastungserscheinungen der Moderne, ausgedrückt in der Nervenschwäche, der Neurasthenie, analysiert oder im deutsch-französischen Vergleich Gemeinsamkeiten und Unterschiede in Theorie und Behandlung der Kranken untersucht.[145] Andere Arbeiten konzentrierten sich auf das Wechselverhältnis von Diskurs und Praxis und nahmen besonders das jeweilige soziale, gesellschaftliche und politische Umfeld in den Blick, in dem sich die Militärmediziner befanden und das sie beeinflusste. Schließlich finden sich auch Studien, die Nerven als Chiffre und Konstrukt verstehen, mit der Politik, Gesellschaft, Militär und Wissenschaft ihre Kriegsdeutungen und Kriegserfahrungen verhandelten und die mit Nerven

140 Linden, Stefanie: They call it Shell Shock: Combat Stress in the First World War (Wolverhampton Military Studies, 24) Solihull 2016.

141 Fischer-Homberger, Esther: Die traumatische Neurose. Vom somatischen zum sozialen Leiden. Bern 1975, S. 105–170.

142 Riedesser; Verderber, „Maschinengewehre hinter der Front" (1996).

143 Roth, Karl-Heinz: Die Modernisierung der Folter in den beiden Weltkriegen. Der Konflikt der Psychotherapeuten und Schulpsychiater um die deutschen „Kriegsneurotiker", 1915–1945. In: 1999, Zeitschrift für Sozialgeschichte des 19. und 20. Jahrhunderts 3 (1987), S. 8–75.

144 Kaufmann, Doris: „Widerstandfähige Gehirne" und „kampfunlustige Soldaten". Zur Mentalitäts- und Wissenschaftsgeschichte des 1. Weltkriegs. In: Hagner, Michael (Hg.): Ecce Cortex. Beiträge zur Geschichte des modernen Gehirns. Göttingen 1999, S. 206–223.

145 Hofer, Hans-Georg: Nervenschwäche und Krieg. Modernitätskritik und Krisenbewältigung in der österreichischen Psychiatrie. Wien, Köln, Weimar 2004; Michl, Susanne: In Dienste des „Volkskörpers". Deutsche und französische Ärzte im Ersten Weltkrieg. Göttingen 2007.

verbundenen Deutungen und Praktiken von einem sozialen System auf das andere übertrugen, woraus sich Wechselwirkungen verschiedenster Art ergaben.[146]

Paul Lerner präsentierte in seinem 2003 publizierten Buch über „Hysterical Men" eine tiefgehende Analyse, die auch die Zeit nach 1918 und den versicherungsrechtlichen Umgang mit den kriegsneurotisch versehrten Soldaten in der Weimarer Republik berücksichtigte. Für den Umgang der Militärpsychiater mit den kriegsneurotischen Soldaten arbeitete er heraus, wie in einem umfassenden System von Begutachtung und Arbeitszuweisung in Betrieben in der Umgebung der Lazarette ein modernes Managementsystem zur Anwendung kam.[147] Auf diesen und anderen Arbeiten bauen die folgenden Überlegungen auf.[148]

Grundsätzlich stellte der moderne Krieg die Psychiater vor neue Aufgaben. Der 1912 nach Berlin berufene Ordinarius für Psychiatrie und Neurologie Karl Bonhoeffer schätzte die Bedeutung der Psychiatrie im Krieg noch im September 1914 als gering ein im Vergleich mit den Aufgaben der Chirurgie, der Hygiene und der inneren Medizin. Doch konstatierte er bei der kämpfenden Truppe bereits eine deutliche Häufung von psychischen Erkrankungen im Vergleich zur Friedensarmee. Solche Erkrankungen bedeuteten nicht nur den Ausfall von kriegstüchtigen Individuen, sondern vor allem eine Störung des „disziplinaren Organismus des Heeres". Die wichtigste Aufgabe der Psychiatrie komme schon vor dem Krieg zum Tragen, sie falle in das Gebiet der Prophylaxe. Deswegen müsse man Individuen mit „intellektuellen Defektzuständen" und „psychopathischer Konstitution" vor der Einberufung ausfindig machen. Durch eine besondere Aufmerksamkeit solchen Personen gegenüber könnten „viele für den Heeresdienst ungeeignete Psychopathen ausgemerzt [...] und die Qualität der Heereszusammensetzung günstig" beeinflusst werden,[149] wenn auch nicht alle betroffenen Personen vom Heeresdienst ferngehalten werden könnten.

Die von Bonhoeffer beschriebene Gruppe von Soldaten in den deutschen Armeen war sehr viel größer, als er erwartet hatte. Die diagnostische Erfassung von traumatisierten Soldaten, die Symptome wie Lähmung, Zittern bis hin zu Stummheit, Taubheit oder Blindheit zeigten, erfolgte mit unterschiedlichen Termini. Obwohl der Begriff Kriegsneurose in verschiedenen offiziellen Berichten und Artikeln benutzt wurde, existierte im Lazarettalltag und in Fachpublikationen noch eine Reihe anderer Bezeichnungen für das gleiche Phänomen. Am häufigsten wurden die Begriffe Hysterie und Neurasthenie, auch Psychopathie benutzt. Die Diagnose Hysterie allerdings besaß bei den Ärzten häufig eine pejorative Konnotation. Von 100 „kriegsneurotischen" Soldaten an der Berliner Charité, die dort zwischen 1915 und 1918 stationär behandelt wurden, konstatierten die Ärzte bei 45 eine psychopathische Konstitution, bei

146 Prüll, Livia; Rauh, Philipp (Hg.): Krieg und medikale Kultur. Patientenschicksale und ärztliches Handeln in der Zeit der Weltkriege 1914–1915. Göttingen 2014; Gahlen, Gundula; Gnosa, Ralf; Janz, Oliver (Hg.): Nerven und Krieg. Psychische Mobilisierungs- und Leiderfahrungen in Deutschland 1900–1939 (Krieg und Konflikt 10). Frankfurt/M. 2020.

147 Lerner, Paul: Hysterical Men: War, Psychiatry, and the Politics of Trauma in Germany (1890–1930). Ithaca 2003.

148 Siehe z. B. auch die Beiträge von Eckart, Wolfgang U., Prüll, Cay-Rüdiger u. Peckl, Petra in: Hofer, Hans Georg; Prüll, Cay-Rüdiger; Eckart, Wolfgang U. (Hg.): War, Trauma, and Medicine in Germany and Central Europe, 1914–1939 (Neuere Medizin– und Wissenschaftsgeschichte 26). Freiburg 2011, S. 30–48, S. 97–111 u. S. 139–159; Seidel, Ralf: Weltkrieg und Moderne. Die nervenärztliche Praxis und der Anspruch der Psychiatrie. In: Becker, Thomas; Fangerau, Heiner; Fassl, Peter; Hofer, Hans-Georg (Hg.): Psychiatrie im Ersten Weltkrieg. Konstanz 2018, S. 21–42.

149 Bonhoeffer, Karl: Psychiatrie und Krieg. In: Deutsche Medizinische Wochenschrift 40 (1914), S. 1177–1179.

46 eine Hysterie.[150] Die unterschiedlichen Diagnosebegriffe sind vielfach Ausdruck von differenten Anschauungen über die Ursache der Störung. Dementsprechend gab es auch unterschiedliche Therapievorstellungen. Während die Neurastheniker eher zurückhaltend, insbesondere durch kräftigende Kost, Beruhigungsmittel (z. B. Brom, Veronal) und die Verordnung von ausgedehnten Ruhezeiten behandelt wurden, kamen bei rund 43 Prozent der Hysteriker rigide Mittel in Anwendung.[151]

Eine Tagung zu Beginn des dritten Kriegsjahrs sollte die Dissonanz der Begriffe und die Vielfalt der Definitionen beenden. Die entscheidende einheitliche Ausrichtung der Psychiatrie in Deutschland im Hinblick auf die Genese der Kriegsneurose erfolgte im September 1916 anlässlich des Münchener Kriegskongresses der Psychiater und Neurologen. Auf diesem Kongress spielte die Diskussion um die Kriegsneurose eine entscheidende Rolle. Die heftige Debatte um die Deutungshoheit dieser Erkrankungen besaß eine Vorgeschichte, die bis in die letzten Dekaden des 19. Jahrhunderts zurückreichte. Bereits in dieser Zeit gab es in der psychiatrisch-neurologischen Fachwelt eine kontroverse Diskussion um ein Phänomen, das zunächst nach Eisenbahn- oder Betriebsunfällen in der Industrie beobachtet wurde. Die betroffenen Patientinnen und Patienten litten noch längere Zeit nach dem Abheilen der körperlichen Schäden an psychomotorischen und anderen Symptomen wie Desorientiertheit, Schweißausbrüchen, Angstzuständen, Schlafstörungen etc. Hermann Oppenheim, ein führender Neurologe aus Berlin über den im vorangegangenen Kapitel bereits berichtet wurde,[152] befasste sich intensiv mit diesen Kranken und publizierte 1889 eine einschlägige Publikation zu diesem Krankheitsbild, das er mit dem Namen der traumatischen Neurose belegte.[153] Oppenheim schuf damit eine eigene abgrenzbare Krankheitsentität, deren Symptome er mit angenommenen molekularen Veränderungen in der Struktur des zentralen und peripheren Nervensystems erklärte, die er aber mikroskopisch nicht nachweisen konnte. Diese letztlich körperlichen Veränderungen sollten durch die heftigen Erschütterungen während des Unfalls entstanden sein.

Die Brisanz der Debatte um die traumatischen Neurosen ergab sich aus der hohen sozialpolitischen und versicherungsrechtlichen Bedeutung dieses Krankheitsbildes.[154] Im Jahr 1889 wurde die Ausweitung der 1884 eingeführten Unfallversicherung auf Arbeitsunfälle mit traumatisch-neurotischen Folgen beschlossen. Psychiatrisch und neurologisch tätige Ärzte hatten nun darüber zu entscheiden, ob und in welcher Höhe eine durch Unfall geschädigte Person mit einer Rente versorgt werden sollte. Diese neue Rolle als Gutachter aktivierte sogleich zwei Fragen. Zum Ersten wurde thematisiert, ob die Aussicht auf eine Rente nicht dazu beitragen würde, den Heilungsprozess zu verlängern oder gar gänzlich zu behindern. In diesem Zusammenhang wurde sehr bald die Frage einer Simulation,

150 Linden, Stefanie C.; Hess, Volker; Jones, Edgar: The Neurological Manifestations of Trauma. Lessons from Word War I. European Archives of Psychiatry and Clinical Neuroscience 262 (2012), S. 253–264.

151 Peckl, Petra: Krank durch die „seelischen Einwirkungen des Feldzuges“? Psychische Erkrankungen der Soldaten im Ersten Weltkrieg und ihre Behandlung. In: Prüll; Rauh: Krieg und medikale Kultur (2014), S. 30–89, hier S. 62.

152 Zu seiner Vita: Pech, Anja: Hermann Oppenheim (1858–1919). Das Leben und Werk eines jüdischen Arztes. [Diss. med.] Hamburg 2006; Bewermeyer, Heiko (Hg.): Hermann Oppenheim – ein Begründer der Neurologie. Stuttgart 2016.

153 Oppenheim, Hermann: Die traumatischen Neurosen nach den in der Nervenklinik der Charité in den 8 Jahren 1883–1891 gesammelten Beobachtungen. Berlin 1892.

154 Fischer-Homberger: Neurose (1987); Eghigian, Greg: The German Welfare State as a Discourse of Trauma. In: Micale, Mark S.; Lerner, Paul (Hg.): Traumatic Pasts: History, Psychiatry, and Trauma in Modern Age, 1870–1930. New York 2001, S. 92–112; Schmiedebach, Heinz-Peter: Post-traumatic neurosis in mineteenth-century Germany: a disease in political, juridical and professional context. In: History of Psychiatry 10 (1999), Heft 37, S. 27–57.

d. h. das unrechtmäßige Erschleichen einer Rente, aufgeworfen und versucht, entsprechende Methoden zu entwickeln, um vermeintliche Simulanten zu „überführen".[155] Zum Zweiten nahmen die Psychiater auch die Finanzen in den Blick und argumentierten, dass es durch eine Flut von Anträgen zu gravierenden finanziellen Überlastungen des Versicherungssystems kommen müsse. Aus diesen beiden als gefahrvoll betrachteten Perspektiven erwuchs eine psychiatrische Haltung, die sich als Berentungsskepsis zeigte.

Die Position Oppenheims hätte wegen der im Kern angenommenen somatischen Schädigungen als Ursache für das psychische Leiden zu einer Berentung geführt. Da jedoch die molekularen Veränderungen im Nervensystem nicht nachzuweisen waren, kam es zu weit verbreiteten Zweifeln an der Berechtigung, dieses Krankheitsbild überhaupt zu diagnostizieren und als Grund für eine Berentung anzuführen. Bei der Beantwortung der Frage, was dann aber zu dem Entstehen und Persistieren der Symptome führe, wurden auf die zeitgenössischen, im Entstehen begriffenen Konzepte einer „minderwertigen Konstitution", auf rassenhygienische Überlegungen und auf einen ungesunden und schädigenden Lebenswandel der Arbeiter zurückgegriffen. Führte die letztgenannte Erklärung die Symptome ausschließlich auf die Verantwortung des individuellen Kranken zurück, verbanden sich mit den erstgenannten Erklärungen Forderungen nach umfassenden sozialpolitischen Maßnahmen, die „Minderwertigkeit" und Verweichlichung bekämpfen sollten. Durch eine Umkehrung der Perspektiven auf die psychischen Störungen war der Kampf gegen unberechtigtes Rentenbegehren und die sogenannte Rentenneurose eingeleitet.

Der Ansatz einer psychogenen Genese eröffnete den Weg zu der Diagnose Hysterie, die aber in einer reduktionistischen Weise auf fixierte Traumavorstellungen und bewusste oder unbewusste Wünsche hinsichtlich einer Rente interpretiert wurde.[156] In diesem Zusammenhang wurde das bereits in den 1880er-Jahren formulierte Hysteriekonzept von Paul Julius Möbius (1853–1907) als Referenz benutzt, in dem das Psychogene eine wichtige Rolle spielte. Entscheidend für Möbius war, dass es körperliche Symptome gab, die durch Vorstellungen verursacht seien. Als alltägliche Beispiele nannte er u. a. Angstschweiß, Durchfall aus Furcht, Starrwerden vor Schreck oder Gefühllosigkeit im Affekt. Diese durch Vorstellungen entstandenen Störungen könnten auch nur durch Vorstellungen aufgehoben werden. Dabei sei weniger das im Glauben auf Heilung zur Anwendung gebrachte Mittel, wie z. B. Elektrizität, wichtig als die Persönlichkeit des Arztes, der den Kranken „bezaubern" könne und in der Applikation des Mittels nur eine symbolische Handlung vollziehe.[157] Die von Möbius hier genannten Punkte treten in den während des Krieges entwickelten Konzepten auf verschiedene Weise deutlich in Erscheinung. Obwohl schon seit der zweiten Hälfte des 19. Jahrhunderts insbesondere durch französische Studien an Männern die Hysterie von ihrem

155 S. dazu Ledebur, Sophie: Zur Epistemologie einer Anschlussdiagnose. Unwissen, Diskurs und Untersuchungstechniken bei Simulation psychischer Erkrankungen. In: Wernli, Martina (Hg.): Wissen und Nicht-Wissen in der Klinik. Dynamiken der Psychiatrie um 1900. Bielefeld 2012, S. 17–50.

156 Zur Hysterie s. u. a. Gilman, Sander L.; King, Helen; Porter, Roy; Rousseau, G.S.; Showalter, Elaine (Hg.): Hysteria beyond Freud. Berkeley 1993; Micale, Mark S.: Approaching Hysteria. Disease and its Interpretation. Princeton 1995; Nolte, Karen: Gelebte Hysterie: Erfahrung, Eigensinn und psychiatrische Diskurse im Anstaltsalltag um 1900 (Geschichte und Geschlecht 24). Frankfurt/M. 2003.

157 Möbius, Paul Julius: Ueber den Begriff der Hysterie. In: Centralblatt für Nervenheilkunde, Psychiatrie und gerichtliche Psychopathologie 11 (1888), S. 66–71, hier S. 68–70.

ursprünglichen Charakter als weibliche Krankheit befreit war,[158] blieb noch lange Zeit diese Diagnose mit dem Bild einer für Frauen typischen Störung verbunden. So wies die Diagnose Hysterie bei Männern mehr oder minder stark die Konnotation einer Verweiblichung auf, nach zeitgenössischer Lesart eine Schwäche und Überemotionalität. Für den Tübinger Psychiater und Neurologen Robert Gaupp (1870–1953) waren ebenfalls die affektiven Erregungen und gefühlsstarken Vorstellungen entscheidend. Er verwahrte sich 1911 in einem Aufsatz gegen die Ansicht, die Hysterie habe den Charakter einer eigenen Krankheitsentität. Er fasste sie vielmehr als eine „reaktive Abnormität", als eine „abnorme Reaktionsweise auf die Anforderungen des Lebens" auf.[159] Bei einem „geistig vollwertigen" Menschen führe die „richtige" Erziehung zu einer immer besseren Beherrschung des „körperlichen Ausdrucks seiner seelischen Vorgänge", so dass psychische Erregungen durch äußere Reize keinen unkontrollierten Einfluss auf das Körperliche gewinnen könnten. Das feine abgestimmte System der Regulierungen sei bei Menschen mit hysterischen Reaktionen in Unordnung. Dieses System bleibe schwächer beim „infantilen Weibe und beim weibischen Manne".[160] Das gefühlsmäßige Erleben wird dementsprechend durch zwei Instanzen kontrolliert und beherrscht: durch die intellektuelle Verarbeitung und den Einsatz des Willens.

Diese Kontroversen in den beiden Vorkriegsdekaden wurden im Zusammenhang mit dem massenhaften Auftreten von psychischen Störungen bei Soldaten an der Front neu belebt. Bei dem Kongress der Psychiater und Neurologen 1916 kam es zur endgültigen Ablehnung des Konzepts von Oppenheim. Noch 1915 hatte sich Oppenheim in einer Publikation zu Krieg und traumatischen Neurosen in seiner Auffassung durch seine Erfahrungen in einem Reservelazarett bestätigt gesehen.[161] Nun wurde unter dem Einfluss des Krieges die psychiatrische Debatte stark von den militärischen und ökonomischen Erfordernissen bestimmt.[162] Oppenheim, der in seiner Kongressrede an seiner Position zwar festhielt, aber zugestand, dass in einigen Fällen die Sicherheit der Rente den Willen zur Gesundung hemmen könne, wurde von seinen beiden Kontrahenten Max Nonne aus Hamburg und Robert Gaupp aus Tübingen total ins Abseits manövriert. Nonne bestritt, dass die traumatischen Neurosen überhaupt als eigenständige Entität bezeichnet werden könnten, und stufte die Symptome als hysterische Reaktionen ein. Seine Ausführungen zur Hysterie zeigten zwei unterschiedliche Seiten. Einerseits betonte er, dass jeder Soldat aufgrund seiner Kriegserlebnisse zumindest für kurze Zeit hysterisch werden könne. Dies verband er mit dem Appell, diese Kriegsteilnehmer nicht zu stigmatisieren. Andererseits attestierte er den Kriegshysterikern

158 Link-Heer, Ursula: Männliche Hysterie. Eine Diskursanalyse. In: Becher, Ursula A. J.; Rüsen, Jörn (Hg.): Weiblichkeit in geschichtlicher Perspektive. Frankfurt/M. 1988, S. 364–396; Micale, Mark S.: Charcot and the Idea of Hysteria in the Male. Gender, Medical Science, and Medical Diagnosis in the Late Nineteenth-Century France. In: Medical History 34 (1990), S. 363–411; siehe auch Nolte: Hysterie (2003), S. 133–148, die auch drei deutschsprachige medizinische Dissertationen zur männlichen Hysterie aus den Jahren 1900 bis 1915 zitiert; Lerner, Paul: From Traumatic Neurosis to Male Hysteria. The Decline and Fall of Hermann Oppenheim, 1889–1919. In: Micale; Lerner: Traumatic Pasts (2001), S. 140–171. Zur Interpretation der männlichen Hysterie als Ausdruck widerstreitender Männlichkeitsvorstellung siehe. Lengwiler, Martin: Zwischen Klinik und Kaserne. Die Geschichte der Militärpsychiatrie in Deutschland und der Schweiz 1870–1914. Zürich 2000, hier S. 88–89.

159 Gaupp, Robert: Über den Begriff der Hysterie. In: Zeitschrift für die gesamte Neurologie und Psychiatrie 5 (1911), S. 457–466, hier S. 463.

160 Ebd., S. 464–465.

161 Oppenheim, Hermann: Der Krieg und die traumatischen Neurosen. In: Berliner klinische Wochenschrift 52 (1915), S. 257–261, hier S. 261.

162 Rauh, Philipp: Der Münchener Kriegskongress der Psychiater und Neurologen vom September 1916 – Ränkespiele, Inszenierungen und Kontroversen. In: Becker; Fangerau; Fassl; Hofer: Psychiatrie (2018), S. 43–65.

pauschal ein defektes Gesundheitsgewissen oder ein Rentenbegehren.[163] Er forderte von seinen Zuhörern, sich der psychogenen Betrachtungsweise anzuschließen. Nonne, der sich gerne moderner Medien wie z. B. des Lehrfilms bediente,[164] griff auch bei dem Kongress zu einem eindrucksvollen performativen Mittel und demonstrierte an einigen Patienten, die er zu dem Kongress mitgebracht hatte, wie er bei diesen Männern mittels Hypnose Zittererscheinungen, Aphonie und spastisches Stottern hervorbringen und auch wieder zum Verschwinden bringen konnte.[165] In diesem Zusammenfließen von klinischer Demonstration und theatralischer Inszenierung war die Psychogenese der Phänomene als performative Evidenz unübersehbar.[166] Gaupp hielt die Lehre der traumatischen Neurose für eine Fehlentwicklung. Zwar könne auch der „erbgesunde" Soldat auf die extremen Kriegserlebnisse mit Zittern, Weinkrämpfen oder Schwäche in den Beinen reagieren, was aber nach einer ruhigen Nacht wieder verschwinden würde.[167] Mit dem Bezug auf das „minderwertige Menschenmaterial" erzielte das große Feld der Rassenhygiene mit seiner an erbbiologischen Ansätzen orientierten Bevölkerungspolitik in der psychiatrischen Profession weit vor 1933 eine beachtliche Resonanz.[168] Wenn aber eine auf die Psyche gerichtete Intervention als Therapie bei einer Person mit „minderwertigem Erbgut" erfolgreich in Anwendung kommen sollte, so musste diese Therapie sehr bald in eine Um-Erziehung umschlagen. Denn eine Wirkung bei einem durch sein unveränderbares Erbgut als „minderwertig" Stigmatisierten war nur mithilfe einer wie auch immer gearteten Bekämpfung der „falschen" Vorstellungen, einer Umpolung des „schwachen Willens" oder des „ethischen Defektes" zu erzielen. Die mentale und sozialpolitische Prägung der bürgerlichen Psychiater war dabei mit der Intention verbunden, auf die Unterschichten „versittlichend" einzuwirken.[169]

Paul Lerner verwies darauf, dass der Wille als ein ursprünglich nicht-naturwissenschaftlicher Begriff von Medizinern weder systematisch untersucht noch präzise definiert wurde. Diese Unschärfe blieb gerade wegen ihrer „Elastizität" eine machtvolle medizinische Metapher, die die nervenärztliche Ungewissheit verdecken half, aber im Diskurs über männliche Hysterie eine große Wirkmächtigkeit entfaltete. Doch die wesentliche Natur des Willens blieb ungeklärt. Gerade wegen dieser Verschwommenheit bildete der Wille eine Art Brücke zwischen den körperlichen Symptomen einer Neurose oder Nervenkrankheit und den Vorstellungen, Gefühlen oder Wünschen, die die Krankheit auslösen sollten.[170] Die vom Gutachter vorzunehmende Beurteilung der „Willigkeit" der Kranken sollte sowohl

163 Ebd., S. 50 f.
164 Vgl. Köhne, Julia Barbara: Behandlungen im Schatten des Krieges – Militärpsychiatrie und Kinematographie. In: Goldmann Renate; Knauer, Erhard; Wirdeier, Eusebius (Hg.): Moderne. Weltkrieg. Irrenhaus. 1900–1930. Essen 2014, S. 71–79; vgl. dies.: Kriegshysteriker. Strategische Bilder und mediale Techniken militärpsychiatrischen Wissens (1914–1920). Husum 2009 (Abhandlungen zur Geschichte der Medizin und der Naturwissenschaften, 106).
165 Rauh, Kriegskongress (2018), S. 52.
166 Engstrom kommt in seinen historischen und medizinhistorischen Studien zu der Feststellung, dass die klassische klinische Demonstration grundsätzlich den Charakter einer theatralischen Unternehmung besitzt, s. Engstrom, Eric J.: Clinical Psychiatry in Imperial Germany. A History of Psychiatric Practice. Ithaca New York u. a. 2003, S. 161 f.
167 Rauh, Kriegskongress (2018), S. 53; Gaupp, Robert: Kriegsneurosen. In: Zeitschrift für die gesamte Neurologie und Psychiatrie 34 (1916), S. 357–390.
168 Kaufmann, „Gehirne" (1999), S. 223.
169 Moser, Gabriele: Der Arzt im Kampf gegen „Begehrlichkeit und Rentensucht" im Deutschen Kaiserreich und in der Weimarer Republik. In: Das Risiko, zu erkranken (Jahrbuch für Kritische Medizin und Gesundheitswissenschaften 169, zugleich Argument-Sonderband AS 193). Hamburg, Berlin 1991, S. 161–183.
170 Lerner, Paul: „Ein Sieg deutschen Willens". Wille und Gemeinschaft in der deutschen Kriegspsychiatrie. In: Eckart, Wolfgang U.; Gradmann, Christoph (Hg.): Die Medizin und der Erste Weltkrieg (Neuere Medizin- und Wissenschaftsgeschichte 3). Pfaffenweiler 1996, S. 85–107, hier S. 88–97.

bei den Kriegsneurotikern als auch bei den Personen mit einer traumatischen Neurose zum alles entscheidenden Kriterium über die Gewährung einer finanziellen Kompensation werden.

Diese sich ab 1916 bei der großen Mehrheit der Psychiater durchsetzende Ansicht, dass „falschen" Vorstellungen und dem Willen ursächliche Bedeutung bei der Entstehung von neurotischen Symptomen prädisponierter Persönlichkeiten zukommen würden, war bereits lange vor 1914 in der Psychiatrie verbreitet.[171] Sie gewann jedoch im Kontext des Krieges eine besondere Schärfe, da sie sogleich mit militärischen Erfordernissen und dem Überleben des Vaterlandes verbunden war. Die Betonung des Willens oder die Rede vom „unbewußten Wunsch", sich den Kampfeshandlungen zu entziehen, relativierte den pathologischen Charakter der Störung und fasste das Verhalten als Ausdruck eines „falschen" Bewusstseins auf, was durch eine fragwürdige Praxis der Berentung den Psychiatern immer übermächtiger zu werden schien.

Die Behandlung der Kriegsneurosen – diverse Ansätze und Interpretationen

Im Folgenden werden drei sich durch unterschiedliche Prioritätensetzungen in der Behandlung der Kriegsneurotiker auszeichnende Behandlungsansätze vorgestellt. Der Schwerpunkt der Ausführung liegt dabei auf den Behandlungskonzepten, die durch massive Interventionen und Training eine Optimierung von menschlicher Arbeits- und Leistungsfähigkeit bei Personen mit psychischen Störungen erreichen wollten. Die dabei intendierte Integration der Patienten in verschiedene Arbeitsverhältnisse war maßgeblich von den kriegsökonomischen Notwendigkeiten bestimmt. Zwar konnte das System die Effizienz beim Einsatz der sich in Genesung befindenden Soldaten vergrößern, doch zeigten sich Schwierigkeiten bei der Umsetzung, vereinzelt auch ein eigensinniges radikales Agieren der kranken Soldaten gegen bestimmte Elemente der Behandlung.

Wie viele Soldaten in den deutschen Armeen tatsächlich von den psychischen Störungen betroffen waren, kann nicht genau gesagt werden. Da manche dieser Patienten mehrmals verlegt und in unterschiedlichen Lazaretten behandelt wurden, sind einzelne Soldaten als verschiedene Fälle mehrfach in die Statistik aufgenommen worden. Insgesamt wurden 613.047 Soldaten wegen Krankheiten des Nervensystems in den Lazaretten behandelt, das sind pro Kriegsjahr im Durchschnitt 153.262. Davon müssen die „eigentlichen Geisteskranken" mit durchschnittlich 26.070 Personen abgezogen werden, ebenso die an Epilepsie leidenden, die etwa 6 Prozent ausmachen, also etwa 9.200, zudem die Hirnverletzten und Soldaten mit Enzephalitis und Hirnhautentzündungen etc.[172] Aus einer Aufstellung der Krankenbewegungen in einer Nervenabteilung der 6. Armee vom Februar/März 1917 geht hervor, dass insgesamt 259 Patienten aufgenommen wurden. Die Diagnose Neurasthenie betraf 49 Personen, Hysterie wurde bei 98, Psychopathie bei 13 Soldaten diagnostiziert. Wenn man weitere Diagnosen addiert, die man zu dem großen Gebiet der kriegsneurotischen Störungen zählen könnte (z. B. Melancholie, „psychische

171 Ulrich, Bernd: Die Nerven- und Nervositätsdebatte vor 1914 – Organische Schwäche oder traumatische Neurose. In: Gahlen; Gnosa; Janz, Nerven (2020), S. 21–36; Radkau, Joachim: Die Wende zur Willenskultur in der Nerventherapie und das nervöse Doppelgesicht des Krieges. In: Ebd., S. 37–52.

172 Sanitätsbericht über das Deutsche Heer (Deutsches Feld- und Besatzungsheer) im Weltkriege 1914/1918, bearbeitet in der Heeres-Sanitätsinspektion des Reichswehrministeriums. Bd. 3: Die Krankenbewegung bei dem Deutschen Feld- und Besatzungsheer. Berlin 1934, S. 146–147.

Depression),[173] so ergibt sich, dass fast 200 der insgesamt 259 Soldaten, also etwa 77 Prozent psychische Störungen aufwiesen. Vermutlich waren insgesamt während der Zeit des Ersten Weltkrieges zwischen 180.000 und 220.000 Soldaten der deutschen Armeen von diesen psychischen Störungen betroffen.[174]

Hinsichtlich der Therapie gab es sehr unterschiedliche Ansätze. Im Verlauf des Krieges änderte sich das Spektrum der Behandlungen; als besonders schnell und effektiv betrachtete Verfahren setzten sich durch. Kurz nach dem Beginn des Krieges ging man bei den betroffenen Soldaten ähnlich vor wie bei Nervenzusammenbrüchen in Friedenszeiten. Die Kranken kamen in ein Sanatorium, wurden dort einer stärkenden Therapie unterzogen, mit reichhaltiger Kost und leichten Tätigkeiten, eventuell auch medikamentös behandelt. Stellte sich nach mehreren Wochen keine Besserung ein, so berentete man die Betroffenen. Nach fünf Jahren sollte eine erneute Begutachtung darüber entscheiden, ob die Rente weitergezahlt wurde. Ab 1915 änderte sich diese Vorgehensweise, nicht zuletzt aufgrund der stetig anwachsenden Zahl von Soldaten mit psychischen Störungen.

Bevor diejenigen Methoden dargelegt werden, die den Umgang mit den betroffenen Soldaten ab 1916 in der Kriegspsychiatrie dominierten, soll kurz auf die psychoanalytische Behandlung eingegangen werden. Diese wurde teilweise explizit als Kritik an den Thesen der Mehrheitspsychiater geäußert, die von „falschen“ oder „unbewussten“ Willens- und Vorstellungskonstellationen als Ursache ausgingen. Grundsätzlich wurde der psychogene Charakter der Störung anerkannt, doch ging man davon aus, dass der ursprüngliche Mechanismus, der zu den Störungen Anlass gab, sehr viel komplizierter sei und man nicht einfach irgendwelche Wunschvorstellungen als Ursache annehmen dürfe. Entsprechend der psychoanalytischen Hysterielehre unter expliziter Berufung auf die „Studien über Hysterie“ von Breuer und Freud wurden dagegen psychische Traumata mit nachfolgenden Affektstörungen als Ursache angesehen. Dabei musste das ursächliche psychische Trauma keineswegs unmittelbar durch die Kriegsereignisse bedingt sein, sondern konnte lange vor den Kriegsereignissen, z. B. in der Kindheit, liegen. Dementsprechend mussten in den Sitzungen diese Traumata offengelegt und bearbeitet werden. Als Beispiel einer erfolgreichen Therapie in diesem Sinne führte der Arzt Fritz Stern (geb. 1892) aus einem Lazarett in Charlottenburg den Fall eines 27-jährigen Soldaten an, der nur mühsam stotternd sprechen konnte, einen spastisch-paretischen Gang, grobschlägiges Zittern der Hände und Wackeln des Kopfes zeigte. Veranlasst durch eine Unterredung mit der Mutter des Kranken, entschloss sich Stern zu einer psychoanalytischen Behandlung und konnte im Gespräch mit dem Kranken ein frühes Trauma aufdecken: Er war als Kind einmal seiner Mutter verloren gegangen, was ihn tief erschüttert hatte.

Nur durch eine die verborgenen Traumata aufdeckende Analyse sei, so Stern, eine nachhaltige Heilung möglich und die Gefahr der Rückfälle sehr viel geringer. Diese Methode brachte allerdings mehrere Aspekte mit sich, die als Nachteile angesehen wurden. Sie verlangte erstens eine längere Zeit, konnte bis zu drei Monaten dauern. Zweitens war die militärische Umgebung von Nachteil, da sie das Abreagieren von Affekten unmöglich machte. Auch das Vorgesetztenverhältnis des Sanitätsoffiziers schuf eine Distanz, die eine solche Therapie erschwerte. Drittens waren nicht alle Patienten mit diesem Verfahren zu erreichen. Stern hielt besonders die Mittelklasse für ungeeignet, da diese „eingezwängt in flache religiöse und moralische Anschauungen bei oberflächlicher Bildung und mittelmässiger

173 Ebd., S. 148.
174 Vgl. auch: Lerner, „Sieg“ (1996), S. 92.

Intelligenz“ bei jedem Annähern des Arztes verletzt reagiere, da immer irgendeine ihrer festgefahrenen Anschauungen in Frage gestellt werde. Am besten geeignet sei die Klasse der intelligenteren Ungebildeten aus dem Proletariat, da diese sowohl indolenter gegen den militärischen Zwang als auch vorurteilsloser seien und dem Arzt mit größerer Naivität entgegentreten könnten.[175] Die Methode war allerdings sehr wenig verbreitet und wurde nur von wenigen psychoanalytisch orientierten Ärzten praktiziert.

Als Anfang 1916 die Lage in den Lazaretten für Nervenkranke immer mehr durch Überfüllung und Chaos bestimmt war, ging von dem fachärztlichen Beirat für Nerven- und Geisteskrankheiten beim 13. Armeekorps, Robert Gaupp aus Tübingen eine Initiative aus, den Umgang mit den Kriegsneurotikern neu zu gestalten. Als erstes wurde die Einrichtung von Sonderlazaretten verlangt, in denen ausschließlich Kriegshysteriker untergebracht werden sollten. Nach der eigentlichen körperlichen Behandlung im Lazarett kam ein umfassendes Beobachtungs- und Kontrollsystem zum Tragen, das das Ziel verfolgte, die Kranken, die nicht wieder an die Front geschickt werden konnten, unter ärztlicher Kontrolle möglichst schnell in Arbeit, insbesondere in die kriegswichtige Produktion zu bringen. Diese neuen „Managementsysteme“ wurden zuerst in Württemberg und Baden umgesetzt, aber sehr bald auch von der bayerischen Armee und anderen Einheiten übernommen.[176] In der Umsetzung und Ausformung entstanden immer wieder einige Besonderheiten, die teilweise den lokalen Gegebenheiten geschuldet waren. An dieser Stelle sollen nur die beiden Varianten der „Kaufmann-Kur“ und die „Suggestionstherapie“ von Nonne in Hamburg dargelegt werden.

Die sogenannte Kaufmann-Kur war nach dem Stabsarzt Fritz Kaufmann aus Mannheim benannt, der seine Methode im Reservelazarett Ludwigshafen entwickelte. Er stellte die motorischen Reiz- und Ausfallserscheinungen bei den Kranken ins Zentrum seines Vorgehens, die mit seiner Methode relativ umgehend zum Verschwinden gebracht werden könnten. Sein Verfahren hatte seinen Ursprung lange vor dem Ersten Weltkrieg. Bereits 1903 behandelte er als Assistenzarzt eine hysterische Frau mit der Applikation von Wechselstrom auf ein gelähmtes Bein bei gleichzeitiger Beeinflussung durch Wortsuggestion. Ermutigt durch den damaligen prompten Erfolg übertrug er seine Erfahrungen unter Einbeziehung der militärischen Subordination auf die Behandlung der Kriegsneurotiker.

Wichtigste Elemente seiner Methode waren Überrumpelung und Suggestivtherapie. „Aus der Alltagserfahrung wissen wir, dass die durch einen psychischen Schock aus dem richtigen Geleise gebrachte Innervation sehr häufig durch einen erneuten psychischen Schock wieder in die richtige Bahn zurückgebracht wird.“[177] Einen solchen psychischen Schock wollte er durch die Anwendung eines kräftigen elektrischen Stroms, der schmerzhaft war, erreichen. Das Verfahren bestand insgesamt aus vier Teilen: 1) aus einer mehrtägigen suggestiven Vorbereitung, bei der der Patient im Bett liegen musste und immer wieder darauf vorbereitet wurde, dass die bald erfolgende Therapie ihn vollständig heile; 2) in der Erzeugung des psychischen Schocks, wie er es nannte, durch eine Applikation besonders kräftiger Ströme, die empfindliche Schmerzen auslösen mussten;

175 Stern, Fritz: Die psychoanalytische Behandlung der Hysterie im Lazarett. In: Psychiatrisch-neurologische Wochenschrift 18 (1916/17), S. 1–3, hier S. 3. Der 1892 geborene Stern ist nicht zu verwechseln mit dem 1902 geborenen Heidelberger Dermatologen. Zu analytischen Ansätzen vgl. weiterführend Schröter, Michael: Die Psychoanalyse und die „Kriegsneurose“ des Ersten Weltkriegs. In: Psyche 72 (2018), Heft 2, S. 122–145.

176 Lerner, Hysterical Men (2002), hat dieses System als „Baden System“ beschrieben, S. 150–155.

177 Kaufmann, Fritz: Die planmäßige Heilung komplizierter psychogener Bewegungsstörungen bei Soldaten in einer Sitzung. In: Münchener Medizinische Wochenschrift, 63 (1916), S. 802–804, hier S. 803 (= Feldärztliche Beilage S. 354–356, hier S. 355).

verbunden war diese Applikation mit „reichlicher Wortsuggestion", durch die dem Kranken die nunmehr schnell erfolgende Heilung suggeriert wurde; 3) wichtig war dabei das strenge Einhalten der militärischen Subordinationsverhältnisse; in diesem Setting wurde die Suggestion in Befehlsform weitergeführt, dem Kranken wurde nun gewissermaßen der Befehl erteilt zu gesunden, durch die scharfen und knappen Befehle hatte der Vorgesetzte die „absoluteste, kritiklose Unterordnung unter die Befehle" zu erzwingen; 4) das Verfahren verlangte vom Arzt Hartnäckigkeit und Ausdauer, da die Symptomfreiheit in einer einzigen Sitzung durchgesetzt werden sollte; der Arzt hatte dem Patienten „den eigenen, starken Willen aufzuzwingen", auch wenn es mehrere Stunden dauern sollte, die „Überrumpelungsmethode" zwinge den Kranken „so gut wie immer in die Gesundung hinein."[178] Kaufmann gestand zu, dass dadurch die Hysterie nicht geheilt werde, aber dem „Krankheitsgefühl" sei ein „wesentlicher Stützpunkt" entzogen. Stark motiviert war sein Vorgehen durch die hohe Belastung der Versorgungskassen, die durch die Berentung entstehen würden, wie auch durch den erlittenen Verlust einer lebendigen Arbeitskraft.[179] Es waren, ähnlich wie bei der Debatte um die traumatischen Neurosen, primär versicherungsökonomische und kriegswirtschaftliche Argumente, mit denen er seine Methode legitimierte.

Was an der Methode Kaufmanns auf eine gewisse Kritik stieß, war nicht die geforderte Unterwerfung des Patienten, sondern die vom Arzt aufzubringende Hartnäckigkeit bei der Stromapplikation, die über vier Stunden betragen konnte. Um diese ärztliche Anstrengung über die lange Dauer zu vermeiden, wurden andere Methoden entwickelt, bei denen u. a. eine besonders drastische Variante der Suggestion zum Tragen kam, indem Patienten über das weitere Vorgehen getäuscht und in eine kurze Äthernarkose versetzt wurden – unter anderem auch deswegen, weil nach der Überstülpung der Äthermaske die plötzliche Absperrung der Luft mit der rasch eintretenden Exzitation einen besonders starken Schock bewirke. Eine solche Methode zeige sich für den Arzt als angenehmer als die von Kaufmann, da die „physische Leistung" des Behandlers wesentlich geringer sei.[180]

Die schon verschiedentlich erwähnte Suggestion wurde von Max Nonne in einem weiteren Verfahren zum Umgang mit Kriegsneurotikern mit der Hypnose zu einer Suggestion in Hypnose gekoppelt. 1917 schilderte er die Praxis an seiner Abteilung des Eppendorfer Krankenhauses, das 1934 zur Hamburger Universitätsklinik wurde. Nonne ging in seinen Vorbemerkungen auch auf die vorangegangene Diskussion mit ihren Fragen ein, wie die „Begehrungsvorstellungen" am besten bekämpft und wie der „Verweichlichung" am ehesten vorgebeugt werden könne. Er betonte dabei den wichtigen Wandel, den die Münchener Tagung 1916 geschaffen habe.[181] Konsequent trat er dafür ein, die in Frage stehenden Störungen dem Gebiet der Hysterie zuzuordnen, die er als eine seelisch bedingte und beeinflussbare Krankheitsgruppe betrachtete. Aufgrund dieser Überzeugung habe er eine ausschließlich psychisch wirkende Therapie entwickelt. Alle bis dato praktizierten Therapien hätten ihre Berechtigung. Er habe aber die Erfahrung gemacht, dass alle diese Verfahren hinsichtlich der Beseitigung der Hauptsymptome weit zurücktreten „hinter dem persönlichen Sicheinsetzen des Arztes mit irgendeiner Methode, zu der er

178 Ebd., S. 804.
179 Ebd., S. 802.
180 Rothmann, Max: Zur Beseitigung psychogener Bewegungsstörungen bei Soldaten in einer Sitzung. In: Münchener Medizinische Wochenschrift 63 (1916), S. 1277–1278 (= Feldärztliche Beilage S. 569–570).
181 Nonne, Max: Über erfolgreiche Suggestivbehandlung der hysteriformen Störungen bei Kriegsneurosen. In: Zeitschrift für die gesamte Neurologie und Psychiatrie 37 (1917) S. 191–218, hier S. 192.

Vertrauen hat, die er beherrscht und die er anwendet bis zur Erzwingung des Erfolges, d.h. bis er eben die Hauptsymptome beseitigt hat."[182]

Auch für Nonne war die Erzwingung des Erfolges, also das entschiedene und kompromisslose Eintreten des Arztes gegenüber dem Patienten, eine ebenso wichtige Voraussetzung wie für Kaufmann. Bei seinem Verfahren, das er als „Persuasions-Methode" oder „Wach-Suggestionsmethode" bezeichnete, komme es nur zu einer kurzen und wenig schmerzhaften „Nachhilfe" des faradischen Stromes, der nur im „Notfall" als starker Strom und dann auch nur für einen kurzen Augenblick angewendet werde.[183] Bei den Sitzungen, die eine Dauer von 15 Minuten bis zwei Stunden und noch länger aufweisen könnten, in denen der Arzt Zeit opfere und Geduld und Nervenkraft beweisen müsse, solle der faradische Strom nur „ab und an und kurz, etwa wie der Sporn des Reiters beim faulen oder störrischen Pferd" zur Anwendung kommen.[184] Wichtiger als die Applikation des Stromes sei aber die Autorität des Arztes, dem man leicht gehorche, da er überzeuge, indem er gebiete, wie Nonne in Anlehnung an den höfischen Umgang mit der Figur des geisteskranken Dichters in Goethes Drama Torquato Tasso formulierte. Nonne war von der Leichtigkeit, mit der Soldaten zu beeinflussen waren, überrascht. Er hielt deswegen auch nichts von der Bestimmung, dass Patienten, die seinerzeit als dienstunfähig entlassen worden waren und nun einem erneuten Heilungsversuch zugeführt wurden, nicht als Soldaten gelten sollten. „Ich fürchte, daß bei der Aufhebung des Gefühls des Sichfügenmüssens eine wesentliche Bedingung für den Erfolg fortfallen wird."[185] Ebenso betonte er, dass die „körperliche und mehr noch die gemütliche Disposition des Arztes" eine maßgebliche Rolle spiele, wie überhaupt ein gewisser Grad von „Temperament" zu dieser Behandlungsart gehöre. „Unter Umständen muß man auch ringen können mit dem Kranken."[186] Der Erfolg sei vom ärztlichen „Siegeswillen" abhängig.[187] Die Metapher des militärischen Kampfes, bei dem der Feind, hier der Patient, durch den Willen des Gegners, hier der Arzt, in die Niederlage gezwungen wird, dominierte sein Denken, war aber als Handlungsmuster bei vielen der im Krieg agierenden Psychiater verbreitet. Der kriegsneurotische Patient, der wegen seiner Symptome nicht mehr kämpfen konnte, die Kampfkraft schwächte und so von innen das Geschäft des Feindes betrieb, wurde selbst mit dem Feind gleichgesetzt. Der Arzt erhob sich in der therapeutischen Begegnung zum heldenhaften Kämpfer gegen den Feind in den eigenen Reihen. Die Kriegssituation und die sich daraus bei den Ärzten entwickelnde und verstärkende Haltung überformte auch das Arzt-Patient-Verhältnis, in dem nun nicht mehr Hilfesuchender und Helfer zueinander fanden, sondern sich Gegner mit dem unbedingten Siegeswillen auf der Seite des Einen gegenübertraten. Auch für Offiziere sei seine Suggestionsmethode entgegen verschiedener Behauptungen durchaus geeignet, vorausgesetzt, „daß man ihnen gegenüber dasselbe Gefühl der Sicherheit hat wie bei den Mannschaften".[188] Sehr wünschenswert sei auch die suggestive Vorbereitung des Kranken durch einen Aufenthalt in einem Saal, in dem sich bereits eine größere Anzahl von Geheilten befinde, wo eine bestimme „Milieu-Atmosphäre" vorherrsche. Wenn der „Genius loci" so sei wie er sein solle, so wäre es geradezu nötig, Kriegshysteriker zusammenzulegen. In Einzelzimmer kamen seine Patienten nie, abgesehen von den Offizieren.[189] Sein Resümee zu

182 Ebd., S. 193.
183 Ebd., S. 195.
184 Ebd., S. 196.
185 Ebd., S. 202.
186 Ebd.
187 Ebd., S. 212.
188 Ebd., S. 201.
189 Ebd., S. 203.

dieser Methode lautete: „Ich möchte sagen, der Arzt muß, wenn er der Kriegsneurosensymptome Herr werden will, eine Stimmung auf der Abteilung schaffen, die die Leute zwingt, sich nicht in die Krankheit, sondern in die Gesundheit zu flüchten.“[190]

In dem hier zitierten Aufsatz aus dem Jahr 1917 berichtete Nonne von 130 Fällen, die in seiner Abteilung nach der Kaufmann-Methode mit Stromapplikationen behandelt worden waren. Dabei seien 74 Prozent geheilt, 10 Prozent gebessert und 16 Prozent ungeheilt geblieben.[191] Nähere Ausführungen, wie viele davon wieder ins Feld gingen und wie viele in Arbeit überwiesen wurden, finden sich nicht. Die Grundlagen der von Nonne propagierten, sich aber langsamer als die Kaufmann-Methode durchsetzenden Suggestionstherapie hatte Nonne in Frankeich kennen gelernt, als er 1889 in Paris bei Jean-Martin Charcot und in Nancy bei Hippolyte Bernheim (1840–1919) die therapeutische Anwendung der Hypnose beobachten konnte. Noch im gleichen Jahr hatte er Soldaten in Hamburger Kasernen hypnotisiert, um Erfahrungen zu sammeln, und meinte festzustellen, dass diese auffallend leicht hypnotisch zu beeinflussen seien. Dies führte er auch auf das Milieu der militärischen Disziplin und die damit verbundene Einstellung zurück, was eine „Befehls-Automatie“ begünstige. Bis zum 1. Juli 1917 konnte er seinen damaligen Angaben zufolge auf 285 behandelte Soldaten zurückschauen. Von diesen betrachte er 37 Prozent als neuropathisch belastet, bei 32 Prozent konstatierte er neuropathische Züge im Vorleben. Bei 84 Prozent sei der Körperbau kräftig und der Ernährungszustand gut gewesen. Degenerationsstigmata im Sinne der Lehre des Kriminologen Cesare Lombroso (1835–1909) wie zusammengewachsene Augenbauen, angewachsene Ohrläppchen, schmaler hoher Gaumen u. ä., machte er bei 82 Prozent der Patienten fest, womit er bei dieser großen Gruppe der Patienten eine „minderwertige Disposition“ als gegeben ansah.[192] Hinsichtlich der Entstehung des Leidens seien bei 68 Prozent traumatische Ereignisse wie Verschüttung, das Explodieren von Granaten etc. vorausgegangen, bei 32 Prozent sei ein solches traumatisches Vorkommen nicht zu konstatieren. Was die Symptome anbelangt, so seien bei 50 Prozent motorische Reizerscheinungen wie Tremor, Zuckungen, Kontrakturen gegeben, motorische Lähmungserscheinungen (Paraplegie, Hemiplegie) machten 21 Prozent aus. Funktionelle Geh und Stehstörungen betrafen 16 Prozent, Sprachstörungen seien bei 11 Prozent vorhanden, Taubstummheit und Taubheit nur bei 2 Prozent. Bei all diesen Patienten habe die Behandlung nur in Form der Suggestion in Hypnose stattgefunden. Dabei gab Nonne an, 80 Prozent geheilt zu haben, bei 15 Prozent sei Besserung eingetreten und nur 5 Prozent habe er als ungeheilt bezeichnen müssen.[193] Mit zunehmender Erfahrung sei der Prozentsatz seiner Heilungen permanent gestiegen: In den letzten zwei Monaten seiner im Frühsommer 1917 verfassten Studie habe er 83 Prozent, in den letzten drei Wochen gar 90 Prozent der Fälle geheilt.[194]

Nonne legte einen wesentlichen Schwerpunkt auch auf die Feststellung, dass durch seine Methode eine beträchtliche Zeitverkürzung der bisher üblichen Aufenthaltsdauer eintreten könne. Die Zeit der Vorbehandlungen in anderen Lazaretten betrage im Durchschnitt sechs Monate, schwanke zwischen zwei Tagen und der Höchstzahl von 27 Monaten, also 2 ¼ Jahre. Durchschnittlich seien die Soldaten zuvor in drei Lazaretten behandelt worden, einige hätten sogar zehn durchlaufen. Als Ergebnis

190 Ebd., S. 197.
191 Ebd.
192 Zur Lombroso-Rezeption vgl. Gadebusch Bondio, Mariacarla: Vom „atavistischen“ zum „minderwertigen“ Verbrechertypus. Cesare Lombroso, der geborene Verbrecher und die deutsche Psychiatrie. In: Jahrbuch für juristische Zeitgeschichte 8 (2006/2007), S. 280–304.
193 Nonne, Suggestivbehandlung (1917), S. 199.
194 Ebd., S. 200.

teilte er mit, dass fast die Hälfte, nämlich 49 Prozent als kriegsunbrauchbar entlassen werden mussten, 33,5 Prozent waren garnisonsdienstfähig, d. h. zum Beispiel für Arbeiten in der Schreibstube zu gebrauchen, 14 Prozent galten als arbeitsverwendungsfähig und nur 3,5 Prozent als felddienstfähig, d. h. wieder einsatzfähig für einen Frontdienst.[195] Zu dieser letztgenannten Gruppe, die wieder an der Front zum Einsatz kam, habe ein Leutnant gehört, der für 1 ¼ Jahr wegen einer funktionellen motorischen Hemiplegie behandelt worden sei, danach aber „an den schweren Kämpfen vor Verdun teilnahm und dann nach sechswöchiger Kampfzeit durch einen Volltreffer zu Tode kam." Weiter berichtete er von „3 Patienten, die im Osten wieder an der Front kämpften und von denen einer mit Rezidiv auf meine Abteilung kam, nachdem abermals eine Granate unmittelbar neben ihm geplatzt war, ein anderer, nachdem er ein schweres Eisenbahnunglück erlebt hatte, wobei es viele Tote und Verwundete gab. [...] Die 6 anderen sind wieder an verschiedenen Fronten tätig und berichten mir ab und zu über Wohlbefinden und erfreuliche Leistungsfähigkeit."[196] Mit dieser Mitteilung hob Nonne den nachhaltigen Erfolg hervor, die Soldaten wieder frontfähig gemacht zu haben. Mit keiner Silbe wurde das Tragische der persönlichen Schicksale, das über erneute schwere Verwundungen bis hin zum Tod reichte, auch nur angedeutet. Die dennoch geringe Quote der wieder frontdienstfähig gewordenen Soldaten hing wohl mit der Hartnäckigkeit der Fälle zusammen, lag aber auch in anderen Lazaretten und bei anderen Methoden kaum höher.[197]

Nonne hielt eine weitere Zugehörigkeit der Entlassenen zum Militär auch nach einer „Heilung" deswegen für erforderlich, weil dadurch ein dauernder Zugriff auf die Soldaten garantiert werde. So war bei einem Wiederauftreten der Symptome eine erneute miltärpsychiatrische Behandlung leicht ohne weitere Formalitäten zu erzwingen. Diese Zugriffsmöglichkeit wäre nach einer Entlassung aus dem Militär weggefallen. Bei den Soldaten das Bewusstsein von einer erleichterten Wiedereinweisung in die Lazarette aufrechtzuerhalten, hielt Nonne für notwendig, um Rückfälle zu verhindern. Eventuell wieder auftretende Störungen würden durch „Übungen" wie Nachexerzieren rasch verschwinden. Sei eine Entlassung als k.v. (kriegsverwendungsfähig) zu riskant, so könne eine Entlassung als „a.v. Armierung", also für den Bau oder die Instandhaltung von Befestigungsanlagen im rückwärtigen Raum, in Frage kommen, ebenfalls mit der Meldung versehen, dass „mangelhafter Wille streng zu bekämpfen" sei.[198] Dem Mann sei ein „Recht auf hysterische Anfälle" nicht zuzuerkennen.[199] Neurotiker, die kriegsverwendungsunfähig entlassen würden, seien in der Regel ohne eine Rente zu entlassen, unter der Bekanntgabe, dass sie nicht eingezogen werden, wenn sie tüchtig arbeiteten, andernfalls aber wieder zur Behandlung ins Lazarett kommen müssten. Hartnäckige „Zitterer", die häufig endogen belastet seien, neigten unter der „ungünstigen Heimat-Psychologie"[200] besonders zu Rezidiven. Diese sollten entweder als kriegsverwendungsunfähig entlassen werden, mit der Weisung, dass Wiedereinziehung „sofort" erfolgen wird, wenn der Soldat „nicht arbeite" oder wenn er „rückfällig" werde.[201]

195 Ebd., S. 199.
196 Ebd., S. 207.
197 Vgl. z.B. Lewandowsky, Max: Was kann bei der Behandlung und der Beurteilung der Kriegsneurosen erreicht werden? In: Münchener Medizinische Wochenschrift 64 (1917), S. 989–991 u. S. 1028–1031, hier S. 1028.
198 Nonne, Suggestivbehandlung (1917), S. 210.
199 Ebd.
200 Ebd.
201 Ebd.

Nonne betonte immer wieder, wie wichtig ein energisches ärztliches Auftreten sei und dass Patienten mit Nervenstörungen funktioneller Art nicht mit „Renten, Dienstentlassung usw. prämiiert" werden dürften. Der Arzt agiere im Falle der nicht endogen Belasteten vor allem erzieherisch im Interesse des Allgemeinen: „Nur dann werden wir die relativ Disponierten, die relativ Immunen, d. h. die Durchschnittsmenschen erziehen und damit dem einzelnen selbst und der Allgemeinheit einen großen Dienst leisten. […] Wir dürfen die jetzt gebotene Möglichkeit, auf weite Volkskreise erzieherisch einzuwirken, nicht ungenützt vorübergehen lassen."[202] Werde dieses Programm erfolgreich umgesetzt, so könne man auch eine Veränderung der Psyche beobachten. „Aus dem nervösen, unzufriedenen, reizbaren Mann wird ein leicht lenksamer, zufriedener und williger Mensch."[203] Während er oben im ersten und direkten therapeutischen Kontakt die Rolle des Arztes als Kämpfer gegen den Neurotiker betonte, hob er im Zusammenhang mit der Nachsorge den Arzt als Erzieher hervor. Diese beiden Komponenten erweisen sich als weit verbreitete Muster in der Mentalität und dem Selbstverständnis der Ärzte während des Krieges.

Nonne konzedierte, dass es nicht nur psycho-funktionelle Fälle, sondern auch somato-funktionelle Fälle gebe, die allerding auch psychisch zu beeinflussen seien. In einzelnen, wenigen Fällen schwäche ein „instinktiver Egoismus" den Heilungswillen. Doch habe er den Eindruck, dass gerade dieser instinktive Widerstand durch die Hypnosemethode leichter gebrochen werde als durch die Kaufmann-Methode. Weiterhin bezeichnete er eine Nachbehandlung als unbedingt nötig. Nach ein bis zwei Tagen Bettruhe nach der Heilung wurden die Patienten für eine Woche mit den verschiedensten Arbeiten „auf dem Saal" beschäftigt. Wenn sie rezidivfrei blieben, kamen sie in die Arbeitswerkstätten, wo sie je nach Beruf, Ausbildung und Neigung beschäftigt werden sollten. Einen guten Erfolg für die „Fixierung des Heilerfolgs" biete diese an einzelnen Stellen durchführbare praktische Arbeit für „Geld-Verdienst" in „dicht bei dem Lazarett" gelegenen Fabrik-Betrieben, was aber nur an einzelnen Standorten durchführbar sei.[204]

Durch die weit verbreiteten Therapien von Kaufmann und Nonne wurde das Lazarett zu einem Ort der ausgeweiteten Kampfzone zwischen Arzt und Patient, freilich weit hinter der Front und in einem medizinisch definierten Raum. Seitens der Ärzte ging es um Überrumpelung, Schocken und suggestive Umpolung des Willens. Der „schwache" Wille und das „falsche" Bewusstsein standen im Zentrum dieses Kampfes, den der Arzt unbedingt gewinnen musste und der dann gewonnen war, wenn der Patient seine körperlichen Symptome verloren hatte und wieder auf verschiedene Weise einsetzbar war. Die kampfesbetonte Alltagsrealität des Krieges überformte in ihrer Totalität den Heilauftrag der Medizin, so dass es auch im Lazarett zum Kampf von Mann gegen Mann kam. Dieses traditionelle Kampfesmuster widersprach den Realitäten des modernen Krieges mit seinen technisch-militärischen Neuerungen, in der massenhafte Vernichtungen ohne Mann-gegen-Mann-Kampf das Geschehen bestimmte. Das Lazarett wurde so im modernen Krieg der Technik zum Ort traditioneller Auseinandersetzungsformen mit ihren besonderen Gewaltanwendungen, deren Modernität besonders durch den Einsatz von Elektrizität in der Behandlung zum Ausdruck kam. Bernd Hüppauf (geb. 1942) untersuchte 1997 das sich in der Moderne in besonderer Form darstellende Verhältnis von Gewalt, Vernunft und Gesellschaft vor dem Hintergrund der Veränderungen im Ersten Weltkrieg. Er stellte dabei u. a. fest, dass in der

202 Ebd.
203 Ebd., S. 211.
204 Ebd., S. 196.

Moderne Gewalt Teil von instrumentellen Beziehungen wurde, die außerhalb moralischer Legitimation lagen und ihre eigene Dynamik in gesellschaftlichen Subsystemen wie Schule oder Rechtssystem entwickelten. In dieser abstrakten, an die Funktionalität eines Systems geknüpften Form war Gewalt mit Vernunft verknüpft, einer besonderen Art der instrumentellen Vernunft. In ihrer instrumentellen Zweckgerichtetheit und funktionellen Ausrichtung war sie von moralischen Restriktionen losgelöst und folgte nur den dynamischen und logischen Regeln des Systems. Auch die Militärpsychiatrie war als besonderes Teilsystem in den Kriegsapparat des Ersten Weltkriegs integriert, der durch die Verbindung von Gewalt und instrumenteller Vernunft innovative Kräfte aus Wissenschaft, Technik und Wirtschaft mobilisierte, um die Produktion von Gütern geistiger und materieller Art in eine Produktion der Zerstörung zu transformieren.[205] Dabei änderte sich das Verhältnis zwischen Gewalt und Moral. Gewalt war von den Beschränkungen durch die Ethik befreit,[206] was in vielen der gewaltsamen Behandlungen der Kriegsneurotiker in den Lazaretten greifbar wurde.

Die immer wieder von verschiedensten Psychiatern betonte Notwendigkeit, die Soldaten, wenn sie nicht kriegsverwendungsfähig waren, in die Arbeit zu bringen, führte zu der hybriden Kreation des Arbeiter-Soldaten in Lohnabhängigkeit, die nichts mit der Arbeits- oder Beschäftigungstherapie, wie sie seit dem 19. Jahrhundert in den Anstalten zu finden war, gemein hatte.[207] Es erfolgte eine Re-Maskulinisierung des hysterischen („verweiblichten") Soldaten zum vollwertigen Arbeitsmann. Mehr noch: An diesen Kriegsneurotikern, Hysterikern und Psychopathen wurde erstmals systematisch durchexerziert, wie der Wille im Individuum umgepolt und durch nachhaltige „Erziehung" in Verbindung mit einer modernen Form des „Personalmanagements" (wiederholte Begutachtung, individualisierte Arbeitszuordnung mit permanentem ärztlichen Monitoring) aus einem „willensschwachen" Individuum ein vielfach einsetzbarer „nützlicher" Mann geschaffen werden konnte. Es war besonders das ausgefeilte System einer höchst differenzierten Kategorisierung der Arbeitstätigkeit, das eine den individuellen Fähigkeiten und den besonderen Leistungsvermögen angepasste Einteilung ermöglichte. Im Zusammenwirken von Psychiatrie, Militär, Behörden und Industrie wurde ein sozialtechnisches Instrumentarium entwickelt, das auf den Willen, auf Vorstellungen und deren Beeinflussung ausgerichtet war. Der Arbeiter-Patient wurde zum Rädchen in einem System der Produktion.

Nach den ersten Schritten einer Behandlung innerhalb des Lazaretts in zwei bis drei Wochen wurde der weit größere Teil der ärztlichen Aktivitäten auf die Integration der Kranken in den Arbeitsprozess außerhalb des Lazaretts aufgewandt. Durch die Entwicklung von neuen Kooperationsformen im Sinne einer Effizienzsteigerung und optimierter Ressourcenverwertung baute die Psychiatrie ein Vernetzungssystem mit rationellen Funktionsabläufen aus Lazarett, Betrieb, Militär, Kriegsinvalidenfürsorge des Heimatortes und weiteren Behörden auf, was eine intensive Kommunikation und Koordination mit den unterschiedlichen an diesem Netzwerk beteiligten Akteuren verlangte. Explizit wies z. B. das Bayerische Kriegsministerium am 5. Dezember 1917 die drei Armeekorps an, eine Zusammenarbeit von Versorgungsabteilung, Sanitätsamt, Facharzt und

205 Hüppauf, Bernd: Introduction Modernity and Violence: Observations Concerning a Contradictory Relationship. In: Ders. (Hg.): War, Violence, and the Modern Condition. Berlin/New York 1997, S. 1–29, hier S. 11.

206 Ebd., S. 23–24.

207 Zu den Arbeitskonzepten in der Psychiatrie im 19. Jahrhundert vgl. Ankele, Monika; Brinkschulte, Eva (Hg.): Arbeitsrhythmus und Anstaltsalltag. Arbeit in der Psychiatrie vom frühen 19. Jahrhundert bis in die NS- Zeit. Stuttgart 2015.

gegebenenfalls Kriegsbeschädigtenfürsorge umzusetzen, nicht zuletzt mit dem Ziel, die als Hausierer und Bettler wiederholt beobachteten „Zitterer" von der Straße verschwinden zu lassen.[208]

Das therapeutische Ziel der Herstellung einer Arbeitsfähigkeit durch die Schaffung eines Arbeiter-Soldaten korrespondiert mit einer These der kulturhistorischen Deutung des Ersten Weltkriegs als einem Krieg, in dem der Soldat zum „Arbeiter des Krieges" geworden sei. Insbesondere nach 1916 – so Daniel Pick – habe die zunehmende Mechanisierung des Kampfgeschehens, der massive Einsatz von Maschinen-Waffen dazu geführt, dass sich in der neuen komplexen Kriegsmaschinerie zunehmend Organisationtechniken und Handlungsmuster aus dem Bereich der Industriearbeit durchsetzten.[209] Wenn Kriegsneurotiker in der Rolle des Arbeiter-Soldaten besonders zur Arbeit in der Kriegswirtschaft gebracht werden sollten, so verschob sich in diesem Konzept das Verhältnis von „kriegerischer" und „nicht-kriegerischer" Arbeit zu Gunsten der Letzteren. Es scheint fast so, als sollte die für die Industriearbeit notwendige Verinnerlichung von Disziplin und Gehorsam im Arbeitsprozess in der Behandlung der Kriegsneurotiker nunmehr in kürzester Zeit nachgeholt werden. Der Krieg und die militärpsychiatrische Therapie wären nach dieser Lesart eine unter gewaltsamen Bedingungen nachgeholte Anpassung an Funktionsnotwendigkeiten in modernen Arbeitsabläufen. Dem widerspricht nicht, dass die Art der Arbeit, die der Kranke leisten sollte, keineswegs immer in direkter industrieller Arbeit bestand. Eine Aufnahme der Arbeit in den alten landwirtschaftlichen oder handwerklichen Berufen der Betroffenen wurde auch als Ziel genannt. Jedoch waren die Kranken zu dieser Arbeit zunächst nicht in der Lage, so dass es vorrangig um die Herstellung der grundsätzlichen Voraussetzungen für eine kontinuierliche Arbeitstätigkeit ging.

Das auf die spezifische Leistungsfähigkeit der einzelnen Kranken zugeschnittene Kategoriensystem für einen differenzierten Arbeitseinsatz eröffnete die Möglichkeit, die starre Grenze zwischen gesund oder geheilt auf der einen und krank auf der anderen Seite zu überwinden. Indem eine unterschiedlich schwere Arbeitstätigkeit je nach individuellem Leistungsvermögen des Einzelnen, der sich in einer noch nicht abgeschlossenen Rekonvaleszenz befand, zugewiesen werden konnte, war es nicht mehr nötig, den Heilungsprozess solange fortzusetzen, bis alle Kriterien einer vollständigen Heilung erfüllt waren. Auch wenn die Kräfte noch nicht wieder den vor der Krankheit vorhandenen Gesundheitszustand erreicht hatten oder noch Gesichtszuckungen o.Ä. bestanden, war es nunmehr leicht möglich, diese Person einer der vorhandenen geringeren Leistungsfähigkeit entsprechenden Arbeit zuzuführen. Hier zeichnete sich das später in der Medizin an Bedeutung gewinnende Konzept der Remission ab, das zunächst in der 1917 vom Wiener Psychiater Julius Wagner-Jauregg (1857–1940) entwickelten Malariafiebertherapie der progressiven Paralyse, dem letzten Stadium der Syphilis mit Befall des Gehirns und Nervensystems, deutlich greifbar wurde.[210] Der Hamburger Psychiater Wilhelm Weygandt setzte sich sehr für diese Therapie ein, bei der gezielt eine Malaria auf Patientinnen und Patienten mit Progressiver Paralyse überimpft wurde. Durch das dann eintretende typische Malariafieber kam es zwar zu Todesfällen (vereinzelt bis zu 13,7 Prozent), aber auch zu einem gebesserten

208 Kriegsministerium vom 5. Dezember 1917. Bayerisches Hauptstaatsarchiv (BaHStA), Abt. IV, StV GKdo II AK, Nr. 1829.

209 Siehe Pick, Daniel: War Machine. The Rationalisation of Slaughter in the Modern Age. New Haven, Con. 1996, bes. S. 136–210.

210 Vgl. dazu Whitrow, Magda: Wagner-Jauregg and Fever Therapy. In: Medical History 34 (1990) S. 294–310; vgl. Wulf, Stefan; Schmiedebach, Heinz-Peter: Wahnsinn und Malaria – Schnittpunkte und Grenzverwischungen zwischen Psychiatrie und Tropenmedizin in Hamburg (1900–1925). In: Gesnerus 71/1 (2014), S. 98–141.

Zustand, der die Aufnahme einer Arbeit ermöglichte. Als praktisch bedeutsamsten Gradmesser des Erfolgs sah er die Wiederherstellung der „sozialen Tauglichkeit", die Rückkehr zur Berufsfähigkeit an. Es sei „weltfremdes Theoretisieren", wenn man den Erfolg primär an der Verbesserung der körperlichen und serologischen Befunde messen wolle. Entscheidend sei die Arbeitsfähigkeit; nach seinen Einschätzungen könne man bei 50 Prozent der Kranken mit einer sehr guten „Remission" bis zur Berufsfähigkeit rechnen.[211] Mit diesem neuen Konzept der Remission wurde das Heilungsziel aufgegeben, den vor dem Beginn der Krankheit gegebenen körperlichen und seelischen Gesundheitszustand wieder herzustellen. Das neu zu eruierende, individuell unterschiedliche Arbeitsvermögen orientierte sich allerdings weniger an den Interessen der Patienten, sondern primär an möglichen Renteneinsparungen und einer weitgehenden Mobilisierung der Ressource Mensch in einer Zeit von knappen Ressourcen aller Art.

Grenzen und Widerstände

Allerdings waren dem Konzept der Behandlung und Arbeitszuführung aus verschiedenen Gründen gewisse Grenzen gesetzt. Neben Anfeindungen der betroffenen Patienten war es auch eine Personalmangelsituation, die eine Umsetzung des Konzepts häufig nicht möglich machte. Ein Vorfall im neu eingerichteten Lazarett in Rosenheim zeigte sehr konkret, wie die ablehnende Haltung der Patienten zur Anwendung des elektrischen Stroms zum Ausdruck kam. Im Oktober 1917 vereinbarte das Sanitätsamt des I. Bayerischen Armeekorps mit der Stadt Rosenheim die Anmietung des Hotels „Kaiserbad", das für 100 Kriegsneurotiker Raum bieten sollte. Jedoch machte bereits am 23. November 1917 der dort tätige Arzt Willibald Sauer telefonisch Mitteilung an das Sanitätsamt, dass das Lazarett vollkommen niedergebrannt sei. Die zu diesem Zeitpunkt dort befindlichen 22 Kriegsneurotiker seien nach München verlegt worden.[212] Bereits am 3. Dezember wandte sich die Medizinalabteilung des Kriegsministeriums an das Sanitätsamt des I. Bayerischen Armeekorps. Es sei, so heißt es in dem Schreiben, beim Kriegsministerium zur Sprache gebracht worden, dass die Kranken auf der Neurotiker-Abteilung des kürzlich abgebrannten Lazaretts zu stark elektrisiert worden seien; es sei damit zu rechnen, dass Kranke „aus Aerger über diese Behandlung an dem Brande nicht unbeteiligt seien."[213] Das Sanitätsamt wurde gebeten, der Angelegenheit nachzugehen. Sauer, nunmehr als Oberstarzt d. R. in Benediktbeuren tätig, erklärte daraufhin am 11. Dezember 1917 in einem Schreiben:

„Vielfach wurde überhaupt kein Strom angewendet. In einigen besonders hartnäckigen Fällen wurde der Motor des im Kaiserbad befindlichen Pantostaten in Gang gesetzt, um die Illusion eines stärkeren Stromes zu erzeugen.[214] Mitunter genügte allein das Geräusch des Motors, um den gewünschten Erfolg – ohne jede Stromanwendung – zu erzielen.

Ob Brandstiftung von Seiten der Kranken vorliegt und über die evtl. Veranlassung hierzu, lässt sich etwas Bestimmtes nicht sagen. Zuzugeben ist, dass vielen Kranken der militärische Charakter des ganzen Betriebes nicht passte. (…) Die ersten, aus der Psychiatrischen Klinik in München überwiesenen Kranken legten z.T. bereits bei ihrer Ankunft in Rosenheim, noch ehe sie ins Lazarett aufgenommen waren, ein äusserst

211 Weygandt, Wilhelm: Die Behandlung der Paralyse. In: Zeitschrift für ärztliche Fortbildung 34 (1927), S. 377–381, hier S. 379–380.

212 BaHStA, Abt. IV, Stv. Gen. Kdo. I. AK San A, Nr. 576.

213 Brief der Medizinalabteilung des Kriegsministeriums v. 3.12.1917. BaHStA, Abt. IV, Stv. Gen Kdo. I. AK San A, Nr. 531.

214 Pantostat: Reizstromgerät mit schwarz lackiertem Metallgehäuse mit aufgeschraubtem Motor und zwei seitlichen Tragegriffen. → Abb. 49–51

widerspenstiges Verhalten an den Tag. Einer der Kranken hatte, wie aus der beigegebenen Krankengeschichte hervorgeht, schon in München Angst vor der Ueberführung nach Rosenheim geäussert. Schliesslich sei noch hervorgehoben, daß in Rosenheim das Gerücht verbreitet ist, die Kranken hätten das Haus angezündet, um der Untersuchung durch die Lazarett-Musterungs-Kommission zu entgehen, der sie am nächsten Tag im Kaiserbad vorgeführt werden sollten."[215]

Das Schreiben ist kein Beleg dafür, dass die Patienten tatsächlich etwas mit dem Brand zu tun hatten, doch wird in dem Bericht eine Unwilligkeit und aggressive Ablehnung gegenüber der Überführung in die Sonderlazarette in Erwartung der dort stattfindenden elektrischen Therapie greifbar. Für die Patienten bedeutete die Zerstörung jedoch nicht, sich einer weiteren Behandlung entziehen zu können, denn sie wurden zurück in das Lazarett nach München verlegt. Allerdings brachte die verbürgte aggressive Haltung der Patienten gegen die Elektrotherapie die für die Behandlung der Kriegsneurotiker Verantwortlichen in einen gewissen Handlungszwang, zumal auch Todesfälle bei der Anwendung des Stromes vorkamen. Die Medizinalabteilung des Bayerischen Kriegsministeriums reagierte und verschickte an alle Sanitätsämter der drei Bayerischen Armeekorps am 27. März 1918 folgende Anweisung: „In Anbetracht der vereinzelt bei Anwendung der sog. sinusoidalen Wechselströme vorgekommenen plötzlichen Todesfälle wird die Anwendung dieser Stromart zur Neurotikerbehandlung hiermit untersagt."[216] Es genüge die Applikation des gewöhnlichen faradischen Stromes. In der medizinischen Applikation des elektrischen Stromes auf einzelne Körperteile verschmolz die ärztliche Schmerzzufügung mit Wissenschaft und Modernität, was der Elektrotherapie eine hohe symbolische Bedeutung verschaffte und sie zum Zielpunkt rebellischer Aufmüpfigkeit machen konnte.

Auch Nonne musste diese Folgen spüren, als nach dem Ende des Kriegs aufgebrachte Soldaten ihn wegen seiner Behandlung der Kriegsneurotiker suchten und bestrafen wollten, dem er sich aber durch kurzzeitige Flucht entziehen konnte.[217] Noch 1922 erklärte er, dass die Kriegsneurotiker stets erklären würden, zu hart behandelt zu werden und weniger zu leisten suchten, als von ihnen verlangt würde. Es bleibe nur die Hoffnung, dass auch der gegenwärtigen „Periode der Nachgiebigkeit" eine „Periode straffer Zügelführung" folgen werde. Die Bevölkerung und die Behörden seien dahingehend aufzuklären, dass sie den Kriegsneurotikern „nicht durch unzweckmäßiges Mitleid schaden."[218]

Die rigorose Therapie der Kriegsneurotiker durch Psychiater sollte in der sozialrevolutionären Atmosphäre der Nachkriegszeit in Österreich noch eine politische Auswirkung haben. Am 11. Dezember 1918 druckte die sozialdemokratische Wochenschrift „Der freie Soldat" einen Artikel ab, der die Überschrift „Die elektrische Folter" trug. Mit Unterstützung der Sozialdemokratie wurde bereits am 19. Dezember 1918 durch die provisorische Nationalversammlung Österreichs ein „Gesetz über die Feststellung und Verfolgung von Pflichtverletzungen militärischer Organe im Kriege" verabschiedet. Auf dieser Grundlage arbeitete ab März 1919 eine entsprechende Kommission, die auch das ärztliche Vorgehen gegen die Kriegsneurotiker zum Gegenstand hatte und auch die Tätigkeit von

215 Brief v. 11.12.1917. BaHStA, Abt. IV, Stv. Gen Kdo. I. AK San A, Nr. 531.

216 Dienstanweisung v. 27.3.1918. BaHStA, Abt. IV, Infanteriebrigaden (WK), Nr. 7848.

217 Vgl. die Ausführ. v. Rahel Liebeschuetz-Plaut in: Osten, Philipp: Debatten zur Geschichte der Medizinischen Fakultät Hamburg. Von der Wundarztausbildung bis zur „Bekämpfung der neuen Krankheit AIDS". In: Nicolaysen, Rainer; Krause, Eckart; Zimmermann, Gunnar (Hg.): 100 Jahre Universität Hamburg. Studien zur Hamburger Universitäts- und Wissenschaftsgeschichte in vier Bänden. Bd. 4: Mathematik, Informatik, Naturwissenschaften, Medizin. Hamburg 2024, S. 607–782, hier S. 636, Fn. 88, sowie die Schilderung in diesem Band, S. 36–37.

218 Nonne, Erfahrungen (1922), S. 102–121.

Wagner-Jauregg untersuchen sollte. Als Fachgutachter bestellte man Sigmund Freud, der am 25. Februar 1920 sein Gutachten vorlegte. Freud führte aus, dass die mit schmerzhaften elektrischen Strömen arbeitenden therapeutischen Verfahren von vornherein mit einem Makel behaftet gewesen seien. Er hieß die elektrische Heilmethode nicht gut und war sich des medizinethischen Dilemmas bewusst, entlastete aber Wagner-Jauregg. Da die Behandlungen nicht auf die Herstellung des Kranken gerichtet gewesen seien, sondern auf die Kriegstüchtigkeit abzielten, habe die Medizin „im Dienste von Absichten, die ihr wesensfremd sind" gestanden.

„Der Arzt war selbst ein Kriegsbeamter u hatte persönliche Gefahren, Zurücksetzung und den Vorwurf der Vernachlässigung des Dienstes zu fürchten, wenn er sich durch andere Rücksichten als die ihm vorgeschriebenen leiten ließ. Der unlösbare Konflikt zwischen den Anforderungen der Humanität, die sonst für den Arzt maßgebend sind, und denen des Volkskrieges mußte auch die Tätigkeit des Arztes verwirren."[219]

So treffend Freud auch die besondere Abhängigkeit der Ärzte im Krieg erfasste und die Transformation ärztlichen Handelns in ein gegen die Patienten gerichtetes Agieren beschrieb, das er mit der von Alfred Adler stammenden Metapher der „Maschinengewehre hinter der Front" belegte,[220] so wenig war er bereit, die Ärzte für eine humane Lösung dieses Konfliktes in die Pflicht zu nehmen.[221] Zwischen Menschlichkeit und der Unterordnung unter die allgemeine Wehrpflicht lasse sich kein Kompromiss finden. „Es wird verschiedene Ärzte gegeben haben, die die Pflichten der Humanität vergessen haben und den Druck, dem sie ausgesetzt waren, elastisch weitergegeben haben. Sie haben das Bewusstsein ihrer Macht in grausamer Weise zum Vorschein kommen lassen."[222] Der Einsatz der Medizin im Dienst der militärischen Effektivität war konfliktträchtig, aber, so Freud, nicht lösbar. Der Arzt habe sich den Erfordernissen des Krieges unterzuordnen, ohne dabei seine Macht brutal zu demonstrieren. Die Arbeit der Untersuchungskommission zeigte deutlich die politische und soziale Brisanz, die mit der Frage der Lazarettbehandlung der Kriegsneurotiker verbunden war sowie die nachhaltigen Resonanzen, die diese Frage in der Nachkriegsgesellschaft hinterließ.

219 Zit. n. Eissler, Kurt R.: Freud und Wagner-Jauregg vor der Kommission zur Erhebung militärischer Pflichtverletzungen (Veröffentlichungen des Ludwig-Boltzmann-Instituts für Geschichte der Gesellschaftswissenschaften). Wien 1979, S. 33.

220 Zur Herleitung der hier nach Freud zitierten Metapher vgl. Hofer, Nervenschwäche (2004), S. 335.

221 Fischer-Homberger konstatiert in diesem Zusammenhang eine Krise der ärztlichen Ethik, in der das Wohl des gefährdeten Vaterlandes höher eingeschätzt wurde als dasjenige des Kranken, vgl. Fischer-Homberger, Esther: Der Erste Weltkrieg und die Krise der ärztlichen Ethik. In: Bleker, Johanna; Schmiedebach, Heinz-Peter (Hg.): Medizin und Krieg. Vom Dilemma der Heilberufe 1865 bis 1985. Frankfurt/M. 1987, S. 122–132.

222 Zit. n. Eissler, Freud (1979), S. 33.

Nonne-Kult und Dekonstruktion. „Nestor der Hamburger Ärzteschaft“ und Ermöglicher der Krankenmorde, Unterstützer abgesetzter Kollegen und „wohlwollender Antisemit“

Für ein halbes Jahrhundert galt Max Nonne als der herausragende Mediziner Hamburgs. An einer Fakultät, deren Kliniker nicht durch Berufungen von auswärts, sondern quasi automatisch zur Gründung der Universität im Jahr 1919 von Oberärzten zu Professoren erhoben worden waren, war solch Glanz leichter zu gewinnen als unter den anderenorts üblichen Bedingungen akademischen Wettbewerbs. Einen Professorentitel erhielt Nonne bereits 1913. Für sein Fach, die Nervenheilkunde, wurde er zum bahnbrechenden Vorreiter, als ihn die Fakultät 1925 zum ersten Lehrstuhlinhaber für Neurologie in Deutschland ernannte.[223] Er hatte sich durch seinen Einfluss sein Amt selbst geschaffen und war nun Professor ordinarius. Eine eigenständige, von der Psychiatrie getrennte Neurologische Klinik, so etwas gab es für eine lange Zeit ausschließlich an der Hamburger Universität. Max Nonne war damit nominell der Erste seines Fachs in Deutschland. Jung war er da nicht mehr, er war im Alter von 64 Jahren Ordinarius geworden. Mit Blick auf den Forschungs-Output in Otfrid Foersters Forschungsinstitut in Breslau, auf die in die Gründung eines Kaiser-Wilhelm-Instituts für Hirnforschung mündenden Bemühungen des Ehepaars Vogt in Berlin und sogar im Vergleich zu den Neurologen in der Psychiatrie im benachbarten Hamburg-Friedrichsberg, mag sich Nonnes Ruhm relativieren. Doch um die Technik der neurologischen Untersuchung zu erlernen, kamen sehr viele Ärzte und auch einige Ärztinnen zu Max Nonne nach Hamburg. Auch wenn sie oft nur einige Monate blieben, und sie sich nicht bei ihm, sondern an anderen Universitäten habilitierten – Nonne konnte sie als seine Schülerinnen und Schüler betrachten. Sie pflegten den Kontakt zu ihm und Nonne dankte es. In sehr viele Berufungsverfahren deutscher Universitäten griff er aktiv ein, schrieb Empfehlungen und pries seine Kandidaten. Auch in Hamburg wachte er über die Stellenbesetzungen. Noch lange nach dem Zweiten Weltkrieg nahm Nonne regen Anteil an den Personalentscheidungen der Medizinischen Fakultät Hamburg. Zuletzt kam er, 98-jährig, in eine Fakultätssitzung, um eine Hausberufung auf den Lehrstuhl für Chirurgie sicherzustellen.[224] So hat Nonne die Zusammensetzung der Medizinischen Fakultät Hamburg noch bis weit in die 1970er-Jahre geprägt.

Max Nonne wurde glorifiziert. Der Reigen euphorischer Zeitungsberichte begann in den frühen 1930er-Jahren, die unkritische Berichterstattung hielt für Jahrzehnte an. → Abb. 62–75 1941 erreichte der Nonne-Kult anlässlich seines 80. Geburtstags einen ersten Höhepunkt. Friedrich Wohlwill (1881–1958), → Abb. 76 dem nach Portugal emigrierten Neurologen, berichtete Nonne stolz über das Ereignis:

„Ich bin vor 3 Wochen 80 Jahre alt geworden und hatte einen außergewöhnlich schönen Tag. Eppendorf ließ es sich nicht nehmen, mir eine sympathische Feier im Vorlesungsgebäude zu schaffen; Blumengewinde und Mozart's ‚Kleine Nachtmusik' waren äußere Zierde. Der Führer ließ mir die Goethe Medaille durch Staatssekretär Ahrens[225] überreichen; der Reichsstatthalter Kaufmann eine große Mappe mit neuesten Hamburger Ansichten; der Rektor, der Dekan, auswärtige Fakultäten, Vertreter von neurologischen und psychiatrischen Gesellschaften, Vertreter der Studenten in Hamburg und im Deutschen Reich gratulierten ebenfalls. […] Der Tag war wohl ein Höhepunkt meines Lebens; im Stillen hatte ich den Wunsch, daß in der Nacht darauf ein sanfter Herzschlag mein Leben enden möge."[226]

Allein, dass es einen Briefwechsel zwischen Wohlwill und Nonne gab, mag auf den ersten Blick erstaunen. Wie müssen die Zeilen auf den Adressaten gewirkt haben? Wohlwills Schwester, die berühmte Künstlerin Gretchen Wohlwill, war mit ihm in Portugal. Eine zweite Schwester, die Pianistin war, und ein Bruder, der Chemiker gewesen ist, wurden in der Shoah ermordet.[227] Aus Briefen wusste Nonne,[228] dass sich sein Kollege Wohlwill um seine Kinder sorgte und im Begriff stand, Europa und damit auch die in Portugal neu aufgebaute Existenz zurückzulassen angesichts lebensbedrohlicher Verfolgung.

223 Vgl. Eulner, Hans-Heinz: Die Entwicklung der medizinischen Spezialfächer an den Universitäten deutschen Sprachgebietes. Stuttgart 1970, S. 670–680.

224 Stelzner, Friedrich: Lebenswellen, Lebenswogen eines Chirurgen. Landsberg am Lech 1998, S. 173–175.

225 Georg Ahrens (1896–1974), war als zweiter Bürgermeister und ab 1939 stellvertretender Reichsstadthalter der zweitoberste Mann in der Stadtregierung Gross-Hamburgs zur NS-Zeit.

226 Nonne an Wohlwill, 18.2.1941, MHMHH. Krankenjournale Nonne, 197/43; Zeichensetzungsfehler im Orig., mit Ahrend ist der Leiter des Hamburger Staatsamts Georg Ahrens (1896–1974) gemeint.

227 Die Geschwister Sophie und Heinrich Wohlwill starben in Theresienstadt. Vgl. Bruhns, Maike: Gretchen Wohlwill. Eine jüdische Malerin der Hamburgischen Sezession. Hamburg 1989, S. 42. In das Getto Theresienstadt waren sehr viele Hamburger und Hamburgerinnen verschleppt worden. Über den Alltag dort, die sozialen Gefüge in der international zusammengesetzten Zwangsgemeinschaft, über medizinische Versorgung, Hunger und schließlich die Transporte in die Vernichtungslager im Osten berichtet: Hájková, Anna: The Last Ghetto. An Everyday History of Theresienstadt. Oxford 2020.

228 „Jetzt ist natürlich – trotz der Neutralität Portugals – manches in Frage gestellt. Vor allem ist das Problem, was mit den Kindern werden soll, von denen eins in Holland, eins in England und eins in Schottland war, sehr schwer zu lösen. Aber mit solchen Sorgen stehen wir ja nicht allein, und andre haben noch schwerere." Wohlwill an Nonne, 24.9.1939, MHMHH. Krankenjournale Nonne, 197/43.

62

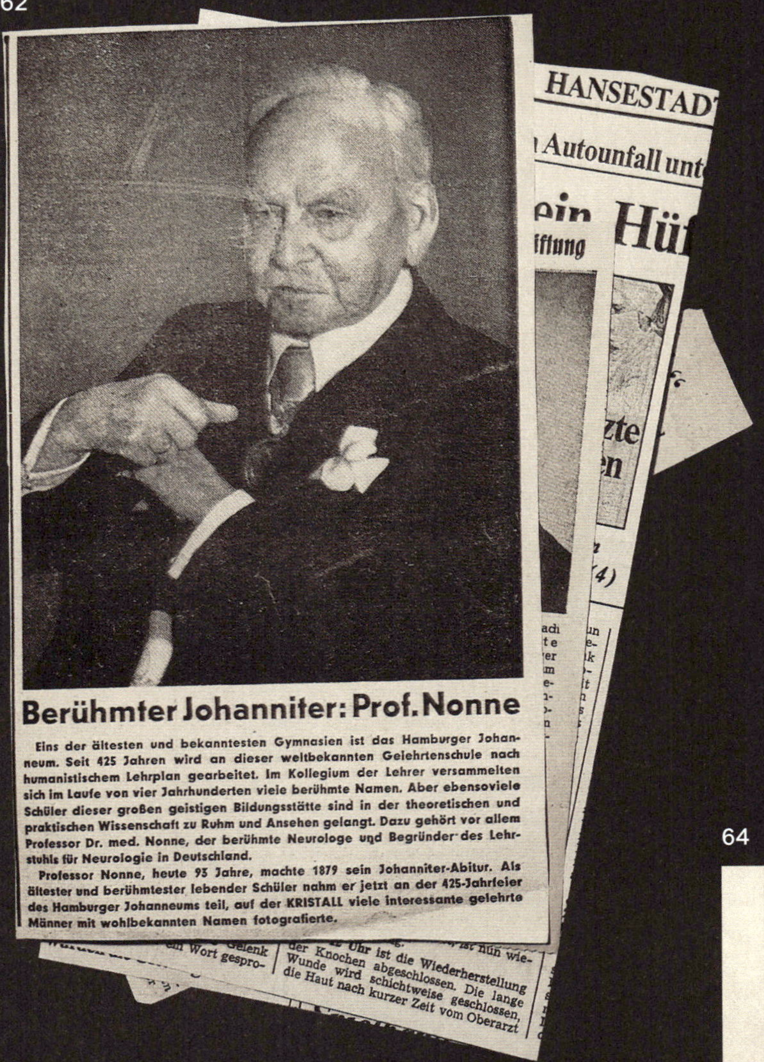

Berühmter Johanniter: Prof. Nonne

Eins der ältesten und bekanntesten Gymnasien ist das Hamburger Johanneum. Seit 425 Jahren wird an dieser weltbekannten Gelehrtenschule nach humanistischem Lehrplan gearbeitet. Im Kollegium der Lehrer versammelten sich im Laufe von vier Jahrhunderten viele berühmte Namen. Aber ebensoviele Schüler dieser großen geistigen Bildungsstätte sind in der theoretischen und praktischen Wissenschaft zu Ruhm und Ansehen gelangt. Dazu gehört vor allem Professor Dr. med. Nonne, der berühmte Neurologe und Begründer des Lehrstuhls für Neurologie in Deutschland.

Professor Nonne, heute 93 Jahre, machte 1879 sein Johanniter-Abitur. Als ältester und berühmtester lebender Schüler nahm er jetzt an der 425-Jahrfeier des Hamburger Johanneums teil, auf der KRISTALL viele interessante gelehrte Männer mit wohlbekannten Namen fotografierte.

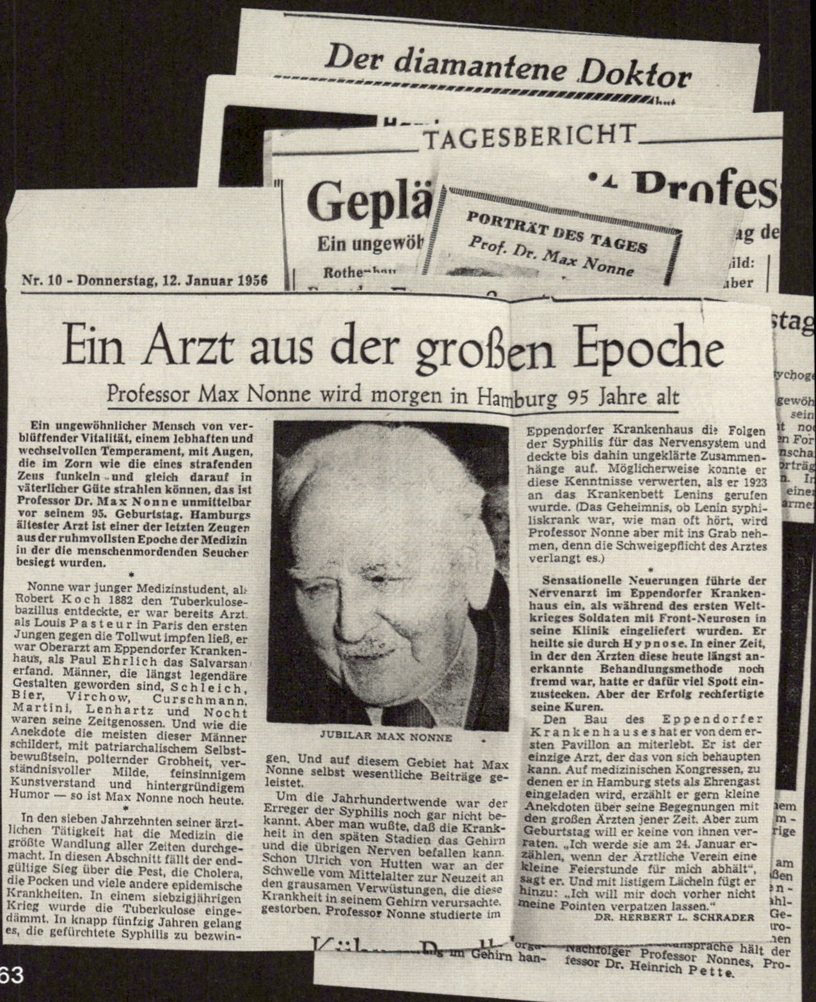

Der diamantene Doktor

Nr. 10 - Donnerstag, 12. Januar 1956

Ein Arzt aus der großen Epoche

Professor Max Nonne wird morgen in Hamburg 95 Jahre alt

Ein ungewöhnlicher Mensch von verblüffender Vitalität, einem lebhaften und wechselvollen Temperament, mit Augen, die im Zorn wie die eines strafenden Zeus funkeln und gleich darauf in väterlicher Güte strahlen können, das ist Professor Dr. Max Nonne unmittelbar vor seinem 95. Geburtstag. Hamburgs ältester Arzt ist einer der letzten Zeugen aus der ruhmvollsten Epoche der Medizin in der die menschenmordenden Seuchen besiegt wurden.

*

Nonne war junger Medizinstudent, als Robert Koch 1882 den Tuberkulosebazillus entdeckte, er war bereits Arzt, als Louis Pasteur in Paris den ersten Jungen gegen die Tollwut impfen ließ, er war Oberarzt am Eppendorfer Krankenhaus, als Paul Ehrlich das Salvarsan erfand. Männer, die längst legendäre Gestalten geworden sind, Schleich, Bier, Virchow, Curschmann, Martini, Lenhartz und Nocht waren seine Zeitgenossen. Und wie die Anekdote die meisten dieser Männer schildert, mit patriarchalischem Selbstbewußtsein, polternder Grobheit, verständnisvoller Milde, feinsinnigem Kunstverstand und hintergründigem Humor — so ist Max Nonne noch heute.

*

In den sieben Jahrzehnten seiner ärztlichen Tätigkeit hat die Medizin die größte Wandlung aller Zeiten durchgemacht. In diesen Abschnitt fällt der endgültige Sieg über die Pest, die Cholera, die Pocken und viele andere epidemische Krankheiten. In einem siebzigjährigen Krieg wurde die Tuberkulose eingedämmt. In knapp fünfzig Jahren gelang es, die gefürchtete Syphilis zu bezwingen. Und auf diesem Gebiet hat Max Nonne selbst wesentliche Beiträge geleistet.

JUBILAR MAX NONNE

Um die Jahrhundertwende war der Erreger der Syphilis noch gar nicht bekannt. Aber man wußte, daß die Krankheit in den späten Stadien das Gehirn und die übrigen Nerven befallen kann. Schon Ulrich von Hutten war an der Schwelle vom Mittelalter zur Neuzeit an den grausamen Verwüstungen, die diese Krankheit in seinem Gehirn verursachte, gestorben. Professor Nonne studierte im Eppendorfer Krankenhaus die Folgen der Syphilis für das Nervensystem und deckte bis dahin ungeklärte Zusammenhänge auf. Möglicherweise konnte er diese Kenntnisse verwerten, als er 1923 an das Krankenbett Lenins gerufen wurde. (Das Geheimnis, ob Lenin syphiliskrank war, wie man oft hört, wird Professor Nonne aber mit ins Grab nehmen, denn die Schweigepflicht des Arztes verlangt es.)

*

Sensationelle Neuerungen führte der Nervenarzt im Eppendorfer Krankenhaus ein, als während des ersten Weltkrieges Soldaten mit Front-Neurosen in seine Klinik eingeliefert wurden. Er heilte sie durch Hypnose. In einer Zeit, in der den Ärzten diese heute längst anerkannte Behandlungsmethode noch fremd war, hatte er dafür viel Spott einzustecken. Aber der Erfolg rechfertigte seine Kuren.

Den Bau des Eppendorfer Krankenhauses hat er von dem ersten Pavillon an miterlebt. Er ist der einzige Arzt, der das von sich behaupten kann. Auf medizinischen Kongressen, zu denen er in Hamburg stets als Ehrengast eingeladen wird, erzählt er gern kleine Anekdoten über seine Begegnungen mit den großen Ärzten jener Zeit. Aber zum Geburtstag will er keine von ihnen verraten. „Ich werde sie am 24. Januar erzählen, wenn der Ärztliche Verein eine kleine Feierstunde für mich abhält", sagt er. Und mit listigem Lächeln fügt er hinzu: „Ich will mir doch vorher nicht meine Pointen verpatzen lassen."

DR. HERBERT L. SCHRADER

63

64

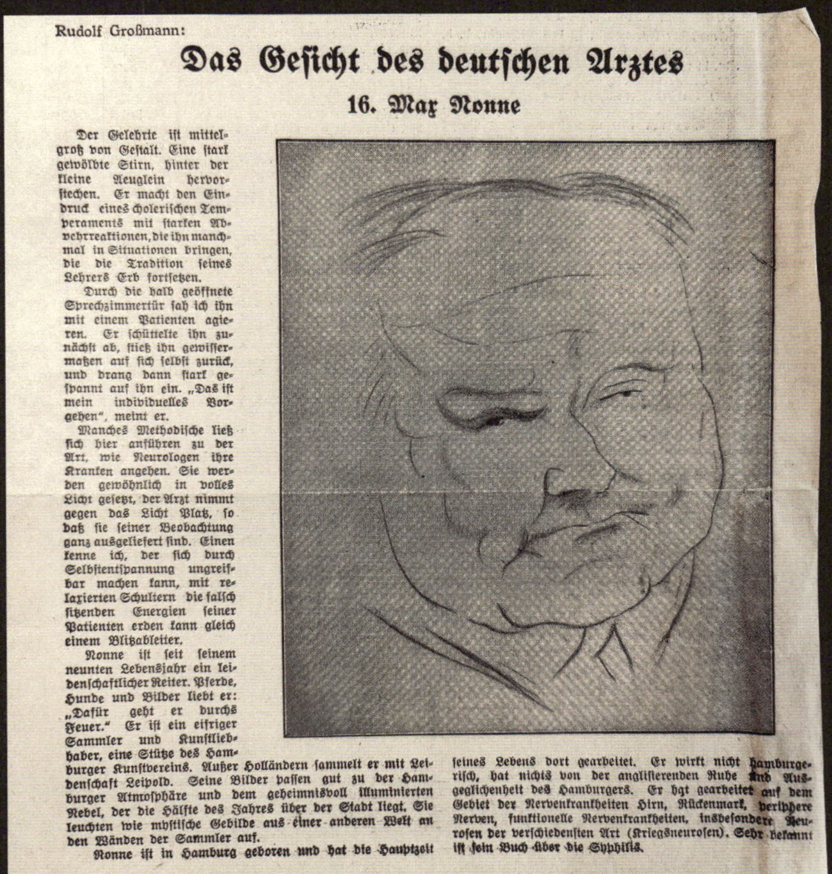

Rudolf Großmann:

Das Gesicht des deutschen Arztes

16. Max Nonne

Der Gelehrte ist mittelgroß von Gestalt. Eine stark gewölbte Stirn, hinter der kleine Aeuglein hervorstechen. Er macht den Eindruck eines cholerischen Temperaments mit starken Abwehrreaktionen, die ihn manchmal in Situationen bringen, die die Tradition seines Lehrers Erb fortsetzen.

Durch die halb geöffnete Sprechzimmertür sah ich ihn mit einem Patienten agieren. Er schüttelte ihn zunächst ab, stieß ihn gewissermaßen auf sich selbst zurück, und drang dann stark gespannt auf ihn ein. „Das ist mein individuelles Vorgehen", meint er.

Manches Methodische ließ sich hier anführen zu der Art, wie Neurologen ihre Kranken angehen. Sie werden gewöhnlich in volles Licht gesetzt, der Arzt nimmt gegen das Licht Platz, so daß sie seiner Beobachtung ganz ausgeliefert sind. Einen kenne ich, der sich durch Selbstentspannung ungreifbar machen kann, mit relaxierten Schultern die falsch sitzenden Energien seiner Patienten erden kann gleich einem Blitzableiter.

Nonne ist seit seinem neunten Lebensjahr ein leidenschaftlicher Reiter. Pferde, Hunde und Bilder liebt er: „Dafür geht er durchs Feuer." Er ist ein eifriger Sammler und Kunstliebhaber, eine Stütze des Hamburger Kunstvereins. Außer Holländern sammelt er mit Leidenschaft Leipold. Seine Bilder passen gut zu der Hamburger Atmosphäre und dem geheimnisvoll illuminierten Nebel, der die Hälfte des Jahres über der Stadt liegt. Sie leuchten wie mystische Gebilde aus einer anderen Welt an den Wänden der Sammler auf.

Nonne ist in Hamburg geboren und hat die Hauptzeit seines Lebens dort gearbeitet. Er wirkt nicht hamburgerisch, hat nichts von der anglisierenden Ruhe und Ausgeglichenheit des Hamburgers. Er hat gearbeitet auf dem Gebiet der Nervenkrankheiten Hirn, Rückenmark, periphere Nerven, funktionelle Nervenkrankheiten, insbesondere Neurosen der verschiedensten Art (Kriegsneurosen). Sehr bekannt ist sein Buch über die Syphilis.

Abb. 62–74
Etwa 100 Zeitungsausschnitte liegen in Nonnes Nachlass im Hamburger Staatsarchiv. Hier Beispiele aus den Jahren 1931, '35, '41, '49, '51, '53, '58 und '61. Es gab viele Anlässe, über Nonne zu berichten. 1915 über „Wunderheilungen durch Hypnose", 1941 zur Verleihung der Goethe-Medaille, zu Geburtstagen, zu Mitgliedschaften in wissenschaftlichen Akademien, zur Ernennung zum Ehrensenator der Universität Hamburg, in Nachrufen, bei Gedenkfeiern und als 1971 seine Autobiografie erschien. Die Blätter schmückten aus, was ihnen Pressestellen und Lobredner zur Verfügung stellten. Eine bemerkenswert distanzierte Beschreibung des Neurologen aus der BZ am Mittag (Abb. 64) sticht ebenso heraus wie das sie illustrierende Portrait. Es stammt von dem 1934 entlassenen Akademieprofessor Rudolf Großmann. Dessen Werke wurden bald darauf aus öffentlichen Sammlungen entfernt und als „entartet" verfemt. Das Bemühen, Bild und Beitrag der „neue Zeit" gefügig erscheinen zu lassen, manifestiert sich in dem Titel, unter den die Ullsteinredakteure die 1935 erschienene Serie stellen: „Das Gesicht des deutschen Arztes". 1979 stellte das Deutsche Medizinhistorische Museum in Ingolstadt Großmanns Ärzteskizzen erstmals aus.

Prof. Dr. Max Nonne 70 Jahre alt

Ein Ueberblick über ein arbeitsreiches Leben

Einen der ersten Plätze in den Reihen deutscher Aerzte nimmt der weltbekannte Neurologe, Prof. Dr. Max Nonne ein, der am 13. Januar in Hamburg sein 70. Lebensjahr vollendet. Prof. Dr. Nonne ist Ordinarius für Neurologie an der Hamburgischen Universität und Direktor der Universitäts-Nervenklinik und leitender Oberarzt am Allgemeinen Krankenhaus Eppendorf.

Morgen werden viele Menschen, viele Freunde mit besonderer Herzlichkeit eines Mannes gedenken, der sein Leben erfolgreich in den Dienst der Mitwelt stellte und dessen unermüdliche Arbeitskraft uns Bewunderung abringt.

Prof. Dr. Nonne wurde 1861 als Sohn eines Hamburger Kaufmanns geboren. Sein Großvater, väterlicher Linie war

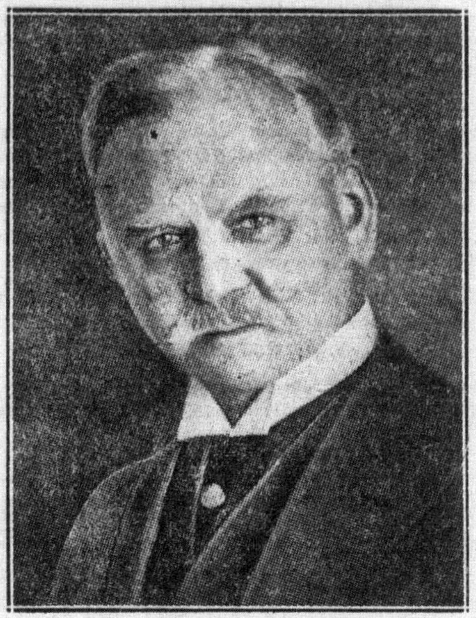

E. Bieber - Hamburg.

der erste Geistliche des Meininger Landes, während der Vater seiner Mutter als Direktor Kraft des Hamburger Johanneums eine bedeutende Rolle im Geistesleben der damaligen Zeit spielte. Als 18jähriger bezog Nonne die Heidelberger Universität und gehörte dort der nicht farbentragenden „Hamburger Gesellschaft" an, aus deren Reihen namhafte Hamburger, wie Burchard, v. Melle, Schramm, Philippi und viele andere mehr hervorgegangen sind. Berlin und Freiburg i. B. gaben dem jungen Studenten das Rüstzeug für sein Leben mit. Das Staatsexamen und die Promotion wurden in Heidelberg absolviert.

Dem jungen Arzt war es vergönnt, Mitarbeiter vieler Großen unter den Medizinern seiner Zeit zu werden. Erb und Eßmarch waren seine Lehrmeister und als er im Jahre 1887 nach Hamburg kam, war das Eppendorfer Krankenhaus unter Curschmann gerade im Bau. Curschmann und Eisenlohr waren hier die Förderer des tüchtigen Arztes, der schon in jungen Jahren Ansehen genoß. Nach kurzen Studien in Paris und London kehrte Dr. Nonne nach Hamburg zurück und wurde praktischer Arzt am Krankenhaus St. Georg. Schon nach einem Jahre seiner Tätigkeit spezialisierte er sich auf Nervenkrankheiten und kam dann als Assistent zu Dr. Engel-Reimers, dem Spezialisten für Haut- und Geschlechtskrankheiten.

Die Hamburger Cholerazeit erlebte Dr. Nonne in seiner Vaterstadt. 1891 wurde er Chefarzt der „Inneren Abteilung" des Vereinshospitals vom Roten Kreuz, wo er neben dem chirurgischen Chef Dr. Waitz arbeitete. Der Tod Dr. Eisenlohrs brachte ihn als dessen Nachfolger an die leitende Stelle in der von Curschmann neugegründeten Nervenabteilung des Eppendorfer Krankenhauses. Später leitender Oberarzt der 2. Medizinal-Abteilung war er in diesers Eigenschaft bis zum 1. Mai 1896 tätig.

Die syphilitischen Erkrankungen, das engere Arbeitsgebiet des Gelehrten, behandelte er in einer Anzahl Bücher, die in der Fachliteratur Aufsehen erregten und in die englische und spanische Sprache übersetzt wurden. In den Kriegsjahren wurde Prof. Nonne durch seine erfolgreichen Behandlungen der verschiedenen Neurosen bekannt. Man zog ihn später als Begutachter in alle möglichen Schiedsgerichte und Versicherungsämter hinzu. Der Name des Arztes Nonne war längst über die deutschen und europäischen Grenzen hinausgegangen. In fast allen Ländern des Kontinents hat Prof. Nonne Vorträge gehalten, man berief ihn 1922 nach Chile, Uruguay und Brasilien. Die nordamerikanischen Staaten hatte er schon vor dem Kriege besucht. Zahlreich sind die Ehrenmitgliedschaften an außerdeutschen neurologischen Gesellschaften.

Zu seinem 70. Geburtstag werden dem großen Arzt und Gelehrten aus dem In- und Auslande viele Ehrungen zuteil werden. Man wird dem Menschen und dem Mann der Wissenschaft in gleicher Weise huldigen.

Ein reiches Leben kann Prof. Nonne vor seinem inneren Auge paradieren lassen und wenn diesem Leben Erfolg beschieden war, so hat er es nicht zuletzt dem unermüdlichen Fleiß zu verdanken gehabt.

„Mein Leben", so sagte er anläßlich einer Unterhaltung, „war ausgefüllt mit saurer, mühevoller Arbeit und ich möchte, wie jeder vernünftige Mann, keines der vergangenen Jahre noch einmal durchleben. Gegenwart und Zukunft harren mit neuen Aufgaben, aber früher vor dem Kriege machte das Schaffen mehr Freude, in einer Zeit, die die sachliche Arbeit höher zu schätzen wußte. Das ist anders geworden. Aber ich möchte hoffen, daß wir einer Zeit entgegengehen, in der weniger der eigentlichen Arbeit entgegengesetzte Strömungen so vorherrschen wie heute.

„Nervenkampf“ eines deutschen Gelehrten

Max Nonne, der Altmeister der deutschen Neurologie, 80 Jahre alt

Der Hamburger Nervenarzt und Altmeister der deutschen Neurologie Prof. Dr. Max Nonne vollendet morgen, am 13. Januar sein achtzigstes Lebensjahr. Versuchen wir einmal, ein halbes Jahrhundert und noch weiter zurückzudenken. Als reeller Hamburger Kaufmann mag der Vater Nonnes damals doch den Kopf geschüttelt haben, als er entdeckte, daß sein Sohn sich als ärztliche „Branche“ — einmal kaufmännisch gesprochen — ausgerechnet das Sondergebiet der Nervenkrankheiten ausgesucht hatte. Das war das am wenigsten reellste von allen medizinischen Fächern. Noch heute schwankt hier ja der Laie oft zwischen zwei Polen des Mißverständnisses. Er denkt dabei an eingebildete Krankheiten, für deren Behebung ein kräftiges Donnerwetter eigentlich genügen müßte, oder an unheilbare geistige oder seelische Störungen, bei denen man vielleicht nicht einmal Veränderungen des körperlichen Organismus feststellen kann. Vor 50 Jahren war die Neurologie überhaupt noch kein anerkanntes selbständiges Fachgebiet, sondern nur ein Teilgebiet der inneren Medizin. Wenn das heute anders ist, wenn der Ehrentag Max Nonnes über Hamburgs und Deutschlands Grenzen hinaus eine Anteilnahme findet, wie sie nur die großen Könner der Medizin erfahren, dann ist damit schon das Lebenswerk des Hamburger Gelehrten bezeichnet. Seine Arbeit hat die Erforschung der Nervenkrankheiten wesentlich mitbestimmt.

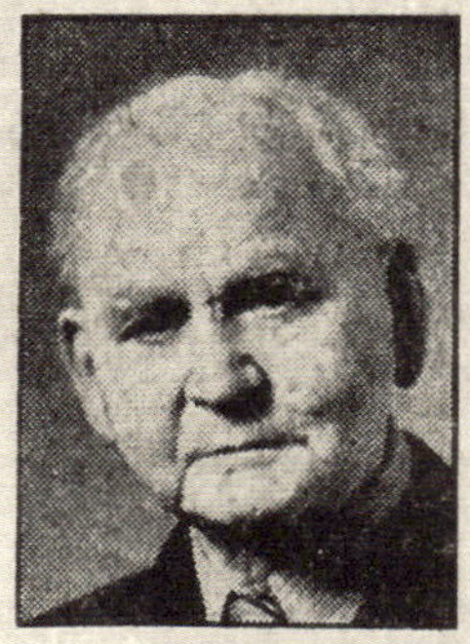

Prof. Max Nonne

Aufnahme: Clara Nonne

Als Schüler von Erb in Heidelberg hat Nonne begonnen, war dann Assistent des Chirurgen Esmarch in Kiel und an der Eppendorfer Nervenklinik unter Eisenlohr. Auf seine Niederlassung als Nervenarzt in Hamburg 1889 folgte noch im gleichen Jahre die Berufung als Oberarzt an das frühere Vereinshospital, das Rote-Kreuz-Krankenhaus. Die Wirkungsstätte seines Lebens, die Nervenklinik Eppendorf, betrat er 1896 als Oberarzt. Hier schuf er seine Hauptarbeit über Syphilis und Nervensystem; 1902 veröffentlicht, ein Meisterwerk, das im Laufe der Jahrzehnte fünf Auflagen und Uebersetzungen in das Spanische und Englische erfuhr. Im Weltkrieg wurde die Eppendorfer Klinik Max Nonnes der Ausgangspunkt für seine damals neue Auffassung der Kriegsneurosen, die zu neuen Behandlungsweisen führte. Nonnes Arbeiten über die „traumatischen“ Neurosen waren hier bahnbrechend und segensreich. Seine Eppendorfer Klinik wurde vorbildlich für die deutschen Nervenlazarette des Weltkriegs, von denen er viele persönlich besuchte.

Aus der Fülle der organisch-neurologischen Arbeiten Nonnes seien hier nur diejenigen über funikuläre Myelitis und über Diagnose und Operation der Rückenmarksgeschwülste erwähnt. Damit berührte er die innere Medizin und Chirurgie ebenso wie anderseits mit anderen Arbeiten das jenseitige Grenzgebiet seines Faches, die Psychotherapie. Sein in Eppendorf praktisch verwirklicher Grundsatz war, daß die Medizin sich nicht in Einzeldisziplinen auflösen dürfe. Auf die enge Verbindung der Fachgebiete und Kliniken legte er größten Wert. Schon seit Jahrzehnten Lehrer eines großen Schülerkreises, war es selbstverständlich, daß Nonne mit der Gründung der Hansischen Universität als der berufenste Lehrer seines Fachgebietes den Lehrstuhl für Neurologie erhielt. Er wurde 1925 ordentlicher Professor und war als solcher weit über die übliche Amtszeit hinaus bis zu seinem 72. Lebensjahr tätig.

Weltoffener Lebenskünstler, Kunstfreund und Sammler, war Nonne im kulturellen und geistigen Leben Hamburgs eine bekannte Erscheinung. Kongresse und Vorträge führten ihn in alle Länder Europas, verschiedene große Reisen nach Uebersee, nach Südafrika und Südamerika. Von Jugend auf ein eifriger Reiter, sieht ihn noch fast jeder Tag im Sattel, im Winter in der Hamburger Reitbahn, im Sommer auf den Wegen um sein Landhaus in Lütjensee, dessen Garten dem Gelehrten manche Stunde der Sammlung in seinem arbeitsreichen Leben schenkte. rdt.

6000 Künstler mit 9000 Werken

Kriegsausstellungen deutscher bildender Kunst

Das Hilfswerk für deutsche bildende Kunst, das im Kriege in verstärktem Maße seine wichtige Kulturarbeit betreibt, eröffnete jetzt in der Preußischen Akademie der Künste die zweite Berliner Schau seit Kriegsbeginn. Von der bisherigen Leistung des Hilfswerkes mögen in diesem Zusammenhang einige Zahlen interessieren, welche

Herbst des Le

Wenn auch in der Ueberschrift vom Herbst die Rede ist, so spielt die Geschichte doch im Frühling, in jener Jahreszeit, die auch reifere Herzen wieder jung werden und an neue Liebesblüten glauben läßt.

Kammersänger Arthur Brinkens freilich dachte nicht an den Herbst, ja, er hatte eigentlich noch nie daran gedacht. Ihn, den gefeierten Bühnenkünstler, erhielt die Gunst des Publikums und insbesondere die der Frauen in einem ewigen Frühling. Wenn er auch außerhalb des Rampenlichts nicht gerade mehr wie ein Jüngling wirkte, so war die Vorstellungskraft seiner Verehrerinnen doch stark genug, in ihm, selbst wenn er in Pantoffeln und unrasiert war, immer den jugendlichen Radames, den feurigen Cavaradossi, den starken Pedro oder den strahlenden Lohengrin zu sehen. Die Illusion der Bühne wirkte so gründlich nach, daß selbst bedenklich gelichtetes Haar und ein recht unheldischer Bauch als verzeihliche irdische Attribute eines Musenlieblings übersehen wurden.

66

67

Hamburg ehrt Professor Dr. Nonne

Goethe-Medaille für den großen Nervenarzt

Im Hörsaal des Universitätskrankenhauses in Eppendorf fand am Montagmorgen eine Feierstunde zu Ehren des achtzigjährigen Prof. Dr. Max Nonne statt, dessen Ruf als Neurologe weit über die Grenzen des Reiches hinausgedrungen ist, und dessen wissenschaftliches Lebenswerk in der Literatur, in der Praxis und in der Lehrtätigkeit segensreich in die Zukunft weiterwirkt. An der Feier nahmen auf Einladung des Rektors der Hansischen Universität, Professor Dr. Gundert, Staatssekretär Ahrens, Senator Dr. Ofterdinger und namhafte Persönlichkeiten aus Staat und Partei teil. Außerdem waren viele Freunde und Schüler Nonnes von weither gekommen, um am Ehrentag des Nestors der deutschen Neurologie anwesend zu sein und ihn persönlich beglückwünschen zu können.

Der Führer hatte dem Jubilar die Goethe-Medaille für Kunst und Wissenschaft verliehen, die Staatssekretär Ahrens überreichte und dabei gleichzeitig ein Schreiben des Reichsstatthalters verlas, in dem Gauleiter Karl Kaufmann Professor Nonne für die geleisteten großen Dienste um Hamburgs Wissenschaft dankt.

Rektor Professor Dr. Gundert würdigte in seiner Ansprache das Lebenswerk des schöpferischen Arztes und gedachte seiner fruchtbaren Lehrtätigkeit. Er versäumte nicht, Prof. Nonne einer pflichtbewußten Jugend als leuchtendes Vorbild zu preisen und als einen Mann hinzustellen, der durch Fleiß, Gewissenhaftigkeit und Hingabe seine Ziele erreicht habe. Nach ihm sprach der Dekan der Medizinischen Fakultät, Professor Dr. Keeser, über das erfolg- und arbeitsreiche Leben Prof. Nonnes, und Prof. Dr. Pette, der Direktor der Universitäts-Nervenklinik, würdigte die wissenschaftliche Bedeutung des Jubilars, der durch seine Forschungen das Fundament der deutschen Neurologie geschaffen habe. Die Folge sei die Gründung vieler neurologischer Institute an deutschen Universitäten, darunter auch an Hamburgs Universität gewesen. Nachdem der Redner noch bekanntgegeben hatte, daß Freunde, Verehrer und Schüler Nonnes eine Radierung des „Klassikers der deutschen Neurologie“ zur Erinnerung erhalten sollten, die in nächster Zeit durch einen von Nonne gewählten Künstler ausgeführt werden würde, ergriff der Gefeierte selber das Wort zu einer kurzen, humorgewürzten und geistvollen Erwiderung, in der er unter Einschaltung mancher gedankenreicher Goethezitate über sich und seine Ahnen sprach und abschließend den Rednern dankte. Er gedachte dabei auch der ausgezeichneten hamburgischen Männer, die wegen ihrer Verdienste in Kunst und Wissenschaft schon vor ihm durch die Verleihung der Goethemedaille geehrt worden waren: nämlich Prof. Dr. Nocht, Oberbaurat Fritz Schumacher und Prof. Dr. Brauer.

Die Feierstunde schloß mit der Führerehrung durch den Rektor der Universität.

zu schaffen und zu halten. Die Polizeibeamten haben sich daher restlos und rastlos eingesetzt. Wenn sie dies taten und in ihrem Amt Eifer zeigten, dann aber verdienen sie auch die besondere Achtung und Wertschätzung der Bevölkerung.

„Musikalische Edelsteine“

Die NSG. „Kraft durch Freude“ wartet in diesem Monat wieder einmal mit einer erstklassigen Veranstaltung auf. „Musikalische Edelsteine“ wird sie am Sonntag, 19. Januar, um 16 Uhr, in „Stadt Hamburg“ darbieten. Bedeutende Künstler, Sänger, Sängerinnen, Tänzerinnen aus Wien, Berlin, Leipzig, Dresden unter der künstlerischen Leitung von Viktor Norbert, dem

kann, es sind auserlesene Genüsse, die den Besuchern bevorstehen.

Kreis Lauenburg

Im Elbe-Lübeck-Kanal ertrunken

Ein Landwirt in Anker i. Lbg., der sich abends bei der Donnerschleuse von Bekannten verabschiedete, wird vermißt. Er muß den Weg verfehlt haben und in den Kanal gefallen sein.

Schleswig-Holstein

Bauernhof durch Feuer vernichtet

68

DIE WELT

Der Dank des Patienten aus Transvaal

Professor Nonne vom großen Flug zurück — Der 88jährige Gelehrte erzählt

Vor einer Stunde noch trank er eine Tasse Kaffee auf Amsterdams Flughafen Schiphol. Und zwei Stunden zuvor erhob sich die silbern glänzende „Viking" vom Londoner Flugfeld Croydon. Pünktlich um 19.15 Uhr setzte am Mittwochabend die Maschine der British European Airways auf den grünen Rasen in Fuhlsbüttel auf. Frisch und lebendig entstieg ihr ein Fluggast, der weit über Hamburgs und Deutschlands Grenzen hinaus einen guten Namen hat: Professor Dr. Max Nonne, der berühmte Nervenspezialist. Mit seiner Gattin zusammen stand er dann bei der Zollabfertigung. Man sieht ihm seine 88 Jahre wirklich nicht an.

Vor fast genau zwei Monaten war Prof. Nonne vom gleichen Platz aus auf die große Reise gegangen. „Inzwischen habe ich einen großen Teil der weiten Welt gesehen", erzählt er. „Einer meiner Patienten, den ich einst erfolgreich behandelte, lebt heute in Südafrika. Er hatte mich schon einige Male eingeladen, ihn dort zu besuchen. ‚Aber ich muß meine Frau mitbringen können', habe ich ihm schließlich geantwortet. Alle bürokratischen Hemmnisse und Bestimmungen hat mein einstiger Patient — und ich kann wohl sagen, mein Freund — schließlich überwunden. So kam dieser wundervolle Flug nach Südafrika zustande."

Der Patient Prof. Nonnes besitzt in Transvaal, im Land Ohm Krügers, eine große Farm. „Wochenlang sind wir durch den riesigen Naturschutzpark Südafrikas gefahren", berichtet begeistert der greise Gelehrte. „Das ist ganz einmalig — die Tiere der Wildnis führen dort ein paradiesisches Leben in voller Freiheit. Ich war tief beeindruckt von der grandiosen Schönheit dieser unberührten Natur. Und ich habe doch wirklich schon viel von der Welt gesehen."

Immer wieder ist der berühmte Nervenarzt, der mit dem medizinischen Leben

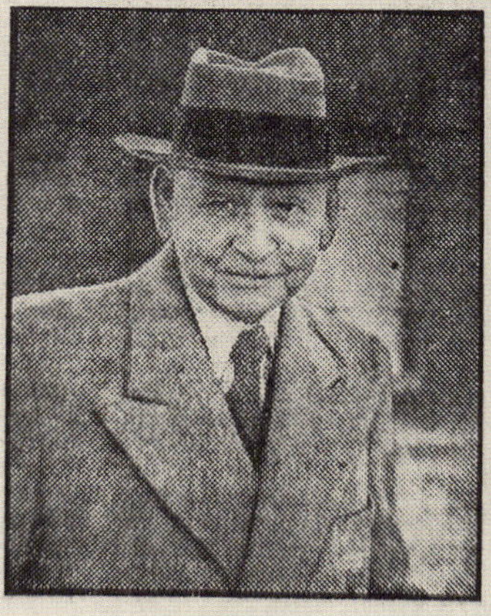

Foto: Meyer

Prof. Nonne nach der Landung

Hamburgs so eng verbunden ist, ins Ausland gerufen worden. Sein Name wird in der ganzen Welt stets mit an erster Stelle unter den führenden Kapazitäten der Medizin genannt. Gerade das so sehr diffizile Gebiet der Seelenheilkunde hat in ihm einen seiner bekanntesten Exponenten. „Der Hamburger Gelehrte hat das Fundament der deutschen Neurologie geschaffen", wurde von ihm anläßlich seines achtzigsten Geburtstages gesagt. Damals erhielt er die Goethe-Medaille für Kunst und Wissenschaft. Das war nur eine der vielen Auszeichnungen, die ihm in vielen Ländern der Welt verliehen wurden. Aber die dankbare Erinnerung seiner Patienten sind ihm die größte Auszeichnung — man spürt dies an seiner ehrlichen Freude über diesen Flug zu einem anderen Erdteil.

Wenn ein besonders schwieriger Fall vorlag, holte man den Hamburger Spezialisten. Sogar an das Krankenlager Lenins wurde er 1923 gerufen. Rußlands Diktator lag damals mit einer komplizierten Nervenerkrankung in einer Moskauer Klinik. Die Länder Südamerikas sah er als Arzt und als — Hamburger mit weltweitem Blick, Schweden, Ägypten und England besuchte er oft. „Dieser Flug nach Südafrika sollte nur eine Erholung für mich und meine Frau sein", sagt der Gelehrte. „Aber es gab so viel zu sehen, daß wir uns in London erst einmal drei Tage lang ‚wirklich' erholen mußten." Der Professor fröstelt ein wenig: „In Johannesburg war es noch mächtig heiß — und hier in meinem lieben Hamburg ist es inzwischen schon fast Herbst geworden." Bevor der 88jährige fast mit den Bewegungen eines Jünglings den Autobus besteigt, wendet er sich noch einmal um: „Die Welt ist so schön", sagt er. ‚Aber es ist auch schön, wieder zu Hause zu sein."

Karl Heinz Christiansen

69

Kopf der Woche

Nestor der Hamburger Ärzteschaft

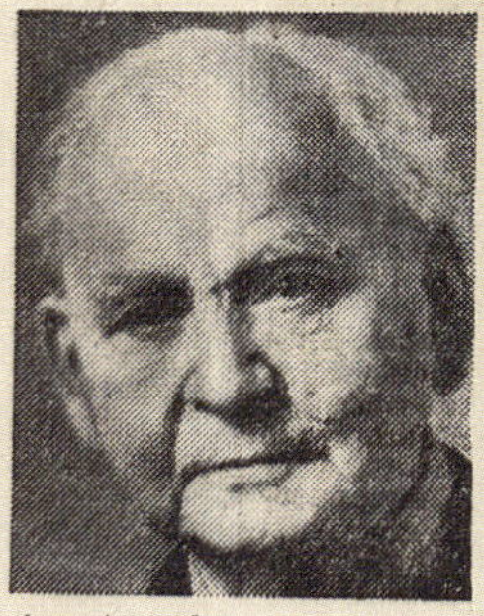

Der lebende Beweis seiner eigenen Auffassung von der daseinserhaltenden Bedeutung geistiger Arbeit und Disziplin ist der 92jährige, weltbekannte Neurologe und ehemalige Direktor der Neurologischen Universitätsklinik Hamburg, Prof. Dr. Max Nonne. Es gibt kaum eine Veranstaltung der Medizin und ihrer Grenzgebiete, auf der man nicht den rüstigen Wissenschaftler mit dem jugendlichen Gesicht antrifft. Er reist gern und hat durch viele Vorträge im Ausland große Verdienste um die deutsche Wissenschaft erworben. Der 56. Deutsche Ärztetag in Lindau wird ihm in Verehrung als einem hervorragenden deutschen Gelehrten, der auf allen Gebieten der organischen Neurologie schöpferisch tätig war, die Wissenschaft von den Nerven und Geisteskrankheiten um wertvolle neue Erkenntnisse bereicherte und zahlreiche Ärzte zu hervorragenden Vertretern seines Sachgebietes heranbildete, die höchste Ehrung, die Paracelsus-Medaille, überreichen.

—Z—

70

Prof. Nonne zum Gedächtnis

Feierstunde am hundertsten Geburtstag des Forschers und Arztes

In einer Feierstunde gedachte die Universität gestern der Wiederkehr des Geburtstages von Max Nonne, dem Nestor der Deutschen Neurologie, der 1959 gestorben ist. Die Deutsche Gesellschaft für Neurologie hat aus diesem Anlaß eine Max-Nonne-Medaille gestiftet, mit der Forscher und Ärzte für besondere wissenschaftliche Leistungen geehrt werden sollen.

Bei der Feier konnte der Vorsitzende der Gesellschaft, Prof. Zülch, sie dem Direktor der Neurologischen Klinik, Prof. Pette, Schüler und Nachfolger Max Nonnes, zum erstenmal verleihen, dessen erfolgreiche Forschungen auf dem Gebiet die klinischen Neurologie damit gewürdigt werden.

Neu gestiftet wurde auch die Max-Nonne-Gedächtnisvorlesung, mit der in Zukunft verdiente Wissenschaftler auf dem Gebiet der Neurologie ausgezeichnet werden sollen. In diesem Jahr wurde sie an der Wirkungsstätte Max Nonnes von Prof. Pette gehalten. Vor der blumengeschmückten Porträtbüste seines Lehrers und vor einem überfüllten Hörsaal sprach er über seine langjährigen Forschungsarbeiten auf dem Gebiet der multiplen Sklerose.

Zuvor hatte der Dekan der Medizinischen Fakultät, Prof. Prévot, in Anwesenheit von Senator Landahl und Rektor Prof. Thielicke, vor den Angehörigen Max Nonnes, zahlreichen Ehrengästen, Professoren und jungen Medizinern die Verdienste des großen Arztes und Forschers Nonne gewürdigt. Er rief ihnen noch einmal ins Gedächtnis, daß es Max Nonne gewesen ist, der die Neurologie zu einer gleichberechtigten Disziplin innerhalb der Medizinischen Fakultät gemacht habe.

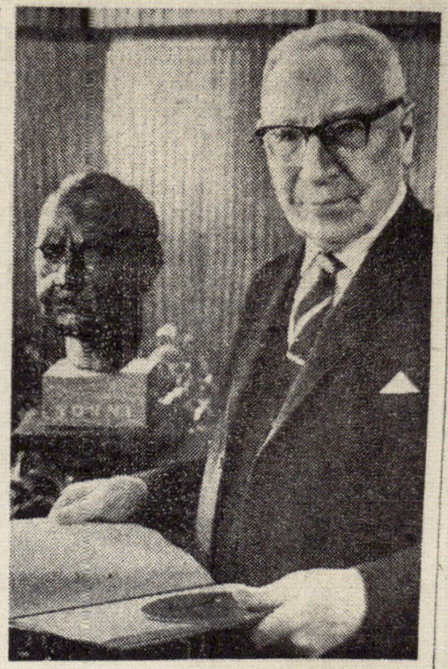

Preisträger Prof. Pette, im Hintergrund eine Büste von Max Nonne

Foto: Conti-Press

Ebenso wie seine wissenschaftliche Leistung bewahre man aber seiner menschlichen Teilnahme und seiner weit wirkenden Lehrtätigkeit ein ehrendes Andenken. Nicht weniger als acht Ordinarien und 25 außerordentliche Professoren seien aus der Schule Max Nonnes hervorgegangen. gds

TAGESBERICHT

Geplänkel mit Professor Nonne

Ein ungewöhnliches Interview zum 95. Geburtstag des weltberühmten Arztes

Rothenbaumchaussee 54 — neben der Gartenpforte ein Schild: Dr. med. M. Nonne, Spezialarzt für Nervenkrankheiten, sauber geharkte Wege, eine Glocke, 1× klingeln. Es ist acht Minuten vor neun Uhr. Eine Frau ist beschäftigt, den Vorraum zu säubern. An der Tür zum Herrenzimmer lehnt ein Besen.

„Einen Augenblick, der Herr Professor wird gleich herunterkommen. Nehmen Sie solange im Herrenzimmer Platz."

Ich habe Zeit, mich umzusehen. An den Wänden Ölbilder von Hermann Kauffmann, Valentin Ruths, Fritz Lissmann und Karl Leipold, Bronzen auf dem Kamin, Tierplastiken, dazwischen ein geflügelter Amor, auf dem Schreibtisch ein bronzener Wildeber als Briefbeschwerer, auf dem Bücherbord ein Band „Malerei des Abendlandes".

Die Frau erscheint: „Ich habe Sie angemeldet. Der Professor sagt: ‚Es ist drei Minuten vor neun. Ich habe den Herrn zu neun Uhr bestellt.'"

Punkt neun Uhr kommt der Professor, mittelgroß, gepflegte Erscheinung, schneeweißes Haar, der berühmte Nervenarzt, international anerkannter Wissenschaftler und Lehrer mehrerer Ärztegenerationen.

Dr. Nonne ist offenbar nicht gut aufgelegt. „Ich soll also erzählen. Darauf bin ich nicht vorbereitet. Es wird doch so vieles falsch wiedergegeben."

Unser Gespräch wird zum Geplänkel. Ich muß mein Gegenüber überzeugen, daß es an ihm liegt, ob etwas falsch wiedergegeben wird, und daß er als Persönlichkeit des öffentlichen Lebens nicht verhindern kann, daß die Zeitung von seinem 95. Geburtstag Kenntnis nimmt.

„Was soll das Ganze? Sie kosten mich unnütz Zeit."

Langsam schwillt mir der Kamm. „Dann werfen Sie mich doch 'raus. Beenden wir das Gespräch. Guten Morgen."

Damit stehe ich auf und will gehen. Eine Hand greift nach mir: „Setzen Sie sich. Sie gefallen mir übrigens gut." Und nun scheint der Bann gebrochen. Professor Nonne berichtet:

Vater Hamburger Kaufmann, Gelehrtenschule des Johanneums, Studium in Heidelberg, Berlin und Freiburg i. Br., praktische Ausbildung bei Professor Erb in Heidelberg, ein Jahr Assistent in der chirurgischen Klinik in Kiel unter Professor von Esmarch. Hier Bekanntschaft mit August Bier, der schon als Volontär ahnen ließ, daß er einst zu den Großen in der Medizin gehören würde. Dann bei Eisenlohr, einem Erbschüler, in der neugegründeten medizinischen Klinik des in den ersten Anfängen steckenden Eppendorfer Krankenhauses. 1889 Gründung der Praxis, vier Jahre Chefarzt der Inneren Abteilung des Hospitals vom Roten Kreuz („Schlump" Hospital), 1895 als Nachfolger Eisenlohrs nach Eppendorf.

Während seiner 37½ Jahre dauernden Wirkung am Eppendorfer Krankenhaus Ausbau der medizinischen Abteilung zur Nervenklinik, Zusammenarbeit mit Heinrich Curschmann, Eugen Fraenkel, Kümmell, Lenhartz und anderen. Den Aufbau des Eppendorfer Krankenhauses mitgemacht von der ersten Baracke bis zum letzten Pavillon, beginnend mit der Einweihung 1889; als Gäste damals Ernst von Bergmann, von Leyden, Virchow und andere.

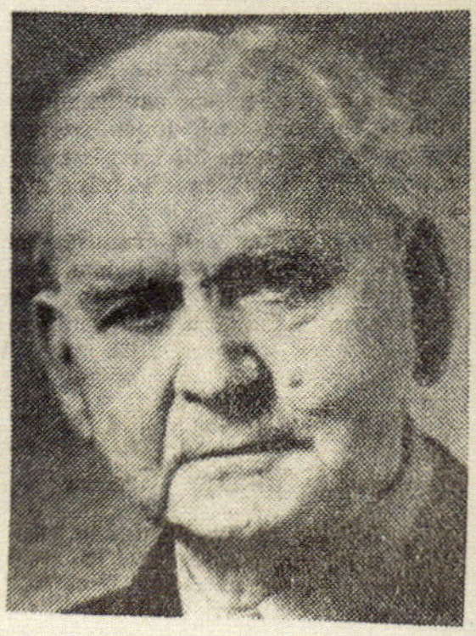

So weit der Lebensweg von Professor Nonne in Stichworten. Ich frage nach seinem Hauptwerk. „Hauptwerk? Ich habe mich mit klinischen und anatomischen Studien der organischen und funktionellen Nervenkrankheiten jeglicher Art beschäftigt. Mein Hauptwerk? Meine Lehrtätigkeit. Mein Stolz ist, daß viele meiner Schüler in bedeutende Stellungen gekommen sind, als Leiter von Krankenhäusern oder als Universitätsdozenten. Während des ersten Weltkrieges konnte ich ungefähr 1500 Personen von ihrem Nervenleiden, dem damals berühmten Schütteln und Zittern, befreien."

1923 war Professor Nonne zweimal am Krankenbett von Lenin in Moskau, zusammen mit Professor Otfrid Foerster. Seit 1933 lebt er im Ruhestand und hat nur noch gelegentlich praktiziert. Dafür hat er auf zahlreichen Kongressen in mehreren Staaten, so in den USA, Südamerika, in Nord-, West-, Süd- und Ostafrika Vorträge gehalten, zu denen er Einladungen erhalten hatte.

71

72

Vor 75 Jahren: Doktor Max Nonne

Ein seltenes Jubiläum feierte der Hamburger Arzt Professor Dr. Max Nonne. Zum 75. Male jährte sich gestern der Tag, an dem der Nestor der deutschen Ärzteschaft und Mitbegründer der modernen Neurologie promoviert hatte.

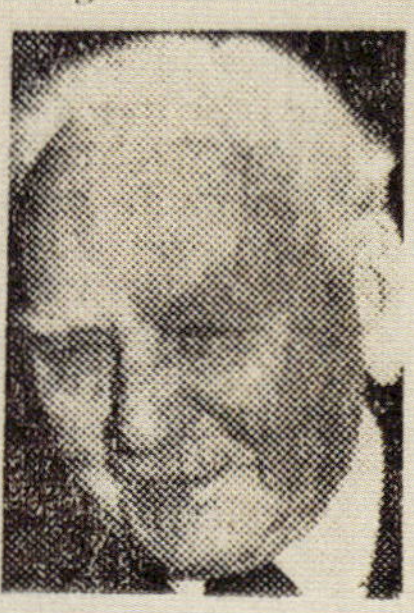

Prof. Max Nonne

Professor Nonne, der im 99. Lebensjahr steht, hat bis zu seiner Eremitierung 37 Jahre lang an der Neurologischen Klinik des Eppendorfer Krankenhauses gewirkt. Er gilt unter den Nervenärzten als Kapazität von internationalem Rang. Sein größter Stolz: Viele seiner Schüler wurden ebenfalls bedeutende Ärzte.

73

Prof. Dr. Nonne 97 Jahre alt

rb. Hamburg, 14. Januar Mit Dank und Verehrung denkt Hamburg dieser Tage an Prof. Dr. Max Nonne. Gestern wurde der Nestor der Deutschen Ärzteschaft und Mitbegründer der modernen Nervenheilkunde 97 Jahre alt. Bürgermeister Brauer hat dem ehrwürdigen Gelehrten, der 44 Jahre als Chefarzt am Eppendorfer Krankenhaus wirkte, die Glückwünsche der Hansestadt übermittelt.

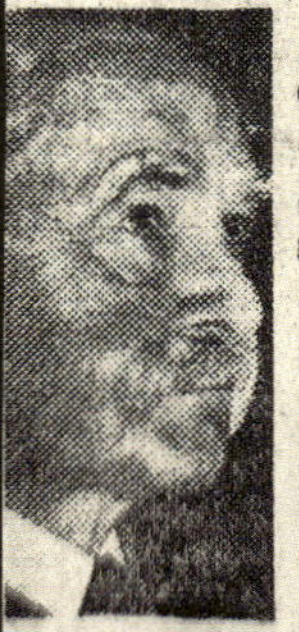

Prof. Nonne

74

Ein großer Seelenarzt

Professor Max Nonne 90 Jahre alt

90 Jahre alt wird am 13. Januar Prof. Max Nonne. Sein Name als Forscher und Arzt auf dem ausgedehnten Gebiete der Nervenheilkunde hat weltweiten Klang und Anerkennung gefunden. Max Nonne wurde 1861 in Hamburg geboren und entstammt einem alten Pastorengeschlecht. Er besuchte die Gelehrtenschule des Johanneums in seiner Vaterstadt, in der in ihm beim Studium der Antike die Liebe und ein feines Empfinden für die darstellende Kunst genährt wurden. Vielleicht waren es gar künstlerische Impulse, die den werdenden Mann zum Studium des höchsten Gebildes der Schöpfung, zur Erforschung des menschlichen Körpers und Geistes selbst, antrieben.

Erb, Esmarch und Eisenlohe, das waren die Namen der Männer, unter deren Führung er seine umfassenden medizinischen Kenntnisse erwarb. Die Neurologie, die Nervenheilkunde, fand schon früh sein besonderes Interesse, und so wurde sein wissenschaftliches Streben tatsächlich zu einem Markstein in der Geschichte deutscher Neurologie. Die vernichtenden Wirkungen einer der gefürchtetsten Geschlechtskrankheiten, der Lues, auf das menschliche Nervensystem wurden bald zu seinem hervorragenden Arbeitsprogramm, das er in zahlreichen klinischen und anatomischen Aufsätzen und Werken niederlegte.

Als Arzt und Forscher zeigte Nonne einen wahrhaft gigantischen Schaffensdrang. 1915 gelangte er zu der Erkenntnis, daß durch Hypnose die Möglichkeit gegeben sei, Neurotiker symptomfrei zu machen. Seine Suggestivbehandlung im Eppendorfer Krankenhaus zeigte ungeahnte Erfolge. Sein kleines Untersuchungszimmer in der Eppendorfer Nervenklinik wurde bald von Ärzten aus ganz Deutschland besucht, um die von ihm geübte Methode der Suggestivbehandlung zu erlernen.

Dabei war Nonne ein Meister der Darstellung in Wort und Schrift. Bei aller Wissenschaft aber galt seine Arbeit in erster Linie seinen Kranken. So wurde Max Nonne bald zum gesuchtesten Nervenarzt Deutschlands. Zahlreiche Reisen ins Ausland verschafften seinem Namen auch in fremden Län-

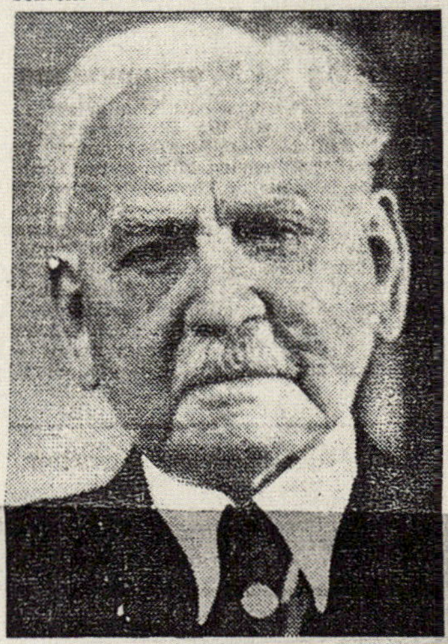

Max Nonne: Vom Johanneum nach Eppendorf

dern einen sehr beachtlichen Rang. 1925 wurde er in Hamburg zum Ordinarius für Neurologie ernannt. Er pries seine Ehrung als schönsten Erfolg in seiner wissenschaftlichen Laufbahn — nicht aus persönlicher Eitelkeit, sondern von dem Gedanken beseelt, nur der Sache, der Entwicklung der Neurologie zu dienen. Viele Ehrungen sind Nonne während seiner langen Tätigkeit als Arzt und Forscher zuteil geworden. Die Arbeit und Pflichterfüllung seiner zahlreichen Schüler im In- und Ausland war ihm aber stets der schönste Dank, der ihn erfreute.

P.-D.

75

Hamburger Fremdenblatt · Rundschau im Bilde

Kupfertiefdruckbeilage des Hamburger Fremdenblattes • Für hervorragende Leistungen in Kupfertiefdruck: Großer Preis Turin 1911 • Gent 1913

Sonnabend, 11. Januar 1941

113. Jahrg. • 1. Vierteljahr • Nr. 11

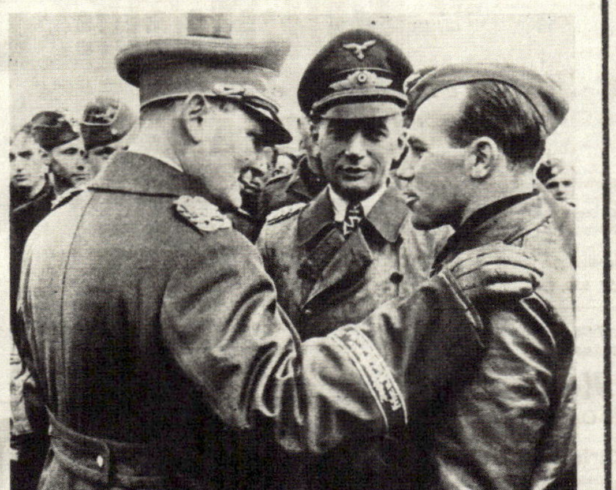

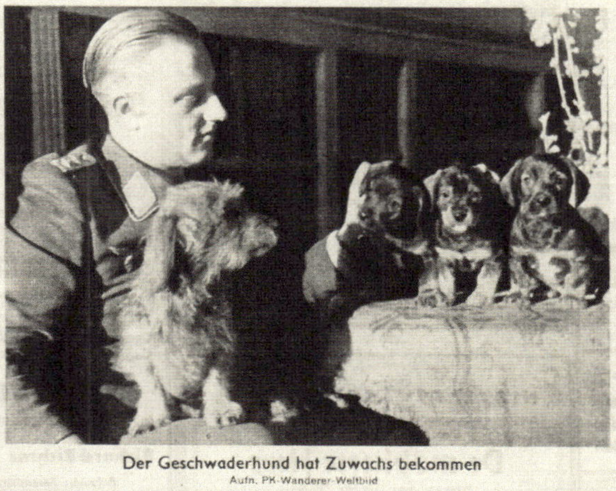

Der Geschwaderhund hat Zuwachs bekommen

Aufn. PK-Wanderer-Weltbild

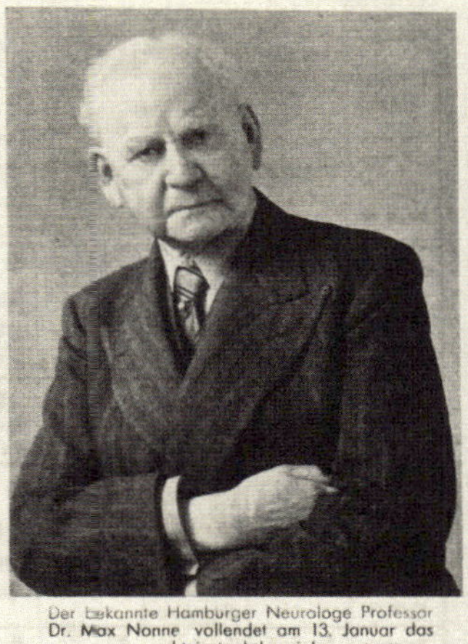

Der bekannte Hamburger Neurologe Professor Dr. Max Nonne vollendet am 13. Januar das achtzigste Lebensjahr Aufn. Nonne

Abb. 75
Alle Hamburger Zeitungen berichteten 1941 über Nonnes Geburtstag, das Parteiorgan Hamburger Tageblatt mit einem Leitartikel auf Seite 1, Titel: „Nervenkampf eines deutschen Gelehrten“. Hier ein Ausschnitt der Bilderseite des Hamburger Fremdenblatts. Datenbank Hamburger Zeitungen Digital, Staats- und Universitätsbibliothek Carl von Ossietzky (SUB).

Das in der letzten Zeile des Geburtstagsberichts aufscheinende Pathos in Bezug auf die eigene Person bemühte Nonne gern. Sich selbst und Menschen seines Standes erwies er Sensibilität. Nonne konnte einfühlsame Kondolenzbriefe schreiben. Er korrespondierte geistreich, witzig und beschwingt. Etwa, wenn er einen belehrend gemeinten Brief an einen Privatpatienten mit den saloppen Worten einleitete, er interessiere sich, wie er gehört habe, wohl eingehend für die Fragen des Alkohols, nur auf der falschen Seite. Patienten, die Nonne auf Kosten der Kassen oder der Armenfürsorge auf seiner Station am Allgemeinen Krankenhaus behandelte, zeigte er ein anderes Gesicht: An seinen Erlanger Kollegen Friedrich Meggendorfer (1880–1953), einen glühenden Verfechter der Zwangssterilisierung Alkoholkranker, schrieb er: „Wie oft habe ich schon vor 30 Jahren gepredigt, man solle die Kerle alle kastrieren."[229]

Das knappe, bereits in der Einleitung zitierte Urteil von Rahel Liebeschütz-Plaut lautete: „Nonne was an antisemite and a snob." „Snob" beschreibt die Kombination aus Elitebewusstsein und Überheblichkeit ganz gut. Das Hinabblicken auf einen Großteil seiner Patientinnen und Patienten gehörte ebenso zu Nonne wie sein Stolz, Teil der höheren Gesellschaft zu sein: Als jugendlicher Tänzer und König der Hamburger Bälle in den 1880er-Jahren[230] und greiser Schwiegervater eines Großindustriellen in den frühen 1940er-Jahren, von dessen Ämtern in der Rüstungsindustrie er in seinen Briefen an den schon in den 1920er-Jahren in die USA ausgewanderten Hans Reese (1891–1973) prahlte.[231] Fragt man augenzwinkernd, warum Reese bis zum Kriegseintritt der USA so viel an Nonne schrieb, könnte auch die Auskunftsfreude des greisen Neurologen über den prominenten Schwiegersohn eine Rolle gespielt haben. Denn für das Pentagon befasste sich Reese mit deutscher Militärforschung. Belegt ist Reeses Tätigkeit als Agent für seine Wahlheimat USA jedoch erst ab 1944.[232] → Abb. 77

Über Nonnes Interaktion mit den Patient:innen auf seiner Station in Eppendorf wissen wir wenig. Erhalten sind lediglich Akten, die Nonne über seine Privatpatient:innen führte. In einer bisher unveröffentlichten Passage seiner Autobiografie offenbarte er sein Menschenbild jenen gegenüber, die von Kassen und Armenversorgung zu ihm in das Allgemeine Krankenhaus überwiesen wurden:

> „Es klingt ja fast unmenschlich, wenn ich sage, daß ich nicht ganz selten wehleidigen Neuropathen, unglücklich, erblich belasteten Nervenschwächlingen auf ihre immer wiederholte Frage: ‚Was soll ich denn nun tun, um meine Beschwerden loszuwerden?' sagte: ‚Drüben auf der Straße mir gegenüber stehen Bäume mit starken Ästen, das Tau dazu will ich Ihnen schenken.'"[233]

Die „neue Bewegung", wie er das seit 1933 regierende NS-Regime nannte, begrüßte Nonne zeitweilig, als sei sie ein Projekt der Aufklärung. Über Hitler schrieb er: „Ob ein endgültiger endlicher Sieg über Katholizismus, Kommunismus, Judentum Deutschland beschieden sein wird, können wir heute noch nicht sagen, es wäre das der größte Sieg der Geschichte, den ein Mann und eine Idee gewonnen hätte."[234] Hier hallen die eliminatorischen Expansionspläne nach, die Nonnes Freund, der Industriemagnat Hermann Röchling (1872–1955), → Abb. 78, 79 Direktor der Völklinger Hütte, in einer Denkschrift für Hitler formuliert hatte. Seine Ideen könnten, das Zitat legt es nahe, auch Nonne erreicht haben. Röchling bemühte darin die Saga vom „Judentum der Welt, dem einflußreichsten Vorkämpfer des Bolschewismus" als Argument für die Vernichtung („das Leben schlechthin der jüdischen Rasse").[235] Röchlings Stellvertreter im engsten Planungsstab von Albert Speers Rüstungsmaschinerie war Nonnes Schwiegersohn Walter Rohland (1898–1981).

Antisemitische Topoi und den Jargon des Hetzblattes ‚Stürmer' nahm der humanistisch beschulte Nonne in sein Vokabular auf, etwa wenn er über Berliner Armenärzte verlautbarte: „Ich erinnere mich, daß diese Ärzte schon damals fast ausnahmslos Juden waren, wie Berlin überhaupt damals schon ärztlich stark verjudet war."[236]

Ergänzt man das Bild, das Nonne in der NS-Zeit in seiner Autobiografie von sich selbst zeichnete, um Funde aus den Briefen, die er mit seinen Schülern um das Jahr 1940 austauschte, zeigen sich andere Nuancen. Denn Nonne bekannte sich zu seinem Einsatz für emigrierte Kollegen. Wie offen er agierte, wird just aus Briefwechseln mit dem Vorkämpfer der Krankenmorde Alfred Hoche (1865–1943) und mit dem während des Ersten Weltkriegs an massiven antisemitischen Ausschreitungen beteiligten Eppendorfer Direktor der Jahre 1911–1934, Ludolph Brauer (1865–1951), besonders deutlich.

229 Nonne an Meggendorfer, 5.11.1940, MHMHH. Krankenjournale Nonne, 198/120.

230 „Ich glaube, dass ich damals durch mein Wirken auf den Bällen schon den Grund gelegt habe für mein ‚Bekanntwerden in Hamburg'". Konzepte zum Buch „Anfang und Ziel meines Lebens". Nachlass Nonne, StAHH, 611-1/197, 90.

231 „Mein Schwiegersohn Rohland ist überbeschäftigt als verantwortlich für 4 Edelstahlfabriken in Krefeld, Hannover, Remscheid und Wien", Nonne an Reese, 9.5.1940. „Dr. Rohland ist Generaldirektor bei den ‚Vereinigten Stahlwerken' geworden und ist seit 4 Monaten die rechte Hand von Todt." Nonne an Reese, 19.5.1941, MHMHH. Krankenjournale Nonne 197/16. Gemeint ist die ‚Reichsvereinigung Eisen'. Ab Juni 1942 war Rohland direkt unter Albert Speer (1905–1981) der „Beauftragte für Eisen und Stahl in den besetzten Gebieten".

232 Über Hans Reese als Agent vgl. Janik, Erika: A Gentleman and a Scholar. In: On Wisconsin 113 (2012), Heft 3, S. 42–45.

233 Typoskript der Autobiographie, Nachlass Nonne, StAHH, 611-1/197, 90.

234 Ebd.

235 Zit. nach der differenzierten Biografie: Hippel, Wolfgang von: Hermann Röchling 1872–1955. Ein deutscher Großindustrieller zwischen Wirtschaft und Politik. Facetten eines Lebens in bewegter Zeit. Göttingen 2018, S. 413.

236 Typoskript der Autobiographie, Nachlass Nonne, StAHH, 611-1/197, 90.

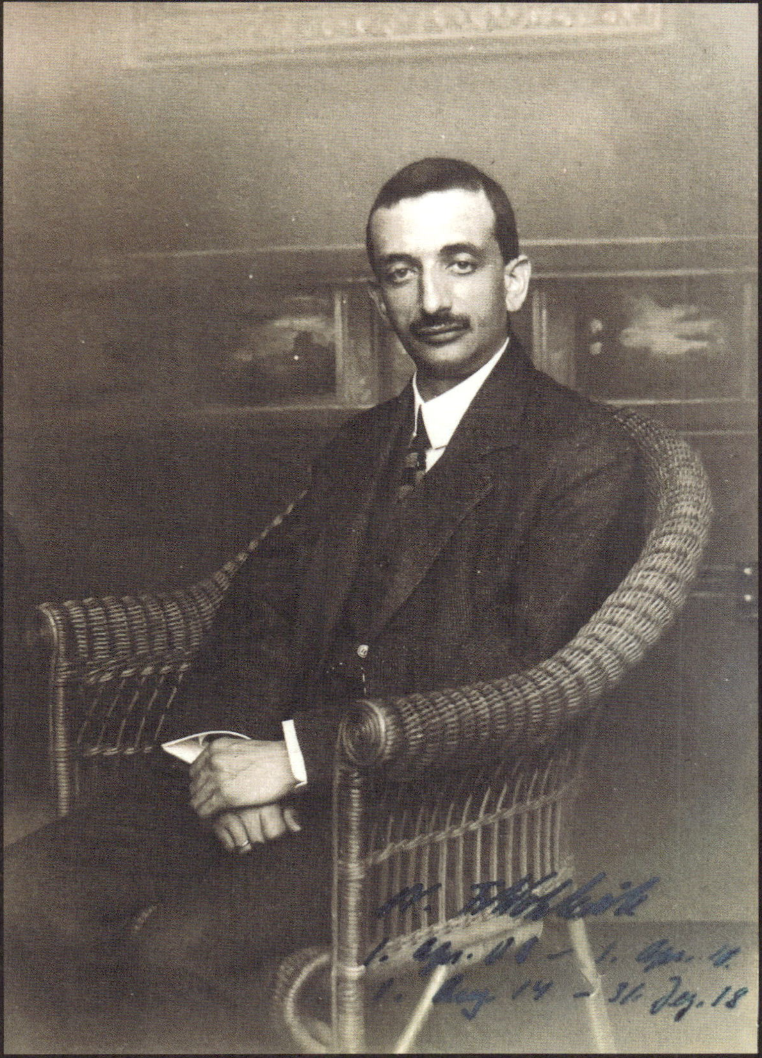

76

Fritz Wohlwill
über Max Nonne

„Nonne war ein Mann mit vielen Vorzügen und einigen Schwächen. Zweifellos war er seinerzeit einer der führenden deutschen Nervenärzte. Er war ausserordentlich fleissig, ein gründlicher Untersucher, hatte einen ausgesprochenen ärztlichen Blick, ein glänzendes Gedächtnis und eine riesige Erfahrung."

„Nonne war ein ausgezeichneter Lehrer, und er gab sich auch viel Mühe mit seinen Schülern. Vor allem lernte man Diagnosen bei ihm stellen."

„Wenn ich ein Nervenleiden hätte, so würde ich mir die Diagnose von Nonne machen lassen und mich dann von Saenger, dem Neurologen des Sankt Georg-Krankenhauses, behandeln lassen."

„Als ich mit Nonne über meinen Wunsch, bei ihm einzutreten, sprach, äusserte er sich sehr zurückhaltend und liess in klarer Weise durchblicken, daß ich als Jude ihm nicht genehm sei."

„In der doch oft recht dankbaren Behandlung der funktionellen Neurosen war Nonne keineswegs auf der Höhe. Obwohl – oder vielleicht grade weil – er selbst ausgesprochene Züge von Neuropathie zeigte, hatte er keinerlei Verständnis für diese Kategorie von Kranken. Er betrachtete die Neurosen mehr oder weniger als Charakterfehler und die damit Behafteten sah er als Schwächlinge an, denen der nötige Wille zur Gesund-

77

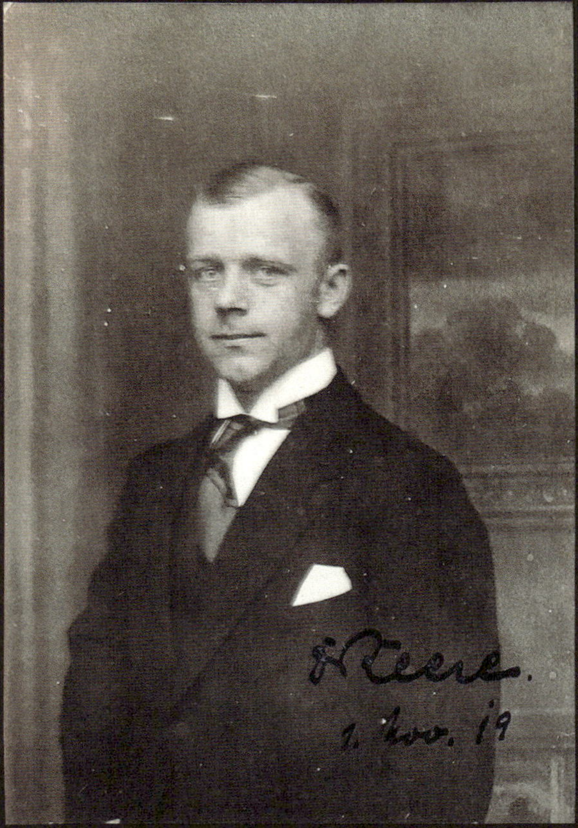

78

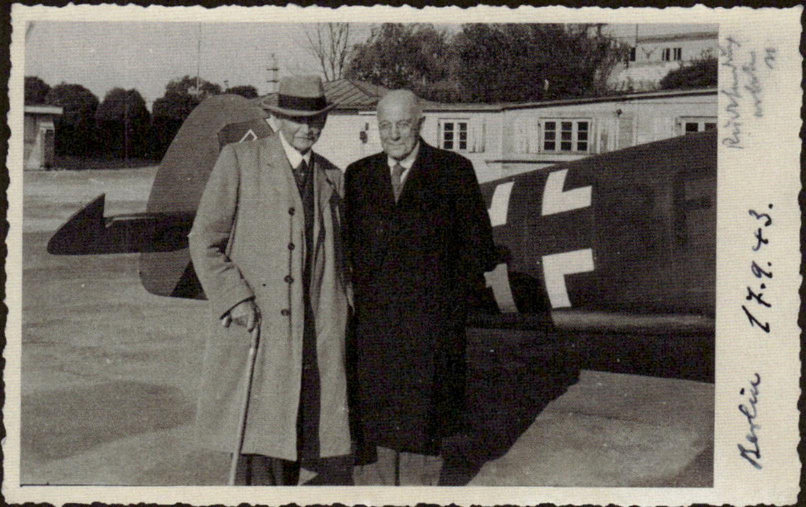

79

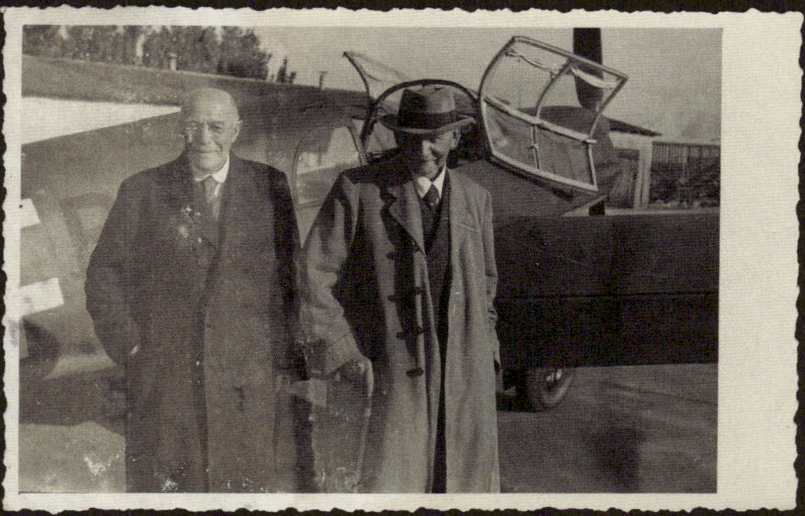

Abb. 77
Hans Reese, Fußballer (Holstein Kiel, dt. Nationalmannschaft bei den Olympischen Spielen 1912), Neurologe (Univ. of Wisconsin, Madison), amerikanischer Geheimagent. Foto: Nachlass Nonne. Aus dem Album „Herrn Prof. Dr. M. Nonne zum 25jähr. Jubiläum als Oberarzt von seinen Eppendorfer Assistenten, 1.5.1921“, StAHH.

Abb. 78, 79
Max Nonne und Hermann Röchling. Mit ihm verband den Neurologen eine enge Freundschaft. Er genoss die Nähe zum (Proto-) Jetset-Leben des Industriellen und unterstützte Röchling während seiner Haft

Verglichen mit der Dimension der Verbrechen, die er vorangetrieben hat, scheint es trivial, sich mit den Ambivalenzen der Persönlichkeit Max Nonnes zu befassen. Aber Geschichtsschreibung wird nicht beliebig, wenn sie Widersprüche offen legt, sie schärft den Blick. Was bedeutete es für Juden in den ersten Jahrzehnten des 20. Jahrhunderts, im Alltag von Universitäten und Kliniken unter bekennenden Antisemiten zu arbeiten? Was hieß es, in Not von Menschen wie Nonne abhängig zu sein? Welche Rolle spielten Herkunft und Habitus in der Hamburger Universitätsmedizin? Welche Bereitschaft, sich an Medizinverbrechen zu beteiligen, gab es 1940 in der Ärzteschaft? Ein Kollege aus dem Aufsichtsteam des Museums fasste sein Erstaunen über die Ambivalenzen in den Satz: „Nonne war ja nicht einmal Nationalsozialist."

„Das sind alles Fälle, für die ich schon seit langen Jahren eine Unterbrechung des Lebens gewünscht hatte." Nonne und die Krankenmorde

In Hamburg begannen Holocaust und Krankenmord mit ein und demselben Ereignis. Aus Wohnheimen, Sanatorien und Pflegeanstalten waren nach und nach 136 jüdische Bewohnerinnen und Bewohner zwangsweise in die Hamburger „Irrenanstalt" Langenhorn gebracht worden. Am 23. September 1940 wurden sie von dort aus in die Tötungsanstalt Brandenburg transportiert und am selben Tag dort ermordet.[237] Etwa 70.000 Patientinnen und Patienten waren in den sechs Tötungsanstalten der NS-„Euthanasie" ermordet worden, als das Regime im Sommer 1941 die mittlerweile öffentlich diskutierten Tötungen nach Protesten zunächst einstellte. Neben den Predigten des Münsteraner Bischofs Clemens August Graf von Galen (1878–1946), die von vielen Kanzeln verlesen wurden, trug auch die internationale Berichterstattung zu dem Entschluss bei, die Propaganda für die sogenannte Euthanasie aufzugeben und die Morde weniger öffentlich fortzusetzen.[238]

Da die zentral in der Berliner Tiergartenstraße 4 organisierte (und daher Aktion T4 genannte) Mordkampagne im Süden des (um die ‚Ostmark' erweiterten) Reiches begonnen hatte, gab es zu diesem Zeitpunkt vergleichsweise wenige Hamburger Opfer. Neben den 135 jüdischen Patientinnen und Patienten waren bis Mitte 1941 überwiegend jene Hamburgerinnen und Hamburger Opfer der Krankenmorde geworden, die in Anstalten in anderen Teilen Deutschlands untergebracht gewesen waren. Ein Mittäter, der Leiter der Eppendorfer Psychiatrie, versuchte später gar den Eindruck zu vermitteln in Hamburg sei es gelungen, die Krankenmorde „zu vereiteln".[239] Nach heutigem Forschungsstand gab es fast 5000 Hamburger Opfer. Die Morde an ihnen vollzogen sich später und weniger öffentlich als die der sogenannten Aktion T4. Verlegungen sollten die Taten vor den Angehörigen verschleiern. Die Hamburger Psychiatrie mordete verdeckt im Geheimen. Einer, der es ermöglicht hat, war Max Nonne.

Die ersten Opfer waren Kinder. Anfang März 1940 wurde der erste bisher dokumentierte Patient im damaligen Kinderkrankenhaus Rothenburgsort ermordet. Es war ein Junge im Alter von 2½ Jahren.[240] Eine Meldepflicht für Kinder und Neugeborene mit neurologischen Auffälligkeiten hatte das Reichsministerium des Inneren bereits vor Kriegsbeginn kursieren lassen, um dem durch den Begriff „Reichsausschussverfahren" verbrämten Morden bereits in seiner Frühphase den Anschein von Legalität zu verschaffen.[241] Als „Mann der ersten Stunde" war aus Hamburg der Kinderarzt Wilhelm Bayer (1900–1972) dabei, der Leiter des Kinderkrankenhauses Rothenburgsort.[242] Im März 1940 erreichte der Befehl zur „Meldung missgestalteter Neugeborener" alle Ärztinnen und Ärzte im Reich über ihr Standesorgan, das Deutsche Ärzteblatt. → Abb. 80 Vorgeblich zu wissenschaftlichen Zwecken sollten Mediziner:innen und Hebammen den Gesundheitsämtern Neugeborene und Kinder bis zum Alter von drei Jahren mit einem breiten Spektrum an Diagnosen melden. Aufgezählt wurden: Idiotie, Mongolismus, Blindheit, Taubheit, Mikrocephalie (lat./gr.: Zustand mit kleinem Gehirn), Hydrocephalus (gr.: Wasserkopf) schweren bzw. fortschreitenden Grades, Missbildungen jeder Art, Fehlen von Gliedmaßen, schwere Spaltbildungen des Kopfes und der Wirbelsäule, Lähmungen einschließlich Littlescher Erkrankung. Explizit war von „angeborenen

237 Nur eine Patientin entkam zunächst durch Intervention ihres Rechtsbeistands, vgl.: Wille, Ingo: Ilse Zachmann, geb. Samson. In: Ders.: Transport in den Tod. Von Hamburg-Langenhorn in die Tötungsanstalt Brandenburg. Lebensbilder von 136 jüdischen Patientinnen und Patienten, Berlin 2017, S. 493–499. Ingo Willes Band mit den 136 Biografien ist online frei zugänglich. Über eine der Ermordeten, Sonia Wechsler, hat ihr Enkel Itamar Wexler einen berührenden Film gedreht, der schimpflicherweise in Deutschland bisher keinen Verleih gefunden hat: The Voyage. Israel 2021. Zu den Verbindungen von „Euthanasie" und Shoah, vgl.: Friedlander, Henry: The Origins of Nazi Genocide. From Euthanasia to the Final Solution. London 1995.

238 Noack, Thorsten: NS-Euthanasie und internationale Öffentlichkeit. Die Rezeption der Behinderten- und Krankenmorde in den Vereinigten Staaten, in Großbritannien und in der Schweiz während des Zweiten Weltkriegs. Frankfurt/M. 2017. Zur Filmpropaganda vgl. ein Interview mit dem „Ich klage an"-Regisseur Wolfgang Liebeneiner und die eine ausführliche Produktionsgeschichte des Films enthaltende Pionierstudie von Rost, Karl Ludwig: Sterilisation und Euthanasie im Film des „Dritten Reiches". Nationalsozialistische Propaganda in ihrer Beziehung zu rassenhygienischen Maßnahmen des NS-Staates. Husum 1987.

239 Bürger-Prinz, Hans: Ein Psychiater berichtet. Hamburg 1971, S. 128.

240 Jenner, Harald; Wunder, Michael: Hamburger Gedenkbuch Euthanasie. Die Toten 1939–1945, Hamburg 2017, S. 482.

241 „Legalität" in der für das NS-Regime typischen Spreizung von Recht, Regeln, Erlassen und Maßnahmen, zum Konzept: Fraenkel, Ernst: The Dual State. New Nork 1941 (dt.: Der Doppelstaat, Frankfurt/M. 1974). Die Frage, „wie erkennt man ein Verbrechen" nimmt ein ganzes Kapitel ein in dem wohl besten Geschichtsbuch über den Umgang mit Menschen mit geistigen Behinderungen im Vor- und Nachkriegsdeutschland: Herzog, Dagmar: Eugenische Phantasmen. Eine deutsche Geschichte. Berlin 2024.

242 Klar strukturiert und mit allen Mitteln kreativer und engagierter Forschung recherchiert, findet sich der Ablauf der Tötungen in Hamburg nachgezeichnet in der medizinischen Doktorarbeit des Psychiaters Burlon, Marc: Die „Euthanasie" an Kindern während des Nationalsozialismus in den zwei Hamburger Kinderfachabteilungen. [Diss. med.] Hamburg 2009.

Mißbildungen" die Rede, nicht – wie im „Gesetz zur Verhütung erbkranken Nachwuchses" vom 14.7.1933 – von erblichen Leiden. Diese Unterscheidung legt offen, dass die Erfassung nicht aus eugenischen Motiven erfolgte. Dass der explizit dort aufgeführte ‚Morbus Little' (heute infantile Zerebralparese genannt), jene vor und während der Geburt entstandene Schädigung des Gehirns, die oft zu Muskelspastiken führt, keine „Erbkrankheit" ist, war schon damals ärztliche Allgemeinbildung. Ebenso legt die Auflistung des Down-Syndroms offen, wie breit das Spektrum der zu erfassenden Opfer war. Die sonst zur Rechtfertigung von „Euthanasie"-Bestrebungen angeführten Anspielungen auf „Leiden" oder „Lebensqualität" spielten offensichtlich bei dieser Erfassung zur Vernichtung[243] keine Rolle. Vielmehr klingt die Intention an, die Körper der Kinder für Forschungszwecke zu missbrauchen.[244]

In Hinblick auf Meldebögen und Krankheitserfassung war Hamburg in der Zeit der Weimarer Republik ein Vorreiter, in einigen Aspekten gerühmt, in andern gefürchtet. Gerhard Kreyenberg (1899–1996), Arzt der Alsterdorfer Anstalten, baute ab 1930 mit sogenannten Sippentafeln ein Gesundheitspassarchiv auf. Ein Instrument der erbbiologischen Stigmatisierung, mithilfe dessen er „Asoziale" und Familien mit psychiatrischen Erkrankungen zu identifizieren suchte.[245] Seine Vorarbeiten führten dazu, dass in Hamburg ab 1934 besonders viele Menschen Opfer der Zwangssterilisierung wurden.

Aber auch ein heute unverzichtbares Instrument zur Entdeckung von Gesundheitsgefahren und Umweltgiften sowie zur Erfassung epidemiologischer Daten wurde in Hamburg erfunden: Stadtphysikus Herman Sieveking (1867–1954) war Initiator des weltweit ersten Krebsregisters, das 1927 an den Start ging. Als Pensionär zurück ins Amt geholt, fungierte Sieveking ab dem Spätsommer 1939 und bis zum Ende des Kriegs als Leiter des Gesundheitsamtes Groß-Hamburgs. Damit unterstanden dem Ende-70-Jährigen auch die Tötungsstationen für Kinder in den Krankenhäusern Langenhorn und Rothenburgsort.[246]

Mit der Veröffentlichung der Meldepflicht im Deutschen Ärzteblatt im Frühjahr 1940 war die Erfassung der Kinder gewährleistet, die in den sogenannten Kinderfachabteilungen ermordet werden sollten. Die Tötungen selbst fanden nicht derart öffentlich statt. Sie wurden durch falsche Sterbedaten und erfundene Todesursachen verschleiert. Zu der Vertuschung gehörte auch eine Sprachregelung den wenigen Eltern gegenüber, die angeblich wünschten, ihr Kind möge getötet werden. Sollte das Ansinnen geäußert werden, sollte es möglichst brüsk zurückgewiesen werden, jedoch nur verbal und in Kombination mit der Aufforderung, der „Behandlung" zu vertrauen.[247] Wie viele Kinder Opfer des sogenannten Reichsausschussverfahrens geworden sind, ist auf Grund der Geheimhaltung bis heute nicht bekannt. Historiker:innen schätzen ihre Zahl auf über 5.000.[248]

In Hamburg gab es Widerstand gegen die Morde an behinderten Kindern. Im UKE kam er von einem bekannten Mitglied der Fakultät. Der Kinderarzt Rudolph Degkwitz (1889–1973) war als erster Wissenschaftler von größerem Renommee von auswärts nach Eppendorf berufen worden. Der Erfinder der Masernimpfung genoss gewisse Prominenz. Und als Nationalsozialist der ersten Stunde schien Degkwitz politisch unangreifbar.[249] Sein ehemaliger Assistent Wilhelm Bayer hatte 1934 nach einem Zerwürfnis mit ihm ohne Habilitation die Klinik verlassen müssen, wurde aber für seine engagierte NS-Parteiarbeit und seine guten Beziehungen noch im selben Jahr mit der Leitung des Kinderkrankenhauses Rothenburgsort belohnt. Dort richtete Wilhelm Bayer, 1939 Hamburgs erste Kinderfachabteilung ein.

Die genaue Beobachtung Bayers durch seinen ehemaligen Chef Degkwitz mag, wie der Historiker Götz Aly 1984 vermutete,[250] der Grund dafür gewesen sein, dass der Hamburger Gesundheitssenator[251] Friedrich

243 So der Titel eines Pionierwerks der politischen Historiographie über die Medizin im Nationalsozialismus: Roth, Karl Heinz (Hg.): Erfassung zur Vernichtung. Von der Sozialhygiene zum „Gesetz über Sterbehilfe". Berlin 1984.

244 Insbesondere Maike Rotzoll und Paul Weindling haben die enge Verbindung von Forschung und Krankenmorden herausgearbeitet; Rotzoll überwiegend auf der Basis von Patientenakten (vgl. z. B.: Rotzoll, Maike; Roelcke, Volker; Hohendorf, Gerrit: Tödliche Forschung an Kindern. Carl Schneiders „Forschungsabteilung" an der Heidelberger Psychiatrischen Universitätsklinik 1943/44. Heidelberg. Jahrbuch zur Geschichte der Stadt 16 (201), S. 113–122), während Weindling überwiegend der Spur der Gehirnpräparate folgte und die Biografien der Ermordeten rekonstruierte. Ein Ergebnis seines umfangreichen Projekts ist eine 2025 veröffentlichte Datenbank der Leopoldina: ns-medical-victims.org [30.11.2025].

245 Wunder, Michael: Die Karriere des Dr. Gerhard Kreyenburg. In: Wunder, Michael; Genkel, Ingrid; Jenner, Harald: Auf dieser schiefen Ebene gibt es kein Halten mehr. Die Alsterdorfer Anstalten im Nationalsozialismus. Stuttgart 2016, S. 137–184.

246 Zu Sievekings Rolle vgl. Burlon, „Euthanasie" (2009), S. 60.

247 Vgl. Burlon, „Euthanasie" (2009), S. 103–138.

248 Zum Überblick: Beddies, Thomas (Hg.): Im Gedenken der Kinder. Die Kinderärzte und die Verbrechen an Kindern in der NS-Zeit. Berlin 2012.

249 Im September 1943 wurde Degkwitz verhaftet, weil der Direktor der Eppendorfer Hautklinik ihn wegen „Defätismus" angezeigt hatte; der Todesstrafe entging er knapp aufgrund seiner Prominenz. Ausführlich über Degkwitz zuerst: Bottin, Angela; van den Bussche, Hendrik: Opposition und Widerstand. In: Hendrik van den Bussche (Hg.): Medizinische Wissenschaft im „Dritten Reich". Kontinuität, Anpassung und Opposition an der Hamburger Medizinischen Fakultät. Berlin/Hamburg 1989, S. 399–408, sowie: van den Bussche, Hendrick „Zusammenbruch" und Nachkriegszeit, ebd., S. 419–446, hier S. 419–429. Zuletzt und mit weiteren Literaturhinweisen: Osten, Debatten (2024), S. 697–734. Über den Konflikt zwischen Degkwitz und dem Ärztekasino des UKE vgl. die Einleitung zum folgenden Kapitel.

250 Aly, Götz: Der Mord an behinderten Kindern zwischen 1939 und 1945. In: Ebbinghaus, Angelika; Kaupen-Haas, Heidrun; Roth, Karl Heinz (Hg.): Heilen und Vernichten im Mustergau Hamburg. Bevölkerungs- und Gesundheitspolitik im Dritten Reich. Hamburg 1984, S. 147–155, hier S. 149. Auszugsweise erneut in: Aly, Götz: Die Belasteten. „Euthanasie" 1939–1945. Eine Gesellschaftsgeschichte. Frankfurt/M. 2014.

251 Er wurde, obwohl es das Amt nicht mehr gab, als Gesundheitssenator bezeichnet, was seiner nominellen Funktion, Beigeordneter für das Gesundheitswesen Hamburgs, entsprach.

80

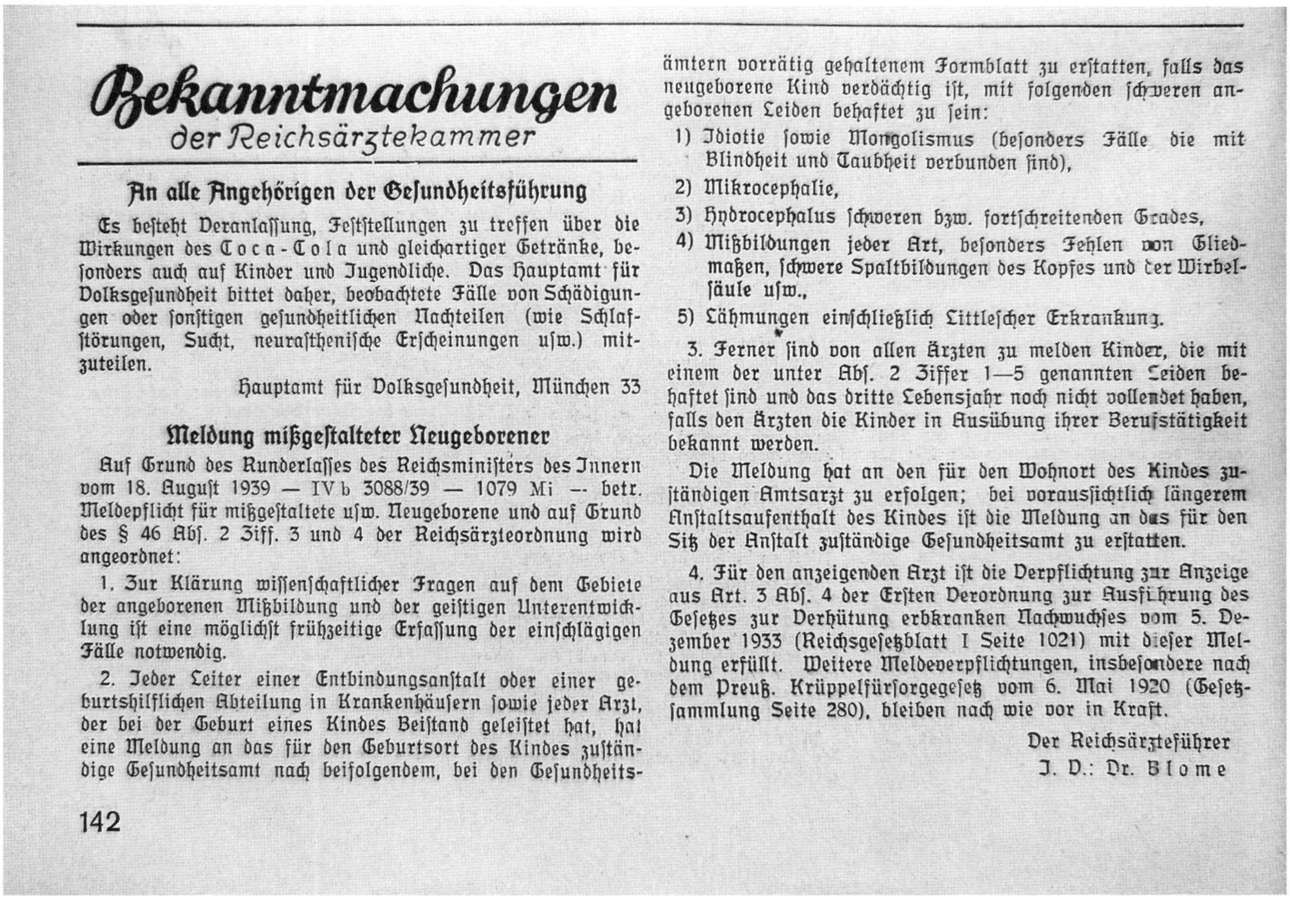

Bekanntmachungen
der Reichsärztekammer

An alle Angehörigen der Gesundheitsführung

Es besteht Veranlassung, Feststellungen zu treffen über die Wirkungen des Coca-Cola und gleichartiger Getränke, besonders auch auf Kinder und Jugendliche. Das Hauptamt für Volksgesundheit bittet daher, beobachtete Fälle von Schädigungen oder sonstigen gesundheitlichen Nachteilen (wie Schlafstörungen, Sucht, neurasthenische Erscheinungen usw.) mitzuteilen.

Hauptamt für Volksgesundheit, München 33

Meldung mißgestalteter Neugeborener

Auf Grund des Runderlasses des Reichsministers des Innern vom 18. August 1939 — IV b 3088/39 — 1079 Mi — betr. Meldepflicht für mißgestaltete usw. Neugeborene und auf Grund des § 46 Abs. 2 Ziff. 3 und 4 der Reichsärzteordnung wird angeordnet:

1. Zur Klärung wissenschaftlicher Fragen auf dem Gebiete der angeborenen Mißbildung und der geistigen Unterentwicklung ist eine möglichst frühzeitige Erfassung der einschlägigen Fälle notwendig.

2. Jeder Leiter einer Entbindungsanstalt oder einer geburtshilflichen Abteilung in Krankenhäusern sowie jeder Arzt, der bei der Geburt eines Kindes Beistand geleistet hat, hat eine Meldung an das für den Geburtsort des Kindes zuständige Gesundheitsamt nach beifolgendem, bei den Gesundheitsämtern vorrätig gehaltenem Formblatt zu erstatten, falls das neugeborene Kind verdächtig ist, mit folgenden schweren angeborenen Leiden behaftet zu sein:

1) Idiotie sowie Mongolismus (besonders Fälle die mit Blindheit und Taubheit verbunden sind),
2) Mikrocephalie,
3) Hydrocephalus schweren bzw. fortschreitenden Grades,
4) Mißbildungen jeder Art, besonders Fehlen von Gliedmaßen, schwere Spaltbildungen des Kopfes und der Wirbelsäule usw.,
5) Lähmungen einschließlich Littlescher Erkrankung.

3. Ferner sind von allen Ärzten zu melden Kinder, die mit einem der unter Abs. 2 Ziffer 1—5 genannten Leiden behaftet sind und das dritte Lebensjahr noch nicht vollendet haben, falls den Ärzten die Kinder in Ausübung ihrer Berufstätigkeit bekannt werden.

Die Meldung hat an den für den Wohnort des Kindes zuständigen Amtsarzt zu erfolgen; bei voraussichtlich längerem Anstaltsaufenthalt des Kindes ist die Meldung an das für den Sitz der Anstalt zuständige Gesundheitsamt zu erstatten.

4. Für den anzeigenden Arzt ist die Verpflichtung zur Anzeige aus Art. 3 Abs. 4 der Ersten Verordnung zur Ausführung des Gesetzes zur Verhütung erbkranken Nachwuchses vom 5. Dezember 1933 (Reichsgesetzblatt I Seite 1021) mit dieser Meldung erfüllt. Weitere Meldeverpflichtungen, insbesondere nach dem Preuß. Krüppelfürsorgegesetz vom 6. Mai 1920 (Gesetzsammlung Seite 280), bleiben nach wie vor in Kraft.

Der Reichsärzteführer
J. V.: Dr. Blome

142

Abb. 80
Mit dieser Veröffentlichung im Deutschen Ärzteblatt (Band 70, Jahrgang 1940) begann im März 1940 auch öffentlich die Erfassung behinderter Säuglinge und Kleinkinder, die in den über 30 Kinderfachabteilungen des Deutschen Reiches ermordet wurden. Die Redaktion montierte sie neben eine Propagandameldung, die Verschwörungstheorien über Coca-Cola verbreitete.

81

Denkschrift von Prof. Dr. Nonne für Senator Ofterdinger.

Die Frage der Euthanasie ist eine sehr alte. Das Gefühl sagt jedem, dass es ein Gesetz der Menschlichkeit ist, Menschen, die dem Tode verfallen sind und die sich mit dem Sterben quälen müssen, zu erlösen. Man muss hoffnungslos Herzkranke und Nierenkranke, Kranke, die sich mit hoffnungslosem Krebs quälen, gesehen haben, um das Gebot der Euthanasie zu begreifen.

Als ich nach meinem Staatsexamen an der Heidelberger Inneren Klinik war, habe ich es bitter empfunden, habe es mit nur schwer zu überwindendem inneren Widerstand ausgeführt, wenn ich angehalten wurde, unheilbaren Tuberkulosen- unheilbaren Herzkranken etc. etc. zweistündlich Camphereinspritzungen zu machen, um die versagende Herzkraft zu stärken. Schon damals nahm ich mir vor, das später anders zu machen, wenn ich zu bestimmen hätte. Meinen Assistenten habe ich in langen Jahren von 1899 bis 1933, wo ich Chefarzt war, stets eingeschärft, den Kranken das Sterben zu erleichtern. Worin ich leider meinem inneren Gefühl nicht habe nachgeben können und dürfen, war, wenn ich nach einem nicht geglückten Suicidversuch die Kranken mit allen erdenklichen Mitteln wieder zum Leben zurückrufen bzw. meine Assistenten dazu anhalten musste. Wer – wie ich – in langen Jahren an hunderten von Fällen die Qualen gesehen hat, die die vielen Selbstmörder durchmachen, ehe sie ihren Entschluss ausführen, muss es für grausam halten, solche Kranke wieder ins Leben zurückzurufen. Der unübertreffliche Psychologe Shakespeare lässt in der letzten Szene in König Lear Kent bei den Bemühungen um den sterbenden bzw. gestorbenen Lear sagen:
" Quält seinen Geist nicht! Der hasst ihn, der auf die Folter dieser zähen Welt ihn länger spannen will !"

~~xxxxxxxxxxxxxxxxxxxxxxxxxxxxxxxxxxxxxxxxxxxxxxxxxxxxxxxxxxxxxxxxxxx~~
~~xxxxxxxxxxxxxxxxxxxxx~~

1) Bei der Erlösung des Kranken von einem unheilbaren quälenden schmerzhaften Leiden handelt es sich lediglich um die Verdrängung der schmerzhaften vielleicht auch noch lange dauernden, in der Krankheit wurzelnden Todesursache durch eine schmerzlose andere. Ausserdem muss man sagen: dem innerlich unheilbaren Kranken oder dem unheilbar Verwundeten steht der Tod von der Krankheit oder von der Wunde, die ihn quält, sicher, und zwar alsbald bevor, so dass der Zeitunterschied zwischen dem infolge der Krankheit und dem durch das untergeschobene Mittel verursachten Tode nicht in Betracht fällt. Das ist – wie der grosse Leipziger Jurist B i n d i n g gesagt hat – "keine tödliche Handlung im Rechtssinn, sondern nur eine Abwandlung der schon unwiderruflich gesetzten Todesursache, deren Vernichtung nicht mehr gelingen kann – es ist in Wahrheit eine reine Heilhandlung". Und Hoche fügt hinzu: "Die Beseitigung der Qual ist auch Heilwirkung."

In solchen Fällen tritt nun der Jurist mit dem Gesetz hervor, weil es sich um ein Eingreifen in eine fremde körperliche Existenz handelt. Beim Arzt wird das Verhältnis zum fremden Leben in negativer Hinsicht zwar durch das Gesetz bestimmt, tatsächlich ist aber sein indivuduelles Handeln auf diesem Gebiet ein Ausfluss seiner besonderen ärztlichen Sittenlehre. Diese ärztliche Sittenlehre ist nirgends fixiert; was er darf und soll, ergibt sich für den jungen Arzt als Ausfluss der Standesanschauungen, deren eine Voraussetzung unter allen Umständen die ist, dass der Arzt verpflichtet ist, nach allgemeinen sittlichen Normen zu handeln. Dazu kommt die Standespflicht, Kranke zu heilen, Schmerzen zu beseitigen oder zu lindern, Leben zu erhalten und soviel wie möglich zu verlängern.

Abb. 81
Dieses Exemplar von Nonnes „Denkschrift“ zu den Krankenmorden aus dem Jahr 1940/1941 lag einem Brief an den Untersuchungsrichter im Verfahren gegen die Leiter der Hamburger Kinderfachabteilungen Bayer und Knigge bei, den Nonne am 9.2.1946 verfasst hatte. Die Dokumente fanden sich in Nonnes Krankenjournal 204/133. MHMHH.

zu verlängern.
Und doch ist diese allgemeine Regel nicht ohne Ausnahme. Der Arzt ist praktisch genötigt, Leben zu vernichten, wie z.B. Tötung des lebenden Kindes bei der Geburt im Interesse der Erhaltung der Mutter, Unterbrechung der Schwangerschaft aus gleichen Gründen. Die ärztliche Sittenlehre ist nicht als ein ewig gleichbleibendes Gebilde anzusehen. Die historische Entwicklung zeigt uns in dieser Hinsicht genügend deutliche Wandlungen. Kein geringerer als der bekannte Psychiater H o c h e hat im Jahre 1920 ausgesprochen:" Von dem Augenblick an, an dem z.B. die Tötung Unheilbarer oder die Beseitigung geistig Toter nicht nur als nicht strafbar, sondern als ein für die allgemeine Wohlfahrt wünschenswertes Ziel erkannt und allgemein anerkannt wäre, würde in der ärztlichen Sittenlehre jedenfalls keine ausschliessenden Gegengründe zu finden sein."

Und Binding sagt:" Die Handlung muss als unverboten betrachtet werden, auch wenn das Gesetz ihrer garnicht im Sinne der Anerkennung Erwähnung tut."
Natürlich darf die Handlung nicht dem Verbot des Kranken zuwider vorgenommen werden. Aber in sehr vielen Fällen werden momentan Bewusstlose Gegenstand dieses heilenden Eingriffes sein müssen .
In extrem wenigen Fällen kann es vorkommen, dass die Prognose verkehrt gestellt wird, dass der Kranke, dass das schwere anscheinend unheilbare Leiden doch heilbar ist bzw. wenn die Tötung unterblieben ist, sich die Krankheit nicht als unheilbar erweist.

2/ Etwas Besonderes ist es, wenn ein Leben noch längere Zeit dauern kann. Darf man auch dann das Leben frei geben? Der Kranke wünscht es oft, aber wenn es wirklich ernst wird, dann erlebt man es nicht selten, dass der Kranke sich zurückzieht. Hier wird auch die Gefahr einer Fehldiagnose grösser. In manchen Fällen muss man auch mit feindlichen oder egoistischen Absichten Angehöriger oder Interessen-Beteiligter rechnen: Man will verhindern, dass der Kranke noch andere Angehörige- seien es Verwandte- seien es Freunde oder Bekannte- spricht. Es soll verhindert werden, dass er ein nicht gewünschtes Testament macht, dass er nicht gewünschte Kondizille, nicht gewünschte Abänderungen oder nicht gewünschte besondere Bestimmungen macht. Gerade diese Kategorie 2 von Fällen ist in U.S.A. schon seit langen Jahren- es mögen etwa 25 oder 30 Jahre sein - unter Kautelen freigegeben .Die Indikation muss von einer Kommission von Ärzten gestellt werden. In der Regel sind es dort drei, damit eine Majorität zustande kommt. Ob ein Jurist dabei sein muss, entzieht sich meiner Kenntnis.

3.) Handelt es sich in dem bisher Gesagten nur um Euthanasie ,so handelt es sich in einer weiteren Kategorie um ganz etwas anderes. Diese zweite Gruppe besteht aus unheilbaren Geisteskranken-einerlei ob sie so geboren oder wie viele Paralytiker oder Schizophrene, im letzten Stadium ihres Leidens oder senil Demente, Arteriosklerotiker oder jugendlich Verblödete sind. Solche haben weder den Wille zu leben noch zu sterben. So gibt es ihrerseits kaum beachtliche Einwilligung in die Tötung andererseits stösst diese auf keinen Lebenswillen, der gebrochen werden müsste. Ihr Leben ist absolut zwecklos, aber sie empfinden es nicht als unerträglich. Für ihre Angehörigen wie für die Gesellschaft bilden sie eine furchtbar schwere Belastung. Ihr Tod reisst nicht die geringste Lücke. Da sie grosser Pflege bedürfen, geben sie Anlass, dass ein ganzer Menschenberuf entsteht, der darauf ausgeht, absolut unwertes Leben für Jahre und Jahrzehnte zu fristen. Für solche Fälle sagt Binding- und ihm schliesst sich Hoche an- ,dass er "weder vom rechtlichen noch vom sozialen, noch vom sittlichen, noch vom religiösen Standpunkt schlechterdings keinen Grund sieht, diese Menschenleben nicht freizugeben, die das furchtbare Gegenbild echter Menschen bilden.". Wenn man weiss, wie Angehörige zuweilen noch an

solchen Menschen hängen,so müsste m.E.den Angehörigen,die den
Kranken pflegen und deren Leben durch das Leiden des Armen dauernd so
schwer belastet wird, auch wenn der Pflegling in einer Anstalt Aufnahme
gefunden hat, das Recht des Einspruches zugestanden werden.
Es ist in Deutschland bisher seit 1 1/ Jahren schon aktiv vorgegangen
worden. Dies hat in weiten Kreisen erhebliche Beunruhigung hervorge-
rufen und in erster Linie auch in den Kreisen der Psychiater. Man
kommt als Arzt nur schwer von dem Gedanken ab,den schon Hippokrates
in seinem ärztlichen Eid aussprechen lässt, dass der Arzt das mensch-
liche Leben nicht zu vernichten,sondern zu erhalten hat,und es be-
steht die Möglichkeit bzw.die Gefahr, dass die Öffenntlichkeit die
Psychiatermit Misstrauen und als "Henker" ihrer Krankheit betrachtet
und bezeichnet. Ich glaube aus dieser Besorgnis ist jetzt in Deutsch-
land fast nirgends mehr von psychiatrischen ,sondern nur noch von
"Nervenkliniken" die Rede.

Im Frühjar 1941 sollte die Jahresversammlung der "Deutschen Neurologen
und Psychiater" in Wien abgehalten werden,und zwar stand das Thema
zur Diskussion "Moderne Massnahmen in der Behandlung der Geistes-
krankheiten". Offenbar hat man in Berlin gefürchtet, dass die Diskus-
sion über das noch nicht genügend durchdachte und noch nicht bereinigte
Thema lebhafte Wellen schlagen würde,und der Kongress wurde von Berlin
aus abgesagt.

Bei der Erörterung der Freigabe müsste gesagt werden:
Voraussetzung der Freigabe bildet immer der pathologische Zustand
dauernder tödlicher Krankheit oder unrettbaren Idiotentums.Ein grosser
Unterschied besteht je nachdem der tödliche Eingriff sich akut not-
wendig macht oder genügende Zeit für die Prüfung seiner Voraussetzung
gegeben ist. in dieser zweiten Gruppe wird diese Zeit stets gegeben
sein.Man würde die Forderung aufstellen müssen, dass ,wenn es irgend
angängig ist,eine Zeit sorgfältigster Vorprüfung vorangeht,dass aber
diese Vorprüfung in beschleunigtem Verfahren erledigt und der Be-
schluss sofort gefasst wird . M E. genügt es nicht, auf die Meldung
solcher Kranker hin sich das Krankenjournal kommen zu lassen und
nun nach Prüfung dieses Journals die Indikation auf Tötung zu stel-
len. Eine Kommission,die zu bestehen hätte aus einem Arzt für kör-
perliche Krankheiten,einem zweiten Arzt,~~fxxxkörperlxxxxxkrankheiten~~
~~xxxxxxxxkrankheiten~~ der mit Geisteskrankheiten vertraut ist und einem
Juristen ,der zum Rechten schaut,sollte die Indikation stellen. Der
Beschluss dürfte nur aussprechen, dass nach vorgenommener Prüfung
des Zustandes des Kranken dieser nach den jetzigen Anschauungen der
Wissenschaft als unheilbar erscheint.. Zu sagen ist noch,dass bei
den Fällen von geistigem Tod,der bei früher <u>geistig Normalen</u> aufge-
treten ist(Greisenveränderung des Gehirns,Paralyse,Arterisklerose und
die hierdurch verursachten Veränderungen im Gehirn,Endzustände von
Dementia praecox) unterschieden werden muss zwischen diesen und an-
dererseits solchen Fällen,wo es sich um <u>angeborene</u> grobe Missbil-
dungen des Gehirns,um Hemmungen der Entwicklung während der Foetal-
zeit oder um Krankheitsvorgänge der ersten Lebenszeit handelt,die
bei einem an sich normal angelegten Hirnorgan die Entwicklung si-
stierten. Die Umgebung, die Angehöri/gen und Freunde haben zu dem
ersteren Fall ein ganz anderes Verhältnis.Geistig Tote dieser Art
können einen ganz anderen Affektionswert erworben haben. Ihnen gegen-
über bestehen Gefühle der Pietät, der Dankbarkeit starke, zahlreiche
vielleicht gefühlsbetonte Erinnerungen verknüpfen sich mit ihrem Bilde
und alles geschieht nicht selten auch dann noch,wenn die Empfindungen
der gesunden Umgebung bei dem Kranken selbst keinen Widerhall mehr
finden. Das ist bei der zweiten Gruppe natürlich ganz anders:solche
Beziehungen haben sich da niemals entwickelt bzw,entwickeln können.
Auch in Beziehung auf die wirtschaftliche und moralische Belastung
der Umgebung,der Anstalten und des Staates u.s.w. bedeuten diese
geistig Toten keineswegs immer das Gleiche. Die Kranken der 1.Katego-

rie haben in der Regel nur eine Lebensspanne von wenigen Jahren vor sich, einen ein wenig weitere Spielraum finden wir in Fällen von Greisenblödsinn und Endzuständen von Schizophrenie. Die von Geburt an geistig Toten oder von 1. oder von 2. Kindheit an geistig Toten können noch lange leben. Ich habe Fälle gesehen von völliger Idiotie auf Grund allerfrühester Veränderungen die eine Lebensdauer und damit die Notwendigkeit fremder Fürsorge von zwei Menschenaltern und darüber gehabt haben. Die Existenz solcher Vollidioten würde somit am schwersten auf der Allgemeinheit lasten. Die Schwierigkeiten eines Versuches, diesen Dingen auf gesetzgeberische Weise beizukommen, sind gross. Zur Zeit begegnet der Gedanke, durch Freigabe der Vernichtung völlig wertloser geistig Toter eine Entlastung für unsere nationale Überbürdung herbeizuführen, vielerorts noch Widerspruch. Zunächst und vielleicht noch für eine weitere Zeit stehen vorwiegend gefühlsmässige und auch religiöse Bedenken dagegen. Im Publikum muss auch heute noch die Überzeugung herrschen, dass die Ärzte und insbesondere die Psychiater nie aufhören werden, körperliche und geistg Erkrankte bis zum Äussersten zu behandeln, solange noch eine Änderung ihres Zustandes zum Guten vorhanden ist. Es sollte aber vernünftiger Aufklärung die Aufgabe gestellt werden, die Öffentlichkeit zu der Auffassung heranreifen zu lassen, dass die Beseitigung der geistig völlig Toten kein Verbrechen, keine unmoralische Handlung, keine gefühlsmässige Rohheit, sondern ein erlaubter, nützlicher Akt ist.

ger. Prof. Dr. Nonne.

Ofterdinger (1896–1946) den greisen Emeritus Max Nonne beauftragte, in einer „Denkschrift" → Abb. 81 Stellung zur Tötung behinderter Kinder und erwachsener Patienten zu nehmen. Degkwitz hatte erst Ende 1942 Belege für die Morde und erhob Protest.[252]

Götz Aly datierte Nonnes „Euthanasie"-Denkschrift daher auf das Jahr 1942. Nonne schrieb im Februar 1946, er habe sie vor „etwa vier Jahren" verfasst.[253] Marc Burlon datiert sie auf 1941. Einiges weist darauf hin, dass Nonne die Denkschrift schon früh 1941 verfasst hat, denn er erwähnt eine Tagung, deren Zustandekommen Ende 1940 gescheitert war und die im Frühjahr 1941 hätte stattfinden sollen. Ich halte es für möglich, dass die Denkschrift vor dem 24. Januar 1941 bei Ofterdinger einging,[254] vor jenem Tag, am dem der Senator die Einrichtung der Kinderfachabteilung in Langenhorn verfügte. Die Beauftragung der Denkschrift stand in Zusammenhang mit einer Besprechung, zu der Ofterdinger am 16. Januar 1941 die Leiter Hamburger psychiatrischer Kliniken eingeladen hatte.[255] Im November/Dezember 1940 hatten die Meldebögen der „Aktion T4" Hamburg erreicht,[256] auf deren Basis in Berlin die Selektion der Kranken zur Vernichtung vorgenommen werden sollte. Dem damit verbundenen Aufsehen und eventuellen Bedenken wollte Ofterdinger mit einem Verweis auf eine möglichst angesehene ärztliche Autorität begegnen. Diesen Beitrag leistete Nonne. Die Datierung seiner Denkschrift ist deshalb von Bedeutung, weil es einen Unterschied macht, ob Nonnes Statement die Krankenmorde nachträglich legitimiert oder ob er bereits ihre Einführung in Hamburg vorangetrieben hat. Offenkundig ist, dass eine Stellungnahme zu den Kinderfachabteilungen Teil seiner gutachterlichen Aufgabenstellung gewesen sein muss, denn Nonne geht explizit darauf ein. Die Ermordung behinderter Kinder empfahl er wegen ihrer langen Lebenserwartung mit besonderem Nachdruck: „Die Existenz solcher Vollidioten würde somit am schwersten auf der Allgemeinheit lasten."[257] Bemerkenswert ist, dass Nonne erwähnt, die Krankenmorde hätten auf der für das Frühjahr 1941 in Wien geplanten Jahresversammlung Deutscher Neurologen und Psychiater unter dem Titel „Moderne Maßnahmen in der Behandlung der Geisteskrankheiten" besprochen werden sollen. Es zeigt, wie konkret Nonne auch in diese Planungen eingebunden war.

252 Aly, Mord, (1984), S. 349.
253 Nonne an den Untersuchungsrichter am 9.2.1946, MHMHH. Krankenjournale Nonne 204/133.
254 Dass Nonne Ende 1939/Anfang 1940 persönlichen Kontakt mit Ofterdinger hatte, ist durch ein Schreiben Nonnes an Ludolph Brauer in anderer Sache belegt. Darin geht es um die Erwähnung Eugen Fraenkels in einer Chronik des Eppendorfer Krankenhauses, die Ofterdinger befürwortet habe. Nonne an Brauer am 6.2.1940. MHMHH, Krankenjournale Nonne 197/133.
255 Anklageschrift gegen Lensch und Dr. Struve vom 24.4.1973. Staatsanwaltschaft bei dem Landgericht Hamburg, Az 147 Js 58/67, S. 422–433 und S. 568. MHMHH. Für die Überlassung der Anklageschrift und für seine Unterstützung danke ich Dietrich Kuhlbrodt.
256 Anklageschrift (1973), S. 557–570.
257 Nonne an den Untersuchungsrichter am 9.2.1946, MHMHH. Krankenjournale Nonne 204/133.

Nach einer Anzeige von Medizinstudierenden begannen Ende 1945 erste Ermittlungen gegen die beiden Leiter der Hamburger Kinderfachabteilungen. Sie wurden „leidenschaftslos" geführt, wie Marc Burlon konstatiert.[258] Die Strafverfolgung gegen die Täter der Krankenmorde erfolgte in Hamburg pro forma. Nach wenigen Wochen stellte der Untersuchungsrichter seine Nachforschungen im Zusammenhang mit den Kinderfachabteilungen ein, ohne auch nur einen Blick auf die Akten der ermordeten Kinder geworfen zu haben. Nur die „britische Siegerjustiz" hätte in der unmittelbaren Nachkriegszeit funktioniert, kommentierte der ehemalige Oberstaatsanwalt Dietrich Kuhlbrodt (geb. 1932) die Hamburger Ermittlungen zu NS-Verbrechen bitter.[259] Tatsächlich akzeptierte die britische Militärbehörde die von den Richtern verfügte Einstellung des Vorverfahrens nicht und gab der Hamburger Staatsanwaltschaft Richtlinien für deren weitere Ermittlungen zu den Krankenmorden vor.[260] Jetzt holte der Untersuchungsrichter ein Gutachten ein. Die Wahl fiel auf den mittlerweile 85-jährigen Max Nonne. Er sollte anhand von Akten der Kinderfachabteilungen beurteilen, ob die Tötungen der darin genannten Kinder gerechtfertigt gewesen seien. Er sah sich die Akten getöteter Kinder mit Down-Syndrom, Stoffwechselstörungen, Schädelanomalien und einer ärztlich verursachten Geburtsverletzung an. Enthusiastisch rechtfertigte er die Taten seiner Kollegen, legte seine Denkschrift aus dem Jahr 1941 bei und schrieb: „Das sind alles Fälle, für die ich schon seit langen Jahren eine Unterbrechung des Lebens gewünscht hatte."[261] → Abb. 82 Spätestens jetzt muss der Untersuchungsrichter bemerkt haben, dass er einen Hintermann zum Gutachter bestellt hatte.

Bisher waren nur die Überlieferung aus dem Staatsarchiv und das von Marc Burlon entdeckte Privatarchiv der Witwe Wilhelm Bayers bekannt. Doch auch Nonne selbst archivierte sein Gutachten, die Denkschrift von 1941 und weitere Dokumente in seinen Krankenjournalen. Dazu gehören eine Rechtfertigungsschrift seines Schülers Friedrich Knigge (1900–1947), des Leiters der zweiten Kinderfachabteilung in Hamburg, und ein ebenfalls von diesem verfasster Ablaufplan des Reichsausschussverfahrens. Darin behauptete Knigge, alle seine rechtlichen Bedenken seien durch die Rundschreiben des Innenministeriums und die Zusicherungen des Senators Ofterdinger ausgeräumt gewesen. Für die Sektion der Gehirne habe Hans Bürger-Prinz (1897–1976, damals Direktor des Universitätsklinikums Hamburg-Eppendorf und Dekan der Medizinischen Fakultät) seinen Assistenten Hans Jacob (1907–1997) zur Verfügung gestellt.

258 Burlon, „Euthanasie" (2009), S. 202. En détail hat Burlon die skandalöse Rechtsbeugung in seiner auch online frei zugänglichen Promotionsschrift nachgezeichnet.
259 Gespräch mit Dietrich Kuhlbrodt in Blankenese am 13.10.2017.
260 Vgl. Burlon, „Euthanasie" (2009), S. 206.
261 Nonne an den Untersuchungsrichter am 9.2.1946, MHMHH. Krankenjournale Nonne 204/133.

82

Prof.Dr. M. Nonne
Hamburg 13.
Rothenbaumchaussee 54.

Hamburg, den 9.2.1946.

An den Herrn Untersuchungsrichter I.

Ich bin aufgefordert worden, mich zu der Anfrage gegen Herrn Dr. K n i g g e und gegen Herrn Dr. B a y er zu äussern.

Ich habe die Sonderakten der 11 Fälle, die von Herrn Dr. Knigge und zu den 7 Fällen, die von Herrn Dr. Bayer die Sterbehilfe erhalten haben, durchgesehen.

In den Fällen des Herrn Dr. Knigge handelt es sich durchgehend um schwere Idiotien, zum grossen Teil angeborene Idiotien, d.h. um Idiotien, die die Folge waren von Bildungsfehlern des Gehirns, zum anderen Teil um mikrocephal bedingte Idiothien, ferner um Idiotien, die bedingt waren durch mangelhaftes Schädelwachstum, zum weiteren Teil um mycoedematöse Idiotien, d.h. um Idiotien, die durch Stoffwechselstörungen seitens der Schilddrüse und anderer endokriner Drüsen anlagemässig bedingt sind. Ferner um mongoloide Idiotien, die ebenfalls angeboren-anlagemässig durch fehlerhafte endokrine Funktionen zustande kommen. In allen Fällen war die Idiotie als schwer zu bezeichnen und musste von einem erfahrenen Kenner solcher Fälle als durchaus unheilbar bezeichnet werden.

In den Fällen von Herrn Dr. Bayer war das vorliegende Material genau dasselbe: überall schwere angeborene Idiotie auf Grund von Mikrocephalie und Mongolismus, nur einmal als Folge einer Zangengeburt.

Das sind alles Fälle, für die ich schon seit langen Jahren eine Unterbrechung des Lebens gewünscht hatte. Wie ich über diese Dinge denke, habe ich zum Ausdruck gebracht in einer kurzen Denkschrift, die ich auf Wunsch des damaligen Leiters der Gesundheitsbehörde Herrn Senator Ofterdinger geliefert habe. Ich lege dieselbe als zu dem von mir abgeforderten Gutachten gehörig bei. Ich habe derselben, die vor etwa 4 Jahren abgefasst wurde, nichts hinzuzufügen.

Schon vor mehr als 30 Jahren ist in mehreren Staaten der USA (ich glaube es sind 4 Staaten) das Verfahren ausgeführt worden. In England wurde es 1935 vom Unterhaus angenommen, vom Oberhaus jedoch abgelehnt und kam deshalb nicht zur Ausführung. Es zeigt sich aber, wie auch in anderen Ländern die Frage der Vernichtung unwerten Lebens lebhaft ventiliert wird. Es ist vom Nationalsozialismus das Verfahren aufgenommen worden. Es heisst, dass das Gesetz erlassen, von Hitler unterschrieben wurde, dass es jedoch noch nicht veröffentlicht worden wäre. Das Vorgehen bei dem Verfahren ist festgelegt worden mit Berücksichtigung der damit bestehenden Gefahren, und zwar ist der Ablauf des Reichsausschussverfahrens folgender (siehe Anlage).

In den von mir durchgesehenen Privatakten ist überall[xx] die Einwilligung der Eltern eingeholt worden. In mehreren Fällen ist das Verfahren sogar primär von den Eltern der Kinder energisch verlangt worden.

xx aus einigen Krankenjournalen des Herrn Dr. Bayer geht dies nicht sicher hervor.

Abb. 82
Nonnes Gutachten über seinen Schüler Fritz Knigge und seinen ehemaligen Eppendorfer Kollegen Wilhelm Bayer für den Hamburger Untersuchungsrichter. Krankenjournale Nonne 204/133, MHMHH.

Ich komme nach allem, was mir vorgelegen hat,zu der Überzeugung, dass beide Herren s owbhl bona fide als auch im Auftrage ihrer Behörde und mit Gutheissung bzw.auf Aufforderung des Reichsausschusses Berlin gehandelt haben und nach der ihnen gegebenen Vorschrift so handeln mussten.

Nonne

Prof.Dr.M.Nonne.

2 Anlagen.

Die Zahl seiner Morde bagatellisierte Knigge nach Kräften: 100 Säuglinge und Kleinkinder seien seiner Kinderfachabteilung gemeldet worden, 60 Kinder hätten„die Eltern zur Beobachtung“ gebracht, lediglich in „10 oder 11 Fällen wurde Sterbehilfe erteilt“.[262]

Seit dem 24. September 2024 stehen vor dem ehemaligen Kinderkrankenhaus Rothenburgsort Tafeln mit 127 Namen Hamburger Kinder, deren Schicksal die pensionierte Lehrerin Hildegard Thevs recherchiert hat. Neunzehn Jahre lang hatte sie für dieses Denkmal gekämpft. Zur Eröffnung kamen hunderte Angehörige. → Abb. 83

Allein im Zusammenhang mit dem offiziellen Reichsausschussverfahren waren Knigge in Langenhorn 22 und Bayer in Rothenburgsort 56 Morde nachzuweisen. Die Recherchen von Hildegard Thevs gingen weiter, sie sah sich die Krankenakten aller in jenen Jahren in Rothenburgsort verstorbener Kinder an. Die Diskrepanz zu den Zahlen in Nonnes Gutachten ist erheblich. Er schrieb: „Ich habe die Sonderakten der 11 Fälle, die von Herrn Dr. Knigge und zu den 7 Fällen, die von Herrn Dr. Bayer die Sterbehilfe erhalten haben, durchgesehen.“ Mit der Aussage, „die Fälle“ hätten „Sterbehilfe erhalten“, hatte Nonne eine ähnliche Entmenschlichung formuliert wie bei seinem Wunsch nach einer „Unterbrechung des Lebens“. Getötet wurde mit Injektionen des Schlafmittels Luminal, einem Barbiturat. Es führt zu einer Lähmung der Atemmuskulatur. Der Tod trat durch Ersticken ein. Manchmal kurz nach der Spritze, manchmal durch eine auf die mangelhafte Belüftung der Lungen folgende, schwere Lungenentzündung.

War der Gutachter Max Nonne „in der Sache“ bereits wegen seiner Denkschrift für Ofterdinger befangen, so scheint er das auf persönlicher Ebene im Hinblick auf Knigge umso mehr gewesen zu sein. Der Psychiater Friedrich Hermann Franz Knigge → Abb. 84 war ein Schüler Nonnes, er hatte seine Medizinalpraktikantenzeit bei ihm in Eppendorf verbracht. Die Facharztausbildung absolvierte er in München. 1929 kehrte er nach Hamburg zurück, wo er an der Heil- und Pflegeanstalt Langenhorn angestellt wurde, auf dessen Gelände er 1945 auch wohnte. Unter dem Namen Fritz Knigge publizierte er über die Nebenwirkungen der Syphilisbehandlung mit Malaria, über Psychosen weiblicher Gefängnisinsassen und über Altersdemenz. Als Kinderarzt hatte er nie gearbeitet, bis Ofterdinger ihm im Januar 1940 die Leitung der zweiten Hamburger Kinderfachabteilung übertrug. Ende 1947 starb Knigge an einer Atemlähmung in Folge einer Polioinfektion. Das Verfahren gegen Wilhelm Bayer wurde im April 1949 eingestellt.

Wie bei jedem Privatpatienten und zur Dokumentation seiner Korrespondenz mit ärztlichen Kollegen legte Nonne für das Gutachten über Knigge ein eigenes Blatt an, das er wegen des Papiermangels jener Zeit später noch mit den Notizen über einen Patienten füllte. → Abb. 85

Ein Detail verrät, unter welches Thema Max Nonne die Vorgänge in den Kinderfachabteilungen subsumierte: „i/s. [in Sachen] Hoche-Binding“ notierte er unter den Namen eines Schülers Knigge. Die erstmals 1920 erschienene Schrift „Die Freigabe der Vernichtung lebensunwerten Lebens, ihr Maß und ihre Form“ des Leipziger Juristen Karl Binding (1841–1920) und des Freiburger Psychiaters Alfred Hoche hatte Nonne bereits in seinem Gutachten für Ofterdinger ausführlich zitiert. Unter „Hoche-Binding“ verschlagwortete er den Krankenmord, so wie die Nationalsozialisten ihn mit dem Begriff „Euthanasie“ verbrämt hatten. Karl Binding, kurz nach der Publikation der Streitschrift verstorben, war zur Zeit des Kaiserreichs ein angesehener Strafrechtsprofessor gewesen. Sein Name stand für die Normentheorie des Strafrechts, nach der eine ohne Vorsatz begangene Tat milde zu bewerten sei, denn es liege ihr ja, so Binding, keine bewusste Auflehnung gegen die Rechtsordnung zugrunde. Binding hatte auch das Modell entwickelt, bei der Bemessung einer Strafe den „Wert“ eines Delinquenten für die Gesellschaft mindernd oder strafverschärfend zu berücksichtigen. In dem 1920 erschienenen Büchlein mit dem so programmatischen Titel lotete Binding auf 40 Seiten aus, wie die Tötung auch nicht einwilligungsfähiger Menschen juristisch begründet und straffrei gestellt werden könnte. Er schlug vor, die Entscheidung einer Staatsbehörde zu übertragen, die sich nach der Meinung medizinischer Fachgutachter richten möge.[263] Lieferte Binding das juristische Konstrukt, das den Nationalsozialisten zwanzig Jahre später als Vorbild für das Reichsausschussverfahren der Kindermorde und für andere „Euthanasie“-Programmen diente, sorgte der Psychiater Alfred Hoche für die moralische Rechtfertigung der Tötungen. Unter dem Eindruck des verlorenen Weltkriegs und der beginnenden Inflation schürte er die Angst vor wirtschaftlichem Niedergang und Degeneration. Das Recht auf Leben bewertete er auf der Basis von Ökonomie und Eugenik. „Unsere deutsche Aufgabe wird für lange Zeit sein: eine bis zum höchsten gesteigerte Zusammenfassung aller Möglichkeiten, ein Freimachen jeder verfügbaren Leistungsfähigkeit für fördernde Zwecke.“ Dazu müssten die, wie er sich ausdrückte, „Ballastexistenzen“, „geistig Toten“, „Defektmenschen“, „leeren Menschenhülsen“ weichen, und „Schwächlinge aller Arten“ von der Fortpflanzung ausgeschlossen werden.[264]

Es ist unübersehbar, dass Nonne Binding und Hoches „Freigabe der Vernichtung lebensunwerten Lebens“ bei der Erstellung seines Gutachtens für Ofterdinger zur Hand genommen hatte: Zuerst zitiert er aus den 40 Seiten des Juristen Karl Binding, dann aus den sich anschließenden 20 von seinem Freund Alfred Hoche verfassten Seiten.

262 Typoskript Fritz Knigge, undatiert, MHMHH. Krankenjournale Nonne 204/133.

263 Binding, Karl; Hoche, Alfred: Die Freigabe der Vernichtung lebensunwerten Lebens, ihr Maß und ihre Form. 2. Aufl. Leipzig 1922. S. 35–37.

264 Ebd., S. 55.

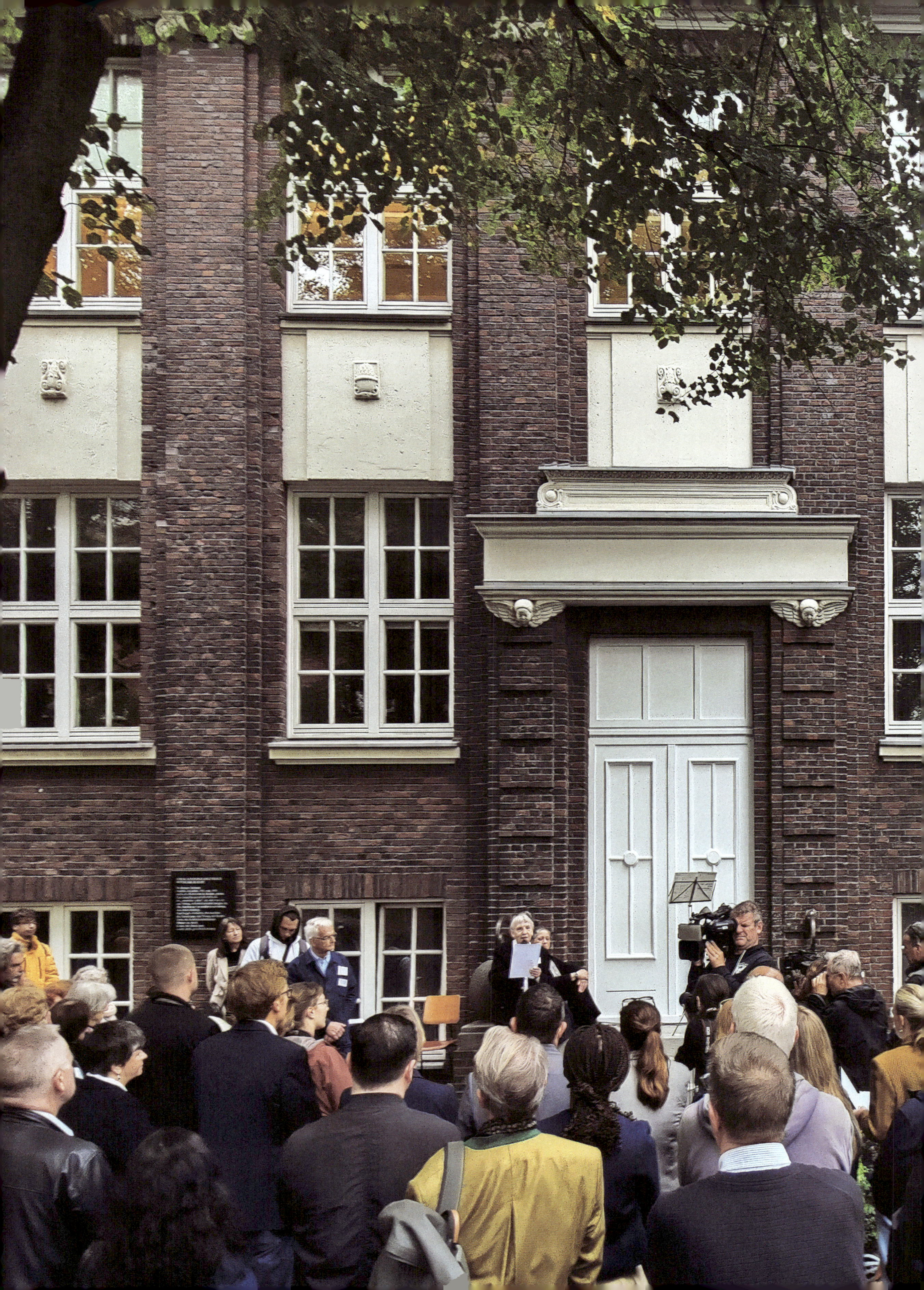

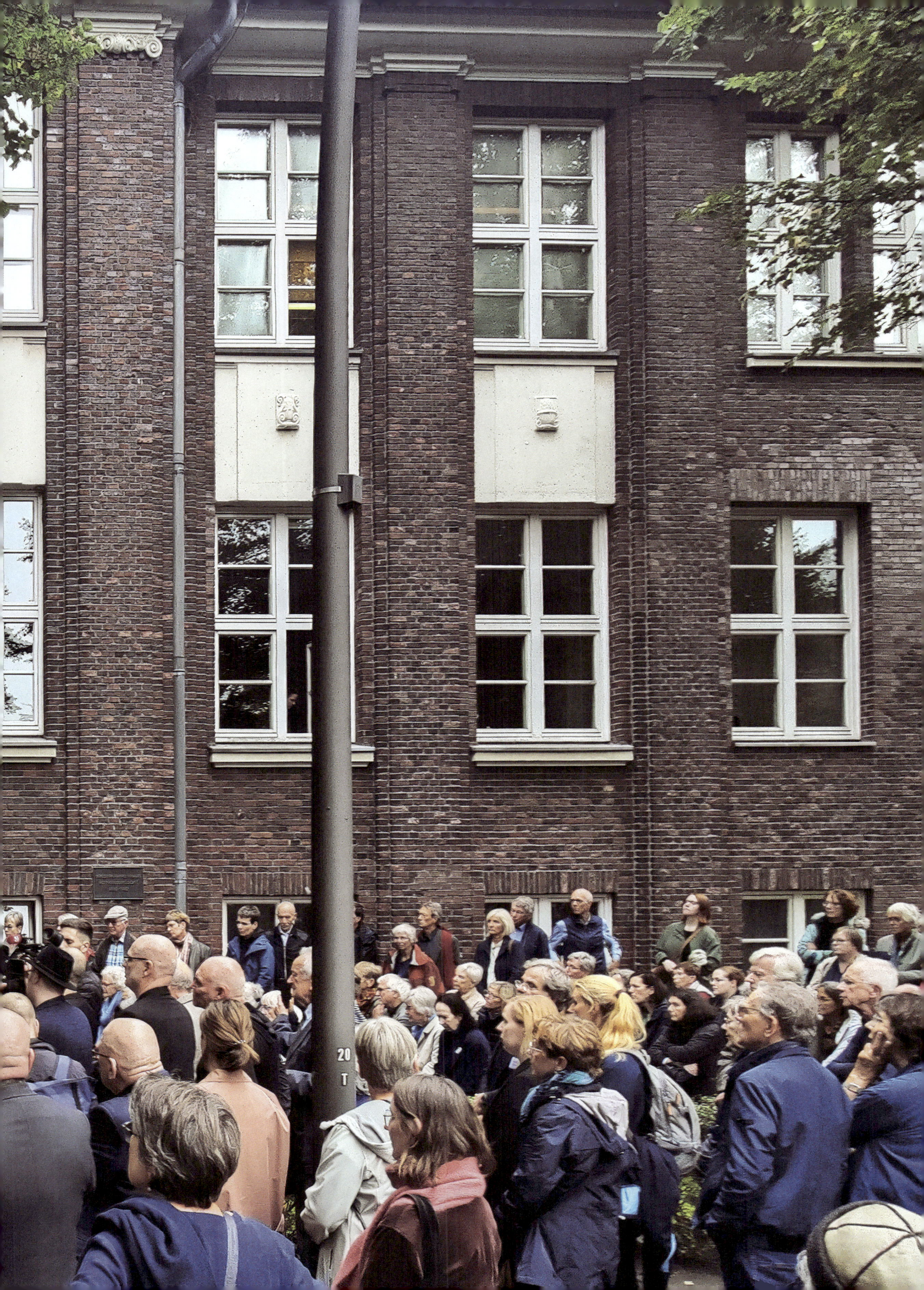
20
T

◄ 83

84

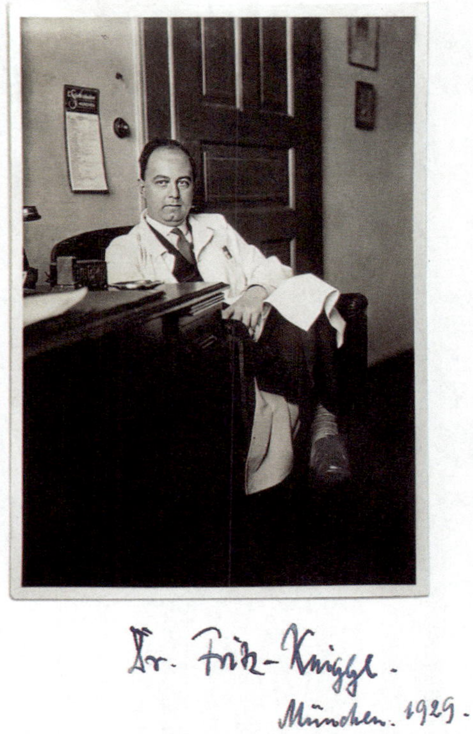

85

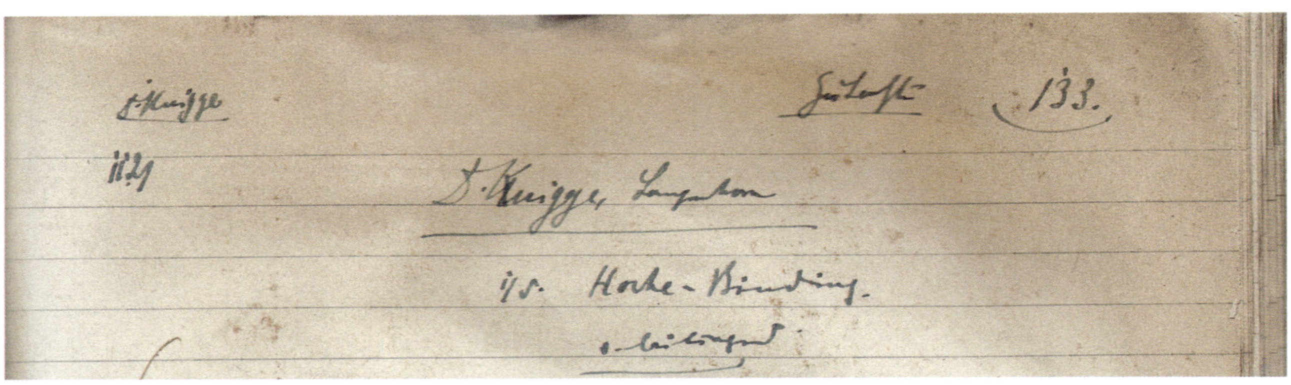

Abb. 83
Hildegard Thevs spricht bei der Einweihung der Gedenktafeln am ehemaligen Kinderkrankenhaus Rothenburgsort, Marckmannstraße 129a. Foto: MHMHH.

Abb. 84
Friedrich Knigge, Leiter der zweiten Hamburger Kinderfachabteilung in Langenhorn. Fotografie aus einem Album, das seine Eppendorfer Assistenten Max Nonne im Januar 1931 zum 70. Geburtstag überreichten, StAHH.

Abb. 85
Eintrag zum Gutachten über Friedrich Knigge in Nonnes Krankenjournal 204 aus dem Jahr 1946, MHMHH.

Antisemitismus

Alfred Hoche ist, fasst man es weit, Max Nonnes erster Schüler gewesen. Hoche kam als Praktikant an die in Heidelberg neu errichtete Klinik des neurologieaffinen Internisten Wilhelm Erb (1840–1921), als Nonne dort Assistenzarzt war. Nonne duzte sich nur mit seinen engsten Familienmitgliedern. Die vertraulichste Anrede, die sich langjährige Kollegen erlauben konnten, lautete: „Lieber Herr Professor." Nur der wenig auf Dünkel bedachte Otfrid Foerster verzichtete auf den Titel – und Alfred Hoche. Die Briefe des Freiburger an den Hamburger Ordinarius begannen stets mit „Lieber Meister". Während man Hoches Briefen anmerkt, dass er den älteren Kollegen nicht zu ernst nahm, spürt man bei Nonne ein gelegentlich irritiertes Bemühen um Contenance. Im Rückblick schrieb Nonne, er habe zu den „glühendsten Verehrern" von Hoches „Dichtkunst" gezählt.[265] Näher waren sich beide nach dem Ersten Weltkrieg gekommen. Hoche trauerte um sein einziges Kind, das 1914 in den ersten Schlachten des Ersten Weltkrieges getötet worden war, wie auch Nonne um seinen 1918 als Soldat gestorbenen Sohn.

Später wahrte der Freiburger Distanz. Wohl auch um seine Frau zu schützen, die aus einer jüdischen Familie stammte.[266] Im Mai 1933 ließ Hoche sich emeritieren. Das Ehepaar zog nach Baden-Baden, Hoches Frau starb 1937. Im Juli 1940 korrespondierten Nonne und Hoche über Hoches ehemaligen Assistenten Alfred Hauptmann (1881–1948). → Abb. 87 Der Direktor der Psychiatrischen Klinik in Halle war 1933 von der nationalsozialistischen Universitätsleitung entlassen worden, weil er Jude war, war im KZ Dachau gefoltert worden und lebte nun stellungslos in den USA.[267] Hoche äußerte sich abfällig über Hauptmann,[268] fügte aber hinzu: „Ich finde es rührend, oder richtiger: es ist ein Beweis seines Vertrauens zu Ihnen, dass er sich an Sie wendet; aber er weiß vielleicht nicht, dass Sie die ganze Judenhetze löblich finden." [269]

Nonne war außer sich. „Kaltnasig, übel!", schrieb er oben an den Rand. Sein Antwortbrief ist auf → Abb. 86 abgebildet. Nonne führte aus, er habe sich für die „nicht nur tüchtigen, sondern auch zuverlässigen und ehrlichen Nichtarier eingesetzt" und drei Professoren und zwei niedergelassenen Neurologen Stellungen im Ausland verschafft. Die Terminologie der „Nürnberger Gesetze" übernahm er freilich auch hier, ebenso wie die Klischees aus der NS-Propaganda über jüdische Mediziner. Sein Ruf als „wohlwollender" Antisemit habe zur Zeit der Weimarer Republik zu einem Komplott gegen ihn geführt, behauptete Nonne. 1930 durfte die Medizinische Fakultät turnusmäßig den Rektor der Universität stellen und nicht Nonne, sondern Ludolph Brauer, der Direktor des Eppendorfer Krankenhauses, übernahm das Amt als Nachfolger des Philosophen Ernst Cassirer. Als Mitschuldigen für diese Demütigung nannte Nonne den Physiologen Otto Kestner und fügte in Klammern den Namen Cohnheim hinzu, den Kestner zur Abwehr von Antisemitismus bei seinem Wechsel nach Hamburg abgelegt hatte.[270] Dass, wie Nonne insinuierte, eine Verschwörung ihn um das Rektoramt gebracht hat, ist wenig glaubhaft: Der statt Nonne zum Rektor ernannte Brauer hatte sich ebenfalls offen als Antisemit präsentiert. Während des Nationalsozialismus rechtfertigte Brauer enthusiastisch die Judenverfolgung.[271] Eines seiner Zitate lautet: „Als Direktor des Eppendorfer Krankenhauses-Hamburg gelang es, dieses grosse, rühmlichst bekannte Institut trotz aller Gegenströmungen nahezu völlig judenrein zu halten."[272] Markant begrüßte Brauer in einem privaten Brief die Entlassung seiner jüdischen Kollegen nach dem „Gesetz zur Wiederherstellung des Berufsbeamtentums" vom 7. April 1933: „Es ist ein wahres Glück, dass endlich einmal mit dieser Sache aufgeräumt wird. Ich betone ausdrücklichst, dass ich vielen netten, stillen und anständigen Juden geholfen habe und helfen werde, sich in dieser Welt zurechtzufinden und namentlich im Ausland eine gute Stellung zu finden. Das tun sehr viele Nationalsozialisten."[273] War eine ähnliche Denkfigur auch bei Nonne das Motiv, die Ausreise jüdischer Kollegen zu befördern? Um sie loszuwerden? Alfred Hoche mag das vermutet haben.[274] Friedrich Wohlwill, in der Einleitung zu diesem Kapitel bereits erwähnt,

265 Kondolenzschreiben Nonnes an Clara Knobloch, Hoches Schwester. MHMHH, Krankenjournale Nonne, 197/63

266 Über den früh verstorbenen Vater von Hedwig Hoche: Knüppel, Michael: Der Indologe Siegfried S. Goldschmidt (1844–1884). Ein vergessener Sohn der Stadt Kassel. In: Zeitschrift des Vereins für hessische Geschichte und Landeskunde 119 (2014), S. 171–176.

267 Vgl.: Martin, Michael; Karenberg, Axel; Fangerau Heiner: Späte Zwangsemigration ohne Perspektive. Alfred Hauptmann und Adolf Wallenberg. In: Nervenarzt 93 (2022) Sonderheft, S. 24–31.

268 „Lieber Meister, anbei Hauptmanns Brief zurück; sein Gefühl ist richtig, er ist nicht mehr der Mann, Lebensschwierigkeiten zu bewältigen, d. h. er war es eigentlich nie; dazu noch die Belastung mit Kind und einer Frau, deren geistiges Niveau alles andere ist als eine Hilfe." Hoche an Nonne am 19.4.1940. MHMHH, Krankenjournale Nonne, 197/63

269 Ebd.

270 Der von Nonne ebenfalls als Teil des „Komplotts" genannte Direktor der Psychiatrischen Klinik Wilhelm Weygandt war nicht jüdischen Glaubens und der Hautarzt Paul Mulzer einer der glühendsten Nationalsozialisten der Hamburger Fakultät. Er war es, der 1943 seinen pädiatrischen Kollegen Degkwitz durch eine Denunziation beinahe unter das Fallbeil gebracht hätte, vgl. Fn. 249.

271 Vgl. Osten, Debatten (2024), S. 674–694.

272 Brauer, Ludolph: Mein praktisches Handeln und dessen Ergebnisse (undatiertes Typoskript). Ludwig-Maximilians-Universität München, Universitätsbibliothek, Abt. Historische Sammlungen, Nachlass Ludolph Brauer, 3.1. Lebensdokumente.

273 Ludolph Brauer an Elisabeth Brauer am 5.2.1934. LMU München. Universitätsbibliothek, Abt. Historische Sammlungen, Nachlass Ludolph Brauer, 3.2, Briefe.

274 Hoches Antwort auf Nonnes erzürntes Schreiben lautete: „Lieber Meister! Ich freue mich, dass meine provokatorische Bemerkung Sie herausgekitzelt hat. Ihre Fürsorge für eine Reihe entwurzelter Existenzen würde in Anbetracht Ihrer (oft verkannten) gütigen Urnatur nicht beweisend sein; aber dass Sie den Gedanken an die Möglichkeit einer Billigung der bekannten Vorgänge als Vorwurf empfinden, rundet das Bild wieder zu den mir lieb gewonnenen Konturen!" Hoche an Nonne am 29.4.1940. MHMHH, Krankenjournale Nonne, 197/63.

liefert detailliertere Auskunft. In seinen Lebenserinnerungen schildert er, wie deutlich Nonne ihn als Juden abgelehnt hatte. Nonne hatte dem 20 Jahre jüngeren Kollegen vorgeworfen, „keine Persönlichkeit" zu besitzen. Das war ein klassisches antisemitisches Stereotyp.[275] Im Januar 1933 aber sei Nonne auf einer Reise gewesen und habe internationale Zeitungen gelesen. Wohlwill schreibt in seinen für die engere Familie verfassten Lebenserinnerungen: „Nicht nur kam er als ausgesprochener Anti-Nazi zurück, sondern er, der alte Antisemit, interessierte sich jetzt angelegentlich für das Schicksal der abgesetzten Kollegen und setzte sich mit grossem Elan für sie ein. Er war aufrichtig empört und äusserte sich einmal in einem Telephongespräch mit Mutter in einer Weise, die Mutter veranlasste, zu sagen: ‚Herr Professor, Sie können am Telephon nicht so sprechen; Sie gefährden sich (und mich, dachte Mutter)'. Aber Nonne wollte nichts von Mässigung und Vorsicht wissen." [276] Ein Beleg für diesen Mut ist auch Nonnes Briefwechsel mit Hoche. Nonnes wichtigster Kontakt in den USA war sein Schüler Hans Reese. Nonnes Briefe an den Kollegen lesen sich grauenvoll, etwa, wenn er über die Frau des ehemaligen Hallenser Psychiaters Alfred Hauptmann schreibt, sie sei „allerdings eine reinrassige Jüdin".[277] Doch immerhin stellte er, auf Reeses Bitten hin, Kontakte her. Dabei ging es nicht nur um die hochgestellten Professoren. Buchstäblich in letzter Minute reiste Fritz Wachsner mit seiner kleinen Familie aus, sein militärischer Assistent aus dem „Nerven-Pavillon" von 1916, und auch sein kurzzeitiger Schüler Georg Schlomer,[278] der Leiter eines privaten Sanatoriums im Berliner Westend gewesen war, verließ Deutschland erst nach den Pogromen vom 9. November 1938.

Schlomer, der Medizin und Jura studiert hatte, strebte keine akademische Karriere an. Aber bei Studierenden der Medizin war er einer der meistgelesenen Psychiater, denn sie bereiteten sich mit Schlomers erstmals 1917 erschienenem Kurzlehrbuch „Leitfaden der klinischen Psychiatrie" auf ihre Staatsexamensprüfungen vor. Letztmals erschien das Skript 1936 in achter Auflage – ergänzt um die Darstellung des Sterilisierungsgesetzes. Schlomers Aktualisierung auf die juristischen Gegebenheiten der „neuen Zeit" belegen den Mut des von Verfolgung bedrohten Mediziners. Es gab wohl kein medizinisches Lehrbuch in dieser Zeit, das in ähnlicher Form Handreichungen zum Schutz psychiatrischer Patientinnen und Patienten vor den Verurteilungen durch die „Erbgesundheitsgerichte" lieferte. Eindringlich warnte Schlomer die ärztlichen Berufsanfänger:innen, bereits die Diagnose einer einzigen schizophrenen Episode könne die Verurteilung zur Zwangssterilisierung nach sich ziehen.[279]

Ein Brief aus New York bestätigt die Unterstützung Nonnes für seine zuletzt aus Deutschland geflohenen Schüler Schlomer und Wachsner. Ernst Friedrich Muller (1891–1971, zuvor Müller) sandte das eindrucksvolle Dokument Mitte August 1939:

> „Dr. Wachsner, von dem Sie schreiben, kenne ich noch aus meinem ersten Eppendorfer Jahre. Aber auch wenn ich ihn nicht kenne, jeder der von drueben zu uns kommt, findet bei uns das freundliche Wort und so weit moeglich Rat und Tat. Und wir haben auf diese Weise schon manchen neuen Freund gefunden, so ist es auch fuer uns ein Gewinn, ein freundliches Gesicht zu zeigen. Von Ihnen kam Dr. Schlomer, der uns neulich strahlend seine entzueckende Frau brachte und der nun auch in der Naehe von Boston Heimat und Arbeit gefunden hat."[280] → Abb. 88

Nicht für alle in seinem erzürnten Schreiben an Hoche genannten Emigranten war Nonnes Fürsprache gleich wichtig gewesen. Der Friedrichsberger Neuropsychiater Victor Kafka (1881–1955) war nach Norwegen geflohen und von dort unter dramatischen Umständen, bei denen er sein Vermögen für die Fluchthilfe aufbringen musste, weiter nach Schweden. Aber auch er pflegte freundlichen Kontakt mit Nonne. In seinen Briefen an die Emigranten betonte Nonne stets, er interessiere sich, weiterhin von ihnen zu hören. Als er das Gerücht vernahm, Heinrich Embden (1871–1941),[281] einer seiner frühesten Eppendorfer Assistenten, sei gestorben, fragte er besorgt nach.

War es gefährlich, was Nonne tat? Der Privatdozent Arthur Jores (1901–1982) wurde von der Rostocker Universität fristlos entlassen, weil er seinem Lehrer Leopold Lichtwitz (1876–1943) ein mit handschriftlicher Widmung versehenes Buch nach New York geschickt hatte. Die Lehrerlaubnis wurde ihm entzogen, er erhielt Vortragsverbot und fand bis 1945 keine Stellung mehr als Arzt. Mögen Nonnes Briefe, heute gelesen, lediglich

275 Ungefähr zu der Zeit, als Friedrich Wohlwill sich mit Nonnes Vorwurf auseinandersetzen musste, widmete ein (später sehr bedeutender) 16-jähriger Realschüler dem Topos in der zionistischen *Welt* eine kämpferische Analyse: „Uns Juden spricht man oft die Persönlichkeiten ab; man sagt, wir seien reich an fähigen, begabten, talentierten Menschen, aber arm an Charakteren und Persönlichkeiten." Goldmann, Nahum: Judentum und Persönlichkeit. In: Die Welt 15 (1911), S. 729–732, hier S. 729.

276 van den Bussche, Hendrik; Topfstädt, Sarah: Leben und Werk des Pathologen Friedrich Wohlwill (1881–1958) in einer 1955 verfassten Autobiografie. [Nach dem Tod Rik van den Bussches unveröffentlichtes Typoskript] 2023, S. 256.

277 Nonne an Reese am 17.12.1938. MHMHH, Krankenjournale Nonne, 197/16.

278 Ein Lebenslauf Schlomers findet sich bei: Schwoch, Rebecca (Hg.): Berliner Jüdische Kassenärzte und ihr Schicksal im Nationalsozialismus. Ein Gedenkbuch. Berlin 2009, S. 785–786.

279 Schlomer, Georg: Leitfaden der Klinischen Psychiatrie. München 1936, S. 206.

280 Mueller an Nonne am 18.8.1939. MHMHH, Krankenjournale Nonne, 197/22.

281 Heinrich Embden war 1938 mit Unterstützung des ehemaligen Pathologen des Hamburger Tropeninstituts Henrique da Rocha Lima (1879–1956) nach Brasilien emigriert, vgl. Vosswinkel, Peter: In Memoriam Heinrich Embden, Hamburg (1871–1941). In: Arzt und Krankenhaus 64 (1991), S. 117–121.

86

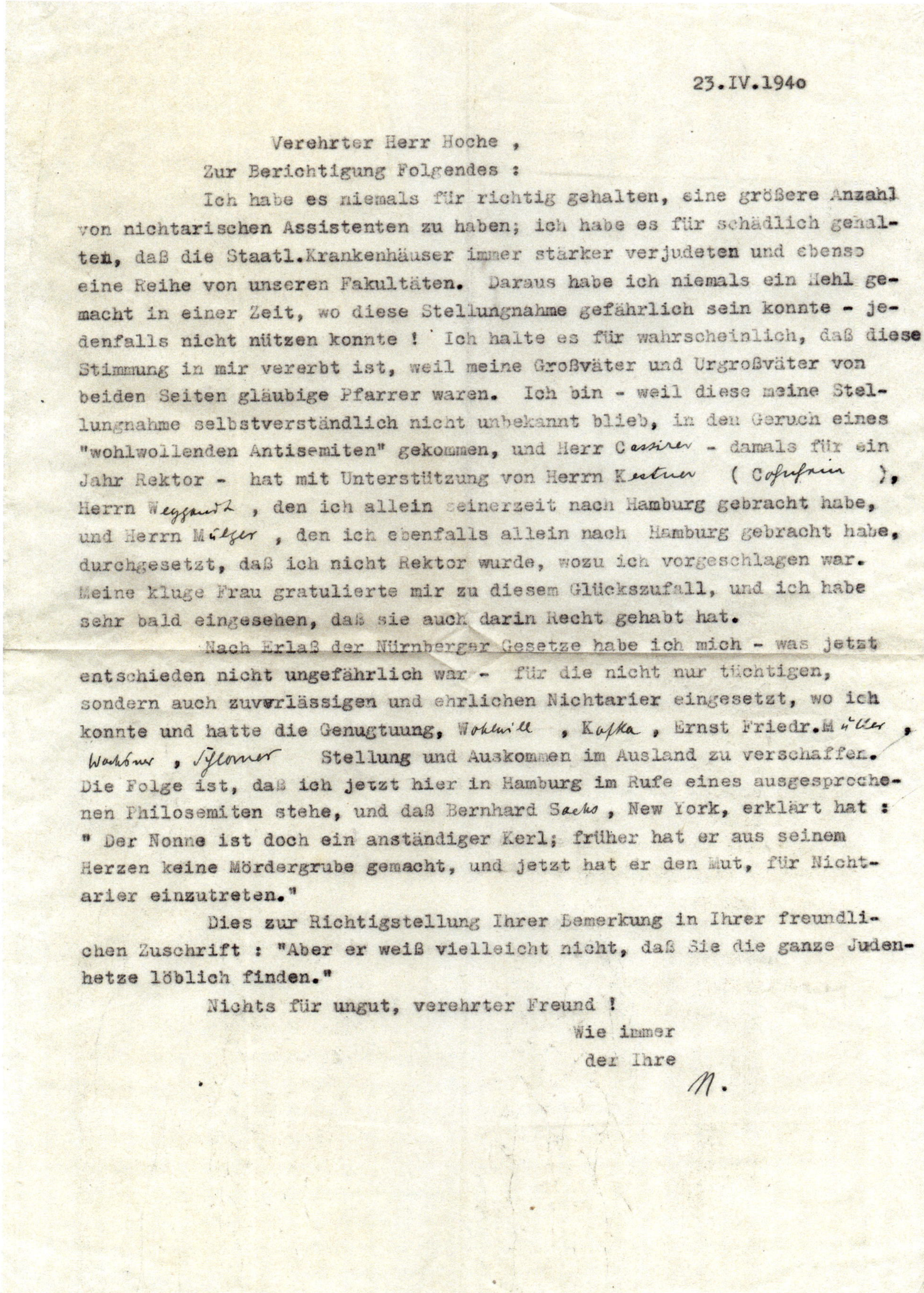

23.IV.1940

Verehrter Herr Hoche ,

Zur Berichtigung Folgendes :

Ich habe es niemals für richtig gehalten, eine größere Anzahl von nichtarischen Assistenten zu haben; ich habe es für schädlich gehalten, daß die Staatl.Krankenhäuser immer stärker verjudeten und ebenso eine Reihe von unseren Fakultäten. Daraus habe ich niemals ein Hehl gemacht in einer Zeit, wo diese Stellungnahme gefährlich sein konnte - jedenfalls nicht nützen konnte ! Ich halte es für wahrscheinlich, daß diese Stimmung in mir vererbt ist, weil meine Großväter und Urgroßväter von beiden Seiten gläubige Pfarrer waren. Ich bin - weil diese meine Stellungnahme selbstverständlich nicht unbekannt blieb, in den Geruch eines "wohlwollenden Antisemiten" gekommen, und Herr Cassirer - damals für ein Jahr Rektor - hat mit Unterstützung von Herrn Kestner (Cohnheim), Herrn Weygandt , den ich allein seinerzeit nach Hamburg gebracht habe, und Herrn Mülzer , den ich ebenfalls allein nach Hamburg gebracht habe, durchgesetzt, daß ich nicht Rektor wurde, wozu ich vorgeschlagen war. Meine kluge Frau gratulierte mir zu diesem Glückszufall, und ich habe sehr bald eingesehen, daß sie auch darin Recht gehabt hat.

Nach Erlaß der Nürnberger Gesetze habe ich mich - was jetzt entschieden nicht ungefährlich war - für die nicht nur tüchtigen, sondern auch zuverlässigen und ehrlichen Nichtarier eingesetzt, wo ich konnte und hatte die Genugtuung, Wohlwill , Kafka , Ernst Friedr. Müller , Wachsner , Sglomer Stellung und Auskommen im Ausland zu verschaffen. Die Folge ist, daß ich jetzt hier in Hamburg im Rufe eines ausgesprochenen Philosemiten stehe, und daß Bernhard Sachs , New York, erklärt hat : " Der Nonne ist doch ein anständiger Kerl; früher hat er aus seinem Herzen keine Mördergrube gemacht, und jetzt hat er den Mut, für Nichtarier einzutreten."

Dies zur Richtigstellung Ihrer Bemerkung in Ihrer freundlichen Zuschrift : "Aber er weiß vielleicht nicht, daß Sie die ganze Judenhetze löblich finden."

Nichts für ungut, verehrter Freund !

Wie immer

der Ihre

N.

Abb. 86
Max Nonnes Entgegnung auf Alfred Hoches Vorwurf, er finde die „Judenhetze löblich", Nonne, Krankenjournal 197, MHMHH.

87

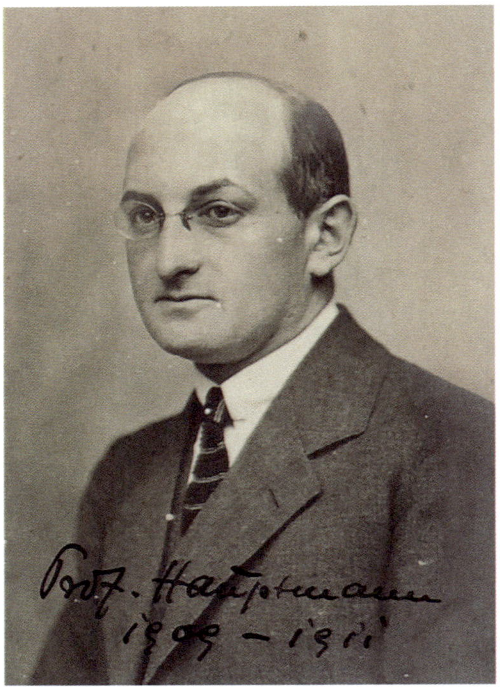

88

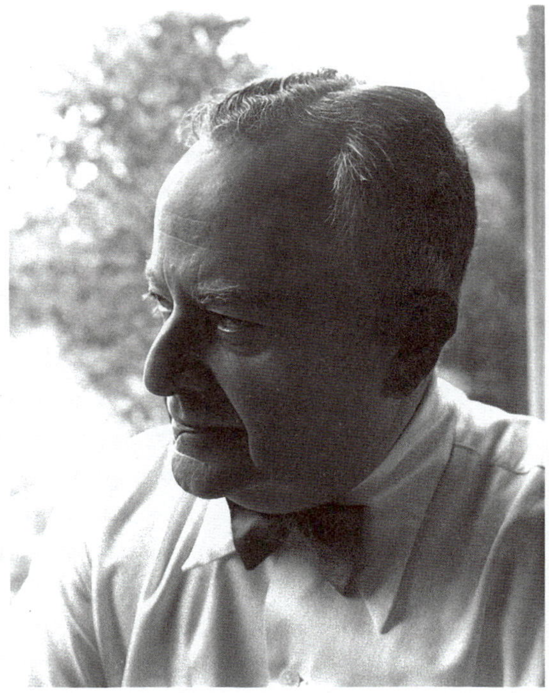

89

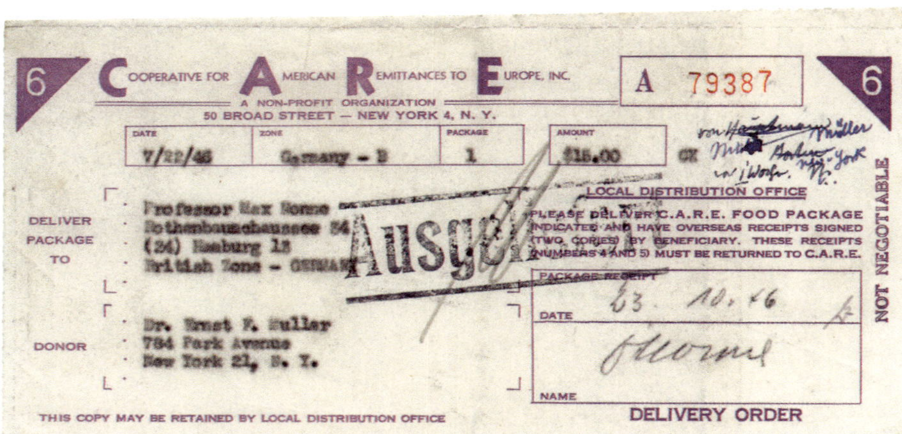

6 COOPERATIVE FOR AMERICAN REMITTANCES TO EUROPE, INC. 6
A NON-PROFIT ORGANIZATION
50 BROAD STREET — NEW YORK 4, N. Y.

A 79387

DATE	ZONE	PACKAGE	AMOUNT
7/22/46	Germany - B	1	$15.00

CK

DELIVER PACKAGE TO
Professor Max Nonne
Rothenbaumchaussee 54
(24) Hamburg 13
British Zone - GERMANY

Ausge…

DONOR
Dr. Ernst F. Muller
784 Park Avenue
New York 21, N. Y.

LOCAL DISTRIBUTION OFFICE
PLEASE DELIVER C.A.R.E. FOOD PACKAGE INDICATED AND HAVE OVERSEAS RECEIPTS SIGNED (TWO COPIES) BY BENEFICIARY. THESE RECEIPTS (NUMBERS 4 AND 5) MUST BE RETURNED TO C.A.R.E.

PACKAGE RECEIPT
DATE 23. 10. 46
NAME Nonne

NOT NEGOTIABLE

THIS COPY MAY BE RETAINED BY LOCAL DISTRIBUTION OFFICE

DELIVERY ORDER

Abb. 87
Alfred Hauptmann, Ordinarius für Psychiatrie in Halle von 1926 bis zu seiner Entlassung 1935, hatte von 1909 bis 1911 am Eppendorfer Krankenhaus gearbeitet, Foto: Nachlass Nonne, Album der Assistenten zum 25. Jubiläum als Oberarzt, 1921, StAHH.

Abb. 88
Ernst Friedrich Muller. Der Eppendorfer Internist war schon Anfang der 1920er-Jahre in die USA ausgewandert und hatte an den ersten Insulinstudien teilgenommen. Nach Hamburg zurückgekehrt, überstand er einen antisemitischen Übergriff durch den Eppendorfer Klinikdirektor Ludolph Brauer. Er wechselte an das Evangelische Krankenhaus Jerusalem, wo, wie er, viele vom Judentum konvertierte Personen arbeiteten. 1933 ging er gemeinsam mit seiner ebenfalls forschenden Frau Rose endgültig in die USA und wurde Professor an der New Yorker Columbia University. Die Fotografie stammt von Mr. Rollei: Fritz Henle (1909–1993), einem der bekanntesten Fotografen in den USA der Nachkriegszeit, ein ebenfalls nach New York ausgewanderter Nachfahre des Nierenforschers Jacob Henle. MHMHH.

Abb. 89
Quittung über ein CARE-Paket von Ernst Friedrich Muller an Max Nonne. Der Wert entspräche heute über 250 Dollar, Krankenjournal Nonne 205, MHMHH.

Abb. 90
Heinrich Lottig (links) und Max Nonne, um 1930. Nachlass Nonne, StAHH.

Abb. 91
Luftfahrtmediziner Heinrich Lottig schrieb seinem Förderer Max Nonne eine Neujahrskarte vom Reichsparteitagsgelände: „Einen herzlichen Neujahrsgruß senden Ihnen, sehr verehrter Herr Professor Nonne sowie Ihrer verehrten Frau Gemahlin, Ihre Lottigs“ und auf der Rückseite: „Vielen Dank, sehr verehrter Herr Professor Nonne, für Ihre Karte. Ich freue mich immer wieder besonders darüber, mit wieviel Treue und Interesse Sie die Arbeit Ihrer Schüler verfolgen. [...].“ Krankenjournal 198, MHMHH.

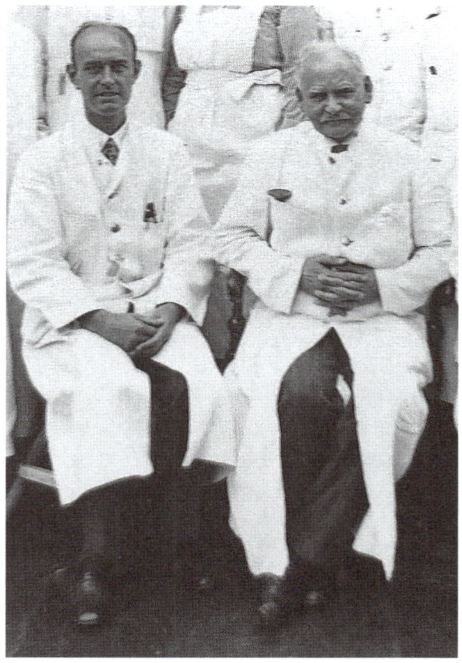

90

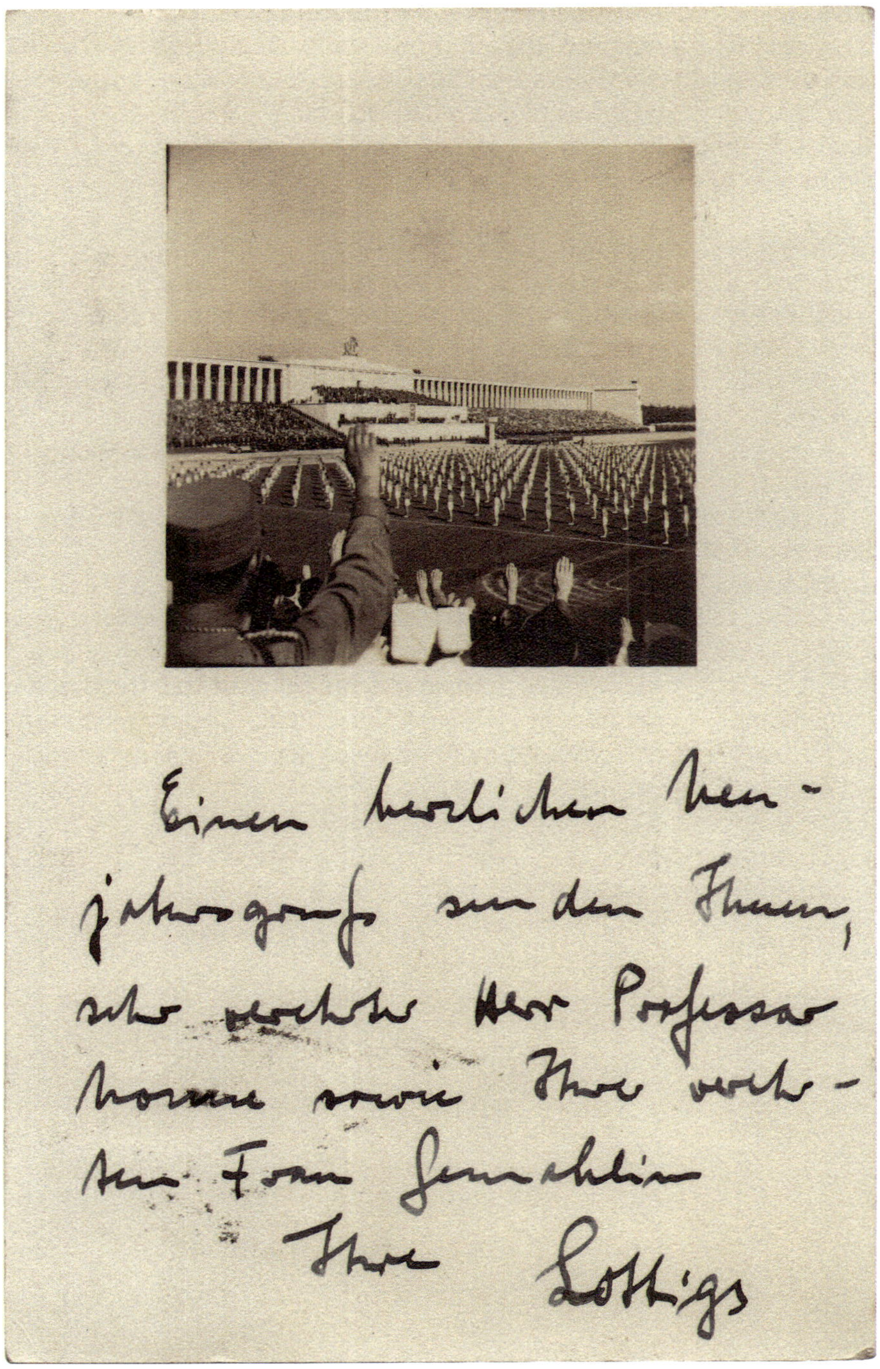

Einen herzlichen Neu-
jahrsgruß senden Ihnen,
sehr verehrter Herr Professor
Nonne sowie Ihrer verehr-
ten Frau Gemahlin
Ihre Lottigs

91

selbstverständliche Freundlichkeiten enthalten, damals erforderten sie Mut. Aber den brachten beispielsweise auch Lichtwitz' alte Nachbarn in Altona auf, die regelmäßig nach New York schrieben.[282] Für die von Nonne Unterstützten bedeutete seine Intervention viel. Anders als enge Familienangehörige konnten sie sich retten, wie das Beispiel der Familie Wohlwill zeigt.

Nonnes transatlantische Korrespondenz endete erst mit dem Kriegseintritt der USA. 1946 wurde sie wieder aufgenommen. Nun erhielt Nonne Unterstützung. → Abb. 89

Die an Nonne gerichteten Briefe aus Portugal, Norwegen, Schweden und den USA sind wertvolle Quellen zur Geschichte der Emigration, gerade wegen der Ambivalenz ihres Adressaten. Eine systematische Durchsicht und Einordnung steht aus.

Als sich 1939 die Gründung des Eppendorfer Krankenhauses zum 50. Mal jährte, bat die Klinikleitung Nonne, den Festartikel zu schreiben. Erscheinen sollte er in einer Chronik der Hanseatischen Verlagsanstalt. Als ihm aus dem bereits gesetzten Beitrag die Passage über Eugen Fraenkel (1853–1925) gestrichen wurde, zog Nonne den Beitrag verärgert zurück und kommunizierte offen darüber.[283] Der Pathologe Fraenkel war bis zu seinem Tod 1925 der herausragende Wissenschaftler der Klinik gewesen. Bis auf einen Sohn hat kein Mitglied der großen Familie Fraenkels die Shoah überlebt.

Nonchalant ging Nonne auch mit dem Reichspropagandaministerium um. Gemeinsam mit Victor von Weizsäcker gab Nonne die Deutsche Zeitschrift für Nervenheilkunde heraus. 1941 teilte ihm das Goebbels-Ministerium mit, er erhalte fortan wöchentlich einen Zeitschriften-Dienst mit vertraulichen Informationen, die „der Ausrichtung Ihrer Arbeit dienen".[284] Er möge per Einschreiben eine Erklärung zurücksenden, in der er sich zur Geheimhaltung verpflichte. Nonne antwortete (mit Durchschlag an Mitherausgeber von Weizsäcker), er sei Herausgeber einer Zeitschrift, die sich ausschließlich mit organischer Neurologie befasse, als solcher habe er „mit Politik auch im weiteren Sinne nicht das Geringste zu tun. Ich glaube deshalb keine Veranlassung zu haben, auf die mir freundlichst zugedachte Zusendung vom ‚Zeitschriften-Dienst' zu reflektieren."[285]

Anderen Kollegen gegenüber zeigt Nonne sich angepasst. Besonders martialisch gerierte er sich in den Briefen an den Luftfahrtmediziner Heinrich Lottig (1900–1941). → Abb. 90 Hoffnungsvoll wiederholte Nonne kurz nach der dramatisch raschen Besetzung der französischen Hauptstadt Paris durch die Wehrmacht im Juni 1940 Lottigs Prophezeiungen zum Kriegsverlauf: „Der Führer wird keinen überlangen Krieg dulden und führen", „der Führer schont Menschenmaterial, wo irgend möglich, wo es aber nötig ist, wird er es rücksichtslos und akut einsetzen", „wir werden erst Frankreich und dann England erledigen". Er habe den „optimistischen Glauben", Lottig möge „auch mit dem Letzten recht behalten", schrieb Nonne seinem Lieblingsschüler.[286]

Im Gegensatz zu Nonne war Alfred Hoche nicht bereit, sich auf den fanatischen Nationalsozialisten Lottig → Abb. 91 einzulassen. Er bekannte seine Abneigung deutlich. Lottig war im Mai 1941 beim Überfall auf Kreta nach seinem Fallschirmabsprung gestorben. Die Nachrufe trieften vor Heldenpropaganda. Auch Nonne hatte eine Eloge auf seinen Schüler verfasst. Hoche antwortete trocken: „Lieber Meister! Haben Sie Dank für die freundliche Uebersendung des Nachrufes; ich bemühe mich, durch das Wissen um den anständigen Tod meine unangenehmen Erinnerungen an den Lebenden überlagern zu lassen. Mit bestem Grusse".[287]

Dieser Brief war der letzte Austausch zwischen den beiden. „Daraufhin musste ich den Verkehr mit Hoche von mir aus – leider! – abbrechen",[288] notierte Nonne am Rand. Als Hoche anderthalb Jahre später im Alter von 77 Jahren überraschend starb, fragte Nonne, wie er es oft tat, intensiv nach, *wie* genau sein Kollege gestorben sei und kondolierte mitfühlend.[289]

Ende des Nonne-Kults

Ab 1942 gab es in Langenhorn die Max-Nonne-Straße, → Abb. 92 in einem Viertel unmittelbar südlich des Hauptschauplatzes der Hamburger Krankenmorde, die im selben Jahr ihren ersten Höhepunkt erreichten. Fast 2.500 Menschen waren aus der Klinik in Langenhorn oder über sie in die versteckten Anstalten transportiert worden, in denen sie starben. Langenhorn, auch Ochsenzoll genannt, war die „Drehscheibe der Euthanasie" in Hamburg.[290]

1960, zwei Jahre nach Nonnes Tod, wollte der zuständige Hamburger Bezirk Nord weitere Straßen dort „nach bedeutenden Ärzten benennen" und bat die Medizinische Fakultät am UKE um Vorschläge. Einzige Bedingung: Sie sollten keine noch lebenden Kollegen vorschlagen. → Abb. 93

282 Diese Korrespondenz überließ Oswald Müller-Plathe dem MHMHH.
283 Worüber er freimütig mit Ludolph Brauer korrespondierte. Nonne an Brauer, 6.2.1940. MHMHH, Krankenjournale Nonne, 197/139.
284 Presseabteilung der Reichsregierung an Nonne, 29.10. 1941. MHMHH, Krankenjournale Nonne, 197/47.
285 Nonne an Pressedienst der Reichsregierung am 6. 11.1941. MHMHH, Krankenjournale Nonne, 197/47
286 Nonne an Lottig, 20.6.1940. MHMHH, Krankenjournale Nonne, 197/97.
287 Hoche an Nonne am 9.11.1941. MHMHH, Krankenjournale Nonne, 197/63.
288 Ebd.
289 Nonne an Clara Knobloch am 19.5.1943. MHMHH, Krankenjournale Nonne, 197/63.
290 Den Begriff hat ein langjähriger Mitarbeiter der KZ-Gedenkstätte Neuengamme geprägt: Diercks, Herbert: „Euthanasie"-Verbrechen in Hamburg. Ein Überblick. In: Beiträge zur Geschichte der nationalsozialistischen Verfolgung in Norddeutschland 17 (2016), S. 11–26.

Nach Prüfung durch die Hamburger Kulturbehörde beschloss die Bezirksversammlung Nord auf Antrag der SPD-Fraktion und der Fraktion Bündnis 90/Die Grünen im Spätsommer 2015, die Max-Nonne-Straße umzubenennen.[292] → Abb. 94 30 Jahre nach Bekanntwerden seines „Euthanasie"-Gutachtens. Die Straße ist heute nach der 1943 als Mitglied der Weißen Rose verhafteten Kinderärztin Ursula de Boor (1915–2001) benannt.

Auch am UKE standen daraufhin Veränderungen an. Seit seinem 75. Geburtstag (1936) hing dort Nonnes Portrait in Öl, → Abb. 95 1937 kam eine von ihm signierte Lithographie für die Ahnengalerie der Emeriti hinzu. → Abb. 96 Zu seinem 90. Geburtstag war Nonne 1951 mit einer Büste geehrt worden. → Abb. 98–100

Zweimal wurde die Nonne-Büste geklaut. Bildersturm war das nicht. Die Täter waren Fans. Einmal tauchte sie in einem privaten Park wieder auf. Dann nahm ein Nonnebegeisterter Professor die Büste mit, nachdem er einen Ruf nach Süddeutschland erhalten hatte. Auch er musste sie zurückgeben. Zuletzt war Nonnes Büste im Flur vor dem Festsaal des Erikahauses aufgestellt, am repräsentativsten Ort der Klinik. 2015, im Zuge der Diskussion um die Straßennamen, wurde sie demontiert und kam in das Depot des wenige Jahre zuvor gegründeten Medizinhistorischen Museums, dessen Auftrag es ist, sich kritisch mit der Geschichte des UKE auseinanderzusetzen.

Die fortgesetzte Ehrung der an Zwangssterilisationen und – wie im Fall Nonne – an Krankenmorden beteiligten Mediziner im öffentlichen Raum war ein sichtbares Zeichen verschleppter Aufarbeitung[293] und damit auch der Akzeptanz dieser Taten.

292 Freie und Hansestadt Hamburg, Drucksache 20-1937, Aktenzeichen 123.70-24. Für die Dokumentation danke ich Michael Werner-Boelz.

293 Meyer-Lenz, Johanna: Der Neurologe Max Nonne (1861–1959) und die „Aufarbeitung" der Kindereuthanasie in Hamburg seit 1945. Verflochtene Geschichten. In: Schriftenreihe der Deutschen Gesellschaft zur Geschichte der Nervenheilkunde 23 (2017), S. 315–349.

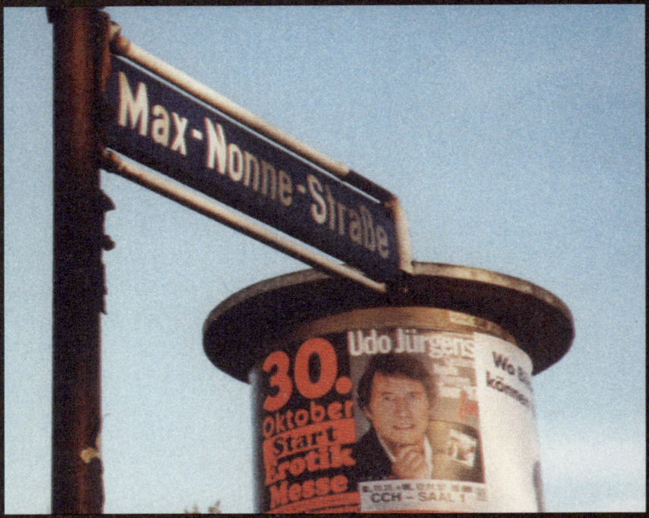

92

Abb. 92
Die Max-Nonne-Straße in Langenhorn, Straßenschild fotografiert 1997 von René Senenko. Die Willi-Bredel-Gesellschaft, benannt nach dem Schriftsteller und in der NS-Zeit verhafteten Chronisten der Verfolgung von Angehörigen der Hamburger Arbeiterbewegung, setzte sich über zwanzig Jahre lang für die Umbenennung der Straße ein.

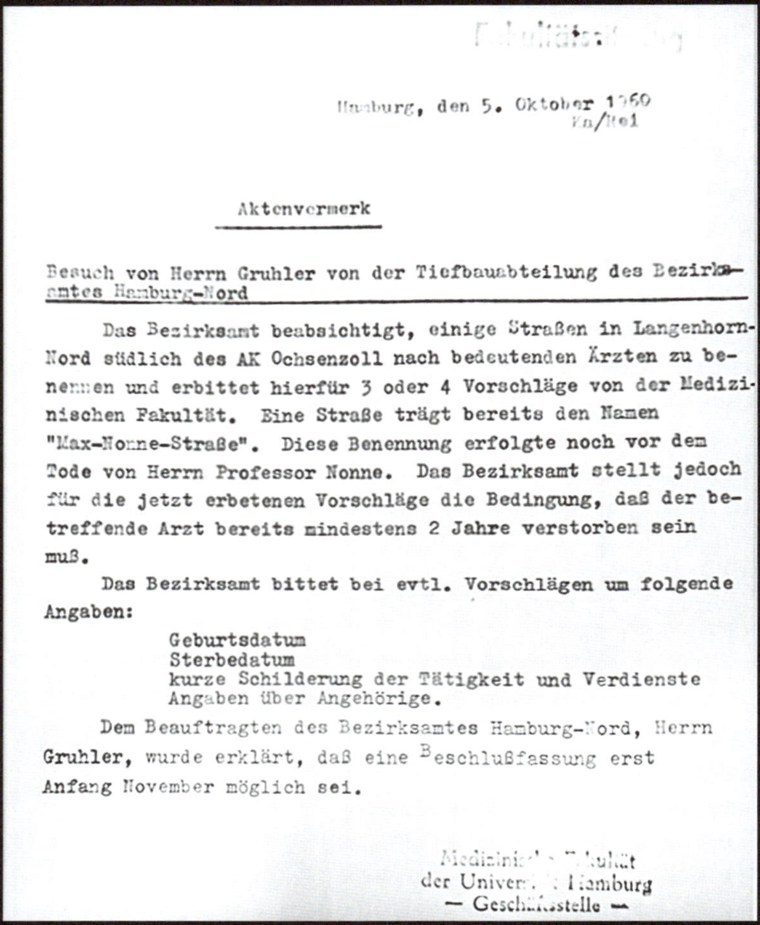

Hamburg, den 5. Oktober 1960
Kn/Rei

Aktenvermerk

Besuch von Herrn Gruhler von der Tiefbauabteilung des Bezirksamtes Hamburg-Nord

Das Bezirksamt beabsichtigt, einige Straßen in Langenhorn-Nord südlich des AK Ochsenzoll nach bedeutenden Ärzten zu benennen und erbittet hierfür 3 oder 4 Vorschläge von der Medizinischen Fakultät. Eine Straße trägt bereits den Namen "Max-Nonne-Straße". Diese Benennung erfolgte noch vor dem Tode von Herrn Professor Nonne. Das Bezirksamt stellt jedoch für die jetzt erbetenen Vorschläge die Bedingung, daß der betreffende Arzt bereits mindestens 2 Jahre verstorben sein muß.

Das Bezirksamt bittet bei evtl. Vorschlägen um folgende Angaben:

Geburtsdatum
Sterbedatum
kurze Schilderung der Tätigkeit und Verdienste
Angaben über Angehörige.

Dem Beauftragten des Bezirksamtes Hamburg-Nord, Herrn Gruhler, wurde erklärt, daß eine Beschlußfassung erst Anfang November möglich sei.

Medizinische Fakultät
der Universität Hamburg
— Geschäftsstelle —

93

Abb. 93
So wurden in den 1960er-Jahren Hamburgs Straßen benannt. Fachbereich Medizin der Universität Hamburg, Akte Gratulationen, Ehrungen. Ehemals Archiv des Dekanats des UKE, abgegeben an das StAHH.[291]

291 Benannt wurden daraufhin Straßen nach Wilhelm Weygandt, der eine koloniale Schädelsammlung ausstellte (Weygandtstraße, 1960), nach Theodor Fahr, der sich noch nach Kriegsende antisemitisch äußerte (Theodor-Fahr-Straße, 1961), sowie nach Georg Ernst Konjetzny, Theodor Heynemann und Franz Oehlecker, die Zwangssterilisierungen organisierten (Konjetznystraße, 1961; Heynemannstraße, 1964; Oehleckerring, 1963). Bisher umbenannt wurden die Konjetznystraße und die Heynemannstraße.

Abb. 94
Mit der Diskussion über Nonnes Rolle im Nationalsozialismus begann auch eine Debatte über die anderen nach Medizinern aus der NS-Zeit benannten Straßen in Langenhorn. Collage mit Zeitungsausschnitten aus den Jahren 2014/2015. Archiviert hat sie der Leiter des Bezirksamts Hamburg-Nord, Michael Werner-Boelz.

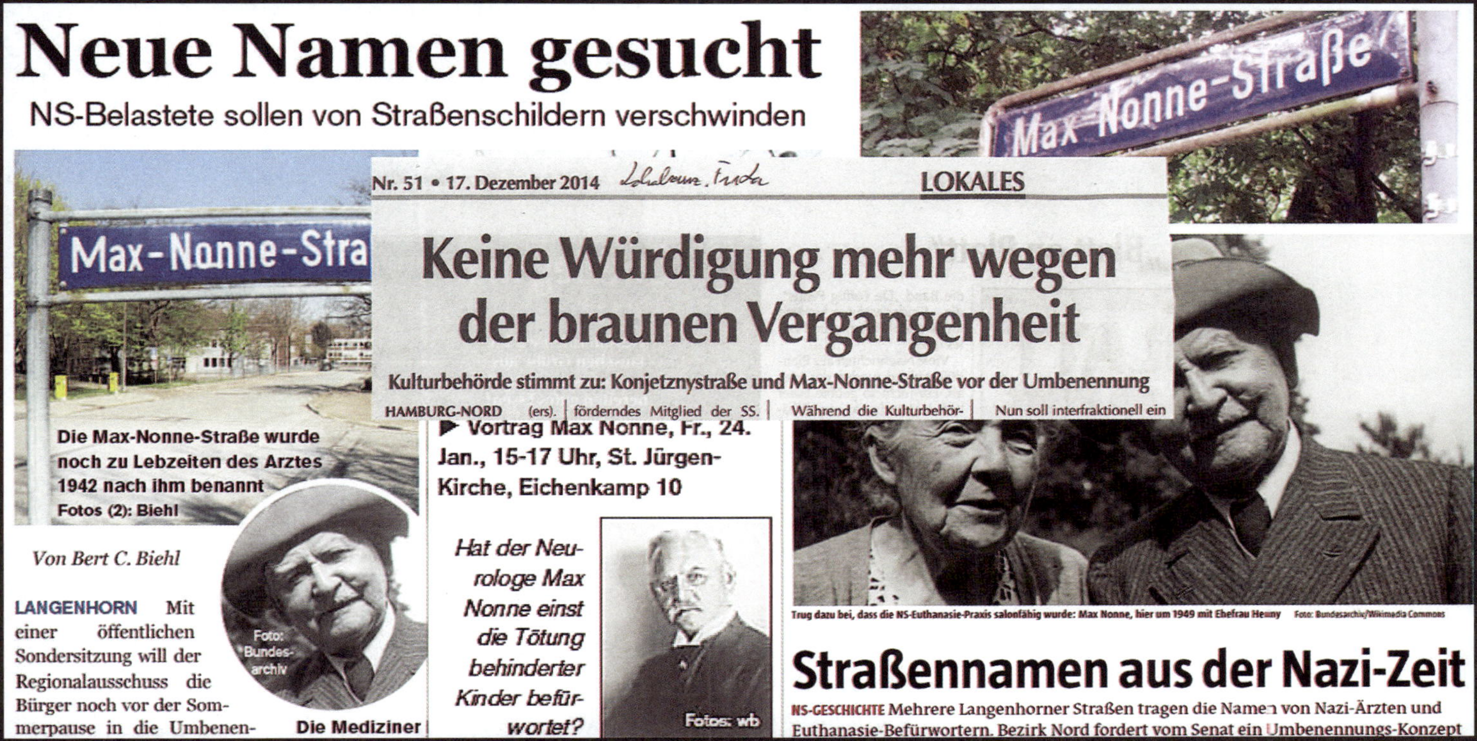

Neue Namen gesucht

NS-Belastete sollen von Straßenschildern verschwinden

Die Max-Nonne-Straße wurde noch zu Lebzeiten des Arztes 1942 nach ihm benannt
Fotos (2): Biehl

Von Bert C. Biehl

LANGENHORN Mit einer öffentlichen Sondersitzung will der Regionalausschuss die Bürger noch vor der Sommerpause in die Umbenen-

Foto: Bundesarchiv

Die Mediziner

Nr. 51 • 17. Dezember 2014 LOKALES

Keine Würdigung mehr wegen der braunen Vergangenheit

Kulturbehörde stimmt zu: Konjetznystraße und Max-Nonne-Straße vor der Umbenennung

HAMBURG-NORD (ers). | förderndes Mitglied der SS. | Während die Kulturbehör- | Nun soll interfraktionell ein

▶ Vortrag Max Nonne, Fr., 24. Jan., 15-17 Uhr, St. Jürgen-Kirche, Eichenkamp 10

Hat der Neurologe Max Nonne einst die Tötung behinderter Kinder befürwortet?

Fotos: wb

Trug dazu bei, dass die NS-Euthanasie-Praxis salonfähig wurde: Max Nonne, hier um 1949 mit Ehefrau Henny Foto: Bundesarchiv/Wikimedia Commons

Straßennamen aus der Nazi-Zeit

NS-GESCHICHTE Mehrere Langenhorner Straßen tragen die Namen von Nazi-Ärzten und Euthanasie-Befürwortern. Bezirk Nord fordert vom Senat ein Umbenennungs-Konzept

95

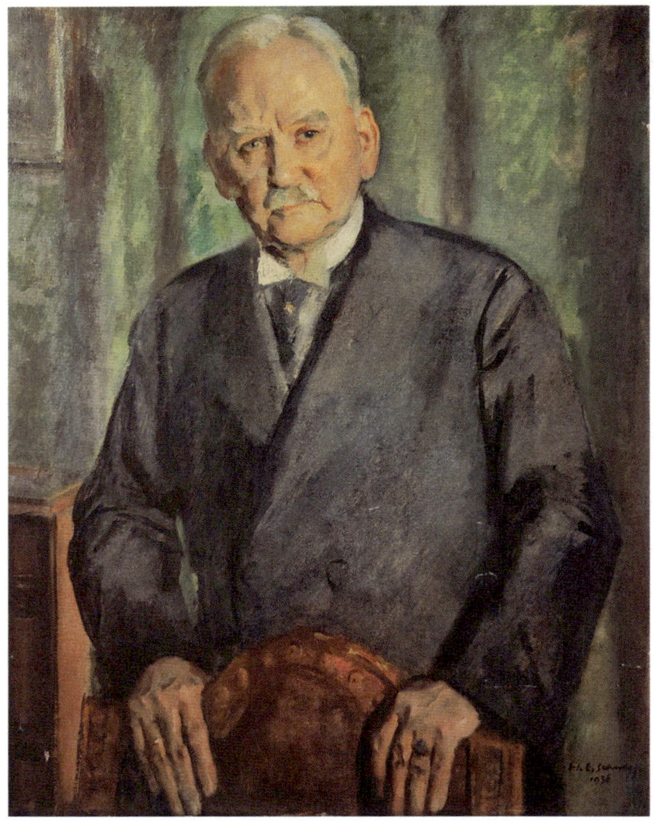

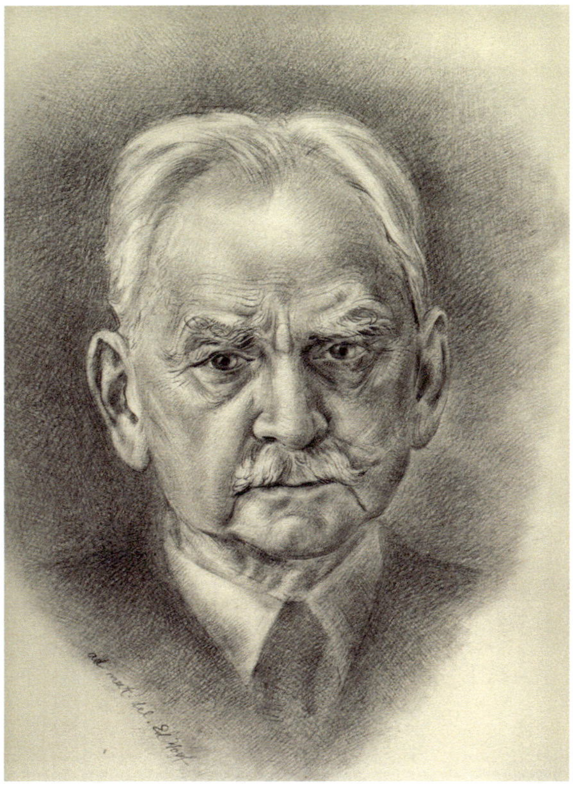

96

97

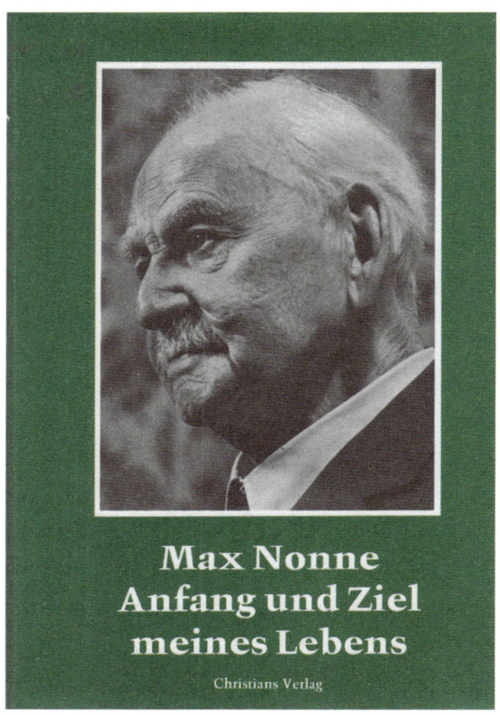

Abb. 95
Hugo Ernst Schnegg (1876–1950):
Portrait Max Nonne, Öl auf Leinwand, 1936.

Abb. 96
Eduard Hopf (1901–1973): Portrait
Max Nonne, Lithographie, 1937, MHMHH.

Abb. 97
Autobiografie, 1971, von seiner Tochter
redigiert.

98

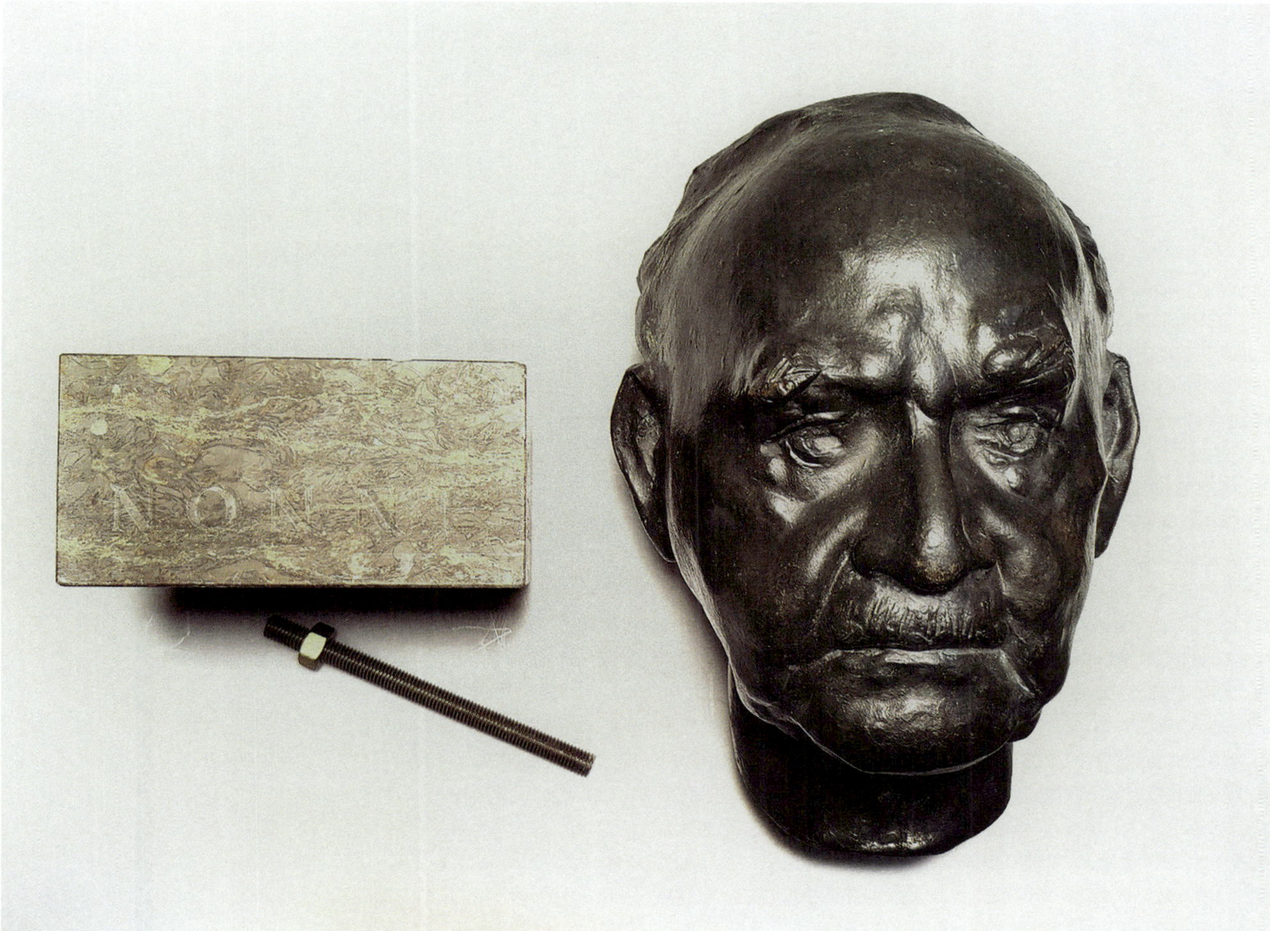

99

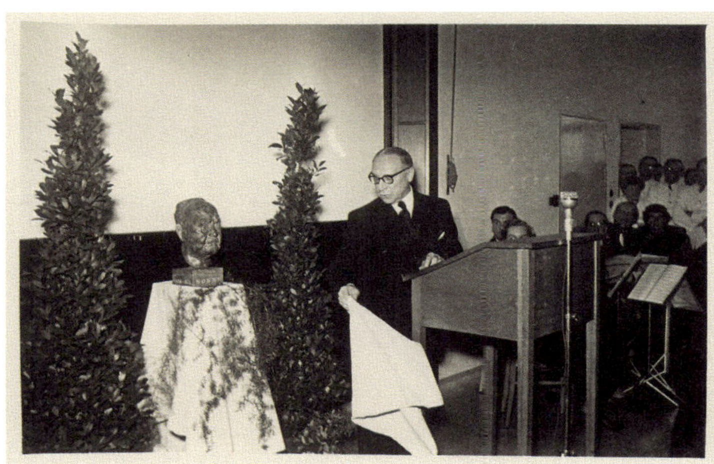

100

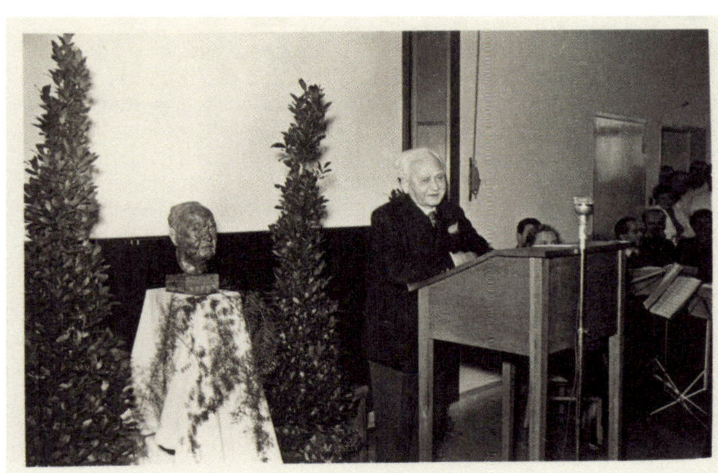

Abb. 98
Hans Martin Ruwoldt (1891–1969),
Portraitbüste Max Nonne, Bronze, 1950,
MHMHH.

Abb. 99, 100
Einweihung der Nonne-Büste im UKE,
anlässlich des 90. Geburtstags, Januar 1951.
Enthüllung durch Heinrich Pette, Ansprache
des Jubilars, MHMHH.

101

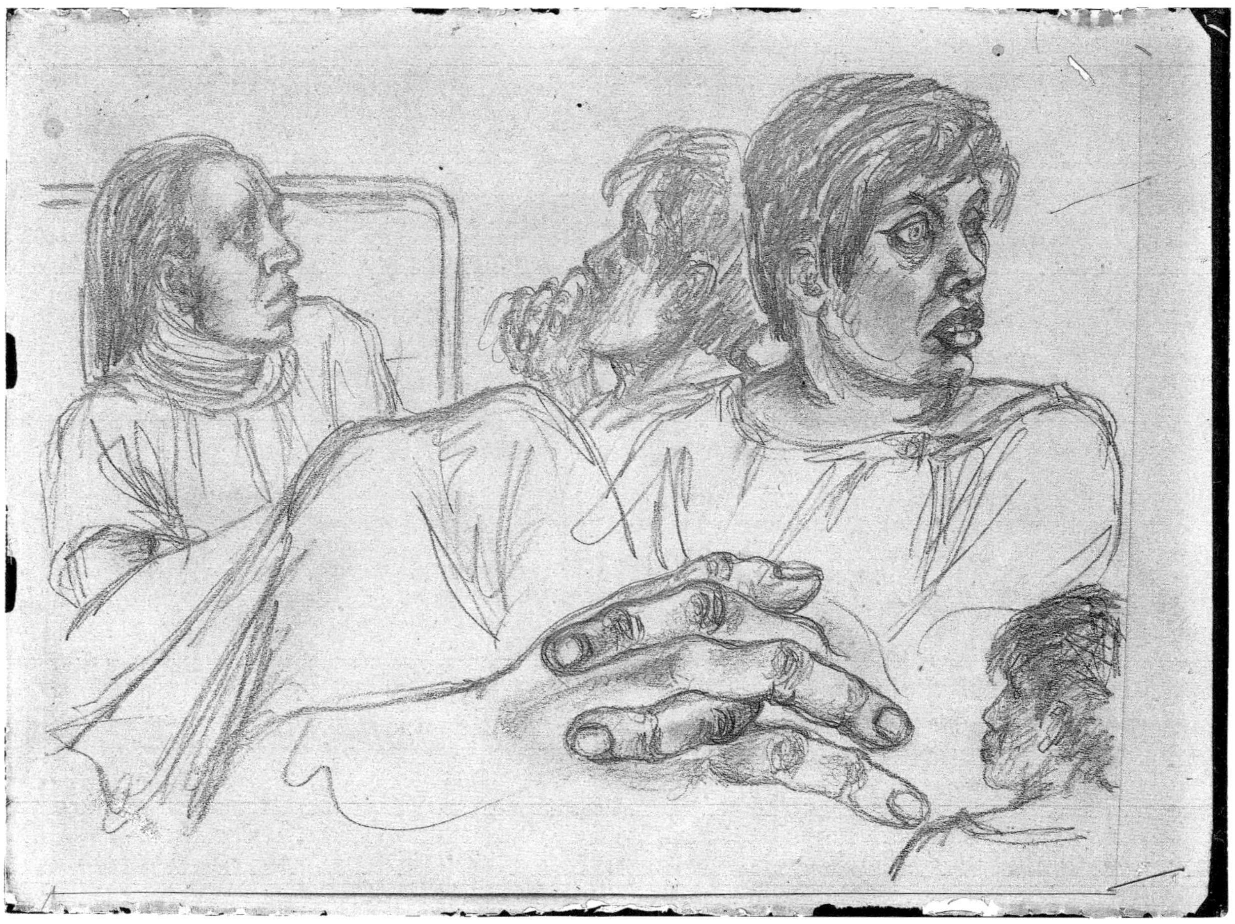

Abb. 101
Friedrichsberger Köpfe. Abzug eines hist. Glasnegativs. Abgebildet ist eine Zeichnung von Elfriede Lohse-Wächtler, die 1929 als Patientin in die Irrenanstalt Friedrichsberg eingewiesen worden war. Die Zeichnungen ihrer Mitpatientinnen schickte sie Gretchen Wohlwill in der Hoffnung, sie im Rahmen einer Ausstellung der Hamburger Sezession zeigen zu können. Dafür gab sie sich als Mitarbeiterin der Klink aus. Nach ihrer Entlassung bemühte sich Gretchen Wohlwill aktiv um die Förderung der Künstlerin und ermöglichte ihr eine Einzelausstellung. Am 31. Juli 1940 wurde Elfriede Lohse-Wächtler ermordet, sie starb in der Tötungsanstalt Pirna-Sonnenstein, in der Nähe ihres Geburtsorts Dresden. Um ihr Werk vor der Zerstörung zu sichern, fotografierte der Vater der Künstlerin ihre Bilder. Diese Fotografie befindet sich im Lern- und Gedenkort im Medizinhistorischen Museum Hamburg. Die Zeichnungen entstanden auf Stationen der Friedrichsberger Universitätspsychiatrie in denen Patientinnen über lange Jahre gelebt hatten, die ab 1941 Opfer der nationalsozialistischen Krankenmorde wurden.

Bierabend im Eppendorfer Ärztekasino. Nonnes Abschied 1933

Über Max Nonne kursierten noch lange nach seinem Tod Anekdoten.[294] Sie scheinen fast alle aus einem Stück zu stammen, das 1933 anlässlich der Pensionierung Nonnes vor den Mitglieder des Eppendorfer Ärztekasinos aufgeführt wurde.

Das Eppendorfer Ärztekasino war für mehrere Generationen Hamburger Mediziner identitätsstiftend. Hier konnten die Assistenten des Allgemeinen Krankenhauses Eppendorf einige Bräuche aus der Zeit ihres Studiums fortführen, die sie in Burschenschaften und corpsstudentischen Verbindungen kennengelernt hatten. Wie damals üblich, wohnten die jüngeren Assistenzärzte öffentlicher Krankenhäuser auf dem Klinikgelände. In Eppendorf diente ihnen das Ärztekasino als Verbindungshaus. Man traf sich zu gemeinsamen Essen, Debatten und abendlichen Festen. Der Ton war rau, von einem strikten Ehrbegriff getragen und auch Vorgesetzten gegenüber von Offenheit bestimmt. Neuankömmlinge galt es, der Kasinogemeinschaft gefügig zu machen, der Nonne von seinen Schülern in den Mund gelegte Satz „den müssen Sie sich im Casino mal vornehmen" karikiert diese Vorstellung. Selten war solche Ansprache nötig. Ihre Stellen hatten viele Eppendorfe Ärzte von den Alten Herren ihrer Corps vermittelt bekommen, was eine gewisse Konformität vorgab. Frauen hatten zum Kasino keinen Zutritt. Dem Kasinosprecher kam eine wichtige Rolle in der Vertretung der Assistenten zu, im Alltag war er zumeist Zeremonienmeister der zahlreichen Festivitäten. Das Kasino war bald nicht nur die Sache der Assistentengeneration. Ehemalige, Aufgestiegene und an andere Kliniken oder Universitäten Weitergezogene kehrten zu besonderen Anlässen zurück, organisierten Ausflüge oder luden die Jüngeren zu sich ein. Auf diese Tradition und den lebenslangen Zusammenhalt waren viele „Eppendorfer" stolz. Noch 1989 beschwor Nonnes Nachnachfolger das in der Kasino-Gemeinschaft verkörperte „Genie Eppendorfs", betonte deren Zusammenhalt in der NS-Zeit und drohte mit Blick auf die Hochschulreformen der 1970er und 1980er-Jahre: „Die jüngere Generation wird etwas ahnen von dem Geiste Eppendorfs, und zurückhaltend werden gegenüber voreiligen modischen Urteilen."[295] Das Zitat stammt von Nonnes letztem Schüler, Rudolf Janzen (1907–1991). Er hatte sich 1941 in Eppendorf mit einer auf Humanexperimenten basierenden Studie habilitiert,[296] war 1958 mit der Stimme des 97-jährigen Max Nonne von der Medizinischen Fakultät Hamburg zum Ordinarius für Neurologie berufen worden und blieb bis zu seiner Pensionierung im Jahr 1975 im Amt.

1934 war der Eppendorfer Augenarzt Peter Siegert (1905–1982) Sprecher des Ärztekasinos und bediente sich offensiv der dort üblichen Sprache. Siegert beschrieb seine Gemeinschaft ein Jahr nach der Aufführung für Max Nonne so: „Der bei ihr gepflogene anständige, jedem Angeber- und Muckertum abholde Kameradschaftsgeist hat sich bisher bewährt und entspricht den Forderungen einer nationalsozialistischen Erziehung. Durch die Tatsache, daß besonderer Wert darauf gelegt wurde, daß jedes Kasinomitglied der S.A. oder gleichwertigen Organisationen angehört, wurde der kameradschaftliche Charakter als der ausschließliche Sinn ihrer Existenz nachdrücklich gefestigt."[297] Die Quelle lässt Rückschlüsse auf die Zeit vor 1933 kaum zu. Hier wollte ein aufstrebender Parteigenosse seinen Verein vor der Hamburger Politik in gutes Licht setzen. Angegriffen hatte den Verein der Kinderarzt Rudolf Degkwitz, der seinen Assistenten die Mitgliedschaft in der Eppendorfer Kasino-Gemeinschaft verbot: „Vorher", so Degkwitz, „kamen unsere Assistenten zwangsläufig in die Erziehung der Eppendorfer ‚Barone', deren feudale Sauf- und Raufsitten weit über Hamburg hinaus, und besser als ihre wissenschaftlichen Leistungen bekannt waren."[298] Wissenschaftlich gesehen war Degkwitz der Star unter den Hamburger Ärzten.[299] Seine Berufung 1932 war ein Coup der Hamburger Unterrichtsbehörde gewesen, denn Degkwitz hatte, wie erwähnt, die erste zuverlässige Masernimpfung entwickelt. Spät zum Gegner des Nationalsozialismus gewandelt, nahm er kein Blatt vor den Mund. Im September 1943 denunzierte ihn der Direktor der Hautklinik, einem Todesurteil durch den Volksgerichtshof entging er knapp.[300] Der Konflikt zwischen Degkwitz und dem Ärztekasino deutet sich schon 1933 in der Aufführung für Nonne an.

294 Vgl.: Janzen, Rudolf: Die Medizinische Fakultät. In: Universität Hamburg 1919–1969. [Hamburg 1970], S. 179–201, S. 188 f., sowie Nonne, Anfang und Ziel, 3. Aufl. (1976), S. 311–322.

295 Janzen, Rudolf: Miterlebte Wandlungen der deutschen Universitäten seit 1928. Erfahrungen und Betrachtungen. Hamburg 1989, S. 24.

296 Janzens Habilitationsschrift basiert u. a. auf Experimenten an Berliner Kindern mit Epilepsie, bei denen er Anfälle mit krampferzeugenden Alkaloiden ausgelöst hatte. Janzen, Rudolf: Klinische und hirnbioelektrische Epilepsiestudien. In: Ergebnisse der Inneren Medizin und Kinderheilkunde 61 (1942), S. 262–307, zu den Provokationsversuchen mit Pituglandol bei frühkindlicher Epilepsie hier S. 284.

297 Peter Siegert an die Hamburger Unterrichtsbehörde, Abt. Hochschulwesen, am 10.11.1934, StAHH, 361-5 II, Pf 9.

298 Rudolf Degwitz, Leiter der Kinderklinik, an Krankenhausdirektor Ludolph Brauer am 17.11.1934. StAHH, ebd.

299 Die Zeitungen berichteten über seine Forschung, seinen Ruf nach Hamburg und seine Antrittsvorlesung im letzten Semester vor der „Machtergreifung", vgl. z. B.: Hamburger Fremdenblatt, 14.9.1932, S. 19, u. 3.12.1932, S. 5. Zwei Monate vor seinem Streit mit dem Eppendorfer Ärztekasino hatte er die Titelseite des Hamburger Fremdenblatts mit einem Bericht über Maßnahmen gegen die Poliomyelitis gefüllt, vgl. Degkwitz, Rudolf: Schutzmaßnahmen gegen spinale Kinderlähmung. In: Hamburger Fremdenblatt, 12.9.1934, S. 1.

300 Vgl. Fn 249.

Nonnes Verabschiedung aus dem Ärztekasino begann mit einer launigen Festrede, die ihm in Aussicht stellte, einst „in den Himmel für arische Ärzte" aufgenommen zu werden.[301] Das auf den folgenden Seiten in Wortlaut und Orthographie unverändert dokumentierte Laienstück spiegelt neben dem Kolorit der Zeit die Charakteristika der Männergemeinschaft mit ihren vermeintlichen Ausbrüchen aus der strikten Klinikhierarchie. Hauptdarsteller war Nonnes seit 1930 habilitierter Schüler Hans Demme (1900–1964), der als Dozentenführer darüber bestimmte, wer politisch zuverlässig genug war, in Hamburg habilitieren zu dürfen. Später war er an den Morden an den Patient:innen aus Langenhorn sowie an zahlreichen Sterilisierungsverfahren beteiligt.[302] Nach dem Krieg wurde Demme Abteilungsleiter im Allgemeinen Krankenhaus Harburg.

301 [Ansprache 4.10.1933] Veranstaltungen des Ärztlichen Vereins zu Hamburg, mit Gelegenheitsdichtung und scherzhafter Verabschiedung Max Nonnes im Eppendorfer Ärzte- und Apotheker-Kasino. StAHH, 622-1/197 (Nonne), 67.

302 Akten Demme, Hans, Prof. Dr., u. a., wegen Tötung und Beteiligung an der Tötung von Patienten des Allgemeinen Krankenhauses Hamburg-Langenhorn durch das Krankenhauspersonal im Zeitraum von 1939 bis 1944. StAHH, Staatsanwaltschaft Hamburg 147 Js 20/68.

Vorführung

auf dem Bierabend im Eppendorfer Aerzte- und Apothekerkasino am 4.X.1933

anlässlich des Ausscheidens von Herrn Prof. Nonne aus der Tischgesellschaft.

Personen

Der Chef .... Dr. Demme.[303]
1. Assistent .... Dr. Stender.[304]
2. Assistent .... Dr. Lingens.[305]
3. Assistent .... Dr. Wand.[306]
Ein Arzt aus China .... Dr. Y Tin Cheng.[307]
Patient .... Dr. Gloz.[308]
Oberschwester .... Dr. Rollin.[309]
Friseur .... Herr Franz jun.[310]

Volontäre und Praktikanten.
Szene: das Chefzimmer auf Pav. 7b.
Regie: Prof. Schaltenbrand.[311]

303 Hans Demme (1900–1964), Privatdozent, Facharzt für Neurologie und Psychiatrie, Vertrauensmann der NSDAP in der Fakultät, Dozentenführer, nach dem Krieg Oberarzt im Allgemeinen Krankenhaus Harburg.

304 Arist Stender (1903–1972), Neurochirurg, Professor in Breslau, dann in Berlin-West.

305 Eventuell der 1933 approbierte Münchener Neurologe Walter Lingens.

306 Aloys Wand (1905–1967), 1932 am katholischen St. Hedwig Krankenhaus in Berlin (Mitte), ab 1944 Chefarzt des St. Joseph Krankenhauses in Berlin-Weißensee.

307 Gemeint ist Yu Lin Cheng, Neurophysiologe an dem von der Rockefeller Foundation finanzierten Beijing Union Medical College, wo er mit Nonnes Schüler Schaltenbrand zusammenarbeitete.

308 Hans Gloz, approbiert 1932, Assistenzarzt in Eppendorf.

309 Heinz Rollin (1900–1962), war Oberarzt der HNO-Klinik, Kontakte zu Nonne gab es in Fragen der Luftfahrtmedizin. Zu Rollin vgl.: Guhl, Anton F.: Wege aus dem „Dritten Reich“. Die Entnazifizierung der Hamburger Universität als ambivalente Nachgeschichte des Nationalsozialismus (Hamburger Beiträge zur Wissenschaftsgeschichte 26). Göttingen 2021, S. 424.

310 Vorname unbekannt, Franz und Sohn waren die Eppendorfer Krankenhausfriseure.

311 Georg Schaltenbrand (1897–1979), bei Nonne habilitiert, 1937 Lehrstuhlinhaber in Würzburg, hoher SS-Rang, luftfahrtmedizinische Forschung. 1945 zunächst Entlassung wegen Menschenversuchen an Patienten mit Multipler Sklerose, bald darauf in sein Amt zurückgekehrt.

Vorführung auf dem Abschiedsabend für Prof. Nonne im Eppendorfer Aerzte- und Apothekerkasino am 4.10.1933.

Es klingelt 3×.

Oberschwester: (legt die Post auf den Schreibtisch)

1. Assistent: Ist der alte Herr noch nicht da?

Oberschwester: Herr Professor hat sagen lassen, er käme heute eine halbe Stunde später.

2. Assistent: Wo bleibt der Chef, es ist doch schon 3/4 12?

3. Assistent: Ist der Professor noch nicht gemeldet?

4. Assistent: Wo bleibt denn nur unser Papi? So steht man hier wieder eine halbe Stunde herum.

Oberschwester: Herr Professor ist vorhin schon gemeldet und muss jeden Augenblick kommen.

Der Chef (in Hut und Mantel, mit der grossen Ledertasche. Knallt die Tür so stark es geht hinter sich zu)
Ist Ihnen gesagt worden, meine Herrn, dass ich heute eine halbe Stunde später komme?
(Wirft die Tasche auf das Sofa rechts und Hut, Mantel und Rock auf einen Stuhl links. Zieht den weissen Mantel an und steckt das frische Taschentuch mit typischem Schwung in die rechte obere Tasche)
Fräulein soll kommen!

Oberschwester: Fräulein K. ist heute nicht da.

Der Chef: Wo steckt sie denn?

Oberschwester: Sie ist etwas unwohl.

Der Chef: Was, schon wieder, das war doch erst vor 14 Tagen.
(setzt sich an den Schreibtisch)
Was mache ich denn da, ich muss doch alles gleich beantworten. Meine Herrn, kann jemand von Ihnen stenographieren?
(Langes Schweigen)

2. Assistent: Ja, ich kann etwas stenographieren.

Chef: Das sollte heute jeder können. Wenn ich 30 Jahre jünger wäre, würde ich es bestimmt lernen. Sehen Sie Prof. Weygandt[312] – an dem können sie sich ein Beispiel nehmen. Der stenographiert so rasch wie man spricht, und die Hauptsache – er kann es auch lesen!
(sieht sich um, schlägt auf den Tisch)
Ist der Barbier noch nicht da?

312 Wilhelm Weygandt (1870–1939), Direktor der Hamburger Staatskrankenanstalt Friedrichsberg, die ab 1919 zur Psychiatrischen Universitätsklinik wurde.

Oberschwester: Es ist schon telephoniert, er kommt gleich.

Franz: Guten Morgen Herr Professor! Ich war schon einmal hier. (Packt seine Sachen auf dem Sofa aus)

Chef: (lehnt sich im Stuhl zurück, schlägt den Mantel über die Kniee)
Nicht gegen den Strich rasieren!
(Franz seift ein)
Also schreiben Sie (öffnet einen Brief, will den Umschlag in den Papierkorb werfen) Oberschwester!! Seit über 30 Jahren sage ich es jeden Tag, der Papierkorb soll hier stehen. Das lernen Sie nie!

1. Assistent: Ich habe ein Gutachten vorzulesen, Herr Professor.

2. Assistent: Herr Professor, draussen ist ein Arzt aus Japan oder China, hier ist seine Karte.

Chef: Lassen Sie ihn noch etwas warten. Sehen sie, hier hat Herr Professor H. mir ein Bild von sich geschickt, er sieht aber ganz anders aus, so griesgrämig kenne ich ihn nicht. Also schreiben Sie: Sehr verehrter und lieber Freund und Geheimrat! Herzlichen Dank für Ihren Brief und das Bild. Sind Sie wirklich, seit ich Sie zuletzt gesehen haben, ein so griesgrämiger „Schultyrann" geworden (Schultyrann in Anführungszeichen!), als welchen der Maler Sie darstellt? Ich hoffe, (Komma) dass er Sie verkehrt diagnostiziert hat. Oder sollte er mit Freud'scher Analyse in Ihr Unterbewusstsein hineingekrochen sein? Aber gewöhnlich pflegen diese Herrn „Psychotherapeuten" ja nur in ihre Opfer allerhand hineinzuschweinigeln:

> „Ihr lasst mich Armen schuldig werden,
> Dann überlasst ihr mich der Pein"[313]

Von meiner Afrikareise bin ich glücklich heimgekehrt. Ich habe in Swakopmund, Kapstadt, Johannesburg und vielen anderen Orten gepredigt. Zurück kamen wir über Daressalam-Genua. Anschliessend war ich noch in London, dann in Paris, Brüssel, Dortmund – alles im Flugzeug.
(zu den Assistenten:) Ja, meine Herrn das Flugzeug ist das einzige standesgemässe Beförderungsmittel. Also schreiben Sie weiter:

> „Trinke Auge, was die Wimper hält,
> Von dem goldnen Ueberfluss der Welt!"[314]

Falls Sie im nächsten Jahr nicht nach Baden-Baden kommen, werde auch ich mein Ross nicht satteln.
Wie sagt doch der Dichter?

> „Ich besass es doch einmal,
> Was so köstlich ist.
> Dass man doch zu seiner Qual
> Nimmer es vergisst!"[315]

Na, meine Herrn, wer sagt das?

313 Goethe, Wilhelm Meister. Harfners Gesang wurde 1822 von Schubert vertont.
314 Gottfried Keller, Abendlied.
315 Goethe, An den Mond, ebenfalls von Schubert vertont (1815).

2. Assistent: (nach längerem Schweigen) Goethe?

Chef: Fleischmann,[316] wissen Sie, der jetzt das Kurhaus in Nassau hat, der, welcher bei allen seinen Patienten so beliebt ist, ich sage immer: Fleischmann und Reye[317] – das sind die geborenen Aerzte; Fleischmann der war an sich stockungebildet, der sagte immer „Faust erster Teil". Also schreiben Sie: Herzlichst und getreulichst trotz allem der Ihre.

3. Assistent: Herr Professor, der Herr aus China wartet schon lange.

Chef: Rufen Sie ihn herein.

1. Assistent: Herr Professor, ich habe noch das Gutachten vorzulesen.

Chef: Also los!

1. Assistent: (liest vor) Zusammenfassend lässt sich sagen, dass X., der in seiner Jugend einen harten Schanker, eine Gonorrhoe und Masern angibt gehabt zu haben

Chef: Ja, Engel-Reimers[318] sagte immer: Man kann Flöhe und Läuse haben. Aber den Stil müssen Sie ändern!

1. Assistent: ...und 5 Kinder hat und Gemüsebauer ist

Chef: 5 Kinder! Das ist ein ordentlicher Mann. Ja, diese Gemüsebauern, das sind famose Leute. Sie ahnen nicht, was diese Leute arbeiten. Von Sonnenaufgang bis Sonnenuntergang. Wenn denen etwas passiert, dann haben sie wirklich was; der soll doch eine Rente kriegen?!

1. Assistent: ...im Jahre 1905 dadurch einen Unfall erlitt...

Chef: Was? 1905! Das sind doch 28 Jahre! Und dann hat der Kerl noch Beschwerden? Nach 28 Jahren!

1. Assistent: Ja, es ist ihm ein schwerer Betonklotz auf den Kopf gefallen. ...dadurch einen Unfall erlitt, dass ihm ein Betonklotz von 500 kg, aus 98 Meter Höhe auf den Kopf fiel, wobei er angeblich eine leichte Gehirnerschütterung erlitt.

Chef: Das sagen sie alle, immer heisst es „Gehirnerschütterung". Bei dem leichten Unfall! Und dann will er jetzt noch eine Rente?

316 Rudolf Fleischmann (gestorben 1945) war ein in Heidelberg ausgebildeter Neurologe.

317 Edgar Reye (1882–1945), der Sohn des ärztlichen Direktors der Hamburger staatlichen „Irrenanstalt Friedrichsberg" kam 1908 ans UKE und leitete dort ab Beginn des Ersten Weltkriegs die IV. Innere Klinik. 1927 zum Professor ernannt, berief ihn die NS-Gesundheitsverwaltung 1933 zum Direktor des Allgemeinen Krankenhauses Barmbek, als Nachfolger des aus politischen Gründen entlassenen Sozialdemokraten Andreas Knack (1886–1956).

318 Johann August Engel-Reimers (1837–1906), Nonnes Chef in der Abteilung für Haut- und Geschlechtskrankheiten am Allgemeinen Krankenhaus St. Georg. Dort machte Nonne Erfahrungen mit der Diagnose der Syphilis, durch die er zum Spezialisten für die Auswirkungen der Krankheit auf das Nervensystem wurde.

1. Assistent: … Bei der jetzigen Untersuchung ergab sich, dass der Schädel auf starkes Beklopfen mit Schmerzen reagierte und der Patient sagte, es zöge ihm durch die Beine…

Chef: Der Stil ist furchtbar, den müssen Sie ändern und ausserdem sagt man in Gutachten nicht „der Patient“, sondern „der soundso“.

1. Assistent: …ausserdem hatte der X. einen deutlichen hysterischen Schütteltremor…
(das Telephon läutet)

Oberschwester: (am Telephon) Ja, Herr Professor ist hier, einen Augenblick.
Herr Professor, eine Dame möchte Sie am Telephon sprechen.

Chef: Geben Sie her (nimmt den Hörer und legt ihn auf den Tisch) Also wie war der letzte Satz?

1. Assistent: Ich komme somit zu dem Schluss, dass der X. …

Chef: Da war doch der Japaner? (sieht sich um, erblickt den chinesischen Arzt) Aber meine Herrn, wie können Sie den Herrn so lange warten lassen. Gegen die Ausländer muss man immer höflich sein, Sie ahnen nicht, wie höflich wir im Auslande behandelt werden. Ich war in Nordamerika, in Südamerika, in Afrika, in Konstantinopel, in Griechenland, in Moskau, die halbe Welt kenne ich, und überall wird man gut aufgenommen, wenn man aus Eppendorf kommt.
Ah! Please excuse me. You are from China? From which city?
.....
Bon jour monsieur. S’il vous plait, asseyez vous!
.....
Como esta usti? Buonos dias!
.....
Bon giorno; prego si accomodi!
.....
Nun spreche ich 6 lebende Sprachen und keine versteht er! Chinesisch kann ich nicht. Was spricht der Herr eigentlich?

Dr. Cheng: Ich spreche nur deutsch.

Chef: Ach so, nur deutsch? Also please sit down! What do you want from me?

Oberschwester: (ins Telephon) Herr Professor ist gerade dringend beschäftigt. Rufen sie bitte in 5 Minuten noch mal an.

Chef: Also womit kann ich Ihnen dienen? – Haben Sie immer so feuchte Hände?

Dr. Cheng: Ich möchte gern bei Ihnen Neurologie lernen.

Chef:	Da können Sie hier viel sehen – organische Neurologie und Neurosen und Uebergangsfälle und Psychoneurosen und Psychosen. Also melden Sie sich morgen früh um 8 auf Pav. 7b bei Dr. Demme und lassen Sie sich von der Oberschwester einen weissen Mantel geben. Nicht wahr, Dr. Demme, doch immer um 8 auf der Station?
3. Assistent:	um 9 Herr Professor?
Chef:	Was? Um neun?
3. Assistent:	Ja, bis 9 trinken die Schwestern Kaffee, da ist auf der Station noch nichts zu wollen.
Chef:	Als ich Assistent war, waren wir immer um 7 auf der Station. Aber das ist ja alles anders geworden! (das Telephon läutet wieder)
Oberschwester:	(am Telephon) Ja, Herr Professor ist jetzt da. Herr Professor, die Dame von vorhin ist wieder da.
Chef:	(nimmt den Hörer und behält ihn in der Hand) Oberschwester, das Gästebuch! Hier sehen Sie, lauter bekannte Namen: Wagner-Jauregg – Wien,[319] der den Nobelpreis gekriegt hat, der verstorbene Mingazzini – Rom,[320] Foerster – Breslau,[321] Brouwer – Amsterdam,[322] Moreira – Brasilien,[323] Castex – Argentinien,[324] Japan, Russland, Venezuela, Australien, China, Schweden ..... Also da schreiben Sie sich ein. Und, Herr Doktor, Ihren Namen schreiben Sie auch auf Chinesisch daneben. Dieses Gästebuch, das nehme ich mit, wenn ich mal pensioniert werde. (ins Telephon) Hier Doktor Nonne. Ja, wer ist dort? Wie bitte? Wie heissen Sie? Wie ist der Name? ... Ach so, ja ... bitte sehr! ... ja ... ja. ... Da machen Sie es, wie ich es Ihnen gesagt habe: morgens und abends je ein heisses Fussbad, einen kühlen Wickel auf den Kopf und den Rücken mit Franzbranntwein nachreiben. Und jeden Tag für guten Stuhlgang sorgen; ich pflege meinen Patienten immer zu sagen: ein vornehmer Mensch hat jeden Tag einmal Stuhlgang, ein ganz vornehmer hat jeden Tag 2 mal Stuhlgang. ... Ja das habe ich Ihnen doch schon 1000 mal gesagt!!! (wirft den Hörer mit aller Kraft in die Gabel). Sehen Sie, meine Herrn, mit diesen einfachen Mitteln kommt man immer noch am weitesten: Engel-Reimers sagte: ein neues Mittel soll man erst anwenden, wenn nach einem Jahr überhaupt noch davon die Rede ist und

319 Zu Wagner-Jauregg s. den Beitrag von Heinz-Peter Schmiedebach.
320 Giovanni Mingazzini (1859–1929), bekannt für seine Forschung zur Wortbildung.
321 Zu Foerster s. das Kapitel über Lenins Krankenakte.
322 Bernhard Brouwer (1881–1949), erster Lehrstuhlinhaber für Neurologie in den Niederlanden. Forschte zur Sehbahn, 1940 während der dt. Besatzung Rektor der Universität Amsterdam.
323 Juliano Moreira (1872–1933), als Bakteriologe forschte er über Syphilis- und Leishmaniose, bekannt wurde er auch als Psychoanalytiker. Sieben Jahre nach Abschaffung der Sklaverei war der Afrobrasilianer im Jahr 1895 Professor für Innere Medizin geworden. Moreira war mit einer Hamburgerin verheiratet.
324 Mariano Castex (1886–1968) war von 1930–1932 Präsident der argentinischen Ärztekammer.

wenn nicht inzwischen eine ganz grosse Schweinerei damit passiert ist. Sie ahnen nicht, wieviel mehr der Arzt Gelegenheit hat zu schaden als zu nützen. Meine Frau und ich haben uns vorgenommen, wenn wir mal ernstlich krank werden, keinen Arzt zu nehmen, wir wollen eines natürlichen Todes sterben.
(sieht die Post weiter durch)
Da, eine Karte von Brauer ... Aus Rom![325] Was der herumreist, er ist auch mehr im Ausland als in Eppendorf! (reisst den Kalender ab) Na, meine Herrn was ist das?
(2 Assistenten verdrücken sich)

2. Assistent: (nach längerem Zögern)
Praxiteles?

Chef: Was? Das soll Antike sein? Michelangelo ist das! So ein Haar, so eine Nase, diese feinen Züge kannte die Antike doch noch nicht!

Friseur Franz: (ist nach zahllosen Unterbrechungen endlich mit dem Rasieren fertig geworden und hat seine Sachen eingepackt)
Herr Professor, darf ich Ihnen hier die Monatsrechnung geben?

Chef: Wieviel ist es denn? 2 Mark 48?! Wo soll ich das hernehmen? (zieht sein Portemonnaie) Oberschwester! Können Sie mir bis morgen 2 Mark geben? Rufen Sie mich morgen um 8 in meiner Wohnung an, und erinnern Sie mich daran, dass ich es Ihnen mitbringe. (zu Franz) Hier haben Sie 2 Mark 50. Für das was darüber ist, kaufen Sie sich ein Rittergut! (sieht die Post weiter durch) Hier, kommen Sie mal alle her. Können Sie das lesen? Es ist doch eine Schande, dass ein Mensch seinen Namen so schreibt, als ob er sich seines Namens schämen muss! (zum stenographierenden Assistenten) Also diese Unterschrift schneiden Sie aus und kleben Sie auf den Briefumschlag. Seinen Namen sollte doch jeder so hoch achten, dass er ihn deutlich schreibt. Sehen Sie unsere alten Eppendorfer. Wie deutlich schreibt Brauer seinen Namen und der hat wirklich mehr zu unterschreiben als wir alle zusammen! Sehen Sie Sudeck,[326] sehen sie den alten Kümmell mit seinen 80 Jahren, welche prachtvolle Unterschrift! Bei den jüngeren Herrn ist das nicht mehr Mode. Da ist Professor Degkwitz, der macht 2 Kreuze hin und dann soll jemand wissen, dass das „Degkwitz" heisst. Meine Herren habe es gelernt, deutlich zu schreiben: Sehen Sie Reye, sehen Sie Pette![327] Nur Herr Lottig schreibt so, dass viele „Sottig" lesen, das ist doch nicht schön, das sollte er doch nicht tun!
Da ist noch ein Brief, den ich nicht lesen kann. Es ist doch eine Unverschämtheit, einem so etwas zu schicken.

325 Ludolph Brauer war seit 1911 Direktor des Eppendorfer Krankenhauses.
326 Hermann Kümmell (1852–1937), Leiter der Chirurgie in Eppendorf, Paul Hermann Sudeck (1866–1945) war sein Nachfolger.
327 Heinrich Pette, Nonnes Amtsnachfolger.

Der Herr muss sich nochmal bemühen (wirft den Brief in den Papierkorb).

Hier ein Sonderdruck. An der Klinik wird auch mehr quantitativ gearbeitet. Herr Prof. Schaltenbrand soll die Arbeit durchlesen und mir morgen berichten, was drin steht. Also schreiben Sie – Zusendungen muss man gleich beantworten –: „Sehr geehrter Herr Doktor! Besten Dank für Ihre Zusendung. Ich habe dieselbe mit Interesse und mit Nutzen gelesen. Mit freundlichem Gruss der Ihre."
Auf diese Karte schreiben Sie: „Geehrtes Fräulein! Ich stehe Ihnen täglich von 8–10 und von 4–6 in meiner Sprechstunde, Neuer Jungfernstieg 23 zur Verfügung."
Und nun geben Sie mir meine Tasche.
(entnimmt derselben einige Krankengeschichten)
Hier, wer hat 59?

1. Assistent: Ich, Herr Professor.

Chef: Sehen Sie hier: Zwischen einen Hauptsatz und einen Nebensatz kommt ein Komma. – Wer hat 36?

2. Assistent: Ich, Herr Professor.

Chef: Hier auf Seite 3 haben Sie den Punkt auf dem i vergessen! Sie sind in letzter Zeit sehr flüchtig. – In dieser Krankengeschichte fehlt der Arztbrief, haben Sie an den Doktor geschrieben?

2. Assistent: Ja, aber ich habe den Brief mit der Hand geschrieben, weil Fräulein nicht da ist, und da habe ich keinen Durchschlag.

Chef: Ich habe früher alles mit der Hand geschrieben. Also legen Sie eine Abschrift hinein. – Ich muss sehen, ob ich sonst noch etwas für Sie habe (zieht aus der linken oberen Westentasche das blaue Notizbuch). Ja, da sitzt draussen ein Herr. Auch so ein Beispiel: der hat nur einmal vor seiner Ehe mit einer Puella[328] verkehrt und jetzt reagiert die linke Pupille nicht auf Licht. Also (zum 3. Assistenten) da nehmen Sie Blutdruck, machen Sie Liquor oben und unten und gehen Sie mit dem Herrn gleich zu Prof. Behr[329]. Aber sofort! Und bitten Sie, dass Prof. Behr ihn persönlich ansieht! (3. Assistent ab).
(dem Assistenten nachsehend) Der wird ganz ordentlich, ihm fehlt nur noch, wie Bismarck sagt, die Platzpatrone im Hintern, den müssen Sie sich im Casino mal vornehmen. (zum 1. Assistenten) Wie ist denn jetzt so der Ton im Casino?

1. Assistent: Recht anständig. Es wird nur ab und zu mit Serviettenrollen geworfen. Die fliegen dann auch mal in die Suppenteller.

328 Lat. Mädchen, gemeint ist eine Prostituierte.
329 Carl Behr (1874–1943), Leiter der Augenklinik des UKE.

Chef: Und das nennen Sie „anständig“? Verlangen sie denn, daß die Herren ins Lokal urinieren?
So... Was haben Sie für mich?

2. Assistent: Ich habe drüben einen Patienten vorzustellen.

Chef: Da habe ich heute wieder was in der Sprechstunde erlebt. So was hört man jetzt alle Tage. Da kommt ein Herr zu mir, dem Namen nach kennen Sie ihn alle. Früher ein reicher Mann – der „Reichtum“ fing in Hamburg früher bei 2 Millionen an – und jetzt hat er nichts, die Frau verdient etwas mit Handarbeit. Ja, wenn die Arbeitslosen wüssten, wie schlecht es jetzt den Millionären geht, es würde in Deutschland anders aussehen. ... Also berichten Sie über den Mann.

2. Assistent: Der Mann ist quinquagintum annos alt.

Chef: Was sagen Sie? „Quinquagintum annos“!? Was für eine Schule haben Sie besucht?

2. Assistent: Ein humanistisches Gymnasium.

Chef: Und dann sagen Sie „quinquagintum annos“!? Ja, die heutige Jugend! Ich pflege immer zu sagen: heute lernt die Jugend kein Lateinisch und Griechisch mehr, dafür kann sie auch kein Französisch und Englisch. Meine Herrn, und lernen Sie Spanisch – hier in Hamburg ist das so wichtig. Legen Sie sich doch eine Englisch oder Spanisch sprechende Freundin an, da lernt man es am besten.
Also was ist mit dem Mann?

2. Assistent: Er bestreitet es, jemals geschlechtskrank gewesen zu sein, hat aber einen vierfach positiven Wassermann.[330] Er sagt, er könne sich höchstens mal auf dem Locus infiziert haben.

Chef: Schliesslich kann man ja auch auf dem Locus C...
Engel-Reimers sagte: der Coitus ist überall möglich, nur nicht auf Telegraphenstangen und Kirchturmspitzen. Habe ich Ihnen schon die Geschichte von Erb[331] und dem Hasenbraten erzählt?

2. Assistent: Nein, die kenne ich noch nicht.

Chef: Oberschwester, sehen Sie doch nach, ob es draussen schneit. – Also zu Erb kam mal ein Pastor mit einem Sekundärexanthem. Erb sagte ihm auf den Kopf zu, dass es eine Lues sei. Der Pastor war entsetzt: Das ist unmöglich, Herr Geheimrat! Erb bestand darauf. Da meinte der Pastor, in seiner Gegend seien so viele Hasen syphilitisch und er ässe so gern Hasenbraten. Da meinte Erb: Ehrwürden, wenn Sie wieder Hasenbraten essen, dann

330 Wassermann-Reaktion: Bluttest zum Nachweis der Syphilis.
331 Wilhelm Erb (1840–1921), Professor für Innere Medizin in Heidelberg, galt wie später sein Schüler Max Nonne als Papst der genauen neurologischen Untersuchung.

ziehen Sie sich einen Condom über.
(inzwischen ist der Patient auf dem Untersuchungstisch hereingefahren)
Also mein lieber Mann, wann haben Sie ihren letzten Schanker gehabt?

Patient: Vor 6 Jahren.

Chef: Sehen Sie, man muss nur richtig fragen! Und wann hatten Sie mal einen kleinen Tripper?

Patient: Das mag 8 Jahre her sein.

Chef: Ja, Engel-Reimers sagte: Man kann Flöhe und Läuse haben.
Na, wieviel trinken Sie denn so am Tage?

Patient: Nicht viel Herr Professor.

Chef: Was heisst nicht viel? Was für den einen viel ist, ist für den anderen nicht viel. Schäfer Ast[332] sagte mir mal – Schäfer Ast war ein sehr kluger Mann: Es giwwt wecke, de verdrägt veel, un es giwwt wecke, de verdrägt wenig, un es giwwt wecke, de verdrägt gornix!

Patient: Am Tag trink ich nicht mehr als 10–12 Halbe und dann noch paar Kugeln und dazwischen gehören dann doch einige Köhm[333] und abends meinen Grog.

Chef: Und das nennt der Mann „nicht viel“!! Da will ich Ihnen einen Rat geben: Trinken Sie noch mehr, damit Sie bald tot sind oder hängen Sie sich lieber gleich auf, dann wäre es ein Segen für Ihre Familie und die ganze Menschheit! Solche Leute zu behandeln hat doch keinen Zweck. Ich habe in meinem Leben 20000 Alkoholiker behandelt und nur 2 sind geheilt, und von diesen hat der eine mich betrogen und der andere ist rückfällig geworden.
(sieht die Hände des Patienten)
Sehen Sie hier: die langen Nägel! So was kannte man früher nicht. Ich nenne es das „Revolutionssyndrom“. Oberschwester, eine Schere!
(die Oberschwester reicht eine Schere, mit der der Chef dem Patienten die Nägel beschneidet)

Patient: Sehen Sie Herr Professor! Und da sagen die Leute, dass man im Eppendorfer Krankenhaus schlecht behandelt wird. Das ist doch nicht wahr, wo einem der Professor selbst die Nägel schneidet!

Chef: Was arbeiten Sie?

Patient: Eben gar nichts, ich lebe von der Wohlfahrt.

332 Philipp Heinrich Ast (1848–1921), heilkundiger Schäfer, der in Harburg und südlich der Elbe unter dem Namen „Schäfer Ast“ populär war.
333 Köm: Kümmelschnaps (Aquavit).

Chef: Und dann haben Sie so zigarettenbraune Finger? Ich möchte nur wissen, wo die Leute dann das Geld für Zigaretten hernehmen. – Und wie lange am Tag haben Sie früher gearbeitet?

Patient: 8 Stunden.

Chef: Dann würde ich auch es „mit die Nerven kriegen" wenn ich nur 8 Stunden am Tage arbeiten würde.
Und was haben Sie jetzt zu klagen?

Patient: (der dauernd mit der Schulter zuckt) Kopfschmerzen.

Chef: Habe ich auch.

Patient: Und dann habe ich so einen Schwindel.

Chef: Schwindel habe ich alle Tage.

Patient: Und dann habe ich Zucken in der Schulter.

Chef: (macht das Zucken nach) Das kann ich auch!

Patient: (richtet sich wuterfüllt auf) Was fällt Ihnen ein? Veräppeln lass ich mir nicht. Ich bin Vater von 4 Kindern und bin Kriegsteilnehmer, im Felde war ich 3 mal verschüttet. Das lasse ich mir nicht bieten!

Chef: (sieht den Pat. lange über den Kneifer hinweg an, fasst ihn dann ruhig an beiden Ohren und sagt sehr ruhig und freundlich) Mein lieber Mann, nun werde ich Ihnen etwas sagen: wir sind hier doch sehr freundlich und höflich zu Ihnen, da seien Sie doch auch höflich zu uns. So genau wie hier sind Sie doch sonst nirgends untersucht worden. Wir wollen Ihnen doch nur zu Ihrem Recht verhelfen. (leise zu den Assistenten) Man muss den Leuten immer sagen, dass sie ihr Recht kriegen, dann sind sie zufrieden. (schlägt die Decke zurück): Was, mit der Unterhose im Bett?! Darauf steht hier Todesstrafe, kann in lebenslängliches Zuchthaus gemildert werden. (sieht die schmutzigen Füsse): Mit solchen Füssen kommen Sie zur Untersuchung, Sie Schwein! Nun meine Herren, was sehen Sie?
.....
Erst einmal den typischen dicken Bauch und die mageren Oberschenkel des Alkoholikers. Und was sehen Sie weiter?
....
Nun sehen Sie denn nicht hier die volle Blase?! Wann haben Sie zuletzt Wasser gelassen?

Patient: Gestern Morgen, Herr Professor.

Chef: Da haben Sie es! Bei meinem alten Oberwärter Bannert kam das nicht vor. Der hatte immer einen Katheter in der Tasche und vor jeder Visite wurden alle vollen Blasen katheterisiert. Den muss ich rektal untersuchen! Oberschwester!

Oberschwester: (reicht einen Gummihandschuh) Hier, Herr Professor.

Chef: Was soll das? Ist das jetzt Mode, dass in Eppendorf mit Gummihandschuhen untersucht wird? Bedenken Sie was das dem Staat kostet. Ein Stück Seife! (Schmiert sich Seife unter den Fingernagel des Zeigefingers) Das nennen wir den Stick'schen Handgriff. (Der Pat. hat inzwischen eine Flasche voll Wasser gelassen) Da sehen Sie! (Will rektal untersuchen).

Patient: (schreit auf) Au! Au! Au!

Chef: Nehmen Sie die Beine auseinander!! .... Die Prostata ist nicht vergrössert. (Wischt die Hand im Handtuch ab, schlägt dieses über die Schulter) Und nun kommen Sie bitte herunter. (Fährt ihm mit den Fingern in den Mund): Der typische hohe Gaumen (Wischt die Finger an den Oberarmen des Patienten ab). Sonst noch Stigmata[334] degenerationis? (Fühlt den Puls): Deutlich rollbare Arterien! Auch ein Stigma. (Fühlt seinen Assistenten den Puls. Zu einem von ihnen): Sie haben auch rollbare Arterien. Eine Morsupilie[335] haben Sie auch, in Ihrer Aszendenz[336] ist auch was nicht in Ordnung. Fühlen Sie sich mal meine Arterien an (reicht seine Hand hin), bei 72 Jahren so weiche Gefässe! Wie hoch schätzen Sie meinen Blutdruck?

1. Assistent: 140?

Chef: 128! Und das mit 72 Jahren! Ich sage immer: viel Arbeit und wenig essen hält einen jung und arbeitsfähig! Als Mittagessen esse ich nur das schlechte Eppendorfer Beamtenfrühstück.
(zum Patienten) So, nun sehen Sie mal nach oben. (prüft die Pupillen mit der typischen Kopfwendung, erst nach rechts, dann nach links) die linke reagiert auf Licht nicht normal rasch und ausgiebig. Und nun legen Sie sich wieder hin!

Patient: (legt sich auf den Untersuchungstisch)

Chef: (sucht vergeblich nach seinem Reflexhammer) Oberschwester, wo ist mein Reflexhammer? Der mit dem blauen Band! Den hat der verstorbene Trömner[337] mir persönlich geschenkt. (Nimmt einem Assistenten den Hammer aus der Tasche) Den können Sie sich nachher aus meinem Mantel herausnehmen, Sie wissen ja, wo der hängt. (Prüft die Reflexe) Lassen Sie doch das Bein lose. (Der Patient spannt) Zum Donnerwetter, machen Sie das Bein nicht so steif. Erb pflegte den Leuten in solchen Fällen den Reflexhammer ins Gesicht zu werfen!

334 Stigmata: griech., Wundmale (z. B. an den Händen und Füßen Christi); im medizinischen Kontext Zeichen, die auf eine Krankheit hindeuten. Degenerationis: lat., des Niedergangs.
335 Lat.: zusammengewachsene Augenbrauen; eines jener Stigmata, bei denen einige Mediziner Degeneration oder Psychopathie witterten.
336 Lat.: Abstammung.
337 Ernst Trömner (1868–1930), Chef der Neurologie im Allgemeinen Krankenhaus St. Georg, gestaltete den bis heute am weitesten verbreiteten Reflexhammer.

(Untersucht weiter und nimmt dabei den Assistenten ein Instrument nach dem anderen weg und steckt es sich in die Tasche). Also das Zittern sollen wir Ihnen wegmachen? Seit wann bewern[338] Sie denn?

Patient: (stotternd) S.seit meiner V.v.verschüttung, Herr P.P.Professor.

Chef: Und stottern tun Sie auch? (zu den Assistenten): Meine Herrn, früher habe ich auch etwas mit der Zunge angestossen, haben Sie es auch gemerkt?

Alle Assistenten: Nein, Herr Professor.

Chef: Ich glaube, Herr P.P.Pette weiss es.

Patient: Herr P.Professor, ich habe gehört, Sie können so gut hypnotisieren. Können Sie mich nicht durch Hypnose heilen?

Chef: Ja, sehen Sie nur hier ruhig auf meine Finger. So, jetzt will ich Sie ganz einschläfern. (Drückt ihm die Augen zu und dreht den Kopf mit heftigem Ruck zur Seite, fährt ihm dann 2 Mal mit den Händen über die Arme) So, jetzt schlafen Sie ganz tief. (schleudert einen Arm des Patienten hoch) Sehen Sie, die kataleptische[339] Starre. (bringt alle Glieder des Patienten in absurde Stellungen) Das bleibt jetzt alles ganz steif stehen! Erst wenn ich die Stadt nenne, in der wir sind, fallen die Glieder ganz schlaff herunter. ... Hannover, .. Celle, .. Lüneburg, .. Harburg, .. Hamburg! (Der Patient lässt alle Glieder schlaff fallen) So, jetzt will ich Ihnen den rechten Arm ganz gefühllos machen (streicht über den rechten Arm), so, jetzt spüren Sie hier gar nichts. (Kneift den Arm und sticht ihn mit einer Nadel, der Patient rührt sich nicht). Und jetzt spüren Sie alles wieder ganz deutlich, es tut Ihnen sehr weh (streicht wieder über den Arm und sticht ihn dann mit der Nadel; der Patient zuckt heftig zurück). So, jetzt mache ich nochmal den Arm ganz steif. (zum 1. Assistenten) Herr Doktor, versuchen Sie mal den Arm krumm zu biegen, aber vorsichtig, dass Sie ihn nicht frakturieren! Sehen Sie, Sie können es nicht. Wenn ich bis 5 zähle, ist der Arm wieder ganz lose. 1..2..3..4..5! (Führt nochmals die kataleptische Starre vor) Sehen Sie, das ist die kataleptische Starre! Jetzt will ich ihn wieder aufwecken. Wenn ich bis 5 zähle, sind Sie wieder ganz wach, wissen nichts mehr, was mit Ihnen geschehen ist und das Bewern hat aufgehört! 1..2..3..4..5! (Der Patient rührt sich nicht) Ich zähle nochmals: 1..2..3..4..5! (Der Patient rührt sich nicht) Was soll denn das? (Zu den Assistenten) Gehen Sie mal alle hinaus! (Die Assistenten verschwinden) So, mein lieber Mann, jetzt zähle ich noch einmal bis 5 und dann sind Sie wach: 1..2..3..4..5! Das ist mir noch nicht vorgekommen! (Pufft den Patienten in die Seite) Sie sollen aufwachen! (Rüttelt ihn) Wachen Sie jetzt sofort auf!! ......

338 Alter Ausdruck für zittern, beben.
339 Griech.: festhaltende; hier: tranceartiges, langes Verharren in einer Geste.

(Holt die Assistenten wieder herein) Ja, meine Herrn, manchmal geht es und manchmal geht es nicht. Engel-Reimers sagte: „Das überlassen Sie dem lieben Gott, der Mann hat doch die grösste Erfahrung“.

1. Assistent: (der inzwischen den Puls gefühlt hat) Herr Professor, der Puls ist kaum zu fühlen.

Chef: Ja, Engel-Reimers sagte: „Wenn alles nichts nützt, geben Sie den Kranken auf, das hilft!“

1. Assistent: Der Mann ist tot!

Chef: (triumphierend): Ich habe doch gleich gesagt, es ist ein organischer Fall! Aber ich habe im Kriege 20000 Kriegsneurotiker durch Hypnose geheilt. Und dann zog ich mit ihnen von Stadt zu Stadt und führte sie vor. Ich stellte 20 Mann auf der Bühne auf und auf ein Stichwort kriegten sie alle ihr Zittern wieder. Jetzt will ich Ihnen zeigen, wie das geht. (Stellt alle Assistenten in einer Reihe auf) Bei 5 fangen Sie alle an zu Schütteln: 1...2...3...4...5!
(Alle Assistenten und die Oberschwester bekommen einen heftigen Schütteltremor, auch der tote Patient fängt an zu schütteln)
(Der Chef bekommt einen Lorbeerkranz aufgesetzt)

Warburg ./. Nonne

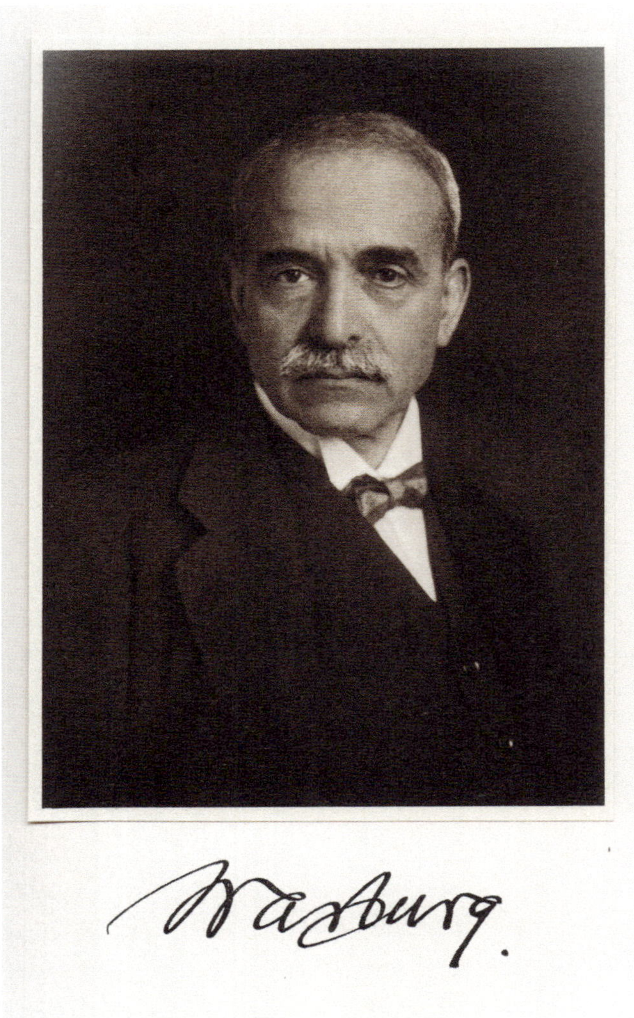

102

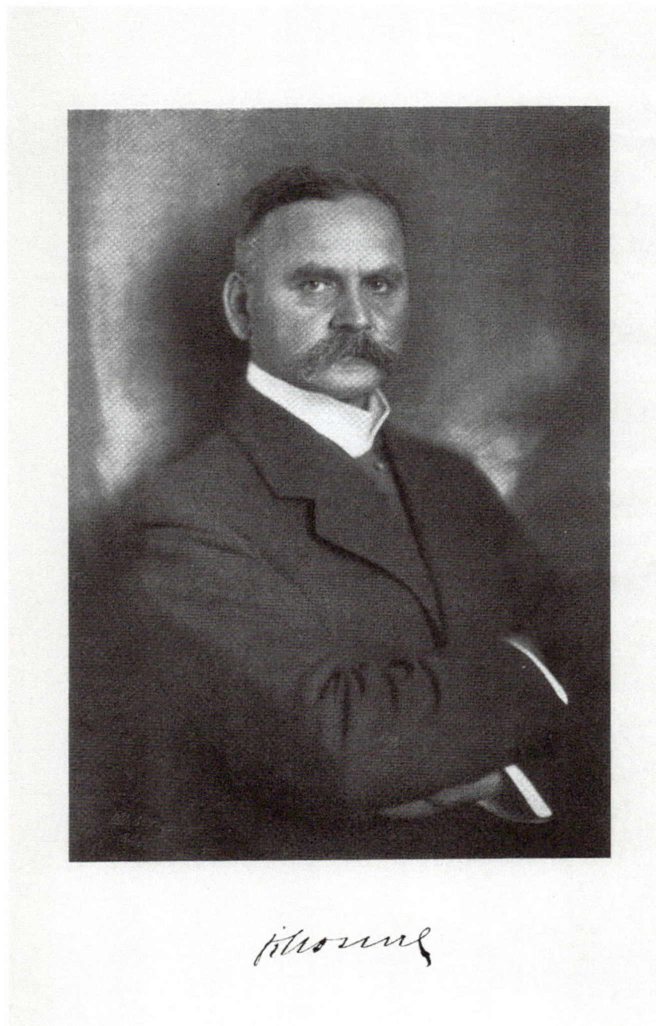

103

Abb. 102
Aby M. Warburg im Alter von 62 Jahren, Fotografie veröffentlicht anlässlich seiner Beisetzung.[340]

Abb. 103
Max Nonne, Fotografie veröffentlicht in einer Festschrift anlässlich seines 60. Geburtstags.[341]

340 Lichtdruck nach einer Aufnahme von Rudolf Dührkoop, Hamburg. In: Saxl, Fritz (Hg.): Aby M. Warburg zum Gedächtnis. Darmstadt 1929. Die Aufnahme stammt vom März 1929. Damals führte Minya Diéz-Dührkoop (1873–1929) das Atelier.

341 Zeitschrift für Nervenheilkunde 68/69 (1921) Frontispiz. Der Doppelband der Zeitschrift erschien als „Festschrift, Herrn Prof. Dr. Max Nonne zu seinem sechzigsten Geburtstage als Zeichen der Verehrung und Dankbarkeit gewidmet von seinen Freunden und Schülern". Ebd., S. I.

Der Kunsthistoriker Aby Warburg kannte den Neurologen Max Nonne seit der Schulzeit am Johanneum.[342] Nonne war vier Jahre älter als Aby Warburg und als Bester des Abiturjahrgangs 1879 dem Jüngeren gewiss präsent. „Ich hatte den Ehrgeiz, als Primus abzugehen. Ich wollte meiner Mutter diese Freude machen, und ich hoffte, die drei starken Männer Warburg,[343] Neubert[344] und Willy Sievers[345] schlagen zu können", prahlte Nonne in seinen Lebenserinnerungen.[346] Über dieselbe Zeit schrieb Nonne auch: „In meinem Innern war ich Antisemit schon als Knabe auf der Schule gewesen und bin es auch innerlich Zeit meines Lebens geblieben".[347] Letztere Passage blieb in seiner Autobiografie unveröffentlicht, als das Buch 1971 erschien. Damals wird Nonne sein Ressentiment offen gezeigt haben.

Ebenfalls in seiner Autobiografie prahlte der Nervenarzt, er habe einmal überlegt, ob die Künstlerin Mary Hertz für ihn „geeignet sei", davon aber „gerade noch rechtzeitig" Abstand genommen, weil er erfahren habe, dass sie „mit dem Bruder des großen Bankiers [MM] Warburg" verlobt war.[348]

Aby Warburg und Mary Hertz heirateten 1897. Ihr blieb die Begegnung mit Nonne in gemischter Erinnerung. In ihrem Tagebuch notierte sie, der Mann habe sie gewarnt, ihre Kunst öffentlich zu zeigen.[349] Die Begegnung zwischen Mary Hertz und Nonne fand ausgerechnet statt, als eine Sammelausstellung erstmals Arbeiten von ihr zeigte.[350] Dazu, dass Mary Warburg so „wenig Aufhebens" um ihre Arbeit machte und einen Teil ihrer künstlerischen Identität „verborgen" hat, wie Bärbel Hedinger und Michael Diers in dem Katalog zu der ersten großen Ausstellung von Mary Warburgs Werken im Jahr 2000 schreiben,[351] mag auch die Unterredung mit „Dr. Nonne" einen Baustein geliefert haben.

Fast sechs Jahre verbrachte Aby Warburg nach dem Ersten Weltkrieg in psychiatrischen Kliniken, die längste Zeit in Ludwig Binswangers (1881–1966) Sanatorium Bellevue in Kreuzlingen. Dort behandelte ihn auch der Cousin des Direktors: Kurt Binswanger (1887–1981) → Abb. 104 war Enkel des Kreuzlinger Anstaltsgründers und arbeitete ab 1918 dort. 1913/14 war Kurt Binswanger bis zum Ausbruch des Ersten Weltkriegs Assistent bei Max Nonne in Hamburg gewesen. Am 1. August ging er zunächst in die Schweiz, kehrte dann aber bereits im Dezember 1914 nach Eppendorf zu Nonne zurück. Wie so viele Ärzte aus dem deutschsprachigen Teil der Schweiz, die im Krieg auf deutscher Seite Funktionen in Kliniken und Lazaretten übernahmen.

342 Aby Warburg besuchte zunächst das Realgymnasium des Johanneums, das etwa zurzeit seines Eintritts mit dem Umzug in das Gebäude des heutigen Museums für Kunst und Gewerbe auch räumlich von der Gelehrtenschule des Johanneums getrennt wurde. Da Warburg aber auf dem Realgymnasium kein Altgriechisch lernen konnte, verbrachte er die letzten 18 Monate seiner Schulzeit doch noch auf der Gelehrtenschule.

343 Otto Warburg (1859–1938), der Agrarwissenschaftler und Mitbegründer der Hebrew University war mit Aby M. Warburg nur entfernt verwandt. Zu seiner Biografie vgl.: Suffrin, Dana von: Pflanzen für Palästina. Otto Warburg und die Naturwissenschaften im Yishuv. Tübingen 2019.

344 Woldemar Neubert (1860–1918), Pionier des internat. Blumenhandels, Besitzer einer Großgärtnerei in Wandsbek.

345 Wilhelm Sievers (1860–1921), Geograph.

346 Nonne, Anfang und Ziel (1971), S. 19 f.

347 Konzepte zum Buch „Anfang und Ziel meines Lebens". Typoskript, Nachlass Nonne, StAHH, 611-1/197,

348 Ebd. Der Bestand ist unpaginiert. Das vollständige Zitat aus der ebenfalls unveröffentlichten Passage der Autobiografie lautet: „Auch Mary Hertz, die Tochter des Senators Adolf Strack machten [sic] mir tiefen Eindruck: sympathisch, frisch, flink, klug, ausserordentlich begabt im Zeichnen und Malen, liebenswürdig und warmherzig. Als ich anfing, mir zu überlegen, ob diese für mich geeignet sei, erfuhr ich Gott sei Dank gerade noch rechtzeitig, dass sie mit E. [sic] Warburg, einem Bruder des grossen Bankiers H.H. [sic] Warburg, späterem berühmten Kunsthistoriker versprochen sei." Adolf Strack war ein entfernter Cousin von Mary Hertz, ihr Vater hieß Adolph Hertz und war ebenfalls Senator. In dem 1937 nach Nonnes Handschrift angefertigten Typoskript steht HH Warburg. Das war offensichtlich ein (hier korrigierter) Transkriptionsfehler. Gemeint ist M[ax] M[oritz] Warburg (1867–1946).

349 „Ich freue mich an der interessanten Unterhaltung mit Dr. (Max) Nonne; mit dem kann man doch mal ordentlich sprechen; aber ich glaube, meinen großen Wunsch, wirklich etwas Ordentliches in der Kunst zu leisten, auch außerhalb meines eignen engen Kreises, den begreift er nicht, er warnte mich ernstlich vor der Öffentlichkeit." Zitiert aus: Hedinger, Bärbel; Diers, Michael: Mary Warburg, geb. Hertz. Ein Portrait der Künstlerin. In: Dies.: Mary Warburg. Portrait einer Künstlerin. Leben, Werk. München 2020, S. 12–97, hier S. 18.

350 Vgl. die Kommentierung zum Eintrag am 17.11.1890 in: Hertz, Mary: Tagebuch 1890–1894, Auszüge. In: Hedinger; Diers: Mary Warburg, S. 480–483, hier S. 481.

351 Hedinger; Diers: Vorwort und Dank. In: Dies.: Mary Warburg, S. 7–10, hier S. 7–8.

Warburg erklärte, dass er Kurt Binswanger misstraue, denn der kenne Dr. Nonne, „seinen Erzfeind in Hamburg“. Als Schüler Nonnes war er für Warburg ein „Henkersknecht“.[352] Quellenkritik ist angebracht. Es sind Äußerungen aus einer Krankenakte, aufgezeichnet von Kurt Binswanger. Schriftlich hätte Warburg sich eher nicht so ausgedrückt.[353] Aber es lässt sich schon feststellen, dass er Nonne nicht mochte.

Ein halbes Jahr vor Warburgs Tod brüskierte Nonne seinen ehemaligen Mitschüler zum letzten Mal. Im Vorwort der Festschrift zum 400-jährigen Bestehen des Johanneums verkündete Nonne, „Prof. Warburg (zur Zeit Rom)“ habe seinen zugesagten Beitrag „wegen Überlastung mit beruflichen Pflichten“ zurückziehen müssen. Das war eine in akademischen Kontexten ungewöhnliche Bloßstellung. Nonnes Artikel im Jubiläumsband seiner Schule befasste sich mit der Psychologie von Jungen in der Pubertät. Er philosophierte über die Herausbildung von Führerpersönlichkeiten und mahnte die Aussonderung von Schülern mit psychischen Auffälligkeiten an, dabei erwähnte er auch jene Diagnosen, die Aby Warburg wenige Jahre zuvor zugeschrieben worden waren.[354]

352 Kurt Binswangers Eintrag in Warburgs Krankenakte, 6. Juni 1921, zitiert nach: Marazia, Chantal; Stimilli, Davide: Die unendliche Heilung. Aby Warburgs Krankengeschichte. Zürich 2007. Das vollständige Zitat lautet: „Wegen Übernahme der Behandlung durch Referent [Kurt Binswanger] beunruhigt: der ist gar kein Binswanger, der hat ein anderes Gesicht, sieht aus wie ein Athlet, ist noch viel größerer Henkersknecht, ein raffinierter Helfershelfer, der seinen Erzfeind in Hamburg, Dr. Nonne kenne, der scheine überhaupt hinter allem zu stecken, er sei unfähig, irgend etwas dagegen zu tun, die Einkreisung werde immer unerträglicher.“ Der Begriff fiel schon am 25. April 1921, als Aby Warburgs Pflegerin Frieda Hecht in einem Brief an Mary Warburg von der Angst des Patienten berichtete, sie könne ihn dem „Henkersknecht“ (Kurt) Binswanger ausliefern. Warburg Institute Archive GC/37510.

353 Zumal sein enger Freund und Hausarzt Heinrich Embden einst auch Assistent bei Nonne gewesen war (vgl. FN. 281). Allerdings findet sich Embdens Portrait nicht in dem Nonne 1921 überreichten Album der ehemaligen Assistenten, was auf Distanz schließen lässt.

354 Nonne, Max: Pubertät und Schule. In: Ders.; Ulmer, Fritz: Kulturgeschichte. Studien und Skizzen aus Vergangenheit und Gegenwart. Festschrift zur Vierhundertjahrfeier der Gelehrtenschule des Johanneums zu Hamburg, 1529–1929. Hamburg 1929, S. 39–61.

104

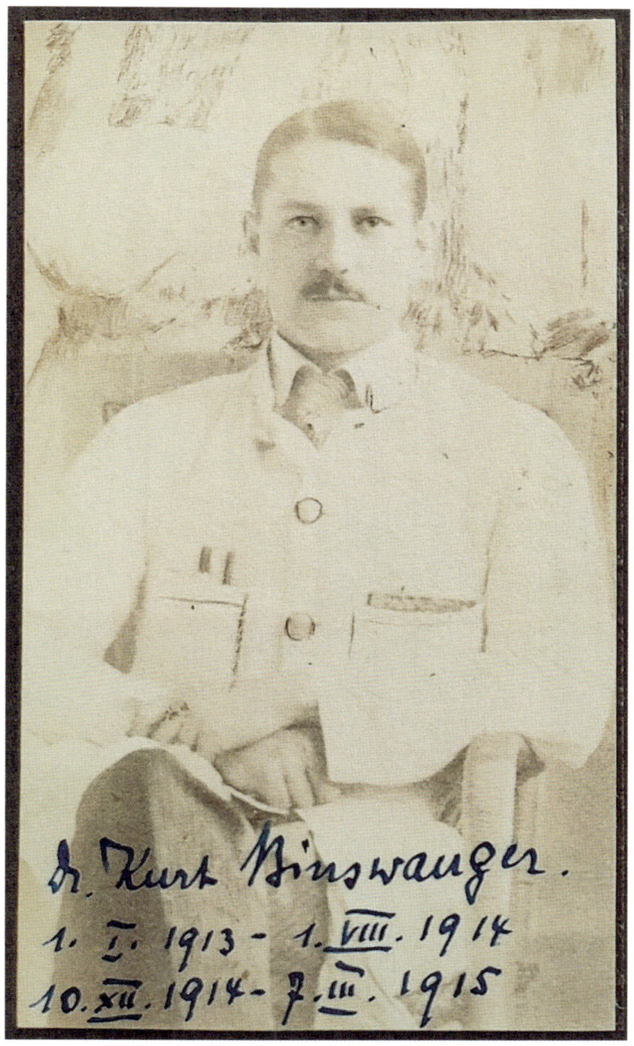

Abb. 104
Kurt Binswanger, Fotografie aus dem Album, das die (ehemaligen) Assistenten Nonne im Mai 1921 zum 25. Jubiläum als Oberarzt in Eppendorf schenkten, StAHH.

Von der Lenin-Marke zum Guevara-Poster. „Eine illustrierte Traueranzeige von höchster Wucht“

105

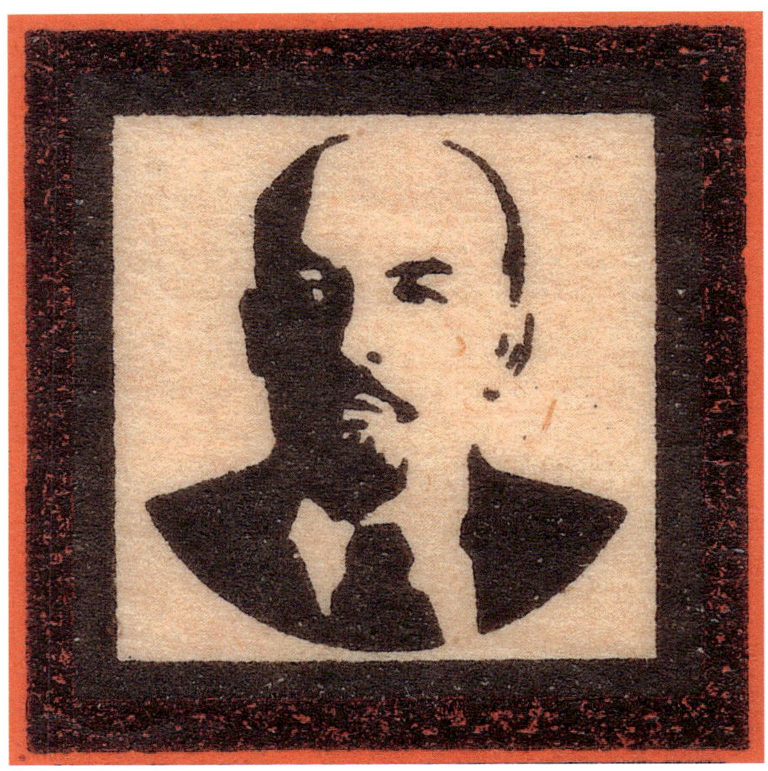

Abb. 105
„Humane Eigen-Dynamik“.[365] Vergrößerter Ausschnitt der „kleinen quadratischen Leningedenkmarke“.[366]

365 Michels; Schoell-Glass, Tagebuch (2001), S. 36.
366 Warburg an Herbert Munk, 4.1.1927. WIA GC/18973.

„Wer die Trauergedenkmarke auf Lenin geschaffen“ habe, wollte Aby M.Warburg im Dezember 1926 vom Reichspostmuseum in Berlin wissen.[355] Auch die Eremitage,[356] der Leiter des All-Russischen Philatelisten Verbands[357] und der Herausgeber des Kohl-Briefmarkenhandbuchs[358] → Abb. 107 konnten dem Begründer der Ikonologie und Stifter der ersten Kulturwissenschaftlichen Bibliothek Hamburgs nicht helfen. Schließlich wandte Warburg sich an den Osteuropahistoriker Richard Salomon (1884–1966): „Lieber Herr Professor, ich wäre Ihnen sehr dankbar, wenn Sie, der Russenkenner, mir zu einer kunstwissenschaftlichen Auskunft verhelfen könnten, die ich mir so nicht verschaffen kann. Könnten Sie in Erfahrung bringen, wer der Zeichner der Leninmarke ist, die zu seinem Gedächtnis geschaffen wurde? Es ist ein Kunstwerk allerersten Ranges.“[359] → Abb. 106 Russenkenner Salomon schrieb daraufhin an das Sowjetische General-Konsulat in Hamburg, und das erkundigte sich in Moskau. Sechs Wochen später hatte er die Antwort: Gestalter der Leninmarke war Ivan Ivanovich Dubasov (1897–1988).[360]

Die Marke war Ende Januar 1924 in kürzester Zeit produziert worden. Ausgegeben wurde sie zur Beerdigung, sechs Tage nach Lenins Tod. Dubasovs logistische Leistung, sie „über Nacht“ entworfen zu haben, steht in einer Reihe mit der Herausforderung, innerhalb von fünf Tagen eine hölzerne Pyramide als provisorisches Mausoleum zu errichten, Kränze aus allen Sowjetrepubliken an die Kremlmauer zu schaffen und die Bestattung mit einer Million Trauergästen zu organisieren. Als „Vergötterung, die mit der Leiche Lenins im bolschewistischen Russland getrieben wird“, persiflierte die sozialdemokratische Tageszeitung Hamburger Echo den Totenkult.[361] Bald stellte sich heraus: Lenins Trauerfeier war das Krönungsfest Stalins gewesen.[362]

355 Warburg an Reichspostmuseum, 2.12.1926. Warburg Institute Archive (WIA) GC/30144.

356 Das ergibt sich aus dem späteren Schreiben, Warburg an James Schmidt (Leningrad), 17.10.1927. WIA GC/19267.

357 Warburg an Eichfuss (Moskau), 14.1.1927. WIA GC/18609.

358 Warburg an Herbert Munk, 4.1.1927. WIA GC/18973.

359 Warburg an Richard Salomon, 2.12.1926. WIA GC/17945. Zu Salomon: Nicolaysen, Rainer: „Vitae, nicht vita“. Über Vertreibung und Exil des Osteuropa-Historikers Richard Salomon (1884–1966). In: Hering, Rainer; Nicolaysen, Rainer (Hg.): Lebendige Sozialgeschichte. Gedenkschrift für Peter Borowsky. Wiesbaden 2003, S. 633–658, sowie ders.: Richard Salomon (1884–1966) – ein deutsch-amerikanisches Gelehrtenleben. In: Grolle, Joist; Schmoock, Matthias (Hg.): Spätes Gedenken. Ein Geschichtsverein erinnert sich seiner ausgeschlossenen jüdischen Mitglieder. Bremen 2009, S. 159–196.

360 General-Konsulat der Union der sozialistischen Sowjet-Republiken an Richard Salomon, 13.1.1927 WIA GC/12854. Das Generalkonsulat befand sich in einer Etagenwohnung in der Steinstraße, neben dem gigantischen Neubau des Karstadt-Warenhauses, der heute zwei Finanzämter beherbergt.

361 Am Grabe Lenins. In: Hamburger Echo, 31.1.1923, S. 5. Unter der Distanzierung folgte die Wiedergabe einer Tickermeldung der revolutionären sowjetischen Nachrichtenagentur POCTA (Rosta).

362 In seiner Autobiografie stellt Trotzki Stalins List, seine Anwesenheit bei der Trauerfeier zu vereiteln, als zentralen Baustein des eigenen Machtverlusts dar. Vgl.: Trotzky, Leon: My Life. An Attempt at an Autobiography. New York 1930, S. 508 f. Gebetsmühlenartig wurde diese These wiederholt, vgl.: Deutscher, Isaak: The Prophet Unarmed. Trotzky 1921–1929. Oxford 1959, S. 133.

106

2. Dezember 1926

Lieber Herr Professor,

Ich wäre sehr dankbar, wenn Sie, der ~~grosse~~ Rußland Kenner, mir zu einer kunstwissenschaftlichen Auskunft verhelfen könnten, die ich mir so nicht verschaffen kann. Könnten Sie in Erfahrung bringen, wer der Zeichner der Leninmarke ist, die zu seinem Gedächtnis geschaffen wurde ? Es ist ein Kunstwerk allerersten Ranges. Bei dieser Gelegenheit würde ich gern erfahren, ob Sie Literatur über die russische Briefmarkenherstellung – einerlei in welcher Sprache – nachweisen können.

Dankend für jede Bemühung

Ihr

Herrn Professor Dr. Salomon

H a m b u r g 37

Hansastrasse 70 II

107

4. Januar 1927

An den Verlag des Vereins der Freunde des

Kohl-Briefmarkenhandbuches E.V.

z.H.v. Herrn Dr. Herbert Munk

Berlin W 8

Friedrichstrasse 162 IV

Ich habe das Kohl-Briefmarkenhandbuch Bd.I. erhalten, ebenso wie die Lieferungen 9 und 10,II. und ersuche Sie, mir die folgenden Lieferungen sofort nach Erscheinen per Postnachnahme zuzuschicken. Ich wäre Ihnen dankbar, wenn Sie mir mitteilen könnten, an wen ich mich zu wenden habe, um den Namen des Zeichners der kleinen quadratischen Lenin-gedenkmarke zu erfahren, über den auch Lindenberg in seinem Aufsatz über Russische Briefmarken in "Das neue Russland" keine Angabe macht. Auch würde ich gern von Ihnen die Adresse von Lindenberg erfahren, da im Bungerz zwar sein Name, aber nicht seine genaue Anschrift angegeben ist.

Bei meinen Bemühungen um philatelistische Literatur ist mir aufgefallen, wie unzulänglich die Gesamtorganisation ist, was sich auch darin zeigt, dass die bedeutendsten Philatelisten sich nicht im Kürschner finden. Sollten Sie in der Lage sein, mir die Adressen von Buchantiquaren, die sich besonders mit Briefmarkenliteratur befassen, anzugeben, so wäre ich Ihnen sehr verbunden.

Dankbar für jede Bemühung

Ihr

in vorzüglicher Hochachtung

ergebener

Abb. 106, 107
„Es ist ein Kunstwerk allerersten Ranges." Durchschläge der Briefe an Richard Salomon und an das Kohl-Briefmarkenhandbuch. Warburg Institute Archive, London (WIA, GC).

Abb. 108
Da die Orga-Schreibmaschine der Bibliothek Warburg die Zeilen nicht mehr halten konnte, wurde sie bald darauf durch eine gebrauchte Continental ersetzt.[363] Die Orga Privat war nach der Inflationszeit von der Nürnberger Spielwarenfirma Bing entwickelt worden. Sie besaß statt des bis dahin üblichen Stahlrahmens ein Chassis aus gefalztem Blech. Die Bibliotheksleitung hatte sich offensichtlich nicht aus technischen Gründen für die billige Konstruktion entschieden. Vielmehr werden Firmenname und Warenzeichen ausschlaggebend für den Kauf gewesen sein. Das goldfarbene Firmenemblem BW passte zur Bibliothek Warburg – und Warburgs engste Mitarbeiterin hieß Gertrud Bing (1892–1964).[364] Sie war es, die 1933 die Evakuierung der Bibliothek nach London organisierte.

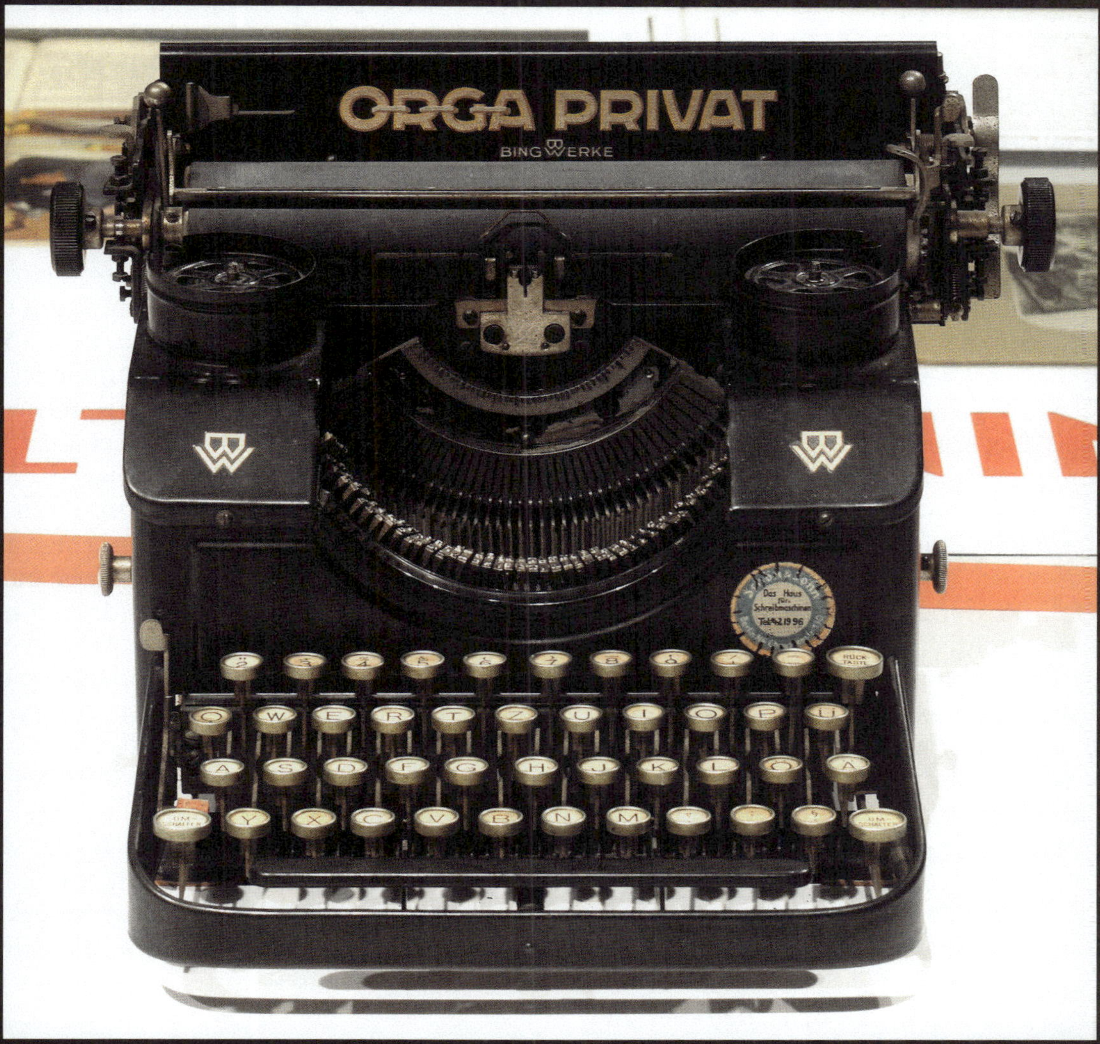

108

363 Michels, Karen; Schoell-Glass, Charlotte (Hg.): Aby Warburg. Tagebuch der Kulturwissenschaftlichen Bibliothek (Gesammelte Schriften 7). Berlin 2001, S. 57.

364 Während der Kreis um Warburg mit Erwin und Dora Panofsky ihrer bei Ernst Cassirer (aber am Literaturhistorischen Institut von Robert Petsch) promovierten Kollegin Gertrud Bing höchste Wertschätzung entgegenbrachte, deklassierte der Hamburger Kunsthallendirektor Heise sie gönnerhaft als „selbstlose inspirierende Anima […] ihres Meisters". Heise, Carl Georg: Gertrud Bing † 3. Juli 1964. Kunstchronik 17 (1964), S. 258–259, hier S. 259. Insbesondere zwei kommentierte Editionen haben das Interesse an Gertrud Bing neu belebt: Michels, Karen: Aby Warburg, mit Bing in Rom, Neapel, Capri und Italien. Auf den Spuren einer ungewöhnlichen Reise. Hamburg 2010, und: Gelhard, Dorothee: Gertrud Bing im Warburg-Cassirer-Kreis. In: Gelhard, Dorothee; Roider, Thomas (Hg.): Gertrud Bing im Warburg-Cassirer-Kreis. Mit dem Text ihrer Dissertation von 1921. Göttingen 2024, S. 12–112. Mit dem Nürnberger Spielzeugfabrikanten war Gertrud Bing nicht verwandt.

Schamtuch und Kaiserbild

Selten wurde ein Individuum nach seinem Tod so erfolgreich zum Nutzen einer Ideologie transzendiert. Die Lenin-Briefmarke suchte dazu mit einfachsten Mitteln beizutragen. Wie in einer Werbegrafik auf ein Schattenbild reduziert, vereinfachte das Portrait die Identifikation mit dem Dargestellten und erleichterte die Gleichsetzung des zeichenhaften Gesichts mit einer Weltanschauung. Ebenso wie das ikonische Bild diente fortan die Wortmarke „Lenin“ als Synonym für das Konzept, Sozialismus und industriellen Fortschritt gleichzeitig voranzutreiben. Das zaristische Russland war ein Agrarstaat ohne Industriearbeiter gewesen. Doch ohne Fabriken kein revolutionäres Proletariat – das jedenfalls war bis zur Oktoberrevolution 1917 die Theorie gewesen. Lenin witterte in der desaströsen Ökonomie des durch Feudalismus, Weltkrieg, Revolution und Bürgerkrieg zerrütteten Staats die Chance für einen radikalen Neubeginn. In Russland müsse die Industrialisierung nicht, wie von Marx beschrieben, zunächst den Kapitalisten überlassen werden, die es im Anschluss zu entmachten gelte. Die Ausgestaltung der technischen Moderne könne in der russischen Räterepublik vielmehr zeitgleich mit der Entwicklung eines sozialistischen Staats erfolgen. Populär formulierte Lenin das Motto seines Konzepts Ende 1920 in einer Rede an seine Partei: „Wenn wir Rußland nicht eine andere, höhere Technik geben als früher, so kann keine Rede sein von der Wiederherstellung der Volkswirtschaft und vom Kommunismus. Kommunismus ist Sowjetmacht plus Elektrifizierung des ganzen Landes, denn ohne Elektrifizierung ist es unmöglich, die Industrie hochzubringen.“[367]

Die Lenin-Briefmarke war nicht nur die erste Trauermarke der Postgeschichte,[368] sie wurde zum Prototyp der sozialistischen Trauer-Ikone. Dubasov hatte eine sechs Jahre alte Fotografie Lenins auf ihre Schwarz-Weiß-Kontraste reduziert. Der im seitlichen Schlaglicht leicht gewandte Kopf verleiht ihm in idealer Weise, was Warburg „humane Eigen-Dynamik“ nannte.[369] Die in alle Welt verschickte Marke war das vitale Gegenbild des auf Eis gelegten Leibs des Toten, der bald für (bisher) immer im Mausoleum ausgestellt werden sollte.

In seiner Trauerrede auf Aby M. Warburg verglich Ernst Cassirer Warburgs Forschung mit den Tragödien Shakespeares. Beider Werke seien auf den „geheimen Punkt“ gerichtet gewesen, „den noch kein Philosoph gesehen und bestimmt habe, in dem die prätendierte Freiheit unsres Wollens mit dem notwendigen Gang des Ganzen zusammenstößt.“[370] Folgt man dem, muss Dubasovs kleine Briefmarke für Warburg ein ideales Anschauungsobjekt gewesen zu sein: Das plakative Leninbild voll humaner Eigen-Dynamik gibt kraftvoll die vorgebliche Freiheit des Wollens wieder, der Trauerrand verweist auf den notwendigen Gang des Ganzen. Mit den zum Abziehbild reduzierten Lenin-Portraits konnte noch Jahrzehnte später Protest ausgedrückt werden. → Abb. 105

Ein scherzhafter Beleg für die Macht klassischer Herrscherportraits im Profil ist nicht zuletzt das bekannte SDS-Plakat → Abb. 110 des Frankfurter Künstlers Ulrich Bernhardt (geb. 1942). Die Losung „Alle reden vom Wetter – Wir nicht“ persifliert einen zeitgenössischen Slogan der (zu Staatsbahn-Zeiten selbst witterungsunabhängig zuverlässigen) Bundesbahn. Der Witz, statt einer E-Lok keine der damaligen studentischen Rädelsführer, sondern Ikonen des Marxismus-Leninismus abzubilden, funktioniert aufgrund einer Bildmacht[371] mit wirklich alter Tradition: der Darstellung römischer Kaiser. Wie auf antiken Münzen des römischen Reiches sind Marx, Engels und Lenin im Profil gezeigt. Profil-Genealogien mit mehreren Köpfen waren ein klassisches Übergangsritual in Erbmonarchien, dem Toten trauernd gedenkend und zugleich die Krönung feiernd. „Unser Schmerz und Stolz“ verkündete beispielsweise eine Medaille zum deutschen Drei-Kaiser-Jahr 1888. → Abb. 112 Das Muster dynastischer Mehr-Kaiser-Bilder ließ sich zur Betonung ideologischer Kontinuitäten kopieren. Recht wahllos übrigens: Hindenburg stand im Profil Bismarcks, Hitler in dem Hindenburgs (auf einem 1933 noch zu Lebzeiten des Reichspräsidenten nach dem „Tag von Potsdam“ ausgegebenen Abzeichen), Stalin in dem von Marx, Engels und Lenin. → Abb. 111 Die Reihe reißt bestimmt nicht ab.[372] Mit dem frontal gezeigten Lenin löste sich die kleine sowjetische Trauermarke von der auch für Briefmarken bis dato üblichen Bildsprache der Kaisermünzen.

Heute werden wirkmächtige Bilder wie die abgebildeten mit dem Schlagwort ikonisch – zeichenhaft – versehen. Aby Warburg gilt als Begründer der Ikonologie, einer Wissenschaft der Bildanalyse, die Bilder einer eigenständigen Analyse unterzieht, um sie dann mit

367 In einer Ansprache auf der Moskauer Gouvernementskonferenz der Kommunistischen Partei Russlands (Bolschewiki) am 21.11.1920: Lenin, Wladimir Iljitsch: Werke. Band 31. Berlin 1966, hier S. 414.

368 Als „mourning stamp“ wurden zuvor die 1866 ausgegeben US-Postage-Marke mit dem Portrait Lincolns und die Darstellungen von Queen Victoria im Witwengewand nach dem Tod ihres Mannes Albert bezeichnet. In der Gestaltung dieser Marken trat der Aspekt nicht hervor.

369 Michels; Schoell-Glass, Tagebuch (2001), S. 36.

370 Cassirer, Ernst: [Worte zur Beisetzung von Prof. Aby M. Warburg] In: Aby M. Warburg zum Gedächtnis. Darmstadt 1929, [S. 11–22, hier S. 17]. Den Vergleich entlieh er einer Sturm-und-Drang-Rede des jungen Goethe (Zum Schäkespears Tag, 1771).

371 „Die ‚Pfannkuchenperspektive‘ […], in der die revolutionären Köpfe ineinander übergehen, erhöhte die Suggestion“, erläuterte der Gestalter, der lange Leiter des Künstlerhauses in der Stuttgarter Reuchlinstraße war, in einem Interview: isioma.net/sds091012.html [27.11.2025].

372 Eine Zusammenstellung der Late-Night-Show-Glossen, die gesendet wurden, nachdem sich Donald Trump zum Wahlkampfauftakt am Vorabend des 4th of July 2020 in eine Reihe mit den in den Fels des Mt. Rushmore gehauenen amerikanischen Präsidenten fantasiert hatte, findet sich bei Bendix, Trish: Send Trump to South Dakota. In: The New York Times, 11.8.2020.

Abb. 109
Anstecknadel mit einer am 16. Oktober 1918 aufgenommenen Fotografie Lenins, die 1924 als Vorlage der Trauermarke diente.

Abb. 110–112
Ulrich Bernhardts SDS-Plakat von 1967/68 © VG Bild-Kunst, Bonn 2026. Das zum 1. Mai 1953 in der DDR ausgegebene Papp-Abzeichen mit Marx, Engels, Lenin und Stalin nimmt ein Motiv auf, das 1937 zum 20. Jahrestag der russischen Revolution verbreitet wurde. Herrscherreihen im Profil darzustellen folgt der Bildtradition monarchistischer Genealogien: Medaille zum Drei-Kaiser-Jahr 1888.

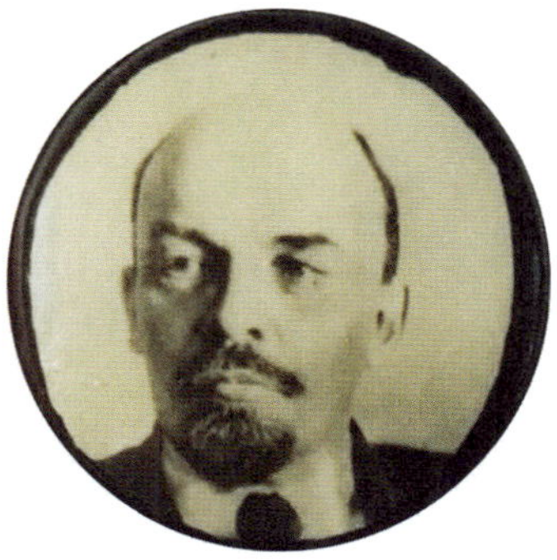

109

110

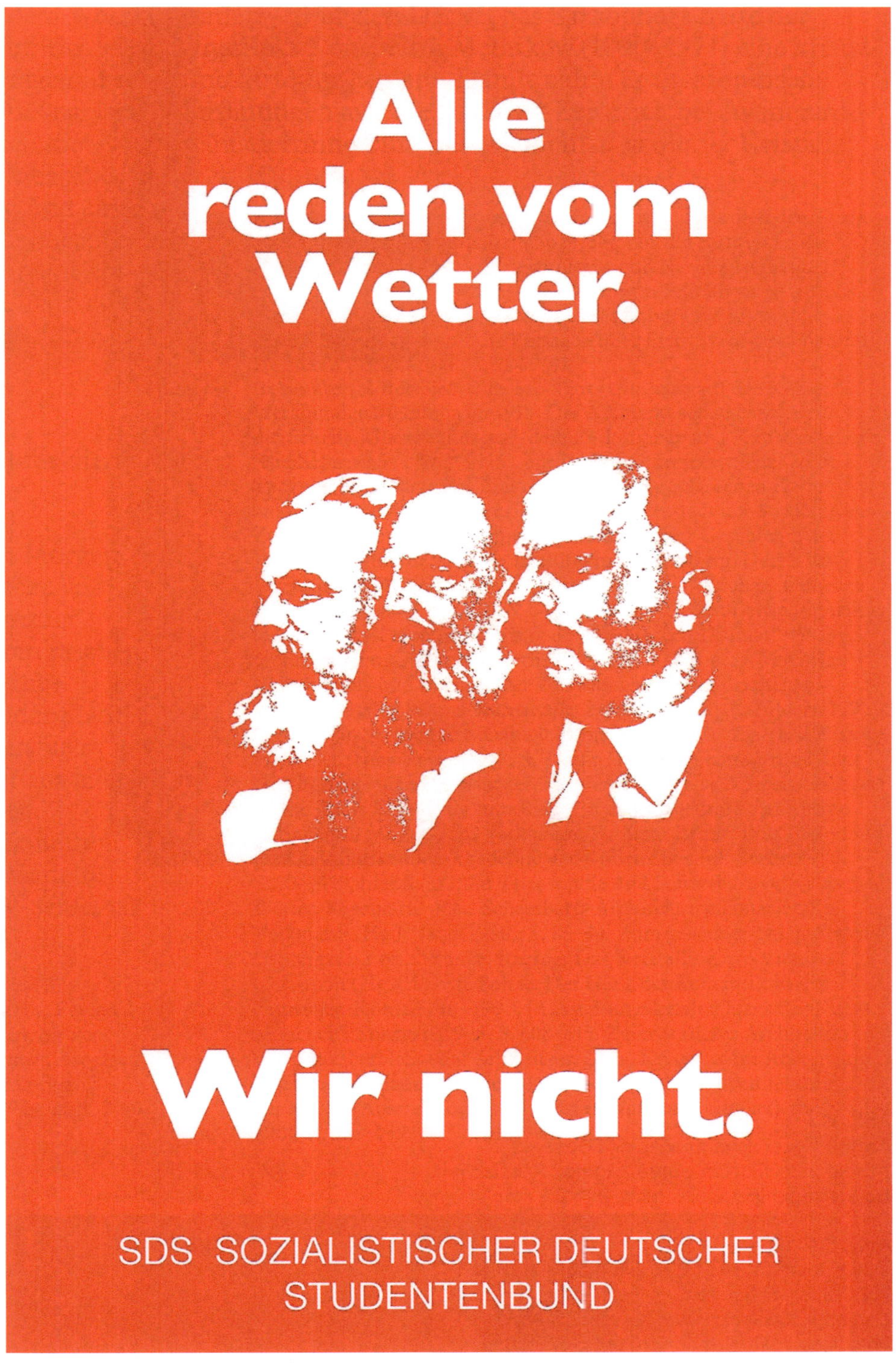
Alle
reden vom
Wetter.
Wir nicht.
SDS SOZIALISTISCHER DEUTSCHER
STUDENTENBUND

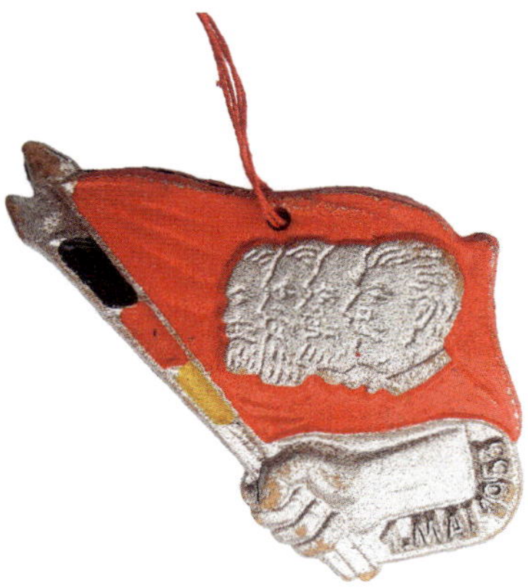

111

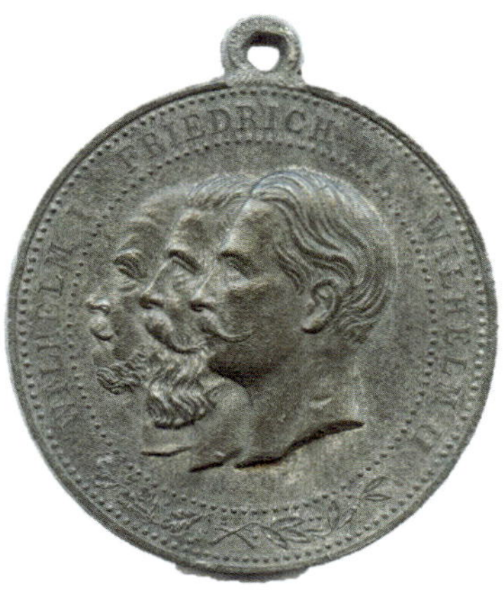
FRIEDRICH

112

113

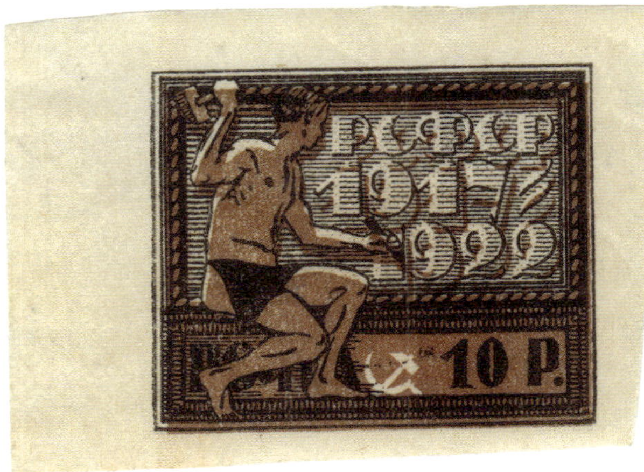

114

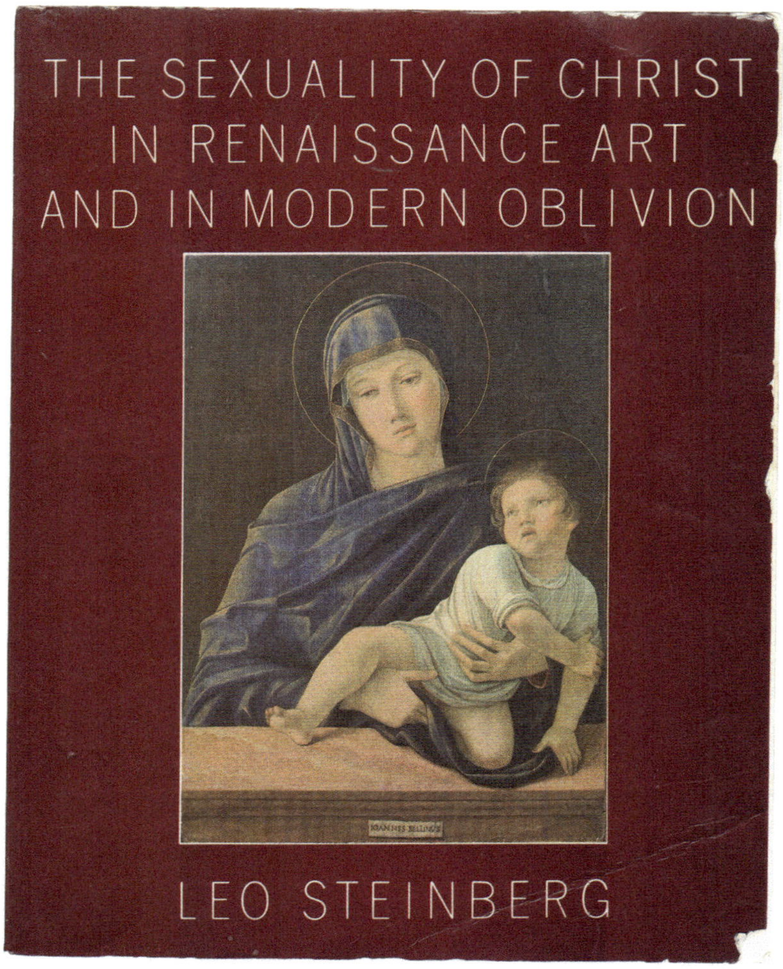

115

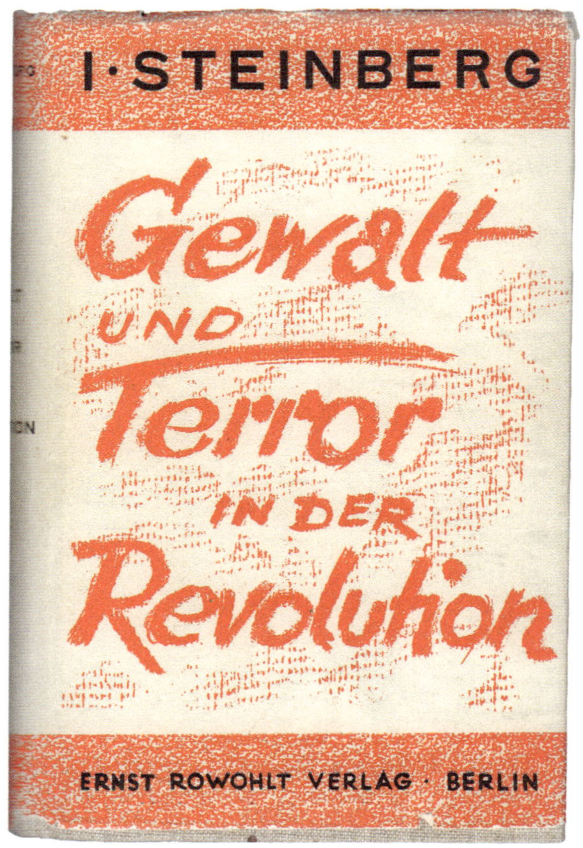

Abb. 113
Antike Pose, schambedeckt. Dubasovs Marke zum fünften Jahrestag der Russischen Sowjetrepublik. Steindruck, 21×25 mm.

Abb. 114, 115
Der Kunsthistoriker Leo Steinberg schrieb 1983 über Schamtücher, sein Vater, ehemals Lenins Volkskommissar für Justiz, 1931 über Repression in der frühen Sowjetunion.

eigenem Recht in ihren (kunst)historischen Kontext einzuordnen. Dem alltäglichen Fortbestehen antiker Bildsprache galt das besondere Interesse des Hamburger Privatgelehrten.

Der Legende nach begann die künstlerische Karriere Ivan Dubasovs 1922, als der junge Rotarmist den Wettbewerb für eine Briefmarke zum fünften Jahrestag des Bestehens der Russischen Sowjetrepublik gewonnen hatte.[373] Auch diese Marke findet sich in Warburgs Sammlung.[374] Sie zeigt einen Bildhauer, der die Jahreszahlen der Russischen Sowjetrepublik in Stein meißelt. Dabei erscheint der Handwerker selbst in der Manier einer klassischen Statue. Die Referenz auf die Antike macht den Ewigkeitsanspruch der jungen Räterepublik geltend. → Abb. 113

Ein Detail der Marke provoziert Assoziationen zur Geschichte historischer Säuberungen. Dem unbekleideten Steinmetz widerfuhr, was viele Kunstwerke der Renaissance ab Mitte des 16. Jahrhunderts ereilte: eine Reinigung von Anstößigem. Die von der Katholischen Kirche verordnete Übermalung von Genitalien mit Schamtüchern, erhielt den Fachbegriff Expurgation.[375] Auf Dubasovs Erstlingsmarke bestand sie in der Verdeckung der Lenden des Bildhauers durch ein schwarzes Dreieck. Auch wenn es nicht so kunstvoll geschwungen ist wie in der Sixtinischen Kapelle und nicht aus Bronze besteht wie das Lendentuch über den Genitalien von Michelangelos auferstandenem Christus in der Basilika Santa Maria Sopra Minerva – die Überdeckung auf der russischen Jubiläumsmarke ist eindeutig als Schamtuch identifizierbar; Dubasov zog seinem Bildhauer keine Hose an, das Hinterteil blieb frei. So drängt sich auf, die Schwärzung mit der Verdrängung von Gewalt, Hunger, Repression und Zensur in Verbindung zu bringen, die mit der Entstehung und Festigung des neuen Staates einherging.

Mit der Praxis des Überdeckens, die bereits den Argwohn von Michel de Montaigne (1533–1592) erregte, hat sich 1983 der Kunsthistoriker Leo Steinberg (1920–2011) prägnant in der New Yorker Zeitschrift October in einem Aufsatz mit dem vielversprechenden Titel „The Sexuality of Christ" auseinandergesetzt.[376] → Abb. 114 Mit Blick auf die Ikonoklasmus-Theorien David Freedbergs (geb. 1948) stellte Steinberg Bezüge zu den Bilderverboten Hitlers und Stalins her. Leo Steinbergs Vater war Russlands erster bolschewistischer Justizminister gewesen, als Volkskommissar in Lenins Kabinett;[377] Isaac Steinberg (1888–1957) philosophierte über die Legitimität von Gewalt in der Revolution, prangerte Exzesse an und wehrte sich gegen die Einführung der Todesstrafe für Kriminalverbrechen.[378] → Abb. 115 Bald kam er selbst in Haft. 1923 konnte er sich mit seiner Familie nach Berlin absetzen. 1933 flohen Steinbergs nach London.

Auch wenn es auf den ersten Blick so scheint, als sei das Schamtuch auf der revolutionären Briefmarke von 1922 erst im letzten Arbeitsgang des Drucks und damit quasi nachträglich über das Motiv gelegt worden – es war schon von Anfang an auf dem Druckstock. Marken ohne dieses Schamtuch existieren nicht. Die als Expurgation verbrämte vorauseilende Selbstzensur gehörte wie die in Stein gemeißelten Jahreszahlen der Republik zur Grundausstattung der Marke. Selbst bei Fehldrucken (wie in der Abbildung) konnte das Schamtuch nicht verrutschen.

Ivan Dubasovs breit gefächertes Werk lässt erkennen, dass er zunächst als Werbegrafiker gearbeitet hatte. Später standen seine staatstragenden Entwürfe für Banknoten und den offiziellen Sowjetstern Karikaturen und Genrezeichnungen gegenüber, die an zeitgleiche Arbeiten von Heinrich Zille und Karl Arnold erinnern. Von 1932 bis 1971 war Dubasov künstlerischer Leiter des staatlichen Zeichenbüros Goznak, wo mit Helden- und Militärdarstellungen eine Unzahl zeittypischer künstlerischer Grausamkeiten entstanden. Schon 1927 fand Warburg die anderen Entwürfe Dubasovs „entfernt nicht so geglückt" wie dessen Lenin-Marke.[379]

373 Vgl.: A great artist of the soviet country. goznak.ru/en/about/press/news/22258 [22.4.2024].

374 Das Blatt des Albums ist reproduziert bei: Fleckner, Uwe; Woldt, Isabella: Die Funktion des Briefmarkenbildes im Geistesverkehr der Welt, 1927. In: Dies. (Hg.): Aby Warburg. Gesammelte Schriften. Studienausgabe, Vol. II.2: Bilderreihen und Ausstellungen. Berlin 2012, S. 151–189, Tafel 2, S. 161.

375 Man erfreue sich an dem Wortspiel mit den lateinischen Begriffen pus, puris (Eiter)/pus, pubis (Scham)/purus, pura, purum (rein).

376 Vgl.: Steinberg, Leo: The Sexuality of Christ in Renaissance Art and in Modern Oblivion. October 26 (Summer 1983), S. 1–222, hier S. 174–183.

377 Isaac Steinberg. A Jewish Leader. Ex-Member of Lenin Cabinet Is Dead at 68 – Worked for Settlement of Refugees. The New York Times, 3.1.1957, S. 33.

378 Vgl.: Steinberg, I[saac]: Gewalt und Terror in der Revolution. Oktoberrevolution oder Bolschewismus. Berlin 1931, S. 44–58.

379 Das schrieb er dem Kurator der Kunstsammlungen der Eremitage: „Ich habe doch den Namen des Künstlers, Dubassoff [sic] in Erfahrung gebracht, u. lese, dass er auch andere Marken, die aber entfernt nicht so geglückt sind, gezeichnet hat." Warburg an James Schmidt, 17. Oktober 1927, WIA, GC/19267.

Der Kulturhistoriker Aby Warburg war ein Experte für die Macht der Bilder. Mit seinem Mnemosyne-Atlas arbeitete er an einem Instrument zur Ordnung von Bildern. Motive zu sortieren, Kategorien für sie zu finden und sie nach Pathosformeln zu katalogisieren, hatte für Warburg auch eine sehr persönliche, therapeutische Bedeutung.[380] Er beschrieb das als Prozess der Entdämonisierung. Die Lenin-Marke fiel ihm auf. Sie fügte sich nicht in herkömmliche Kategorien. „Seit einer Reihe von Jahren mit Studien zur Geschichte der Briefmarke beschäftigt, erregt die Lenin-Trauermarke mein besonderes Interesse, da ich sie für ein hervorragend geglücktes Kunstwerk ansehe", schrieb er im Januar 1927 nach Moskau.[381]

380 Behutsam hat es Erwin Panofsky in seinem noch am Todestag verfassten Nachruf auf Aby Warburg formuliert: „Man darf behaupten, dass Warburgs Wirksamkeit der Kunstgeschichte, Dürerisch zu reden, ein ‚neu Königreich' gezeigt und ihr die Mittel zu dessen Eroberung in die Hand gelegt hat. Allein es wäre aussichtslos, mit Warburgs Arbeitsmethodik auch seinen Denkstil übernehmen zu wollen; denn dieser ist geknüpft an eine unwiederholbare wohl selten so völlig verwirklichte Entsprechung zwischen der menschlichen Person und dem wissenschaftlichen Gegenstand. Den Weg, den Warburg in der Geschichte des modernen Geistes zu erkennen glaubte – den Weg ‚per monstra ad sphaeram' –, diesen Weg hat er selbst nicht nur in seiner Arbeit, sondern auch in seinem Leben zu durchmessen gehabt. Er hätte jene Akte der ‚Befreiung', die er durch Luther, durch Kepler, durch Rafael und schließlich auch durch Rembrandt und Giordano Bruno vollzogen sah, niemals so nacherleben vermocht, wenn er nicht selber im allereigentlichsten Sinn mit den Dämonen hätte kämpfen müssen und diese Dämonen besiegt hätte." Panofsky, Erwin: Professor A. Warburg †. Hamburger Fremdenblatt 28.10.1929, S. 1–2. Fünfeinhalb Jahre hatte Aby M. Warburg zwischen Ende 1918 und August 1924 mit kurzen Unterbrechungen in psychiatrischen Kliniken verbracht, zunächst in der Hamburger Privatklinik Eichenhain unter der Leitung von Arnold Lienau, dann in Jena bei Hans Berger, dem „Erfinder" des Elektroenzephalogramms (EEG), und schließlich in Kreuzlingen bei Ludwig Binswanger, wo Emil Kraepelin (der einst – zunächst noch unter der Bezeichnung Dementia Praecox – das Konzept der Schizophrenie entwickelt hatte) die Warburg zugedachte Diagnose von „Schizophrenie" in „manisch depressives Irresein" abwandelte, und dem Patienten damit eine günstigere Prognose in Aussicht stellte. Warburgs Krankengeschichte wurde vorbildlich ediert und kommentiert von Chantal Marazia und Davide Stimilli (Marazia/Stimilli, unendliche Heilung (2007). Als der Direktor der Hamburger Kunsthalle Carl Georg Heise im Jahr 1947 seine persönlichen Erinnerungen an Aby Warburg veröffentlichte, in denen er ebenso reißerisch wie spekulativ Krankheit und Sterben seines Förderers beschrieb, waren die Reaktionen des Warburg-Kreises eindeutig. Sie reichten von „zum Kotzen" (Panofsky, in: Panofsky, Erwin: Korrespondenz 1910 bis 1968. Eine kommentierte Auswahl in fünf Bänden. Hg. von Dieter Wuttke. Band 2: Korrespondenz 1937–1949. Wiesbaden 2003, S. 829) über einen „gequetschten" Dankesbrief an den Verfasser (Osteuropahistoriker Salomon, in: ebd., S. 839.) bis zur Rücksendung des Buches (Binswanger, vgl.: Marazia/Stimilli, unendliche Heilung (2007), S. 208–210). Über Warburgs Reise in die Pueblo-Gebiete, Grundlage seines Vortrags 1923 über das Schlangenritual, der ihn aus dem Sanatorium Kreuzlingen befreien sollte: Fleckner, Uwe: Der Blitz und die Schlange. Aby Warburgs amerikanische Reise. Berlin 2023.

381 Warburg an Eichfuss (Moskau), 14.1.1927. WIA GC/18609.

„Briefmarkenkunst als Kulturaufgabe" – der Vortragsabend in der Bibliothek Warburg

1927 lud Aby Warburg den in der Weimarer Republik für die bildliche Repräsentation des Staates (und damit auch für die Gestaltung der Banknoten und Postwertzeichen) zuständigen „Reichskunstwart" Edwin Redslob (1884–1973) → Abb. 116 zu sich nach Hamburg ein[382] und zeigte ihm (ebenso wie kurz zuvor dem ikonischen Anzugträger Gustav Stresemann)[383] seine zu einer Ausstellung arrangierten Briefmarken.[384] Mit Redslob diskutierte Warburg über die Lenin-Marke. Der Fachmann pflichtete ihm bei, das Motiv auf dem kleinen Stück Papier passe nicht in die Kategorie der Briefmarke. Aber es sei „eine illustrierte Traueranzeige von höchster Wucht".[385] Sie schienen sich einig. Die Lenin-Marke sei außergewöhnlich, aber eher ein Plakat als eine Briefmarke.[386]

Nachdem Warburg ihn sich näher angesehen und die Begegnung „erfreulich stilgemäß" empfunden hatte,[387] lud er den Reichskunstwart zum gemeinsamen Vortrag ein. Ganz offensichtlich war es Warburg ein Anliegen, die Bedeutung der „Briefmarke als Kulturaufgabe" (so der von ihm formulierte Titel des Vortragsabends)[388] herauszustellen – nicht nur im historischen Rückblick, auch mit einer sehr aktuellen Agenda die Symbole der Republik betreffend. Unter den Vorzeichen eines gerade am

382 Bei Heise hatte sich Warburg Ende 1926, zur Zeit der ersten Kontaktaufnahme nach dem Reichskunstwart Redslob erkundigt, vgl.: Warburg an Heise, 27.12.1926. WIA GC/17583.

383 Wunderbar beschrieben bei Raulff, Ulrich: Der aufhaltsame Aufstieg einer Idee. „Idea vincit": Warburg, Stresemann und die Briefmarke. In: Vorträge aus dem Warburg-Haus 6 (2002), S. 125–162.

384 In seiner Biografie von 1970 sah Ernst Gombrich sich genötigt, Warburgs Interesse an Briefmarken zu begründen: „Warburg hatte lange Zeit Briefmarken gesammelt und die Möglichkeiten, die sich dem Historiker auf diesem Gebiet eröffneten, müssen ihm wohl schon 1915 aufgegangen sein, als er ein Buch zu diesem Thema plante […]. Nun, im Sommer 1927, stellte er eine Ausstellung von Briefmarken zusammen, in der er eine Typologie ihrer Bilderwelt, Bildnisse, Landschaften und Heraldik, entfaltete, sich im Wesentlichen aber auf das Schicksal der antiken Symbolik konzentrierte. Er versuchte, anders gesagt, die bei der Untersuchung der Renaissance entwickelten Methoden auch hier anzuwenden und die Bilder der Gegenwart bis in die Zeit ihrer Ursprünge zurückzuverfolgen. Dies betrachtete er keineswegs als intellektuelle Spielerei, sondern als eine Gelegenheit, die Gültigkeit seiner Theorie des sozialen Gedächtnisses zu bestätigen." Gombrich, Ernst H.: Aby Warburg. Eine intellektuelle Biographie. Hamburg 2006, S. 353.

385 William Heckscher (1904–1999) schrieb diese Aussage Warburg zu, vgl.: Heckscher, William S.: Die Genesis der Ikonologie. In: Ekkehard Kaemmerling: Ikonographie und Ikonologie. Theorien, Entwicklung, Probleme. Köln 1979, S. 112–164, hier S. 145. Ulrich Raulff korrigierte ihn behutsam und zitierte ein Protokoll, das Warburg 1927 nach dem Besuch Redslobs in seiner Bibliothek anfertigte (Raulff 2002), S. 139.

386 Anschaulich herausgearbeitet von Zöllner, Frank: Aby Warburg and the Postage Stamp. From a collector's passion to a visual theory. In: Marburger Jahrbuch für Kunstwissenschaft 47 (2020), S. 7–50, hier S. 31–36.

387 Michels; Schoell-Glass, Tagebuch (2001), S. 80.

388 Warburg an Redslob, 15. Juli 1927, in: Diers, Michael; Haug, Steffen (Hg.): Aby Warburg. Briefe (Gesammelte Schriften V.1–2). Berlin 2021, S. 688.

Abb. 116
Reichskunstwart Edwin Redslob bei der Präsentation von Entwürfen des Reichsadlers, um 1926. Bilderdienst Scherl, SZ-Foto.

Abb. 117
Gertrud Bing, Aby Warburg und Franz Alber 1929 in einem Hotel in Rom, über Gertrud Bing hängt der von Otto Heinrich Strohmeyer in Warburgs Auftrag gestaltete Entwurf der „idea vincit"-Briefmarke. WIA.

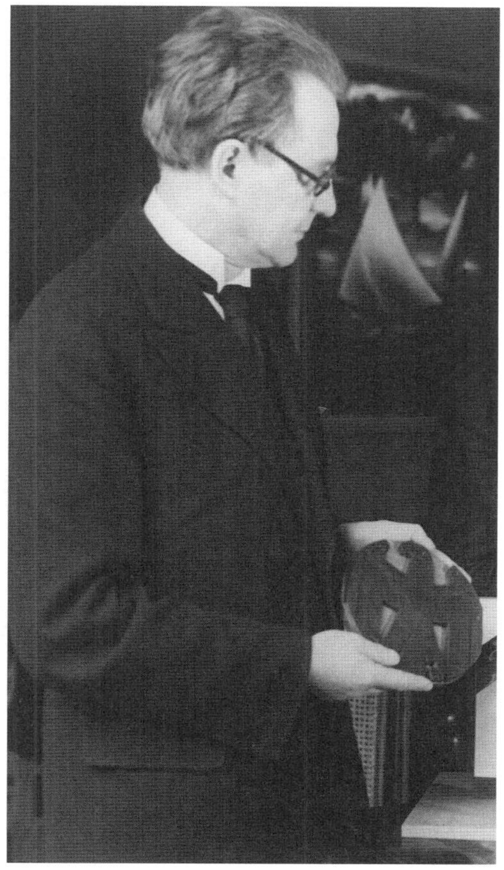
116

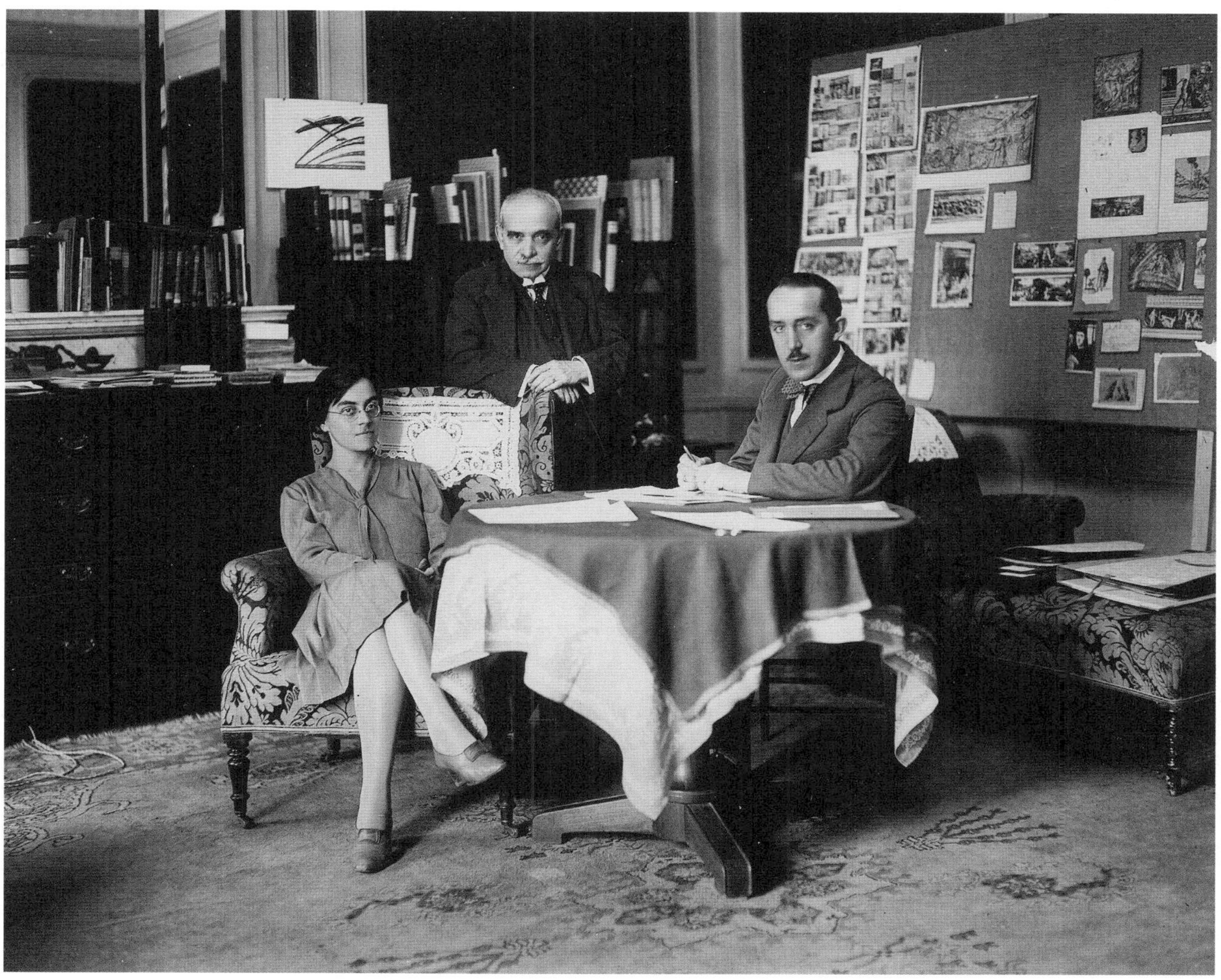
117

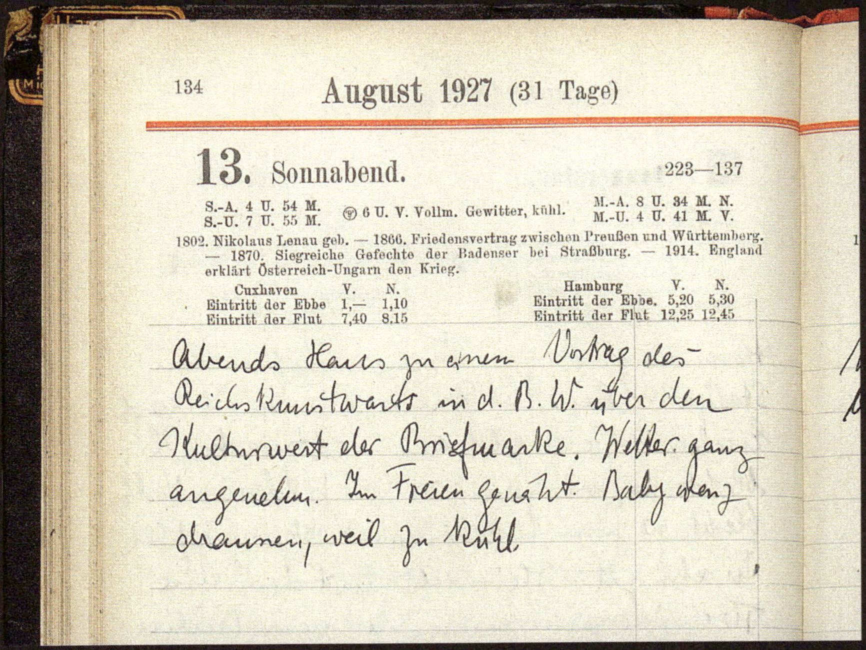
134 August 1927 (31 Tage)

13. Sonnabend. 223—137

S.-A. 4 U. 54 M. S.-U. 7 U. 55 M. 6 U. V. Vollm. Gewitter, kühl. M.-A. 8 U. 34 M. N. M.-U. 4 U. 41 M. V.

1802. Nikolaus Lenau geb. — 1866. Friedensvertrag zwischen Preußen und Württemberg. — 1870. Siegreiche Gefechte der Badenser bei Straßburg. — 1914. England erklärt Österreich-Ungarn den Krieg.

Cuxhaven	V.	N.	Hamburg	V.	N.
Eintritt der Ebbe	1,—	1,10	Eintritt der Ebbe	5,20	5,30
Eintritt der Flut	7,40	8,15	Eintritt der Flut	12,25	12,45

Abends Hans zu einem Vortrag des Reichskunstwarts in d. B. W. über den Kulturwert der Briefmarke. Wetter ganz angenehm. Im Freien genäht. Baby ... draussen, weil zu kühl

118

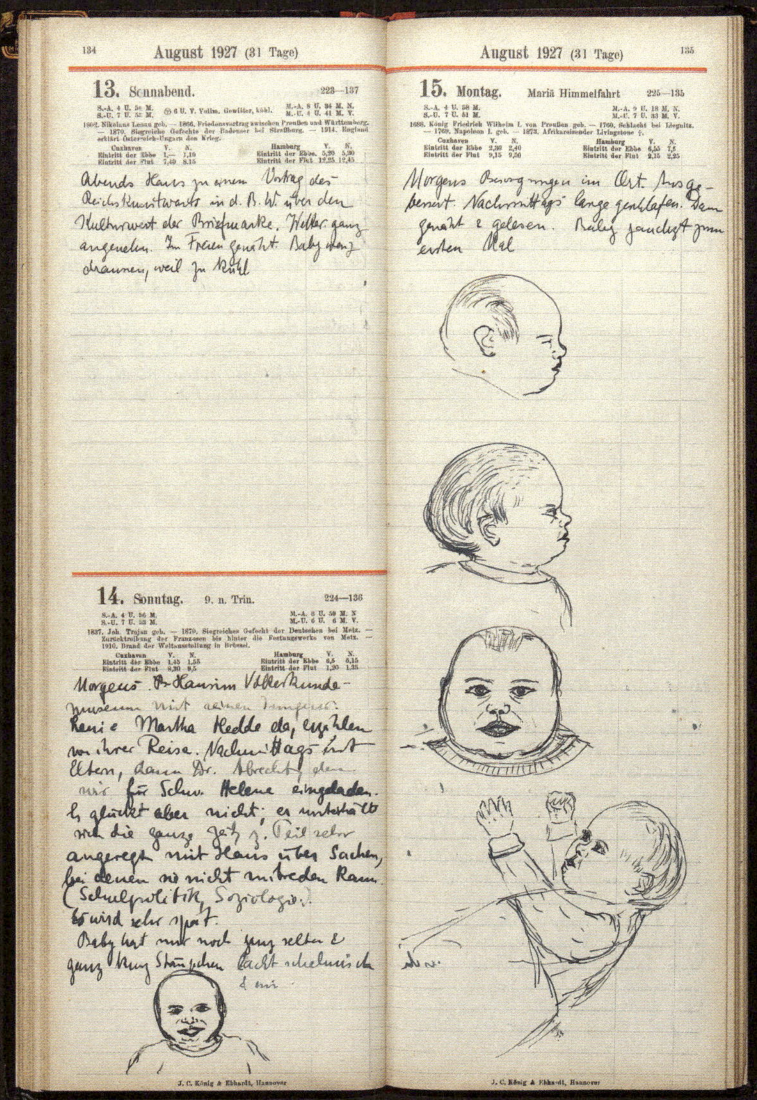

119

Abb. 118, 119
Tagebucheintrag der Hamburger Physiologiedozentin Rahel Liebeschütz-Plaut vom 13. August 1926. Ihren Mann, den von Warburg geförderten Historiker Hans Liebeschütz (1893–1978), hatte sie fünf Jahre zuvor bei Besuchen der Vorträge in Warburgs Bibliothek kennengelernt. Sie blieb an dem Abend zuhause, hütete den sieben Wochen alten Sohn Wolfgang und nähte (links: Ausschnitt, rechts: Doppelseite, HBfUG). Zur Geburt hatten Warburg und sein Mitarbeiter Fritz Saxl Blumen geschickt.[399] Wolfgang Liebeschuetz (1927–2022) wurde Althistoriker. Zu seinen Forschungsschwerpunkten gehörten die Sozial- und Wirtschaftsgeschichte der Stadt und die Funktion von Religion und Kult in der Spätantike.[400]

399 Vgl. Liebeschuetz-Plaut, Rahel, Tagebucheintrag 25. Juni 1927. HBfUG.

400 Zu seiner Bibliografie vgl.: Drinkwater, John: J. H. W. G. Liebeschuetz: List of Major Publications, 1959 to 2006. In: Drinkwater, John; Salway, Benet (Hg.): Wolf Liebeschuetz reflected. Essays presented by colleagues, friends, and pupils (Bulletin of the Institute of Classical Studies 50, Beiheft 91). London 2007, S. 5–8.

155

0
ste zum Vortragsabend am
ust 1927, WIA, III.99.7.1.

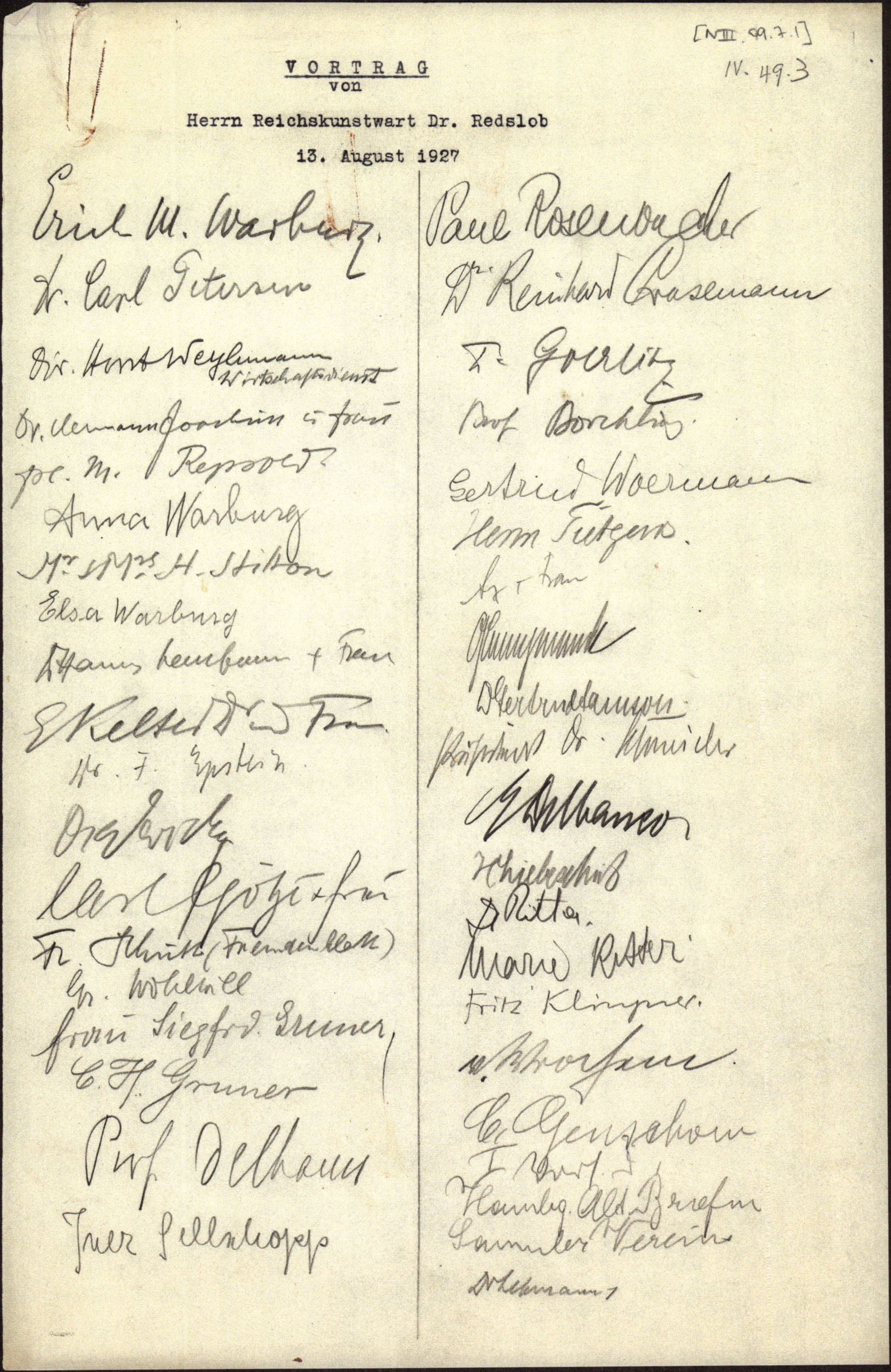

[NIII. 99.7.1]
IV. 49.3

V O R T R A G
von
Herrn Reichskunstwart Dr. Redslob
13. August 1927

Erich M. Warburg
Dr. Carl Petersen
Dr. Horst Weylmann Wirtschaftsdienst
Dr. Hermann Joachim u. Frau
Dr. M. Repsold
Anna Warburg
Mr. & Mrs. H. Stilton
Elsa Warburg
Hans Lembcke + Frau
E. Kelsen und Frau
Dr. F. Epstein
Dr. Kock
Carl Götze + Frau
Fr. Schütt (Fremdenblatt)
Dr. Wohlwill
Frau Siegfried Gruner
C. F. Gruner
Prof. Delbanco
Inez Sellschopp

Paul Rosenbacher
Dr. Reinhard Crasemann
Dr. Goerlitz
Prof. Borchling
Gertrud Woermann
Herm. Tietgens
Dr. + Frau
[illegible]
D. Liebenstamm
Präsident Dr. Mönckeberg
E. Delbanco
[illegible]
Dr. Ritter
Marie Ritter
Fritz Klimpner
W. Abrahams
C. Gensahen
I. Vors.
Hamburg. Alt. Berufen Sammler Verein
Dr. Lehmann

3

V O R T R A G
von

Herrn Reichskunstwart Dr. Redslob

13. August 1927

Nirrnheim
M. Niemeyer.
Stettiner
Marlene Stettiner
Arnold Lüders u. Frau
Schiefler u. Frau
Ingrid Warburg
Prof. Gerber
von Melle
P. Schmidt
Hertz u. Frau
Nordmann u. Frau
H. L. Niedernitsen
Prof. Börger
Wamberland
Lauffer
Frau Henry Budge
Fritz Blume u. Frau
Theodor Paul Ebauer
Nolthenius u. Frau
Elisabeth Lievermann

Kw.-Spiegel
v. anem Steps 1 Bar
Dr. Berenberg u. Frau
Dr. Faust
Pauli
Pauly
Dr. Sellschopp
Wilh. Sellschopp
Dr. H. Nocck
P. E. Schramm u. Frau
Maria Cornell
Overbeck
Frau Magdalene Bloker
Senator Dr. Franke
Professor Woeff
Dr. W. Sieveking
Wiechmann
u. Frau
Elisabeth Semper
Elisabeth Semper

2

A v. Oesterreich
Dr. K. [illegible]

Benezé

R. Renner

K. Frankein

Maria L. Warburg

Grete Seligmann

Dr. G. Wendt

[illegible]

Kurt Schröder u. Frau

Bella Martens

[illegible]

121

Die Briefmarke als Kulturdokument.

Vorträge von Reichskunstwart Dr. Redslob und Professor Warburg.

Einen sehr anregenden Abend vermittelte die Kulturwissenschaftliche Bibliothek Warburg einem geladenen Kreise von Zuhörern, unter denen die Lenker des Staates und der Hamburger Kunstinstitute vollzählig vertreten waren. Der Reichskunstwart Dr. Redslob sprach über die „Briefmarke als Kulturdokument" und erläuterte unter Berufung auf Platos Wort: „Leben im Geiste, Wirken in der Realität" die Notwendigkeit, auch einem so kleinen Wirklichkeitsding wie der Briefmarke den Stempel des „Lebens im Geiste" aufzudrücken. Zurückgreifend auf seine Rede bei Eröffnung der Ausstellung amtlicher Graphik (im Museum für Kunst und Gewerbe), betonte Dr. Redslob, daß alle den Staat repräsentierenden bildnerischen Äußerungen Wahrzeichen sein sollen, Symbole. Deshalb sind auch noch so hübsche „Bildchen" — wie unsere Schmiedemarken oder der Seeadler mit der Meereslandschaft — in ihrer Realistik und erzählenden Gegenständlichkeit zu verwerfen. Gefordert wird: Gestaltung einer Idee in künstlerischer Form. Als gute Lösungen sind die Adlermarken von Siegmund von Weech anzusehen. Der Adler gibt in seiner aufs wesentliche stilisierten Form die Idee dieses für Deutschland heraldisch bedeutsamen Wappentieres. Das gleiche gilt für den Löwen der bayrischen Dienstmarke (im Gegensatz zu zahlreichen im Bild vorgeführten Briefmarkenlöwen, die als Reklame für einen Zoologischen Garten gelten können). Auch die schlichten, in ihrer Form lebendig gespürten Zahlen, die Willi Geiger für unsere Marken zeichnete, entsprechen dem Sinn der Briefmarke. Als neue Marken sind in Aussicht genommen deutsche Baudenkmäler, wie das Augsburger Rathaus, der Bremer Roland, das Hildesheimer Knochenhauerhaus. Bauten und Bildwerke voll natürlicher Würde und starker Symbolik der dahinterstehenden Bürgerkraft — ohne die Servilität der einladenden „Ansichtskartenmarke".

Was der Reichskunstwart in großen Zügen umriß, wurde durch den nachfolgenden Vortrag von Professor Warburg fundiert und durchleuchtet. Der Redner ging davon aus, daß Zahlen, Wappen, Bildnisse des Landesherrn alles Hoheitszeichen sind, die den Träger eines solchen Zeichens entpersönlichen, ihn zum Instrument machen. Er wird der Träger einer Idee. So wird auch die mit Hoheitszeichen geschmückte Briefmarke zur Idee des Staatswesens und hat sich als solche mit Würde und Distanzgefühl zu benehmen. An einer großen Zahl von im Lichtbild vorgeführten Briefmarkengruppen entrollte Professor Warburg eine geistreiche und höchst amüsante Staatspsychologie der verschiedensten Länder, wie sie sich aus der bald schroffen, abstrakten oder göttergleichen, bald beflissen reklamemäßigen Darstellung der Staatsoberhäupter, Landesprodukte oder Allegorien ablesen läßt. — Ein sehr hübsches Intermezzo war der durch verschiedene kulturgeschichtliche Epochen führende Nachweis des antiken Einflusses auf die Briefmarkengestaltung am Beispiel der Barbados-Marke. Bei der Kritik der deutschen Marke kam die verflossene Germania-Marke mit Recht besonders schlecht weg; iher Abstammung von der Photographie einer kostümierten Schauspielerin konnte im Bilde nachgewiesen werden! Unsere neuen Köpfe großer Männer entsprechen künstlerisch auch keineswegs hohen Anforderungen. Beispielsweise ist bei Schiller und Friedrich dem Großen von der Gewalt der dargestellten Persönlichkeiten wenig zu spüren, das Weichliche der Technik verwischt alle Charakteristik. Mit der Serie der neuen Baudenkmal-Marken, in denen ruhiger, ehrfürchtiger Stolz auf unser Land sich in sinnvollen Formen kundgibt, gewannen die vorgeführten Bildreihen einen erfreulichen Abschluß. Professor Warburg nannte die Briefmarken die Bildersprache des Weltverkehrs und zeigt damit die große Bedeutung auf, die der Marke zukommt. Die Zuhörer waren dankbar für einen Abend, der — von anscheinend unbedeutendem Objekt ausgehend — in wichtige Zusammenhänge führte und vielfache Anregung schuf. C. H. W.

Ritt in Chile.

Von Maria Meister.

In Valparaiso tobte eine kleine Revolution. Eine ganz unbedeutende. In diesen heißen Ländern ist immer irgend etwas Hitziges los. Doch schien sich dieser Aufruhr stärker zusammenballen zu wollen. Deshalb hielt es Sennor Manuel Torres für richtig, seine Familie und mich in seine Hacienda hinaufzubringen. Es war noch vor dem großen Salpeterkriege.

Wir saßen noch spät im Patio, unruhig und etwas erregt. Die Nacht war mild, das Plätschern des kleinen Springbrunnens klang erfrischend. Über das Haus her hallten die Tritte der vorbeiziehenden Wache. Hie und da fielen riesige Leuchtkäfer nieder, vom Blumenduft angelockt. Wir fingen sie und setzten sie uns in die Haare, wie es die Indi-

Abb. 121
Hamburger Nachrichten, 15. August 1927, Abend-Ausgabe S. 9.

Handelshafen Hamburg vehement diskutierten Flaggenstreits hatten sich nationale Symbole zu einem explosiven Thema entwickelt.[389] Im Mai 1926 hatte Reichskanzler Luther nach einem Misstrauensantrag der Deutschen Demokratischen Partei (DDP) – der Partei, der auch Warburg angehörte – seinen Rücktritt erklären müssen. Er hatte Handelsvertretungen gestattet, Schwarz-Weiß-Rot zu hissen, die Farben des Kaiserreichs. Aby Warburgs Bestreben, dem nationalkonservativen Zeitgeist Symbole der Völkerverständigung entgegenzusetzen, manifestierte sich in dem von ihm in Auftrag gegebenen Entwurf für eine Briefmarke. Ein startendes Flugzeug mit dem Schriftzug „idea vincit“ sollte den Vertrag von Locarno und den Sieg einer europäischen Idee symbolisieren.[390] → Abb. 117

Als Warburg sich mit Briefmarken befasste, waren die Klebezettelchen keinesfalls eine anerkannte Domäne der Hochkultur. Philatelisten wurden belächelt.[391] Der Erfinder der Gegenstandstheorie, der Philosoph Alexius Meinong (1853–1920), hatte Briefmarken exemplarisch jenen Dingen zugerechnet, die nicht dem Zweck der Erkenntnis dienen, sondern ihren Wert allein durch die gefühlsmäßige Neigung ihres Sammlers erfahren. „Fragt man den Briefmarkensammler, warum er sein seltsames Geschäft betreibe, so wird er, falls er ehrlich genug ist, sich nicht hinter einen Vorwand zu verschanzen, erwidern müssen: ‚weil es mich freut‘“,[392] schrieb Meinong.

Es war ein geschickter Zug Warburgs gewesen, Redslob durch die Vorgabe des Vortragstitels auf Briefmarken zu fokussieren. Denn der Reichskunstwart gastierte im August 1927 mit der zwischen 1926 und 1932 in vielen Großstädten gezeigten Wanderausstellung „Künstlerische Formgebung des Reiches“[393] zeitgleich ohnehin im Hamburger Museum für Kunst und Gewerbe.[394] Dazu war 1926 ein gleichnamiger Katalog erschienen, in dem der Reichskunstwart Briefmarken lediglich eine Doppelseite gewidmet hatte.[395] Zu jeder Eröffnung seiner Wanderausstellung hielt Redslob einen Vortrag. Sonst sprach er darin ausgiebig über die Gestaltung des Reichsadlers, von Münzen, Wappen, Urkunden und Geldscheinen.[396]

Warburg nutzte die Gunst der Stunde, Redslobs Vortrag zur Eröffnung der Wanderausstellung anlässlich des Weimarer Verfassungstags (11. August) in die Kulturwissenschaftliche Bibliothek zu holen. Einladungen wurden gedruckt, Eintrittskarten für 160 Plätze ausgegeben. Der Erste Bürgermeister Carl Petersen (1868–1933) kam ebenso wie sein Vorgänger Werner von Melle (1853–1937), Kunsthallendirektor Gustav Pauli (1866–1938), die Künstlerin Gretchen Wohlwill (1878–1962), Briefmarkensammler, Buchhändler und Professoren.[397] Unter den „erlesenen Hörern“[398] war auch der Historiker Hans Liebeschütz, wie seine Signatur in der Gästeliste und eine Notiz im Tagebuch seiner Frau, der Physiologie-Dozentin Dr. Rahel Liebeschütz-Plaut belegen. → Abb. 118–120

Selbstverständlich gab es auch ein Medienecho. Der Redakteur des liberalen Hamburger Fremdenblatts schickte seine Besprechung der Bibliotheksleitung (bestehend aus Gertrud Bing, Fritz Saxl und Aby Warburg) zur Korrektur, die nationalkonservativen Hamburger Nachrichten hätten jedoch, so heißt es im Tagebuch der Bibliothek überrascht, „stimmiger“ berichtet.[401] → Abb. 121

389 Zur Literatur sei exemplarisch verwiesen auf Longerich, Peter: Deutschland 1918–1933. Die Weimarer Republik. Handbuch zur Geschichte. Hannover 1995, S. 236–239. Welche Relevanz die Debatte des Vorjahrs noch zum Zeitpunkt des Vortrags in Warburgs Bibliothek besaß, lässt sich mithilfe der Datenbank „Hamburger Zeitungen Digital“ der Staats- und Universitätsbibliothek Hamburg ermitteln. Sie weist für die zweite Jahreshälfte 1927 allein 100 Ausgaben der drei Zeitungen Hamburger Echo, Fremdenblatt und Volksblatt nach, in denen es um den Flaggenstreit ging, vgl. das Portal zeitungen.sub.uni-hamburg.de [25.11.2025].

390 Vgl. zur Einbettung der Bildermarke in den internationalen Kontext neben Raulff, Aufstieg (2002): Esposito, Fernando: Beflügelte Bilderfahrzeuge für und wider Krieg und Faschismus. In: Visual History, 18.5.2020, https://visual-history.de/2020/05/18/befluegelte-bilderfahrzeuge-fuer-und-wider-krieg-und-faschismus (28.11.2025). Das Aeroplan auf dem von Otto Heinrich Strohmeyer (1895–1967) für Warburg ausgearbeiteten Linolschnitt ähnelt in seiner reduzierten Umrisszeichnung dem Luftpostsymbol auf russischen Briefmarken, vgl. die Cherrystone-Auktion „The Igor Gorski Collection of R.S.F.S.R“, 20.2.2014. New York 2014, S. 64.

391 Zur „Briefmarkensammelneigungslästerung“: Wandel, Friedrich: Der Gotteslästerungsparagraph. In: Sozialistische Bildung (1929), H. 1, S. 7–10, hier S. 7.

392 Meinong, Alexius: Zur Relationstheorie (Hume-Studien II). Wien 1882, S. 121.

393 Die Eröffnung fand im Oktober 1926 in der Wandelhalle des Reichstagsgebäudes statt. „Das Material der Ausstellung soll noch in anderen Städten gezeigt werden. Wir möchten hoffen, dass Hamburg sein Interesse baldmöglichst anmeldet“, in: H.M. St.: „Die künstlerische Formgebung des Reichs“. Eine Ausstellung über die Arbeit des Reichskunstwarts. In: Hamburger Fremdenblatt, 25.10.1926, S. 3.

394 A.B.: Die Künstlerische Formgebung des Reichs. Ausstellung im Kunst- und Gewerbemuseum. Hamburgischer Correspondent, 19.8.1927, S. 8.

395 Redslob, Edwin: Künstlerische Formgebung des Reiches. Berlin [1926], S. 20–21.

396 Vgl. z. B.: Hamburger Echo 14.8.1930, S. 9.

397 U. a. die Philologen Fritz Klingner und Conrad Borchling, der Dermatologe Ernst Delbanco, die Juristen Albert von Wrochem und Wilhelm Ax (mit seiner Frau), der Volkskundler Otto Lauffer, der Anglist Emil Wolff, der Historiker Fritz Epstein, der Kunsthistoriker Wilhelm Niemeyer (Kunstgewerbeschule Lerchenfeld), vom Johanneum der Philosoph Emil Benezé und der spätere Direktor Wilhelm Sieveking, der Richter und Kunstsammler Gustav Schiefler, Hamburgs Denkmalpfleger Richard Stettiner, der Baurat und spätere Mitbegründer der Wochenzeitung Die Zeit, Richard Tüngel, Anna Beata, Nina, Max Moritz und Erich [Eric] M. Warburg, die Kunsthistorikerin Bella Martens, der Buchhändler Kurt Saucke und Frau, der Briefmarkenhändler Wilhelm Sellschopp mit seiner Frau, der Präsident des Hamburg-Altonaer Briefmarken-Sammler-Vereins und der Philosoph Hermann Noack sowie der seit seiner Jugend von Aby Warburg geförderte, später den Nationalsozialsten ergebene Kunsthistoriker Percy Ernst Schramm.

398 Michels; Schoell-Glass, Tagebuch (2001), S. 128.

401 Ebd., S. 129.

Nach Redslobs Vortrag ergriff Warburg das Wort, er sprach frei. Sein Vortrag dauerte lange. Er zeigte 38 Abbildungen auf Dias, losen Blättern und Tafeln.[402] Darunter auch, zusammen mit anderen Briefmarken, die ihr Motiv *en face* zeigten, die Trauermarke aus Moskau. In den Zeitungsberichten steht nichts über die Lenin-Marke. Dennoch gelang es dem Kunsthistoriker Steffen Haug, aus Warburgs Notizen im Archiv seiner Ende 1933 nach London evakuierten Bibliothek die Essenz von dessen Aussagen zur Lenin-Marke zu rekonstruieren: Der Briefmarken-Lenin, so Warburg, stelle nicht die lebensnahe Person dar, sondern den Revolutionär und Staatsgründer. Dubasovs Portrait sei zugleich ein Bildnis und ein Warenzeichen und werde dadurch zum Symbol.[403]

Trauermarken-Ikonografie

Gedruckt wurden die Lenin-Marken als Lithografie. Erst kam der rote Rahmen auf das Papier, → Abb. 122, rechts dann folgte der schwarz gefärbte Stein mit dem Trauerrahmen, den Konturen des Portraits, Zahl und Schrift. Der schwarze und der rote Rahmen überlappen einander deutlich, was großzügige Toleranzen ermöglichte, ehe Marken als Fehldruck aussortiert werden mussten. Das Innere des Trauerrahmens erscheint durch die Doppelung der Farbe besonders satt. 300.000 Marken (darunter die Erstauflage mit schmalem rotem Außenrand und dünner Schrift) erschienen ohne, 450.000 mit Perforation.[405]

Als sie am 27. Januar 1924 ausgegeben wurde, war die Lenin-Marke in der Tat etwas grundsätzlich Neues, denn offizielle Trauermarken hatte es zuvor nicht gegeben. Der schwarze Rahmen der Lenin-Marke fand erst zehn Jahre später eine sehr reduzierte Nachahmung in Belgien (und in dem von ihm unterjochten Kongo), als der weiße Perforationsrahmen einer bereits existierenden Marke mit dem Konterfei König Alberts (1875–1934) nach dessen Ableben im Februar 1934 schwarz bedruckt wurde. → Abb. 123–124

Im selben Jahr bekam auch der verstorbene Reichspräsident Paul von Hindenburg (1847–1934) einen solchen Trauerrand. Die erste Hindenburg-Marke war 1927 zu seinem 80. Geburtstag erschienen, die zweite kam 1928 als Reichspräsidenten-Marke in Doppelbögen mit dem Konterfei des Sozialdemokraten Friedrich Ebert.

1926 hatte Redslob an Aby Warburg den Entwurf einer Hindenburg-Marke geschickt, die diesen „als General mit den Gardestreifen am Kragen“ zeigte,[406] was der Kunsthistoriker energisch kritisierte. Ein Zylinder passe besser zu seiner aktuellen (demokratischen) Funktion. Ob Warburgs Intervention dafür ausschlaggebend war, dass die martialische Marke nicht erschien? Der abgelehnte Entwurf hätte den uniformierten Reichspräsidenten im Profil in einem Medaillon präsentiert, ganz ähnlich wie die dritte und letzte Hindenburg-Marke des Deutschen Reichs, die 1932 herauskam und für eine Auflage im September 1934 nach dem Ableben Hindenburgs mit dem Trauerrand versehen worden war. → Abb. 125–126

Zum Jahresbeginn 1968, drei Monate nach der Ermordung Che Guevaras (1928–1967), gab die kubanische Post eine Trauermarke aus. → Abb. 127 Mit der Kombination aus rotem und schwarzem Rahmen zitiert sie die Lenin-Marke von 1924. Noch wurde das 1960 von Alberto Korda (1928–2001) aufgenommene Portraitfoto nicht auf seine Schwarz-Weiß-Kontraste reduziert. Das übernahm im selben Jahr der irische Künstler John Fitzpatrick (geb. 1944). „For leftish causes“ verzichtet er bis heute auf Lizenzgebühren für seine schwarz-rote Grafik,[407] die (wie als Bestätigung von Aby Warburgs Theorie, Lenins Trauermarke sei gar keine Briefmarke) weltweite Verbreitung als Plakat fand. Der Kreis zur Briefmarke schloss sich 2017, als die Irische Post zum 50. Todestag des Revolutionärs (und – wie an seiner Signatur zu erkennen – ein wenig auch zu Ehren Fitzpatricks) Fitzpatricks Guevara-Plakat, das vor bald 60 Jahren zu einer Ikone der Jugendkultur geworden war, als Briefmarke herausbrachte. → Abb. 128

Humane Eigen-Dynamik

Im Rückblick klingt sie wie eine Prophezeiung, die Take-Home-Message für Gustav Stresemann, die Warburg sich überlegte, als er am 19. Dezember 1926 seine Briefmarkensammlung für den Besuch des Außenministers zurechtlegte. Er wollte ihm die „bildhafte Ambivalenz in dem Kreis der offiziellen Bilderwelt der Briefmarken“ vorführen. Wer in Deutschland ein wenig Pracht auf dem Kuvert entfalten wollte, musste zu Werbe-, Wohlfahrts- oder Sammelmarken greifen. Die konnte man bei Sammelbüchsenaktionen oder auf Tombolas erwerben. Im Medizinhistorischen Museum Hamburg zeigen wir drei Dutzend verschiedene Motive, die allein im Jahr 1911 zur Beförderung der Säuglings- und Jugendfürsorge gegen einen Obolus verteilt wurden. Aby Warburg liebte die Luftfahrerdank-Wohlfahrtsmarken mit Flugzeugmotiven, die zeitgleich mit der Luftfahrerdank-Schokolade der Süßwarenfabrik Sarotti Ende 1913 auf den Markt kamen,

402 Vgl. die Liste der Abbildungen bei: Fleckner, Uwe; Woldt, Isabella: Die Funktion des Briefmarkenbildes im Geistesverkehr der Welt, 1927. In: Dies. (Hg.): Aby Warburg. Gesammelte Schriften. Studienausgabe, Vol. II.2: Bilderreihen und Ausstellungen. Berlin 2012, S. 151–189, hier S. 154.

403 Haug, Steffen: „Ein Kunstwerk allerersten Ranges“. Aby Warburgs Interesse an einer Lenin-Marke. In: Naguschewski, Dirk; Schötter, Detlev (Hg.): Philatelie als Kulturwissenschaft. Berlin 2019, S. 40–58, hier S.53.

405 Eine Zusammenstellung von vier Varianten findet sich bei colnect.com/de/stamps/list/variant/232221 [27.11.2025].

406 Raulff, Aufstieg, S. 140.

407 jimfitzpatrick.com/product-category/che-guevara-poster-print/ [27.2.2026].

Abb. 122
Lenin-Trauermarken gab es mit und ohne Zähnung. Der Fehldruck (rechts) hilft, sich den Druckprozess zu verdeutlichen. Er wurde 2008 in den USA versteigert.[404]

Abb. 123, 124
Die weltweit zweite Briefmarke mit Trauerrand erschien im März 1934, zehn Jahre nach Dubasovs Lenin-Marke. Sie zeigt den belgischen König Albert, eine weitere Trauermarke gab es zwei Monate später in der belgischen Kolonie Kongo. Bald darauf etablierte sich der hinzugefügte schwarze Rand auf Marken die für die Verstorbenen Hindenburg (August 1934), König Alexander I. von Jugoslawien (Oktober 1934) und für Alberts Schwiegertochter Astrid von Belgien (im August 1935) ausgegeben wurden.

Abb. 125, 126
Trauer-Marke Paul von Hindenburg, August 1934. Der weiße Perforationsrand der anderthalb Jahre zuvor ausgegebenen Marken (rechts) wurde geschwärzt. Die bei unterschiedlichem Wert variierende Farbgebung des Motivs blieb unverändert. Klassischer kann ein Kopf auf einer Briefmarke kaum erscheinen. 94 Jahre zuvor war auf der allerersten Briefmarke das nach links gerichtete Profil der jungen Queen Victoria mit angeschnittenem Hals wie bei der Seitenansicht einer Büste erschienen – in der Manier der Münzen aus der Zeit des römischen Kaiserreichs.

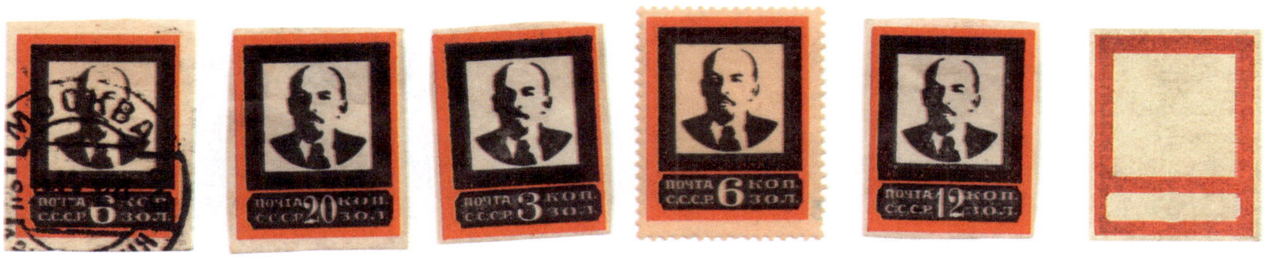

122

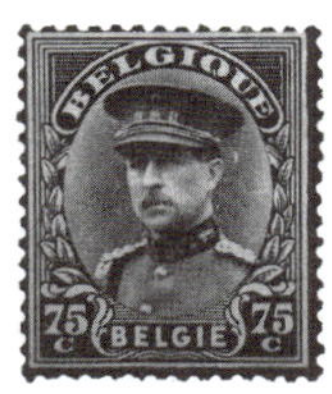

123

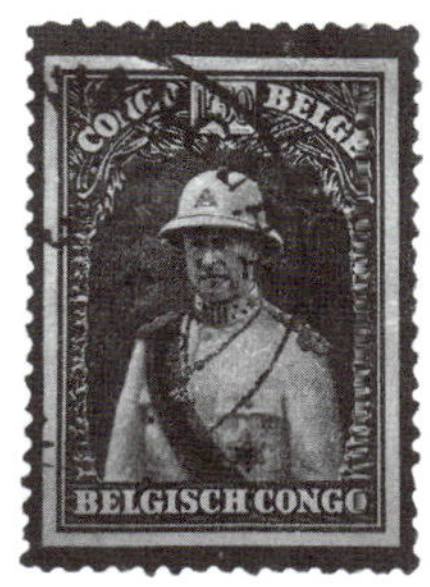

124

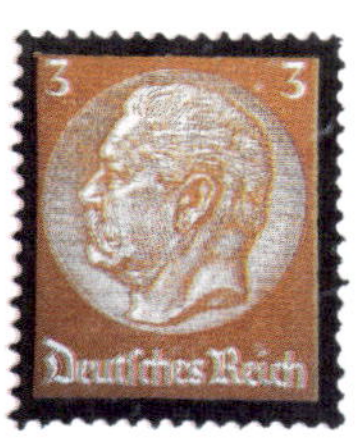

125

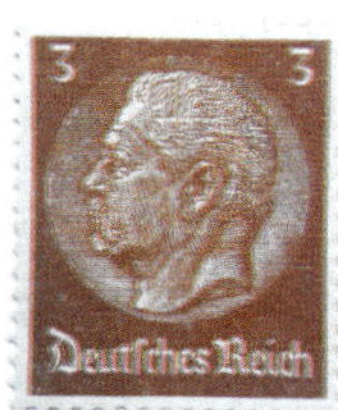

126

404 Cherrystone-Auktion: Stamps of the Soviet Union, S. Shtern Collection of R.S.F.S.R and S.U. New York 2008, Lot 189.

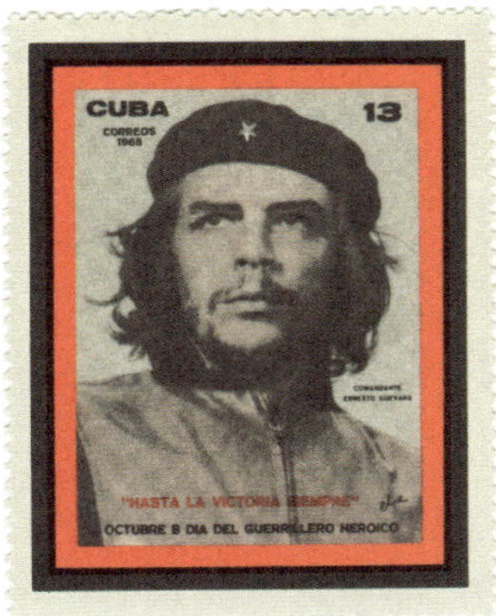

127

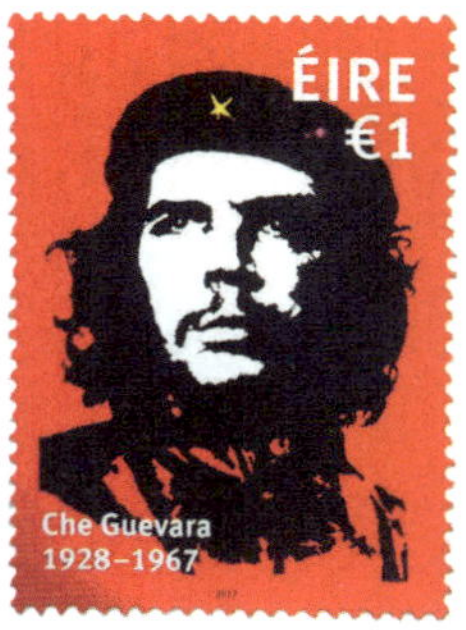

128

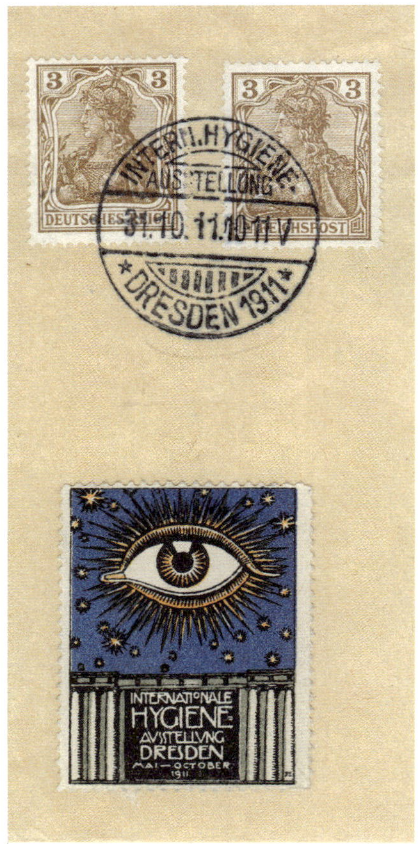

129

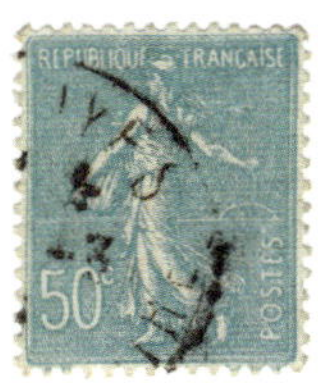

130

Abb. 127
Die '68er-Trauermarke aus Kuba ist ein Remake der Lenin-Marke von 1924. Sie ist fast viermal so groß wie ihr Vorbild von 1924 und der schwarze Rahmen liegt außen.

Abb. 128
John Fitzpatricks ikonisches Guevara-Plakat als Briefmarke der irischen Post, 2017. Der Rebell hatte irische Vorfahren.

Abb. 129
Plumpe Germania (Motiv in Umlauf 1900–1922), hier kombiniert mit einer Werbemarke.

Abb. 130
Dionysische Semeuse (Motiv in Umlauf 1903–2003).

und mit denen er viele seiner Kuverts verzierte. Die vielseitigen Motive der von zahlreichen Kunstverlagen herausgebrachten Klebemarken standen in scharfem Kontrast zu den offiziellen Postwertzeichen: Seit 1901 repräsentierte eine mit Panzerbrust bewehrte, kriemhildesk-breitschultrige Germania im Jugendstilrahmen das Deutsche Reich, nach dem Ende der Monarchie fast im Alleingang. → Abb. 129 Erst 1922 meuchelte die Inflation die Germania. Über ihren wilden Mix historisierender Stile spottete Warburg.[408] Besonders peinlich war ihm die Germania im Vergleich zur Französischen Semeuse, die in leichtem Barfußgang mit ausgebreitetem Arm, das Gewand im Faltenwurf einer tanzenden Mänade, in den Sonnenaufgang schritt.[409] → Abb. 130

Warburg war es ein Anliegen, politischen Entscheidungsträgern die Bedeutung von Bildtraditionen zu vermitteln. Sie sollten die politische Relevanz von Motivbezügen erkennen und das Potential, mit einer Marke neben dem Nennwert auch übergeordnete Ideale auszudrücken. Mit Blick auf seine aktuelle Sammlung beobachtete Warburg bei den Motiven vieler Marken einen zunehmenden „Ersatz der antikischen retrospektiven Monumentalität durch humane Eigen-Dynamik".[410] Das plante er seinem Außenminister bei dessen Besuch am 20. Dezember 1926 mitzuteilen. Für den Einsatz von Briefmarken in einer auf seine Außenbeziehungen bedachten Demokratie, wie Aby Warburg es sich wünschte, war auch das Wissen um die plakative Ausdrucksform der sowjetischen Trauermarke relevant.

408 Vgl.: Raulff: Aufstieg (2002), S. 140.
409 Umfassend dargelegt von Frank Zöllner: Warburg Postage Stamp (2020), S. 18.
410 Michels; Schoell-Glass, Tagebuch (2001), S. 36.

Spielarten des Lenin-Kults

Die kleine Lenin-Trauer-Briefmarke, die im vorangegangenen Kapitel beschrieben ist, war ein beispielhafter, wenn auch winziger Baustein zur Konstruktion des Lenin-Kults. Sie ist Ausdruck der Strategie, unter dem Begriff Leninismus aus einer Vielzahl von Konzepten und Ideen wenige sprechende Slogans herauszustellen. Die holzschnittartige Darstellung reduzierte den Revolutionsführer zu einem Zeichen. Auch im Großen gelang das Zusammenspiel von Totenkult, Verehrung und avantgardistischer Ästhetik derart perfekt, dass die „Marke Lenin" auch bei jenen funktionierte, die seine Schriften nie gelesen hatten.

Hier sollte etwas Neues entstehen, ohne den Einfluss der herkömmlichen, bürgerlichen Kultur. Der hohe Anspruch macht neugierig und spornt an, seine Produkte eben doch nach ihren kulturhistorischen Traditionen zu befragen.

Akademisierung war ein tragendes Element des Kults. Nahezu alle Reden, Briefe und schriftlich fixierten Äußerungen Lenins wurden als wissenschaftliches Werk ediert. Die 40 Bände erzielten Auflagen und Übersetzungen biblischen Ausmaßes. → Abb. 131 In der Hagiografie des Marxismus-Leninismus wurden sie dem Werk von Marx und Engels gleichgestellt. Diese hatten ein halbes Jahrhundert zuvor schonungslose Reportagen über das Elend der Arbeiterklasse mit ökonomischen Analysen über die Mechanismen des Kapitalerwerbs durch die Ausbeutung von Arbeit verbunden – und als Gegenbild die Utopie einer gesellschaftlichen Entwicklung und einer zunehmend gerechteren Wirtschaftsordnung entworfen.

Dem toten Lenin wies der Oberste Sowjet ab 1924 die Funktion zu, dem Versprechen des Kommunismus gleichermaßen Transzendenz und theoretisches Fundament zu verleihen.

„Lenins Grab ist die Wiege der Freiheit für die gesamte Menschheit"[411] – Trauerkränze

Abordnungen aus dem ganzen Land legten am Morgen des 27. Januar 1924 bei −10 °C ihre Trauergestecke vor dem provisorischen Mausoleum an der Kremlmauer nieder. In den Kränzen findet Lenins Utopie vom raschen Übergang eines Agrar- in einen Industriestaat ihre künstlerische Form. Die Arbeiterorganisation der Stadt Kovrov (300 Kilometer östlich von Moskau) beispielsweise schickte einen „Kranz, zusammengesetzt aus allerlei Teilen von Schnellfeuer-Maschinengewehren, Dampfregelventilen, Patronen, dreieckigen Bajonetten, Ladestöcken usw., befestigt an stilisierten Palmwedeln, aus Dachblech ausgeschnitten und versilbert."[412] → Abb. 132

411 Aufschrift auf einem Trauergesteck aus dem abgebildeten Album: Für Lenin. 21. Januar 1924. Ein Album mit Kränzen, Bannern, Flaggen, individuellen Fahnen, Plakaten, Text- und Gedenktafeln, die von Parteien, Arbeiterorganisationen, Republiken, Institutionen, Repräsentanzen, Städten, ländlichen Gesellschaften, Gruppen und Einzelpersonen an Lenins Sarg angebracht wurden. Moskau 1924, nach S. 60.

412 Ebd., S. 41.

Ein Buch mit zahlreichen Fotografien der Gestecke, elf davon in Farbe, erschien kurz nach der Trauerfeier in einer Auflage von 17.000 Exemplaren. → Abb. 133 Es sollte nicht allein die politischen Botschaften auf den Kränzen verbreiten. Mit armenischen und georgischen, kyrillischen, hebräischen und lateinischen Inschriften versehen, repräsentierten die Kränze die Vielfalt der zur Sowjetunion zusammengeschlossenen Kulturen, Religionen und Bevölkerungsgruppen. Dass sich die Sowjetunion wenige Jahre nach den antisemitischen Pogromen der Zarenzeit sopluralistisch präsentieren konnte, war ein bemerkenswerter Schritt in Richtung auf eine neue Gesellschaft.

Kristalline Ordnung

Noch immer liegt der Körper Lenins aufgebahrt am Roten Platz. Die letzte Parade zog 1996 an seinem Mausoleum vorbei. Dass er nicht beerdigt wurde, hat auch mit Spiritualität zu tun. Die physische Erhaltung seiner Leiche steht für eine Gleichsetzung von Materie und Geist, die sich auch in Lenins philosophischen Schriften findet.[413] Für den Deckel des Sarkophags hatte der Architekt Konstantin Melnikow (1890–1974) eine kristalline Struktur geplant. Damit nahm er theosophische Strömungen auf, die zu dieser Zeit auch bei Avantgarde-Künstler:innen im Westen populär waren.[414] Kristalle

413 Am schönsten formuliert in der Negation, z. B. anlässlich der Kritik an Hermann von Helmholtz: „So reißen nur die Kantianer Vorstellung und Wirklichkeit, Bewußtsein und Natur auseinander". Lenin, Wladimir Iljitsch: Materialismus und Empiriokritizismus. Werke 14. Berlin 1975, S. 232. Für die Hamburger Philosophiegeschichte relevant sind die Passagen über Ernst Cassirers Förderer Hermann Cohen. Ebd., S. 284–287.

414 Bekanntestes Beispiel ist Bruno Tauts Glashaus auf der Kölner Werkbundausstellung von 1914. Der Architekt setzte damit dem Autor der Schrift „Glasarchitektur", dem Philosophen und Kunsthistoriker Paul Scheerbart (1863–1915), ein Denkmal. Immer wieder sollte Taut an Scheerbarts Architekturvisionen der „gläsernen Kette" anknüpfen, auch bei Entwürfen für die Hauptstadt der Sowjetunion. Zum Glashaus: Posener, Julius: Vorlesungen zur Geschichte der Neuen Architektur (II). Die Architektur der Reform. Ders.: Vorlesungsreihe IV, 12. Vorlesung: Bruno Taut II – Visionen, Gläserne Kette. In: Arch+ 53 (1980), S. 64–68. Sowie: Wolter, Bettina-Martine: „Die Kunst ist eine Aufführung des kosmischen Dramas". Architekturvision und Bühnenreform 1900–1915. In: Loers, Veit (Hg.): Okkultismus und Avantgarde. Von Munch bis Mondrian. [Ausstellungskatalog Schirn-Kunsthalle, Frankfurt /M.]. Ostfildern 1995, S. 654–686. Sowie: Jütte, Daniel: Transparency. The Material History of an Idea. New Haven 2023, S. 308 f., 324. 1932 plante Bruno Taut ein Glashaus für ein Moskauer Theatermuseum, vgl.: Kreis, Barbara: Bruno Tauts Verhältnis zum Bauen in der Sowjetunion und seine Tätigkeit in Moskau. In: Volkmann, Barbara: Bruno Taut 1880–1938 [Ausstellungskatalog Akademie der Künste, Berlin]. Berlin 1980, S. 104–119, hier S. 113. Zu Theosophie und Scheerbart vgl.: Haag Bletter, Rosemarie: Paul Scheerbarts Architekturphantasien. In: Volkmann (Hg.): Taut (1980), S. 86–94. Zum geistesgeschichtlichen Hintergrund vgl.: Prange, Regine: Das Kristalline. In: Vitali, Christoph (Hg.): Ernste Spiele. Der Geist der Romantik in der deutschen Kunst 1790–1990. [Ausstellungskatalog Haus der Kunst München]. Stuttgart 1995, S. 608–615. Zu kristalliner Architektur vgl. den Überblick von: Schweitzer, Cara: Kristalle. In: Ackermann, Marion; Neumann, Dietrich: Leuchtende Bauten. Architekturen der Nacht. [Ausstellungskatalog Kunstmuseum Stuttgart]. Ostfildern 2006, S. 138–139.

mit ihrem sich ausbreitenden, stets identischen Aufbau symbolisierten die übersinnliche Kraft des Geistes, ordnende Strukturen zu schaffen.

Ein kristallförmiger Glassarg schien das perfekte Objekt zu sein, um zu vermitteln, dass sich die Sowjetunion quasi automatisch kristallin nach jenen Prinzipien organisieren werde, die der darunterliegende Kopf erdacht hatte. Nur erwies sich die verwinkelte Glaskonstruktion als zu fragil, um den Anforderungen an Sicherheit und regelmäßige Pflege der Leiche standzuhalten. Melnikow musste umdenken und orientierte sich an einer Lösung, deren Statik sich seit Jahrtausenden bei den Pyramiden bewährt hatte. Er legte Lenin in einen Sarg, der die Form eines dreieckigen Prismas bildete. → Abb. 134–136

Warburgs Methode, angewandt auf Lenin-Portraits

Bilder systematisch zu ordnen, bezeichnete Aby M. Warburg als einen Entdämonisierungsprozess. Er nutzte auf Tafeln geordnete Bilder zur Identifikation von Pathosformeln. So nannte er den Jahrhunderte überdauernden Mechanismus der Weckung menschlicher Emotionen durch immer wiederkehrende Bildmuster. In Warburgs Theorie war die menschliche Reaktion auf Bilder in über Generationen weitergegebenen „Engrammen“ festgeschrieben. Ein Konzept, das auf ähnlichen Prämissen beruht wie die Erklärung Hermann Oppenheims, traumatische Erlebnisse führten zu unsichtbaren, mikroorganischen Veränderungen im Gehirn.[415]

Anfang 2024 standen hunderte Postkarten mit Lenin-Motiven auf Onlineportalen zum Kauf. Für die Ausstellung kaufte das Museum Dutzende davon im Paket, versandkostenfrei und für wenige Euro. Bei dem Versuch, die Motive der frisch erworbenen Sammlung in eine Ordnung zu bringen, → Abb. 138 kristallisierten sich fünf Kategorien heraus:

— agitierend (Reden, Telegrafieren, Telefonieren, Senden),
— bei seinen Leuten,
— einsam,
— unter Kindern,
— als Monument.

Es überrascht wenig, dass Lenin im Kreis von Arbeitern und Bauern, ‘bei seinen Leuten‘ gezeigt wurde, auch die Gruppe ‚agitierend‘ und das Motiv des ‚einsam‘ Denkenden war erwartbar. Nicht jedoch, wie oft Lenin mit Kindern abgebildet wurde. Häufig sind Karten, die Lenins Denkmäler zeigen, ihn „als Monument“ darstellen. Hierunter fallen – ein wenig in Richtung der Motivgruppe ‚bei seinen Leuten‘[416] gerückt – auch die Fotografien von Demonstrationen mit seinem Bild oder seinem Namen.

Im Laufe der Ausstellung kamen weitere Karten hinzu – und forderten die Ordnung heraus. Axel Scheffler schickte erst eine Karte, auf der Lenin in eine Buchmalerei aus dem 14. Jahrhundert montiert ist.[417] Sie kam (auch wegen der charakteristischen Revoluzzermütze) zu der Gruppe „bei seinen Leuten“. Kurz darauf schickte er eine zweite Karte, die Lenin mit einer Gurke in der einen und einem Kohlkopf in der anderen Hand vor wehender roter Fahne zeigt. Es ist die Kopie eines Ölgemäldes.[418] Der Kinderbuchillustrator hatte darin kulinarische Eindrücke einer Reise in die UdSSR verarbeitet: „In den Läden gab es nix als Kohl und Gurken …“.[419] Die Karte kam, pedantisch dem Motiv entsprechend, in die Kategorie „agitierend“. → Abb. 137

415 Mehr darüber findet sich im dem Kapitel „Hypnose und Strom. Weltkriegspsychiatrie aus Hamburg“ in diesem Band.

416 Die Formulierung ist einem Interview entlehnt, das Jan Feddersen 2023 mit Daniel Rapoport geführt hat: taz, 17.9.2023.

417 “What’s done is done.” Youngunknownpostcards: W. I. Lenin 1918 in Moskau and Froissant in Leeds Castle 1395, ca. 2010.

418 Vorbild war Alexander Gerassimows (1881–1963) „Lenin auf einer Tribüne“ von 1947.

419 Axel Scheffler, Karte vom 5.5.2025. MHMHH.

Abb. 131
Lenin, Wladimir Iljitsch: Werke. Band 1–40 und Registerbände. 4. Auflage, Berlin 1968–1976 (auf eBay).

Abb. 132
„An den Weltführer des Proletariats". Maschinengewehre, Patronen, Bajonette. Das Trauergesteck aus Kovrov.

131

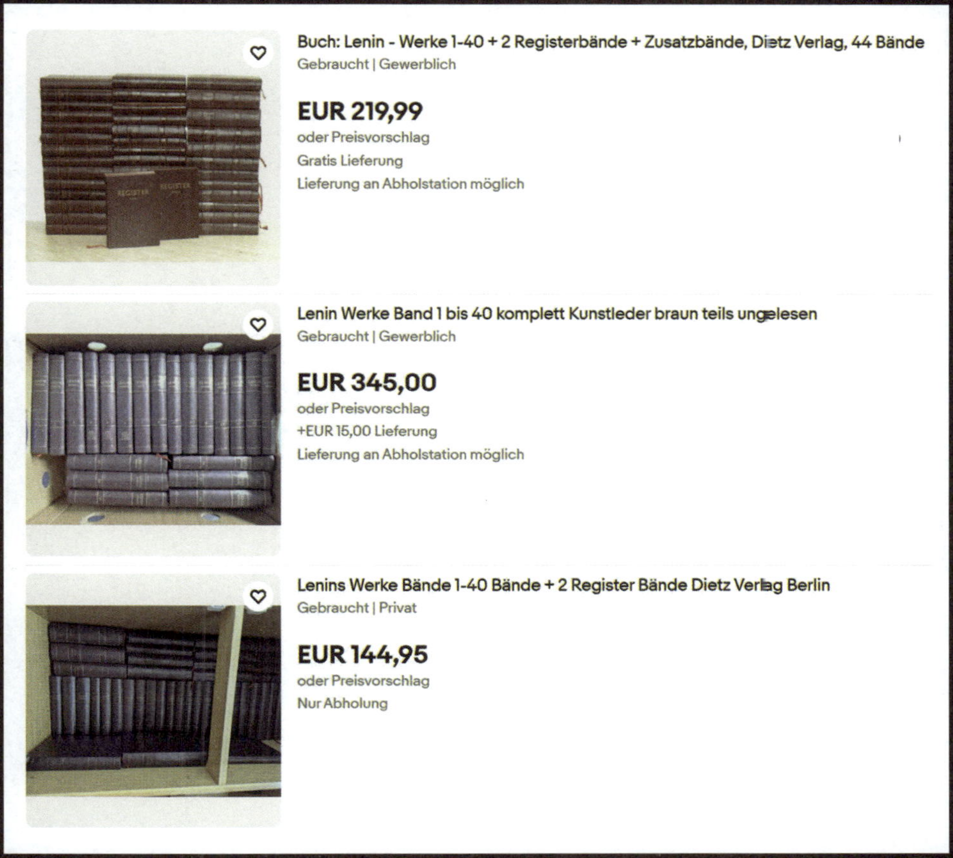

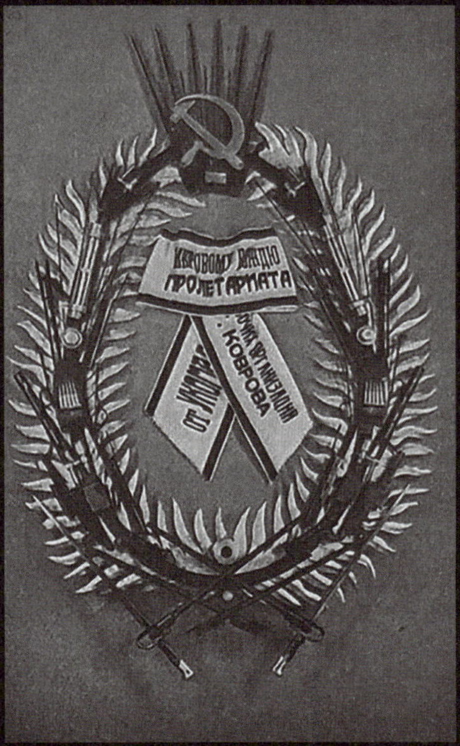

132

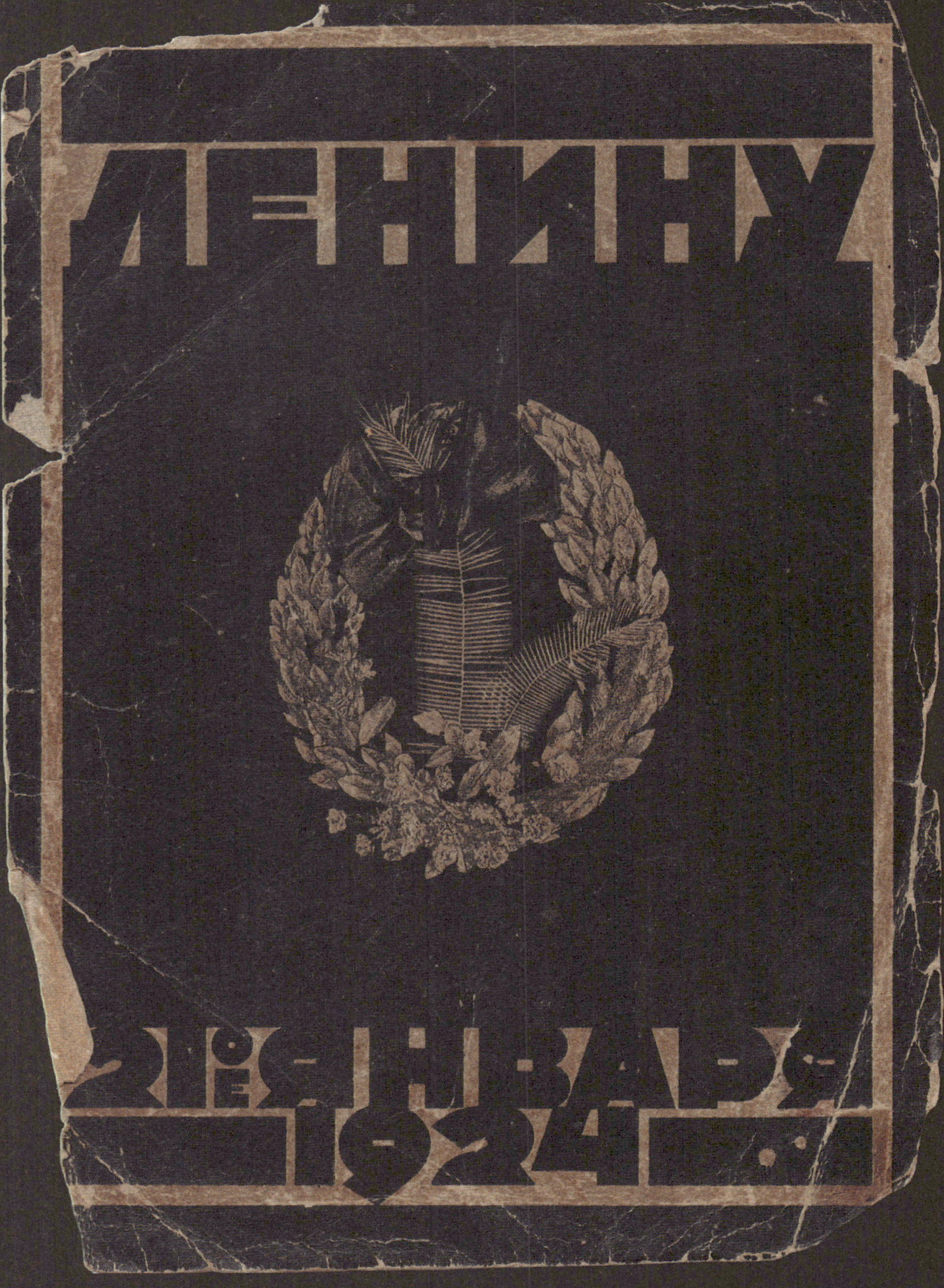

133

Abb. 133
Vorderer Umschlag und Farbtafeln aus dem Band: Für Lenin. 21. Januar 1924, Gedruckt bei Goznak in Moskau.

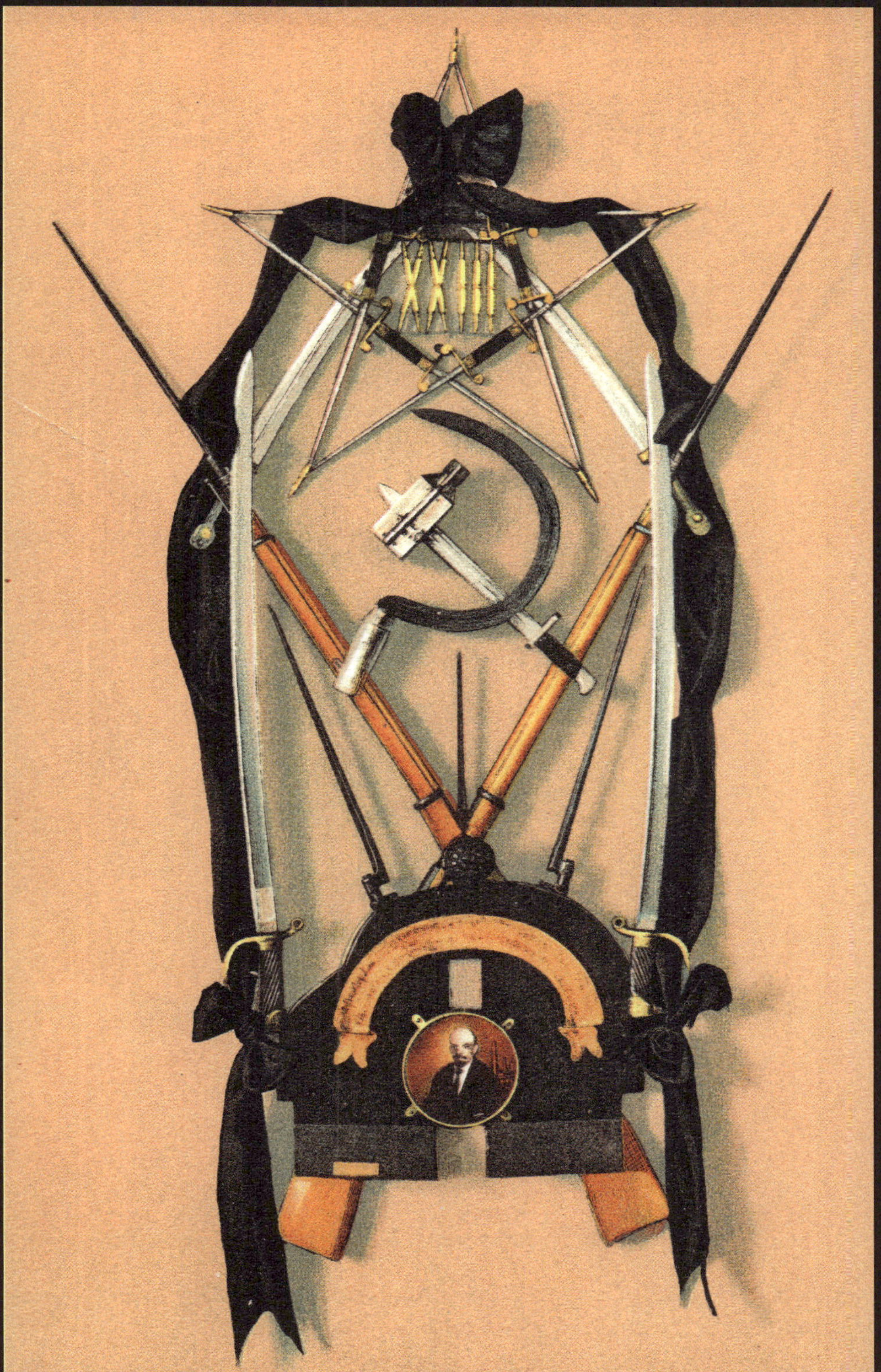
XXIII

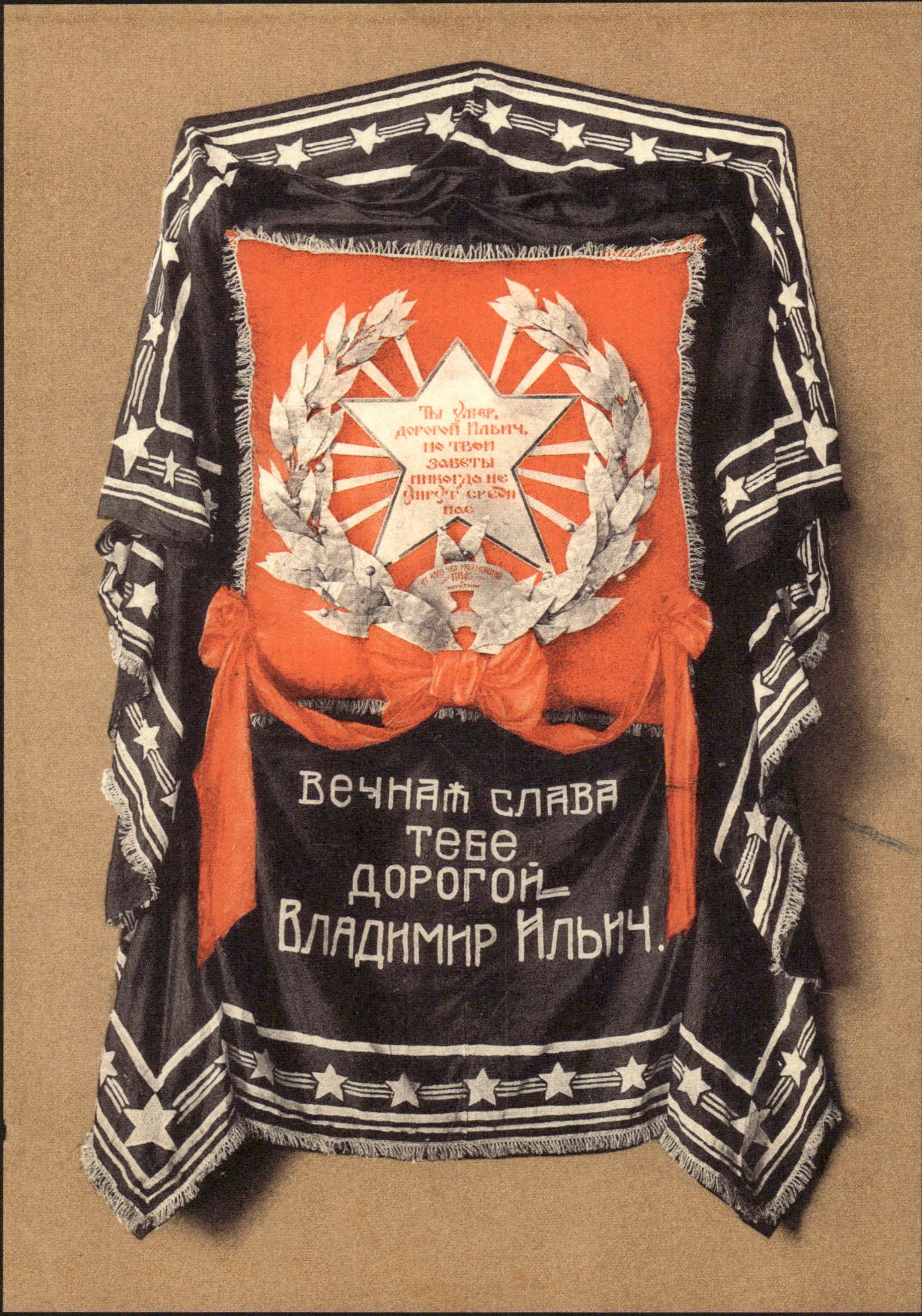
Ты умер,
дорогой Ильич,
но твои
заветы
никогда не
умрут среди
нас
ВЕЧНАЯ СЛАВА
ТЕБЕ
ДОРОГОЙ
ВЛАДИМИР ИЛЬИЧ.

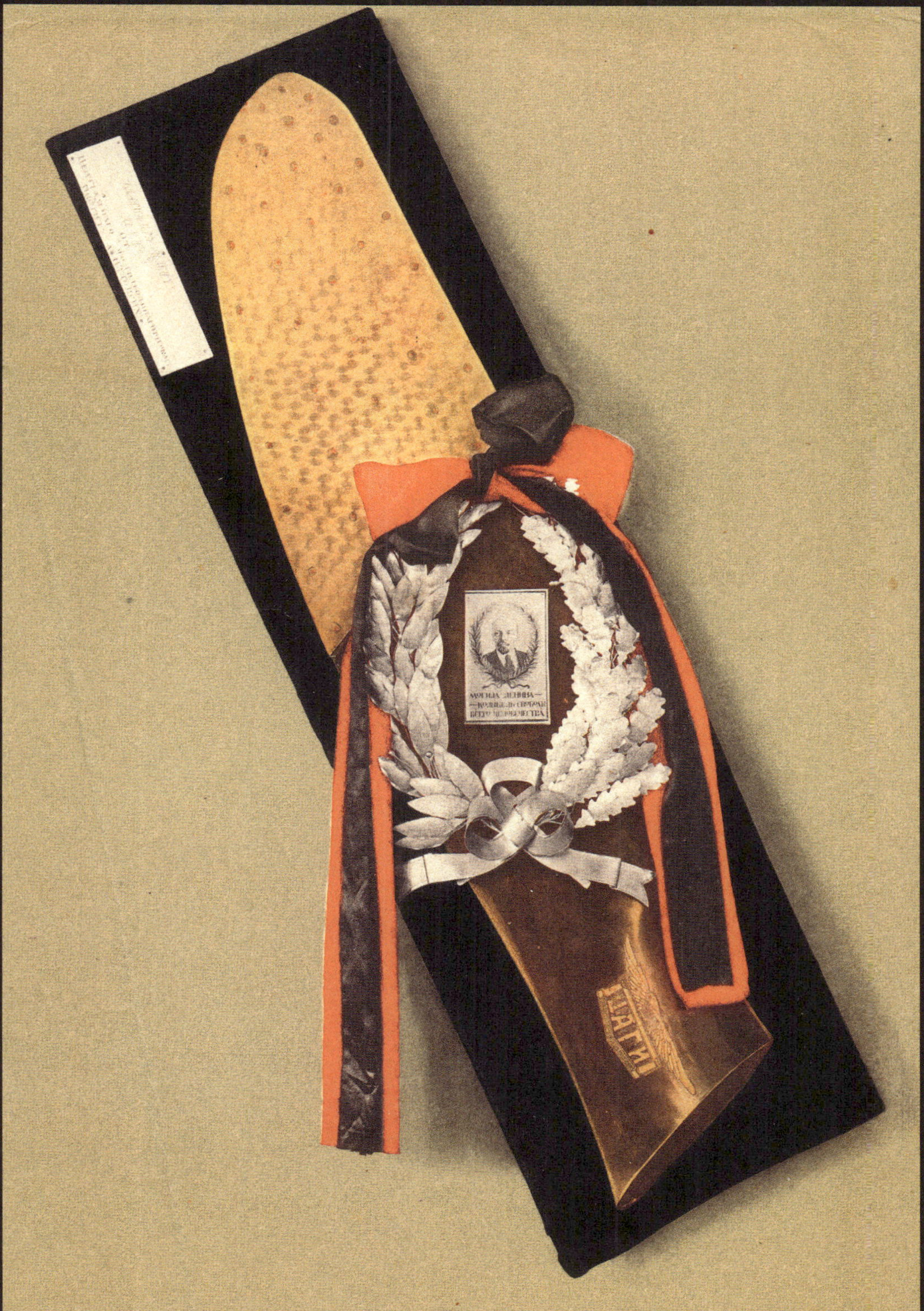
ЦАГИ

134

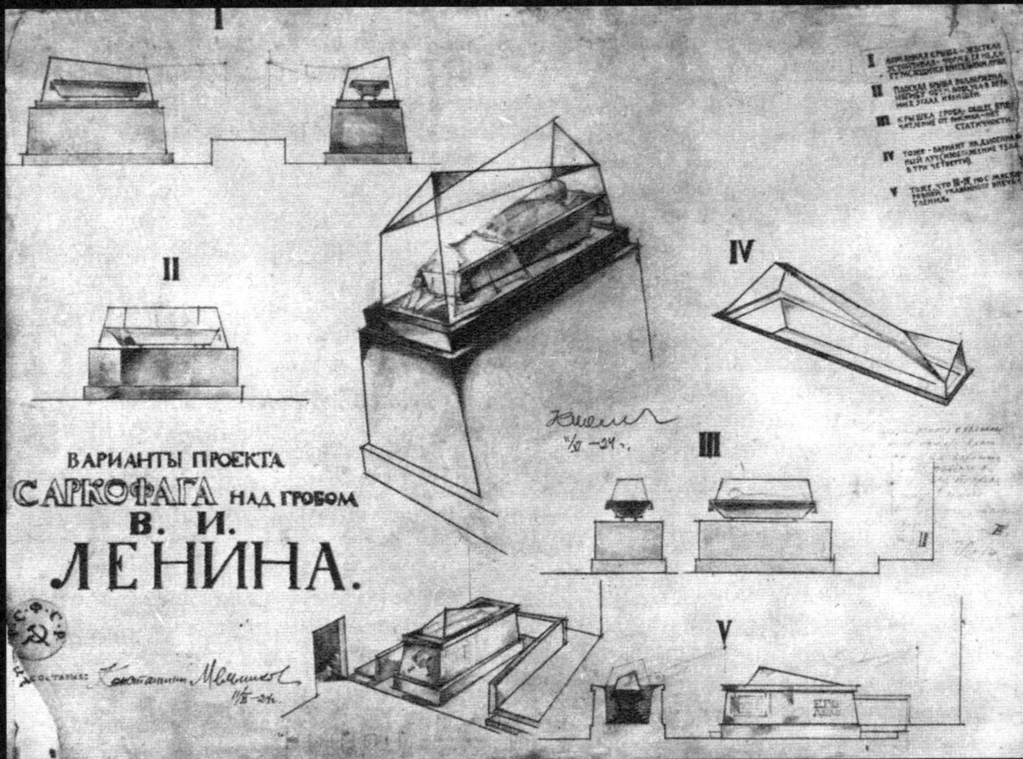

135

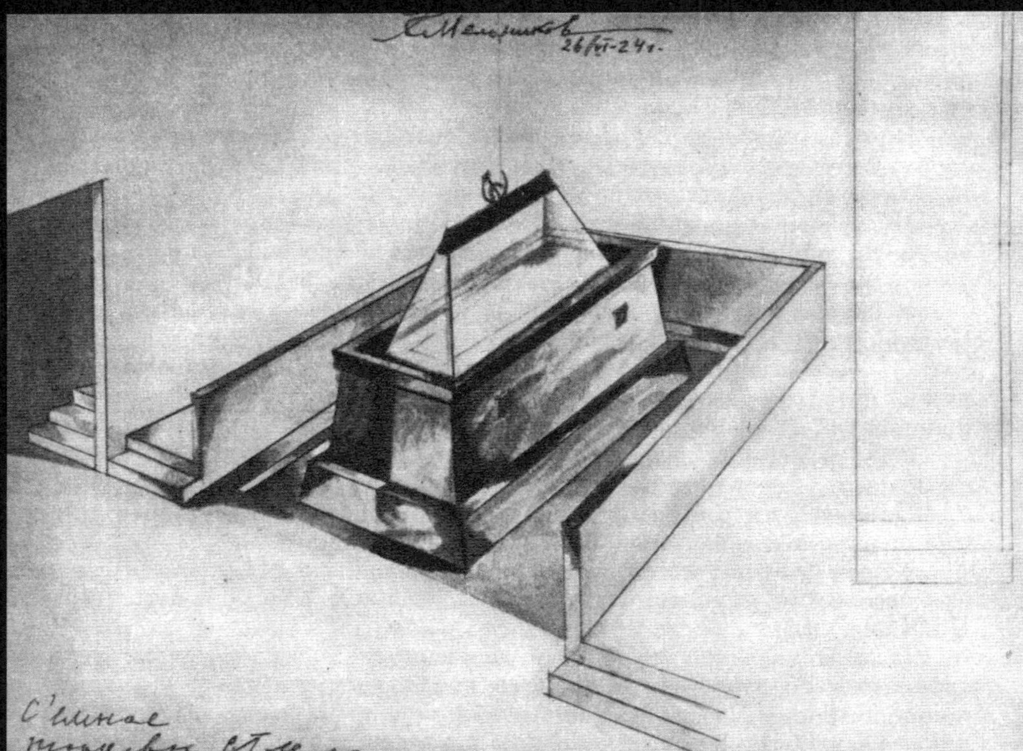

136

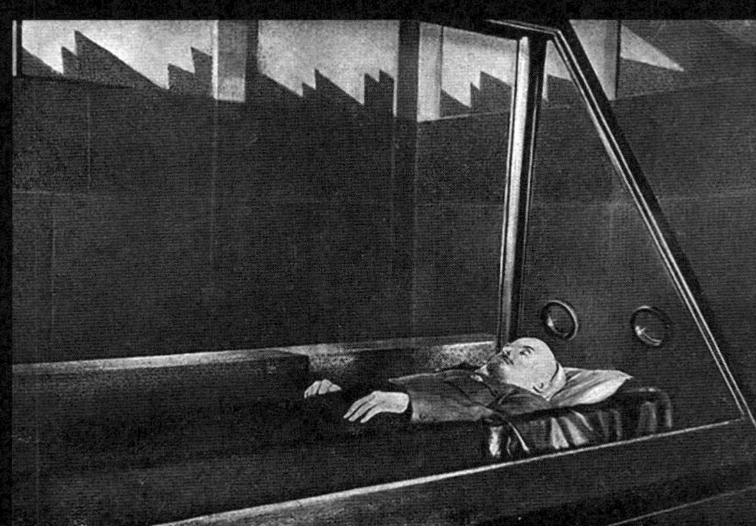

Abb. 134, 135
Kristalle ordnen sich in regelmäßigen Strukturen an. Ein Sargdeckel in dieser Form legt nahe, das ganze Sowjetreich werde sich kristallin nach den Vorstellungen des darunter liegenden Geistes organisieren. Konstantin Melnikows Skizzen für Lenins Sarkophag, unten der realisierte Entwurf. Aus einem Buch für Oberstufenschüler: Selim Omarovich Khan-Magomedow: Lenins Mausoleum. Entstehungs- und Architekturgeschichte. Moskau (Verlag Aufklärung) 1972.

Abb. 136
Lenin in seinem ersten Sarkophag, gestaltet von Konstantin Melnikow. 1970 wurde das gläserne Prisma durch eine massive Konstruktion mit Marmor und Panzerglas ersetzt.

Abb. 137
Axel Scheffler: Lenin mit Gurke und Kohlkopf, ca. 1979/80.

Abb. 138
Warburgs Methode, angewandt auf Lenin-Portraits. Postkarten und Fotografien aus den Jahren 1924 bis 1992.

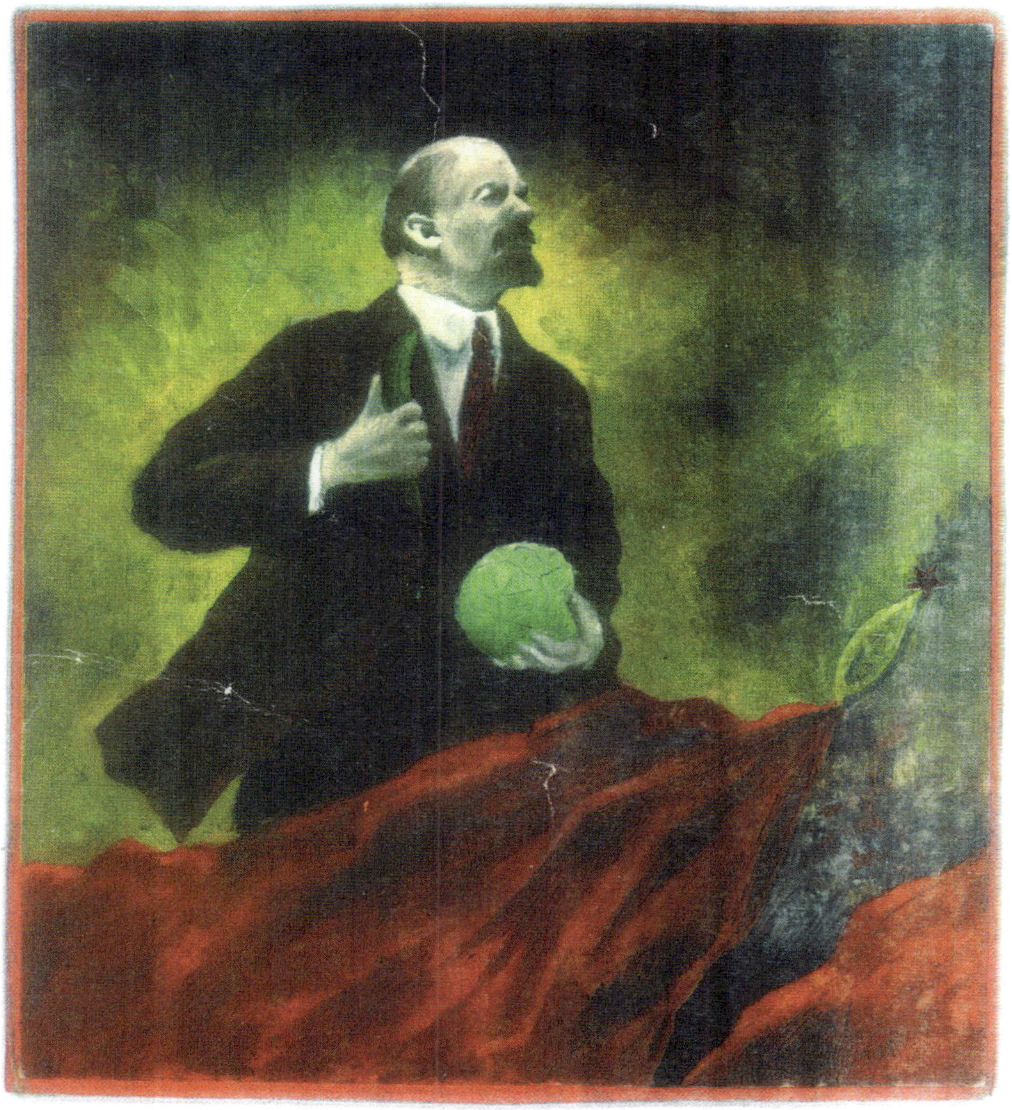

137

138 ►

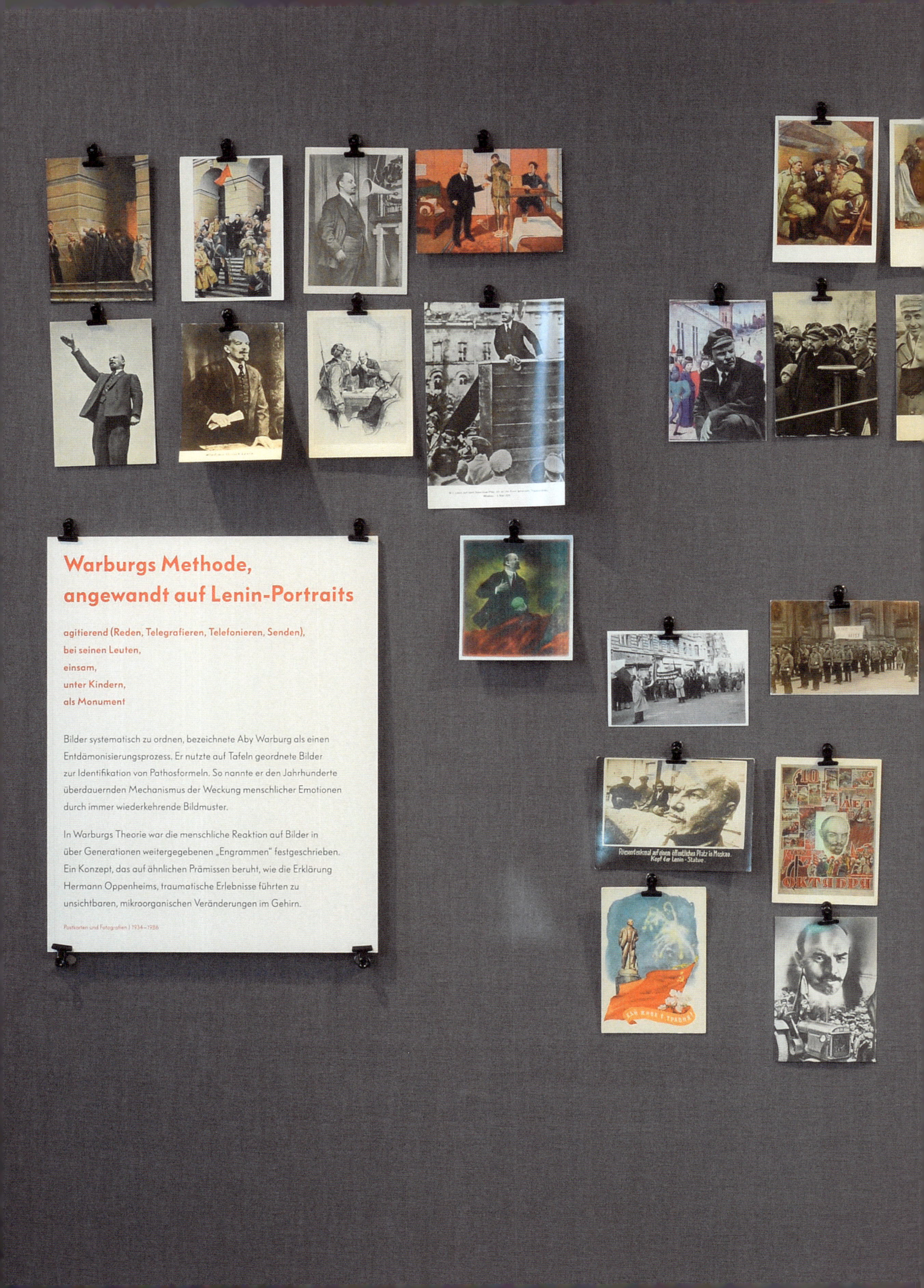

Warburgs Methode,
angewandt auf Lenin-Portraits
agitierend (Reden, Telegrafieren, Telefonieren, Senden),
bei seinen Leuten,
einsam,
unter Kindern,
als Monument
Bilder systematisch zu ordnen, bezeichnete Aby Warburg als einen Entdämonisierungsprozess. Er nutzte auf Tafeln geordnete Bilder zur Identifikation von Pathosformeln. So nannte er den Jahrhunderte überdauernden Mechanismus der Weckung menschlicher Emotionen durch immer wiederkehrende Bildmuster.
In Warburgs Theorie war die menschliche Reaktion auf Bilder in über Generationen weitergegebenen „Engrammen“ festgeschrieben. Ein Konzept, das auf ähnlichen Prämissen beruht, wie die Erklärung Hermann Oppenheims, traumatische Erlebnisse führten zu unsichtbaren, mikroorganischen Veränderungen im Gehirn.
Postkarten und Fotografien | 1934–1986
Riesendenkmal auf einem öffentlichen Platz in Moskau.
Kopf der Lenin-Statue.

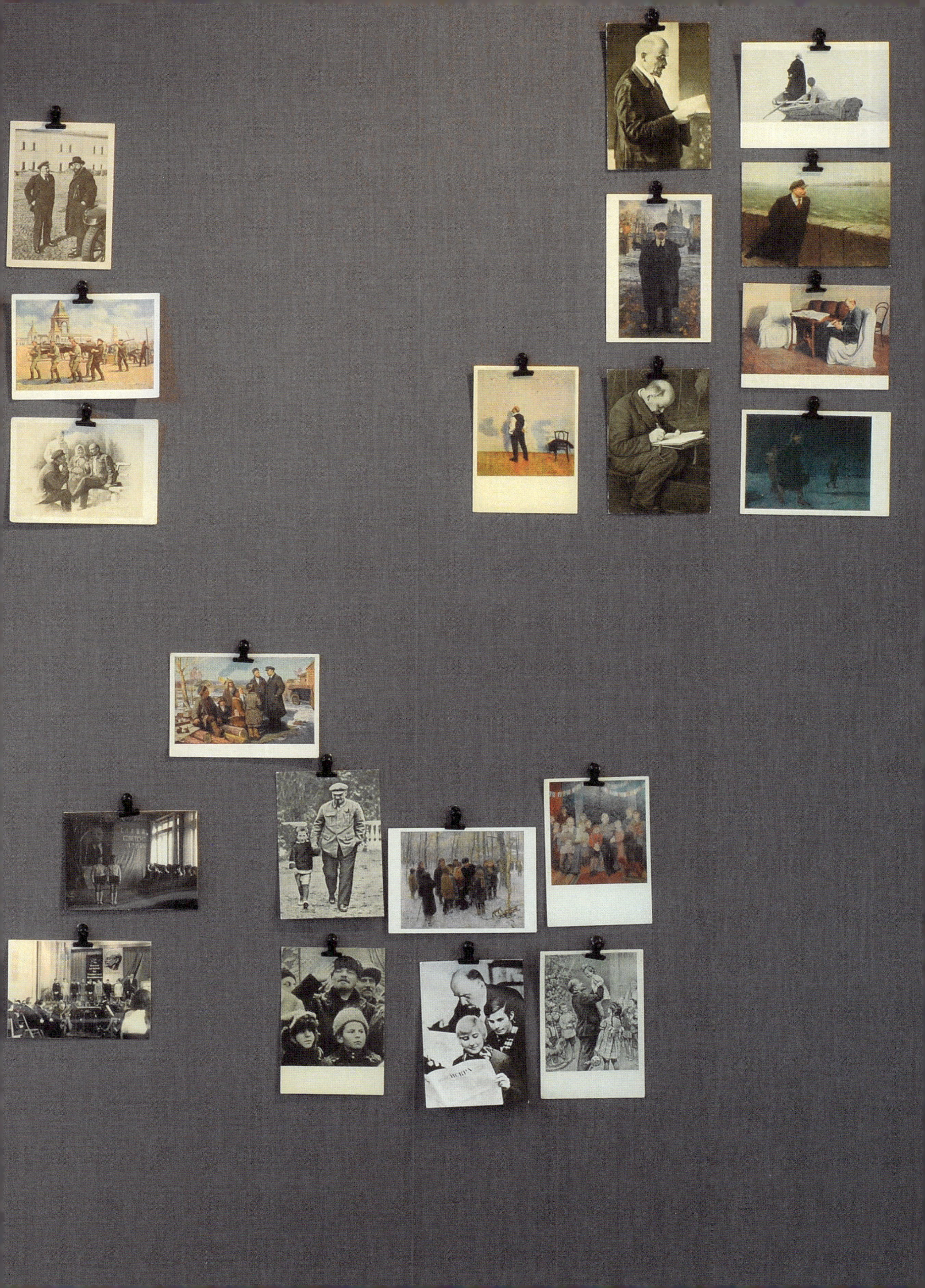

Abb. 139
Der Demonstrationszug zum 1. Mai formiert sich. Rochstraße, Ostberlin 1960.

Abb. 140
„LENIN ist tot, es lebt sein GEIST“. Demonstration, Berlin, Juni 1927.

139

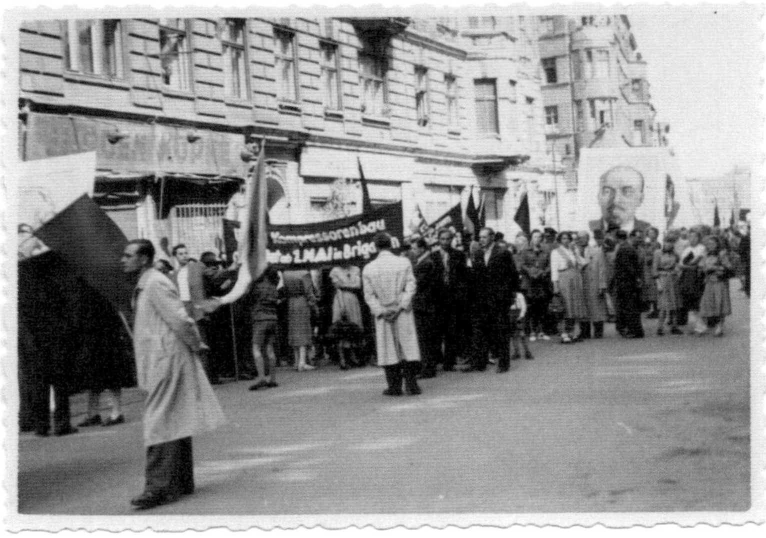

140

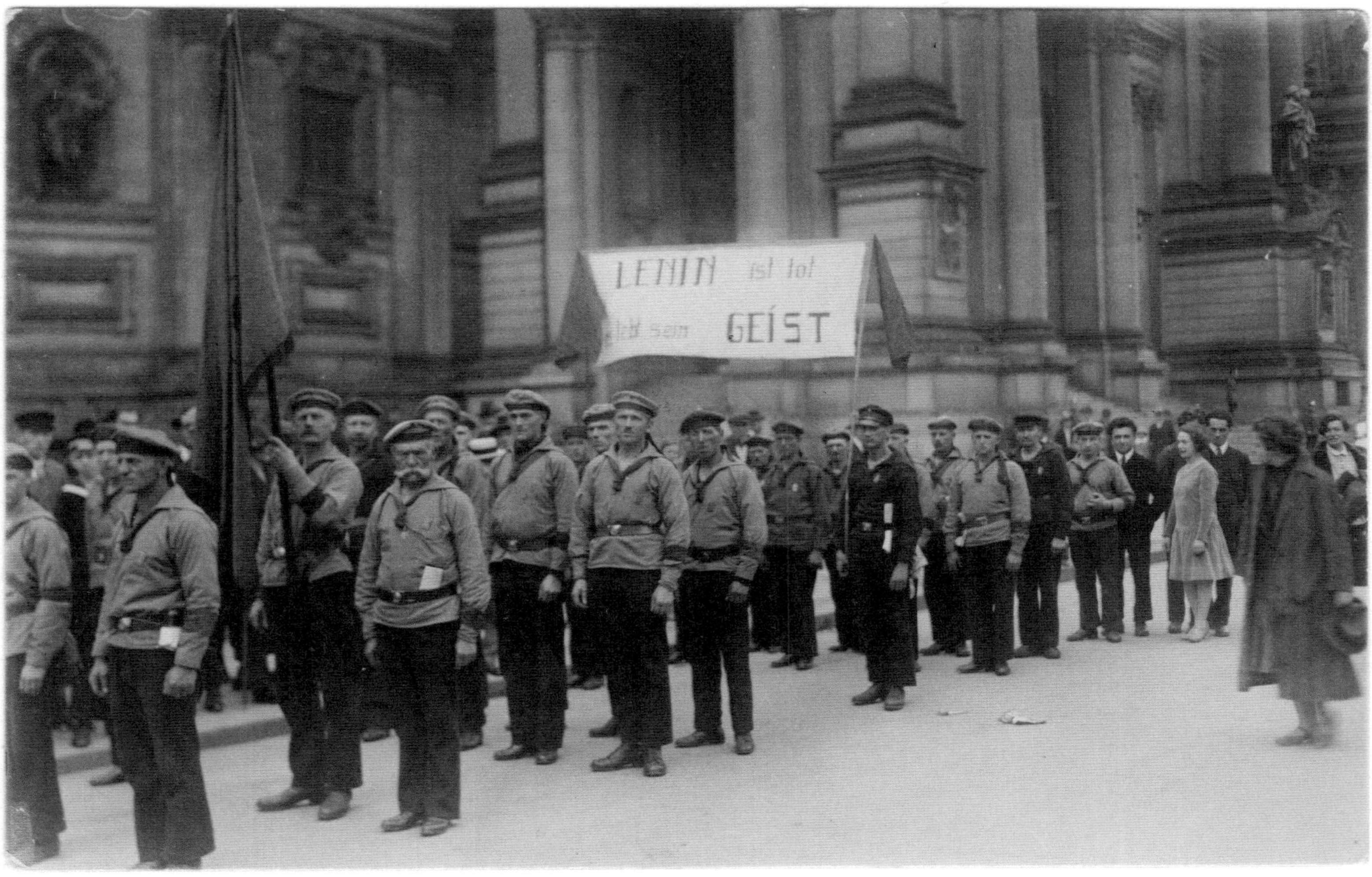

Zwei Demonstrationen, 1960/1927

Lenins Portrait mit der humanen Eigen-Dynamik, das zur Beerdigung auf seiner Trauermarke erschien, war 1960 längst eine etablierte Ikone. Die Fotografie, aufgenommen am Rand einer 1.-Mai-Demonstration in der Berliner Rochstraße zwischen Hackeschem Markt und Alexanderplatz, zeigt unscharf Männer in grauen Trenchcoats. Die Hände hinter dem Rücken machen sie sich auf, die Formation zu dirigieren. → Abb. 139 Noch sind die Grüppchen hinter den Transparenten des Kompressorenbaukombinats locker im Gespräch. 15 Jahre nach Kriegsende, sieben nach dem 17. Juni, transportiert das Foto bereits das Flair verordneter DDR-Routine. Aufbruch und Energie vermittelt hier nur das Portrait auf dem Pappschild.

Wie aus einer anderen Welt wirkt der 33 Jahre davor, 600 Meter entfernt vor dem Berliner Dom im Lustgarten fotografierte Demonstrationszug. In Uniformen haben sich die Roten Frontkämpfer aufgestellt. Das Transparent mit der Aufschrift, „LENIN ist tot / es lebt sein GEIST" ersetzt nahezu perfekt die Aussage des plakativen Lenin-Portraits. → Abb. 140 Das Foto stammt aus dem Sommer 1927.[420]

Noch lange sollte die Trauer um Lenin die Choreografie der Demonstrationen beherrschen. Der stilbildende Stummfilm „Drei Lieder über Lenin" kam 1934 zum zehnten Todestag in die Kinos. Dokumentarische Aufnahmen zeigen, wie die Gestecke an Lenins Sarg aufgestellt werden. Das Defilee der Trauernden mit umkränzten Lenin-Bildern stellte der Regisseur des schnell geschnittenen Films aktuellen Demonstrationsszenen gegenüber und vereinte so Trauerflor und Fahnen, Gestecke und Transparente.[421]

Lenin – Kinderspiel

In einem plombierten Zug brachte die deutsche Militärführung Lenin im April 1917 aus der Schweiz über Berlin und Helsinki nach St. Petersburg. Dort angekommen, kletterte er auf einen Panzerwagen, → Abb. 142 um seine berühmten April-Thesen zu verkünden: Ende des Krieges, alle Macht den Räten, Enteignung von Banken, Industrie und Landwirtschaft, Weltrevolution.

Zu Lenins hundertstem Geburtstag stellte das VEB Modell- und Plastspielwaren Kombinat ein Modell des Austin-Panzerwagens her. → Abb. 141 (rechts) Es konnte sowohl in Kinderzimmern als auch – mit repräsentativem Sockel versehen – in Offizierskasinos und auf offiziellen Schreibtischen aufgestellt werden. → Abb. 145 In derselben Serie produzierte die Firma aus Annaberg-Buchholz das Modell der Lokomotive, auf der Lenin, als Heizer verkleidet, im Sommer 1917 nach Finnland geflohen war und die ihn auch – nun im Gewand eines Geistlichen – nach St. Petersburg zurückbrachte. Das dritte Modell aus der Jubiläumsauflage war Lenins Rolls-Royce. → Abb. 141, 143, 144 Zar Nikolaus II. soll 40 Automobile dieser Marke besessen haben. Die Revolutionäre übernahmen seinen Fuhrpark und kamen auf den Geschmack. Mindestens drei weitere Limousinen orderte die sowjetische Handelsorganisation nach der Revolution in London.[422] In so einem von 1907 bis 1924 produzierten Rolls-Royce 40/50 hp (genannt Silver Ghost) waren 1923 auch Lenins auswärtige Ärzte chauffiert worden. → Abb. 8, 9

Ebenfalls zu Lenins 100. entwarf der Papst des Kartonmodellbaus, Andrzej Karpiński, einen Bastelbogen für die polnische Firma Mały Modelarz. Vorbild war ein bis heute in Gorki zu besichtigender, auf Kettenantrieb umgebauter Silver Ghost. → Abb. 146 1977, zum 60. Jahrestag der Russischen Oktoberrevolution, legte der Verlag die identischen Bögen mit dem Modell des Kettenfahrzeugs neu auf. Nur das Cover wurde verändert. → Abb. 147 Es zeigte einen konventionellen Rolls-Royce vor dem Kreml, diesmal ohne Kettenantrieb und ohne Emily, die engelsgleiche Kühlerfigur. Anfang der 1970er-Jahre gehörte Lenins Gefährt zu den wenigen westlichen Luxusmodellen im östlichen Spielwarensortiment.

Nach dem Erfolg der Spielzeugmodelle etablierte sich Lenins Rolls-Royce als Sympathievehikel zur Eroberung von Kinderherzen. Passend zu seiner Losung „Kommunismus – das ist Sowjetmacht plus Elektrifizierung des ganzen Landes" hatten Lenin und seine Frau 1920 in einem Dorf bei Moskau ein Elektrizitätswerk eröffnet. Beim Bad in der Menge wurde er mit Kindern fotografiert. 60 Jahre später wurde Lenins Besuch Grundlage eines Kinderbuchs.[423] → Abb. 148 „Wladimir Iljitsch liebt die Kinder sehr. Und sie spüren das", steht in einem anderen Bilderbuch, das die emotionale Zuneigung zu dem Revolutionär wecken sollte. → Abb. 149 In einer Erzählung pflegt er die Katze des Verfassers, in einer anderen besucht er Kinder zu Weihnachten. Auch in der Realität war Lenin im Alltag von Kindern präsent, insbesondere bei feierlichen Ereignissen. Auf privaten Fotografien vom ersten freien Vortrag in der Schule oder von der Jugendweihe hängt stets sein Portrait im Hintergrund. → Abb. 150, 151

420 Für die Datierung danke ich Dr. Irene Zanol, Fritz-Toller-Gesellschaft.

421 Drei Lieder über Lenin. R.: Dsiga Wertow, UDSSR 1934. Zum Film vgl.: Drubek-Meyer, Natascha: Das zweite Leben des Leichnams. Die Medialisierung Lenins in Vertovs Filmen. In: Weiss, Daniel (Hg.): Der Tod in der Propaganda. (Sowjetunion und Volksrepublik Polen). Bern [u. a.] 2000, S. 339–370.

422 Morrison, James: Twenty Cars that defined the 20th century. The automobile as a vehicle for history. London 2024.

423 Kononow, A.: Reise nach Kaschino. Moskau 1980.

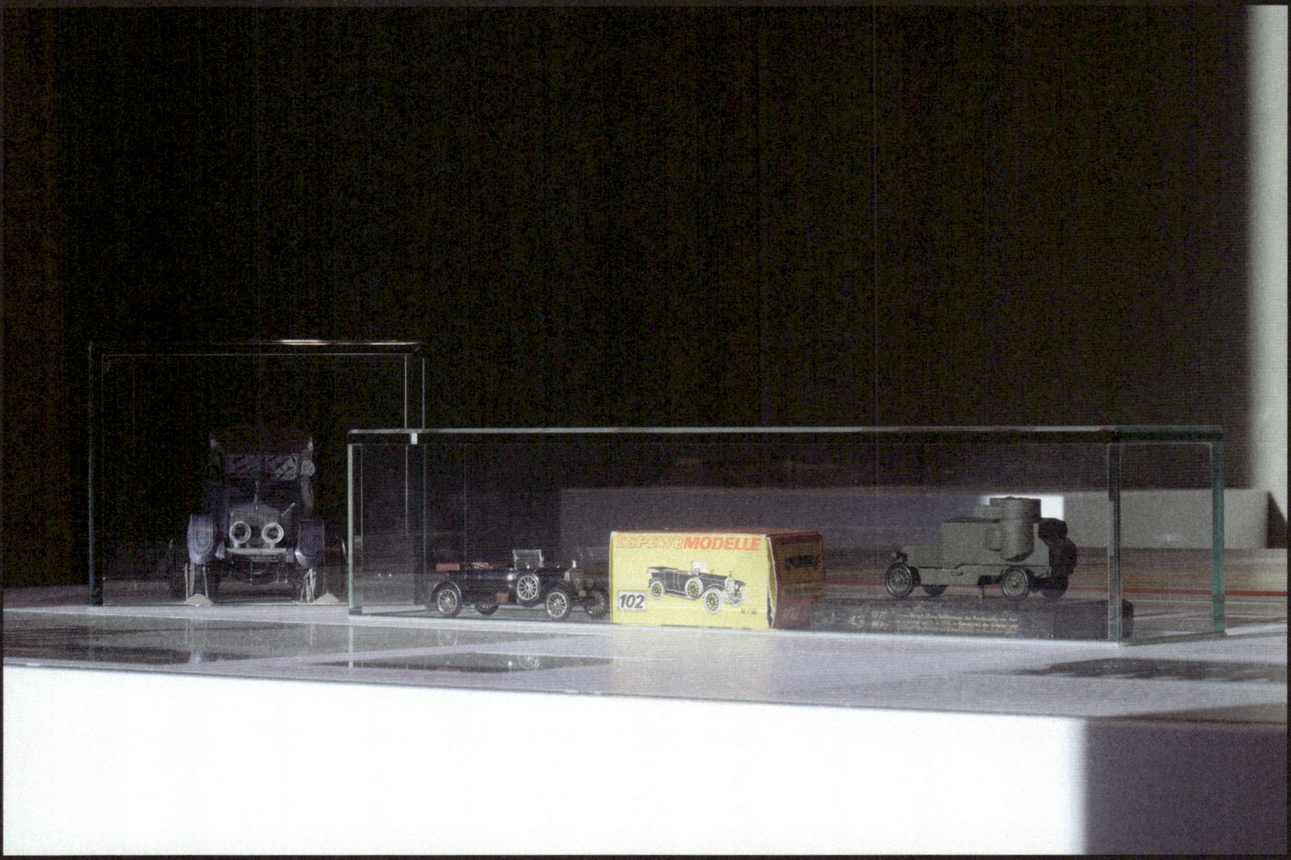

141

142

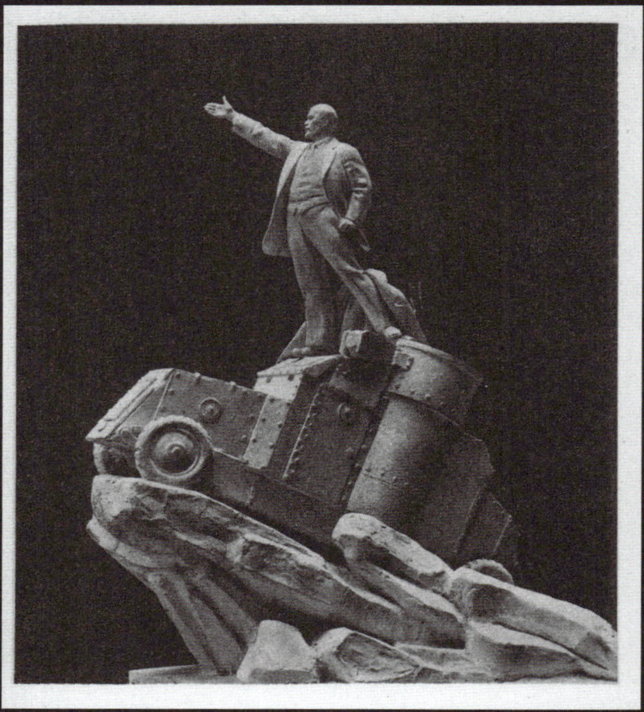

Abb. 141
Zinkgussmodelle (rechts) und ein von Uwe Schmidt für das MHMHH gebautes Kartonmodell in der Ausstellung.

Abb. 142
Matwei Genrichowitsch Maniser (1891–1966), Gipsmodell 1924: Lenin auf einem Panzerwagen am Finnischen Bahnhof von St. Petersburg. Postkarte des Verlags Sowjetische Künstler, 1967.

Abb. 143–145
Rolls-Royce 40/50, seine Schachtel und der Austin-Panzerwagen. Steingut, Zinkdruckguss, Kunststoff, beide ESPEWE, Spezial-Prägewerke des VEB Modell- und Plastspielwaren Kombinats Annaberg-Buchholz, 1970.

143

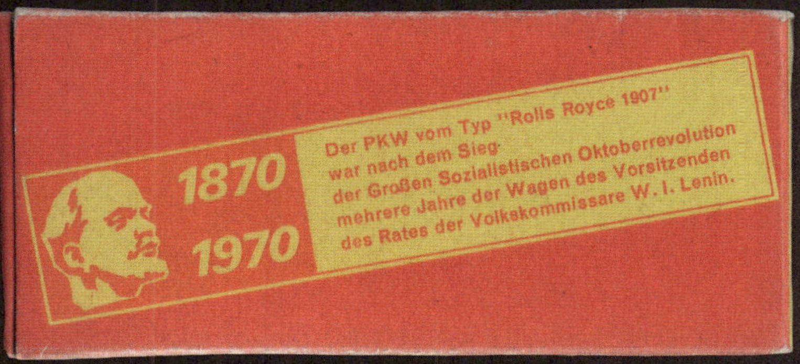
1870
1970
Der PKW vom Typ "Rolls Royce 1907"
war nach dem Sieg
der Großen Sozialistischen Oktoberrevolution
mehrere Jahre der Wagen des Vorsitzenden
des Rates der Volkskommissare W. I. Lenin.

144

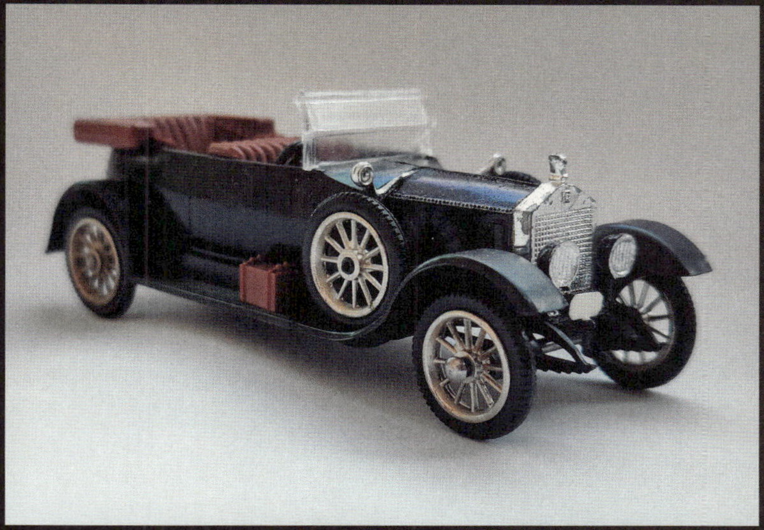

145

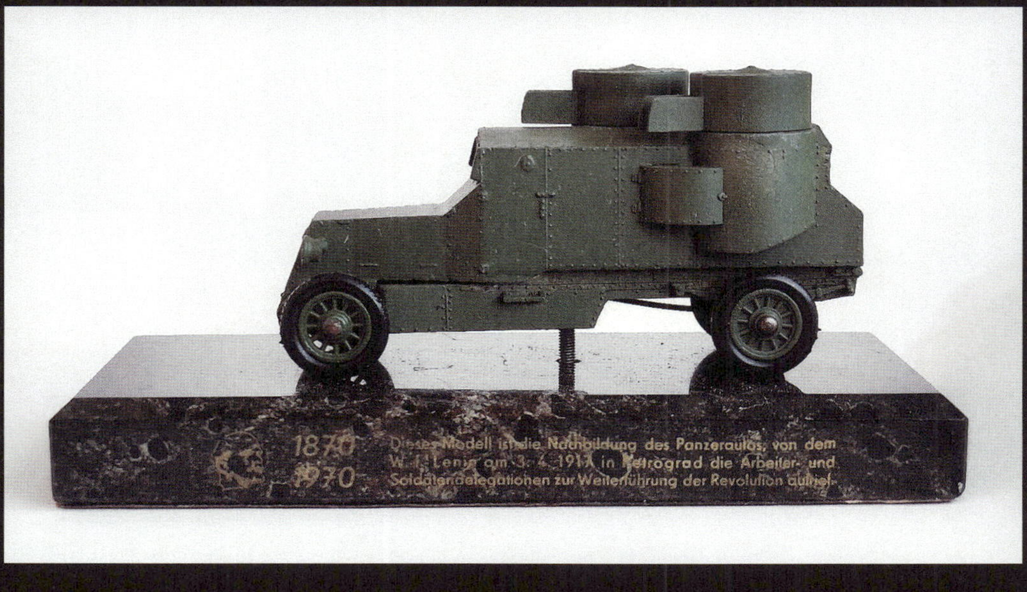
1870
1970
Dieses Modell ist die Nachbildung des Panzerautos, von dem
W. I. Lenin am 3. 4. 1917 in Petrograd die Arbeiter- und
Soldatendelegationen zur Weiterführung der Revolution

146

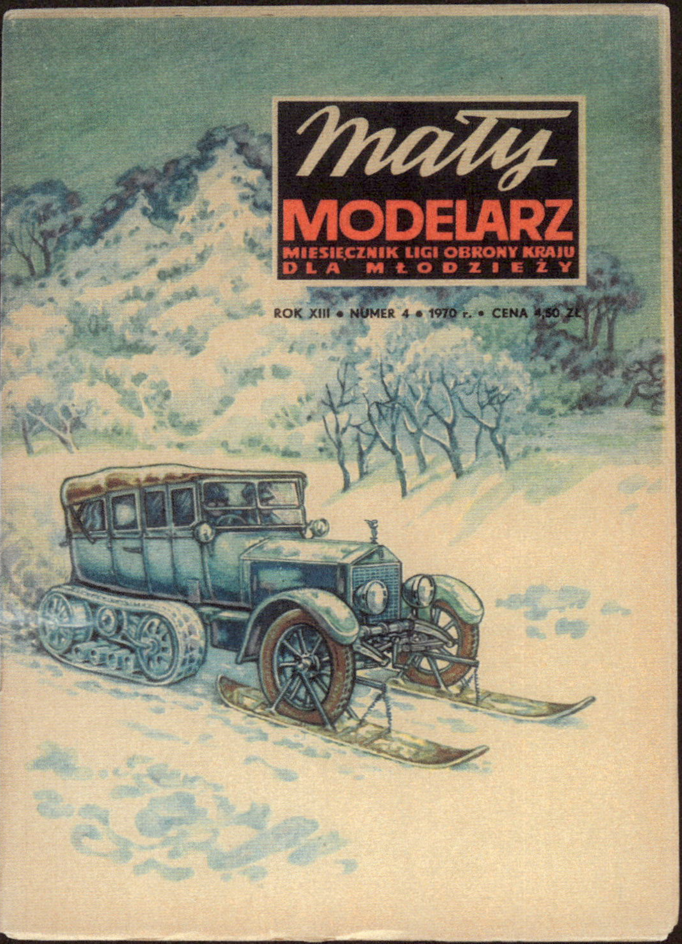

147

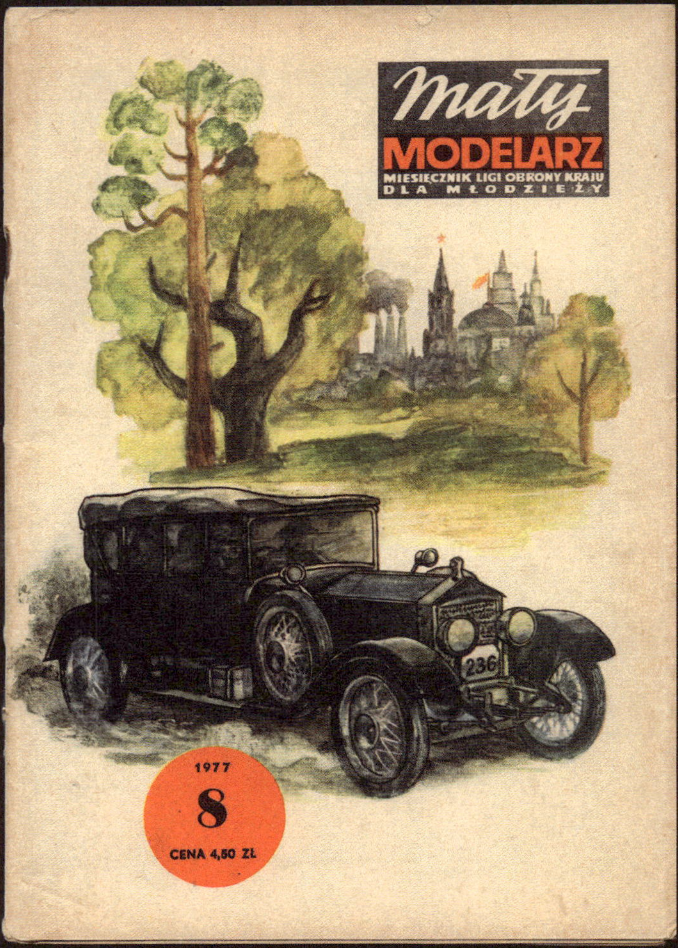

Abb. 146, 147
Fahrzeug, mit dem W. I. Lenin fuhr“, mit und ohne Emily. Kettenfahrzeug im Winter (Auflage zu Lenins 100. Geburtstag, 1970), Sommer vor dem Kreml (Auflage zu 60 Jahre Oktoberrevolution, 1977). Kartonmodell und Bastelbögen, Mały Modelarz, Entwurf: Andrzej Karpiński.

148

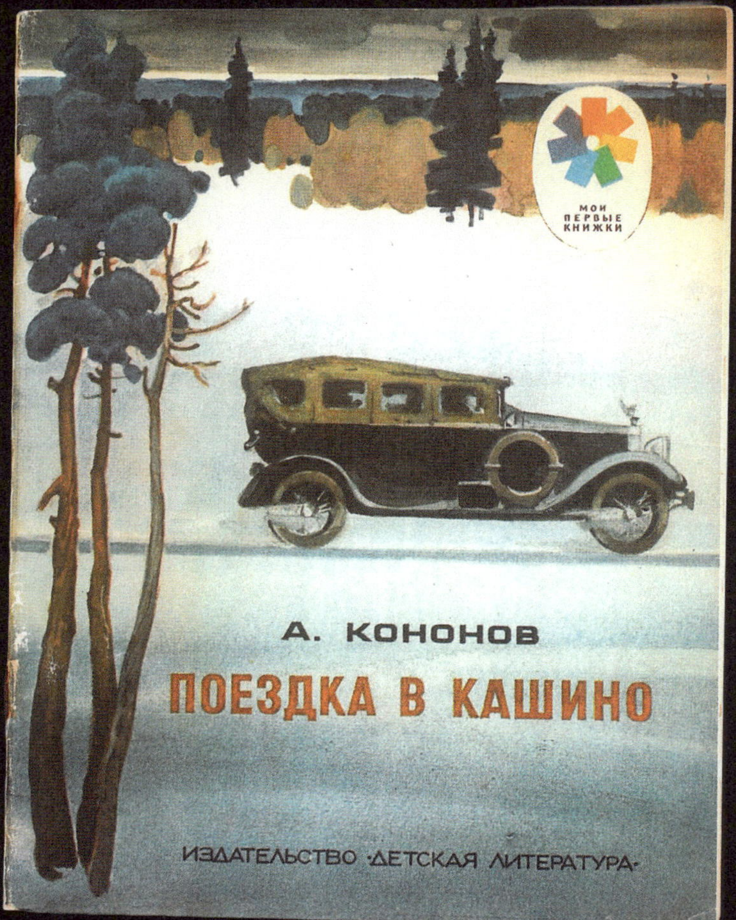

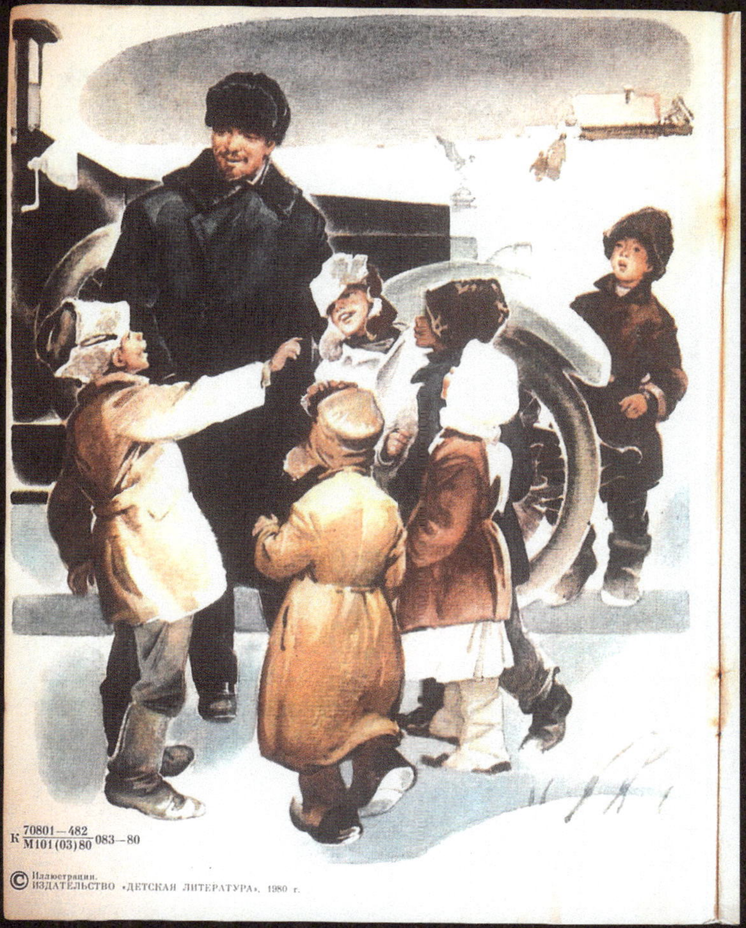

149

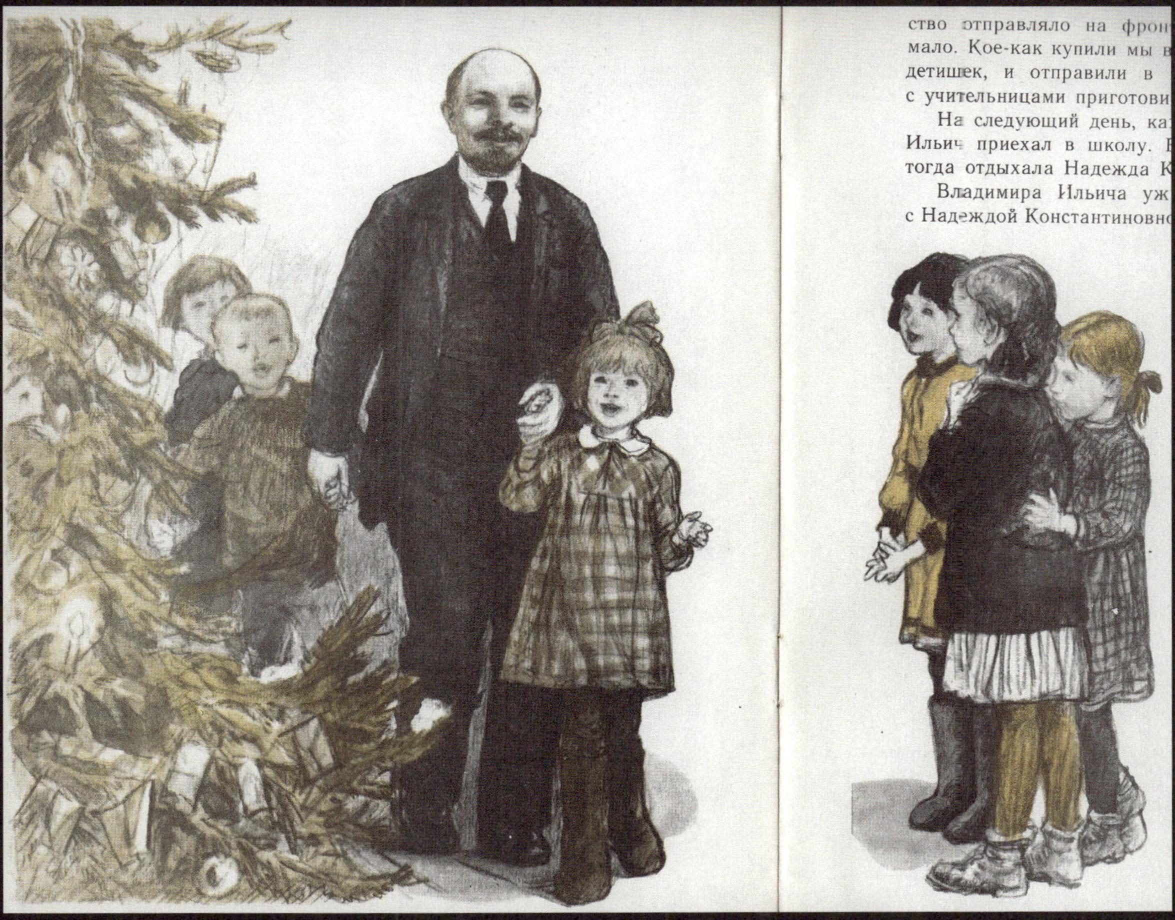

Abb. 148
A. Kononow (Text), I. Ilynsky (Illustration):
Reise nach Kaschino. Kinderliteraturverlag

150

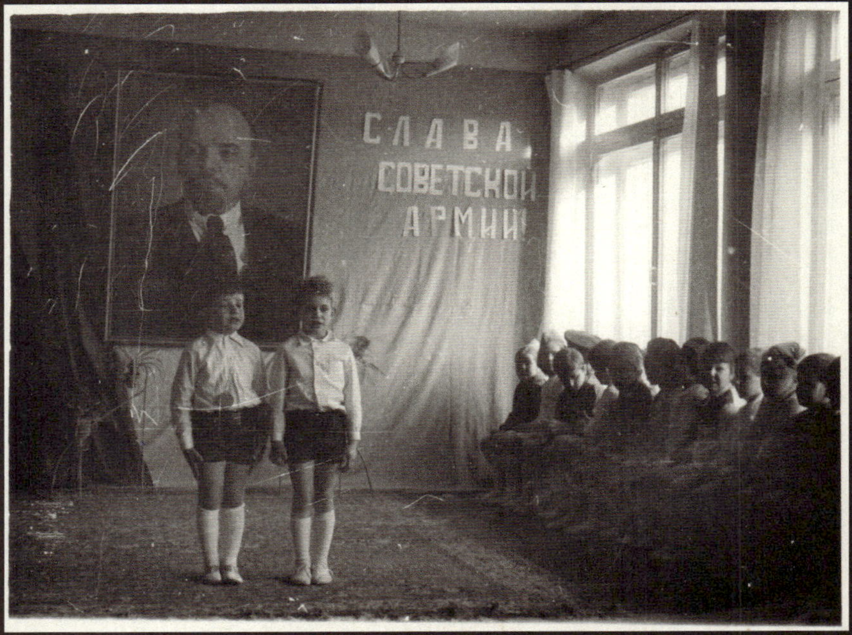
СЛАВА
СОВЕТСКОЙ
АРМИИ

151

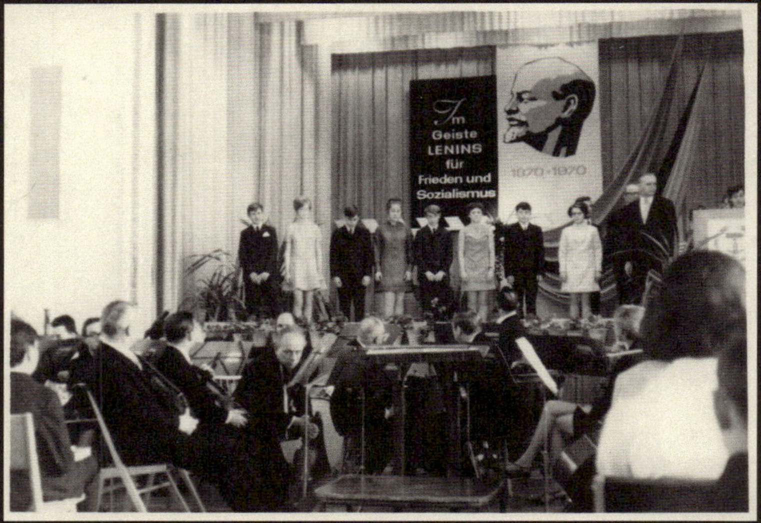
Im
Geiste
LENINS
für
Frieden und
Sozialismus
1870-1970

Abb. 149
„Jetzt lasst uns im Kreis um den Baum tanzen', schlug Wladimir Iljitsch vor." Rakutin, Juri (Illustrationen); Bontsch-Brujewitsch, Wladimir Dmitrijewitsch (Text): Lenin und die Kinder. Moskau 1978, S. 12 f.

Zwei Unterrichtsbilder

Norman Rockwells (1894–1978) fotorealistische Bilder feierten die Religiosität und die Zuversicht der amerikanischen Mittelschicht. Seine Ölgemälde erreichten ein Millionenpublikum. Zunächst hingen sie nicht in Museen. Sie erschienen in populären Magazinen. Bisweilen irritierte Rockwell sein angebliches Kernpublikum: Mit entschiedenem Eintreten für die Bürgerrechte der Afroamerikaner:innen[424] – und mit dieser → Abb. 153 Darstellung sowjetischer Kinder, deren ernste Aufmerksamkeit sich wenig von den Mienen der Kirchgänger im Mittleren Westen der USA unterschied, die er so oft portraitiert hatte.

Wie aus sowjetischer Sicht Agitation und Unterricht zusammenspielen sollten, deutet die Fotografie einer Chauffeurschule im georgischen Tiflis an. → Abb. 152 Portraits von Marx und Lenin rahmen die Petersburger Hängung von Lehrtafeln und Schaumodellen. In der Mitte über einer Tafel hängt ein drittes Bild: Die Hinrichtung von 25 Kommissaren der Kommune von Baku (in Aserbaidschan) des Leningrader Symbolisten Isaak Brodsky (1884–1939).[425] Offene Elektroinstallation und die an Kabeln hängende Glühbirne bezeugen die rasche Elektrifizierung des Landes.

Pyramidenzellen

Im „Pantheon“ eines Moskauer Palais versammelten sich im Herbst 1929 Anatomen, Neurologen und Vertreter:innen von Partei und Regierung. Das herrschaftliche Gebäude beherbergte neben weiteren avantgardistischen Forschungseinrichtungen das Staatsinstitut für Hirnforschung. Seine hochoffiziellen Aufgaben: „Materialsammlung [von] Elitegehirnen“ und der „Gehirne der verschiedenen Rassen der Sowjetunion“, die „Zerlegung aller dieser Gehirne in Schnittserien“ sowie die „Detailuntersuchung des Gehirns Lenins“.[426]

Direktor der Moskauer Institution zur Erforschung des Hirngewebes des ersten Sowjetpräsidenten war ein Deutscher: Oskar Vogt (1870–1959). In Berlin leitete er zusammen mit seiner Frau Cécile (1875–1962) das Kaiser-Wilhelm-Institut für Hirnforschung. Es war ein Flaggschiff nationaler Spitzenforschung, großzügig gefördert vom Staat, von dem Industriellen Friedrich Krupp und – über die Zeit der Weimarer Republik hinaus – auch von der New Yorker Rockefeller Foundation.[427] Die Kaiser-Wilhelm-Gesellschaft heißt heute Max-Planck-Gesellschaft. Vogts Moskauer Nebenjob erscheint aus heutiger Sicht erklärungsbedürftig. Für die im Ersten Weltkrieg diskreditierte deutsche Wissenschaft waren ausländische Engagements selten.[428] Kamen sie zustande, galten sie als Beleg steigenden Ansehens, und so wurde es eher anerkannt als beargwöhnt,[429] dass der Hirnforscher auch in der Sowjetunion als Experte galt. Nebenbei anfallende, politisch nutzbringende Informationen in der Sowjetunion tätiger Wissenschaftler wurden in Berlin gerne abgeschöpft.[430]

Die mikroskopische Feinuntersuchung von Lenins Gehirn sollte den naturwissenschaftlichen Beleg für sein Genie erbringen. Zwei bekannte Bücher befassen sich mit dem Thema: ein Roman und eine wissenschaftliche Abhandlung. Der Roman „Lenins Hirn“, stammt von Tilman Spengler und ist eine lesenswerte Biografie des Hirnforschers Oskar Vogt, die immer fiktionaler wird, je fesselnder sie dessen Obsession für Lenins Gehirn beschreibt. → Abb. 154 Michael Hagners Buch „Geniale Gehirne“ – mit Lenin auf dem Titelbild – zeichnet die Geschichte der Elitegehirnforschung nach und diskutiert die politischen und wissenschaftsphilosophischen Hintergründe der mit ihr verbundenen Sicht auf den Menschen. → Abb. 155 Die „Genialen Gehirne“ wurden zu einer Ikone einer ebenso konstruktiven wie kritischen Wissenschaftsforschung, hielt das Buch doch der damals aktuellen Berichterstattung über die Hirnforschung einen Spiegel vor. Vor zwanzig Jahren, als Hagners Buch erschien, geisterten farbig leuchtende Hirnscans durch die Medien, die suggerierten, Intellekt und Leidenschaften seien im Hirnstoffwechsel nachweisbar.

Lenins in hauchdünne Scheiben geschnittenes Gehirn diente als Beleg für die These, geistige Fähigkeiten und „Genie“ ließen sich an der Struktur der Nervenzellen ablesen. Die Methoden haben sich geändert, aber die Vorstellung, dass die Materie des Körpers das Denken

424 Zur Entstehungsgeschichte von „The Problem we all live with“, des Portraits der sechsjährigen Ruby Bridges, auf ihrem Schulweg begleitet von US-Marshalls, und über die Reaktionen der Leserschaft der Zeitschrift LOOK auf breiter Quellenbasis: Cooks, Bridget R.: Norman Rockwell's Negro Problem. In: Cultural Critique 105 (2019), S. 40–79.

425 Für die Ad-hoc-Identifizierung während einer Führung danke ich Sonya Mikhel.

426 Vogt, Oskar: 1. Bericht über die Arbeiten des Moskauer Staatsinstituts für Hirnforschung. In: Journal für Psychologie und Neurologie 40 (1930), S. 108–118.

427 Borck, Cornelius: Mediating Philanthropy in Changing Political Circumstances: The Rockefeller Foundation's Funding for Brain Research in Germany, 1930–1950 (Rockefeller Archive Center Research Reports). Online: issuelab.org/resources/27901/27901.pdf [29.11.2025].

428 Die europäischen Perspektiven auf wissenschaftliche (Nicht-)Kooperationen vor und nach 1918 trugen zusammen: Eckart, Wolfgang U.; Gödel, Rainer: „Krieg der Gelehrten“ und die Welt der Akademien 1914–1924 (Acta Historica Leopoldina 68). Stuttgart 2016.

429 Markanten sowjetisch-deutschen Kooperationen der 1920er-Jahre widmete sich nach der Öffnung der St. Petersburger und Moskauer Archive ein beispielhafter Sammelband, darin zum Überblick: Gross-Solomon, Susan: Germany, Russia, and Medical Cooperation Between the Wars. In: Dies. (Hg.): Doing Medicine Together: Germany and Russia Between the Wars. Toronto 2006, S. 3–32.

430 Dass das Auswärtige Amt in der Berliner Wilhelmstraße im Einzelfall sehr genau über die Tätigkeiten deutscher Ärzte in der Sowjetunion informiert war, belegen die zeitgenössischen Berichte des Hygienikers Heinrich Zeiss, vgl.: Eckart, Wolfgang U.: Von Kommissaren und Kamelen. Heinrich Zeis. Arzt und Kundschafter in der Sowjetunion 1921–1931. Paderborn 2016.

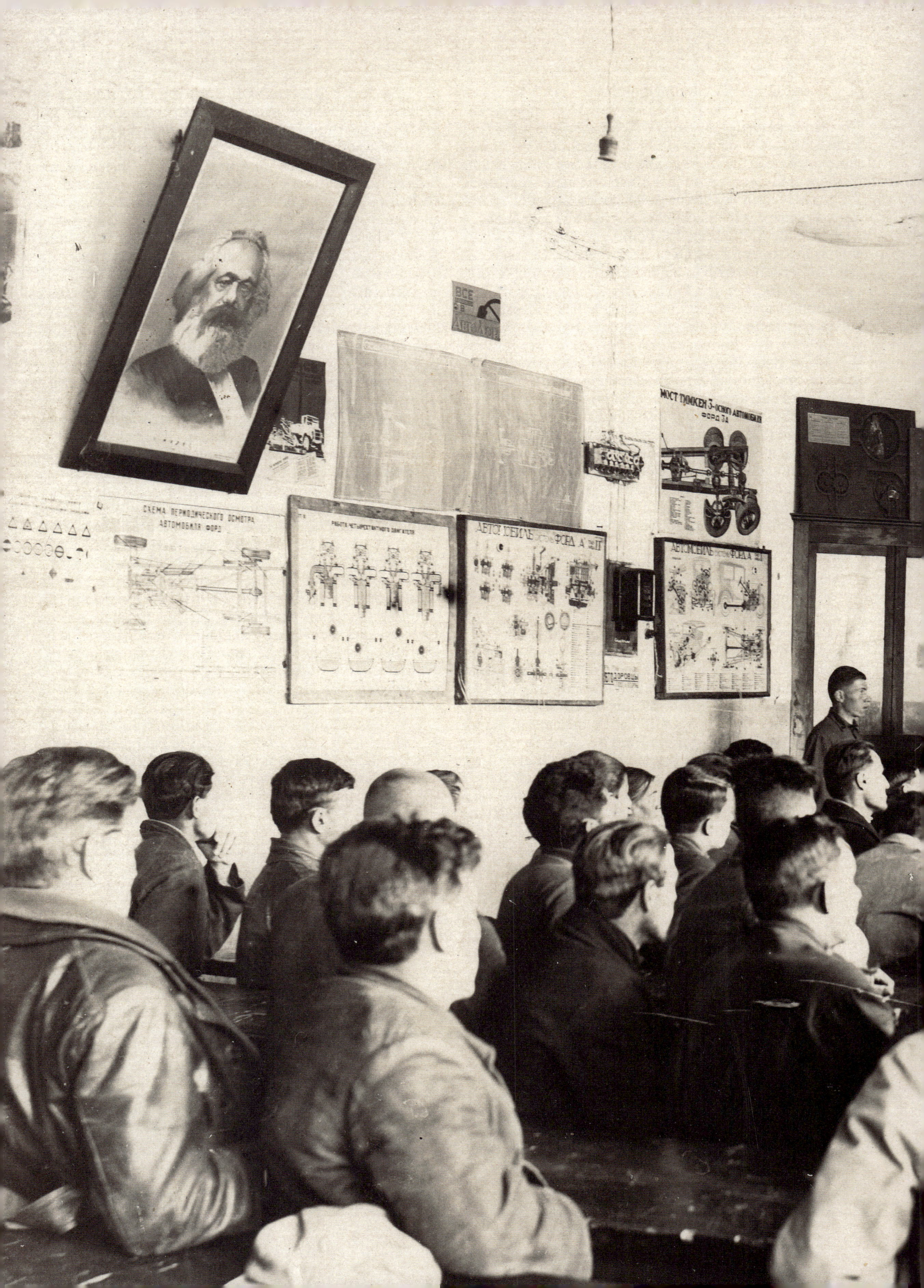
СХЕМА ПЕРИОДИЧЕСКОГО ОСМОТРА
АВТОМОБИЛЯ ФОРД

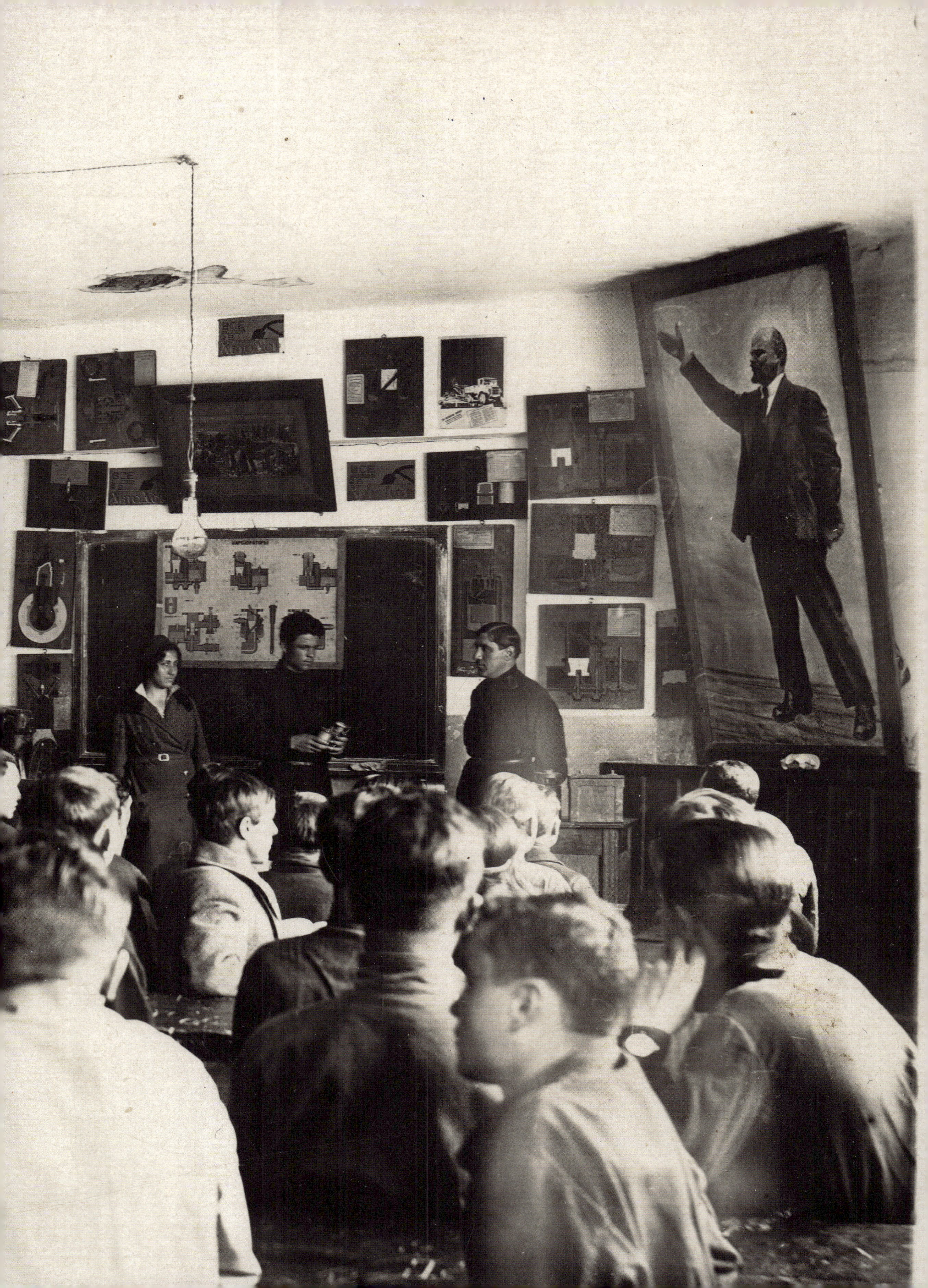
ВСЕ
Автодор

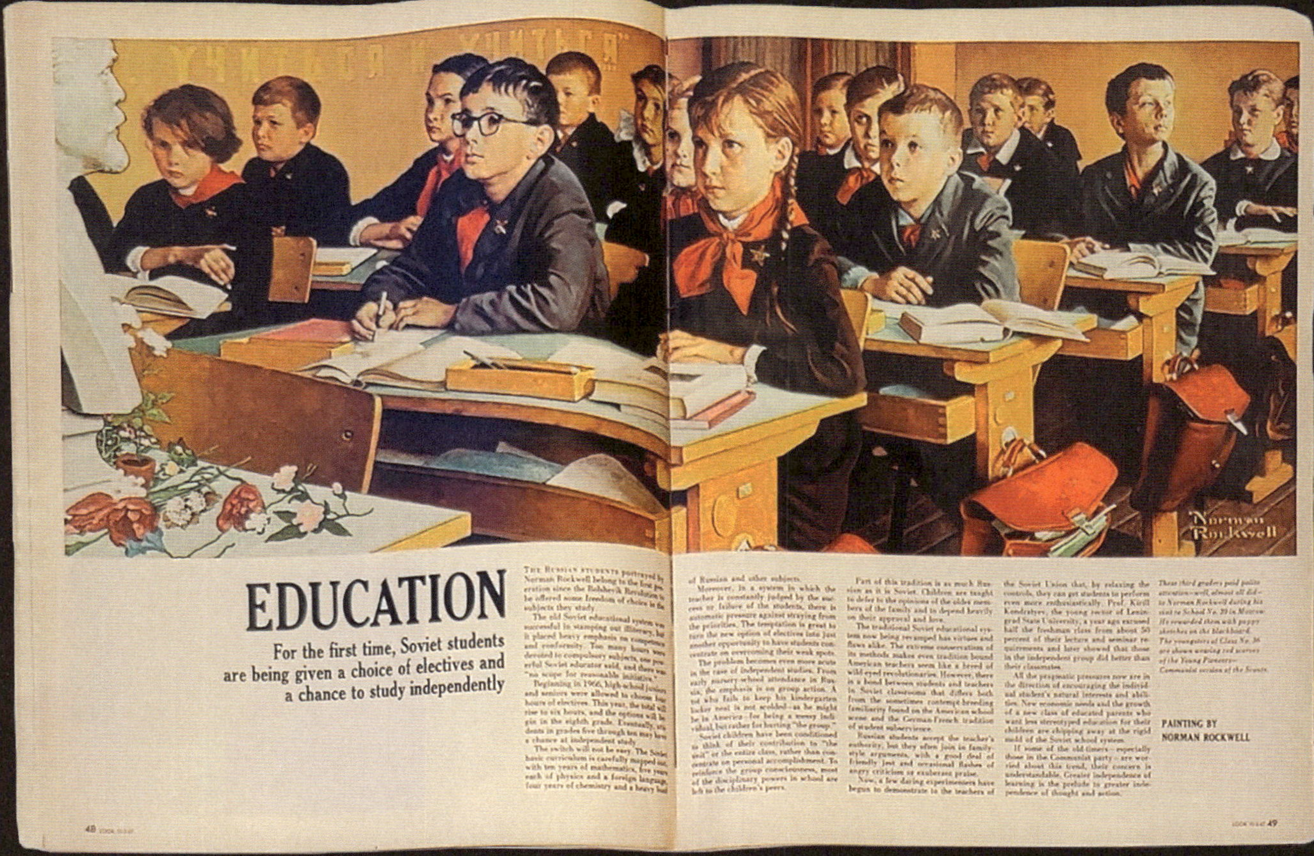

EDUCATION

For the first time, Soviet students are being given a choice of electives and a chance to study independently

The Russian students portrayed by Norman Rockwell belong to the first generation since the Bolshevik Revolution to be offered some freedom of choice in the subjects they study.

The old Soviet educational system was successful in stamping out illiteracy, but it placed heavy emphasis on competence and conformity. Too many hours were devoted to compulsory subjects, one powerful Soviet educator said, and there was "no scope for reasonable initiative."

Beginning in 1966, high-school juniors and seniors were allowed to choose four hours of electives. This year, the total will rise to six hours, and the options will begin in the eighth grade. Eventually, students in grades five through ten may have a chance at independent study.

The switch will not be easy. The Soviet basic curriculum is carefully mapped out, with ten years of mathematics, five years each of physics and a foreign language, four years of chemistry and a heavy load of Russian and other subjects.

Moreover, in a system in which the teacher is constantly judged by the success or failure of the students, there is automatic pressure against straying from the priorities. The temptation is great to turn the new option of electives into just another opportunity to have students concentrate on overcoming their weak spots.

The problem becomes even more acute in the case of independent studies. From early nursery-school attendance in Russia, the emphasis is on group action. A tot who fails to keep his kindergarten locker neat is not scolded—as he might be in America—for being a messy individual, but rather for hurting "the group."

Soviet children have been conditioned to think of their contribution to "the unit" or the entire class, rather than concentrate on personal accomplishment. To reinforce the group consciousness, most of the disciplinary powers in school are left to the children's peers.

Part of this tradition is as much Russian as it is Soviet. Children are taught to defer to the opinions of the older members of the family and to depend heavily on their approval and love.

The traditional Soviet educational system now being revamped has virtues and flaws alike. The extreme conservatism of its methods makes even tradition-bound American teachers seem like a breed of wild-eyed revolutionaries. However, there is a bond between students and teachers in Soviet classrooms that differs both from the sometimes contempt-breeding familiarity found on the American school scene and the German-French tradition of student subservience.

Russian students accept the teacher's authority, but they often join in family-style arguments, with a good deal of friendly jest and occasional flashes of angry criticism or exuberant praise.

Now, a few daring experimenters have begun to demonstrate to the teachers of the Soviet Union that, by relaxing the controls, they can get students to perform even more enthusiastically. Prof. Kirill Kondratyev, the young rector of Leningrad State University, a year ago excused half the freshman class from about 50 percent of their lecture and seminar requirements and later showed that those in the independent group did better than their classmates.

All the pragmatic pressures now are in the direction of encouraging the individual student's natural interests and abilities. New economic needs and the growth of a new class of educated parents who want less stereotyped education for their children are chipping away at the rigid mold of the Soviet school system.

If some of the old-timers—especially those in the Communist party—are worried about this trend, their concern is understandable. Greater independence of learning is the prelude to greater independence of thought and action.

These third graders paid polite attention—well, almost all did—to Norman Rockwell during his visit to School No. 20 in Moscow. He rewarded them with puppy sketches on the blackboard. The youngsters of Class No. 36 are shown wearing red scarves of the Young Pioneers—Communist version of the Scouts.

PAINTING BY
NORMAN ROCKWELL

48

49

Abb. 154
Tilman Spenglers Roman basiert auf der Biografie Oskar Vogts. Das weitgehend fiktionale Buch ist eine Parabel über einen Forscher, der seinen Untersuchungsgegenstand mit naturwissenschaftlicher Exaktheit zergliedert, beschreibt und in Kategorien einteilt. Bis er eine Obsession für das Objekt seiner Bemühungen entwickelt: Lenins Gehirn. Tilman Spengler: Lenins Hirn. Roman. Rowohlt Verlag, Reinbek 1991. Der Buchumschlag erinnert an die Oberfläche des Moskauer Mausoleums.

Abb. 155
Es gab viele Versuche, den menschlichen Geist und seine genialen oder kriminellen Spielarten an sichtbaren Merkmalen zu erkennen. Die Methoden reichen von der Vermessung der Augenhöhle und des Stirnprofils bis hin zu den leuchtend bunt schillernden Eigenschaftsarealen in modernen Computeranimationen des menschlichen Gehirns. Oskar Vogts Bemühen um einen neuronalen Beweis für Lenins Genie bezeichnet Michael Hagner augenzwinkernd als morphologischen Materialismus. Sein Buch „Geniale Gehirne" hat die Wissenschaftsgeschichte maßgeblich beeinflusst – und auch die diesem Katalog zugrundeliegende Ausstellung. Michael Hagner: Geniale Gehirne. Zur Geschichte der Elitegehirnforschung, Wallstein Verlag, Göttingen 2004.

154

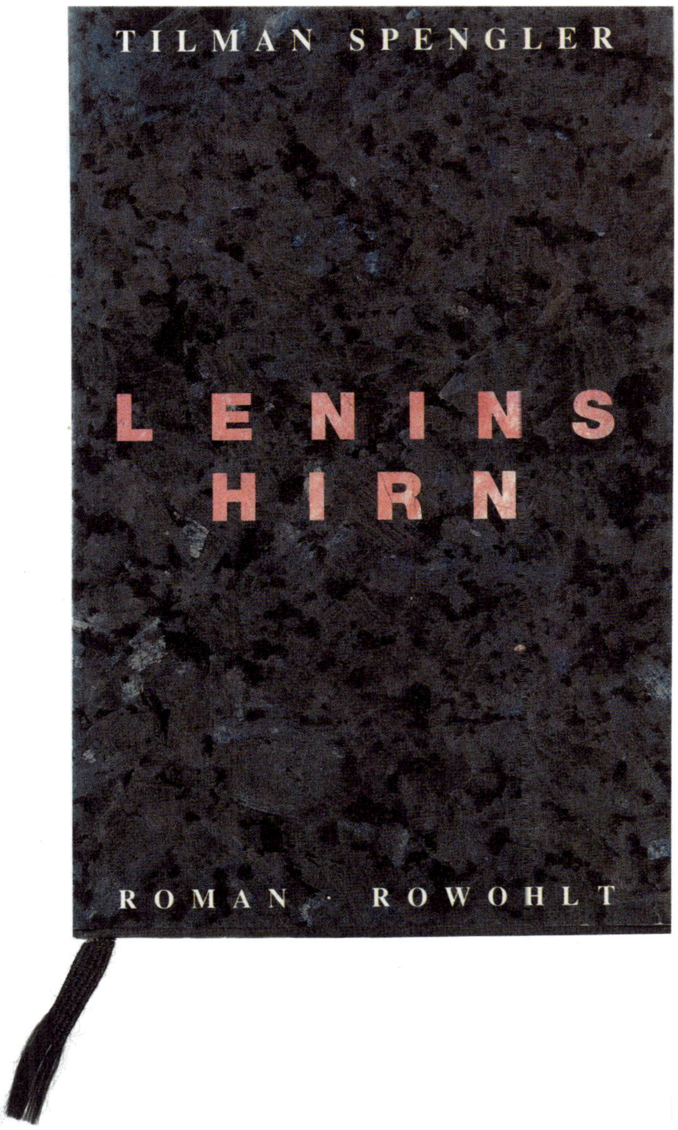

155

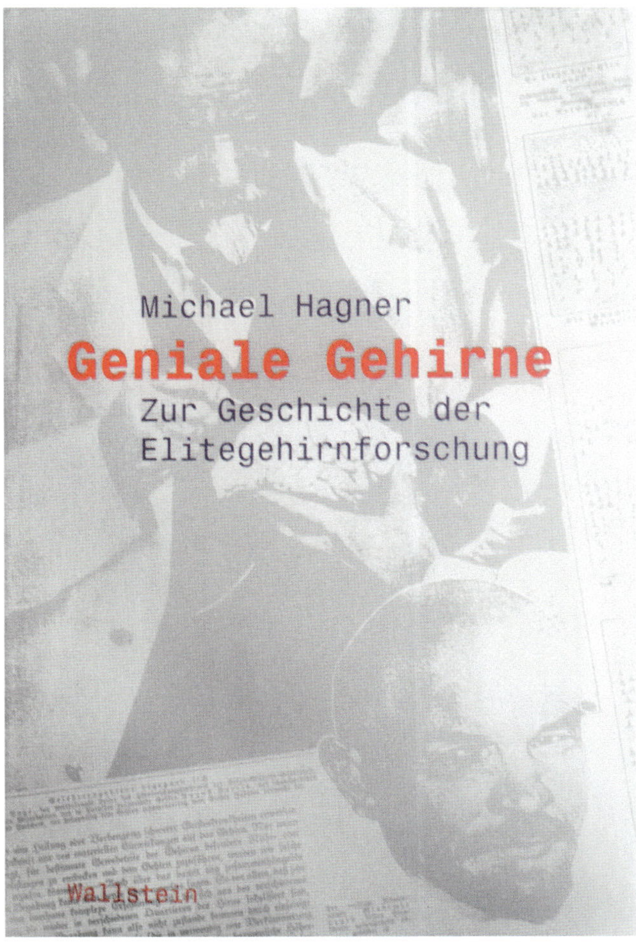

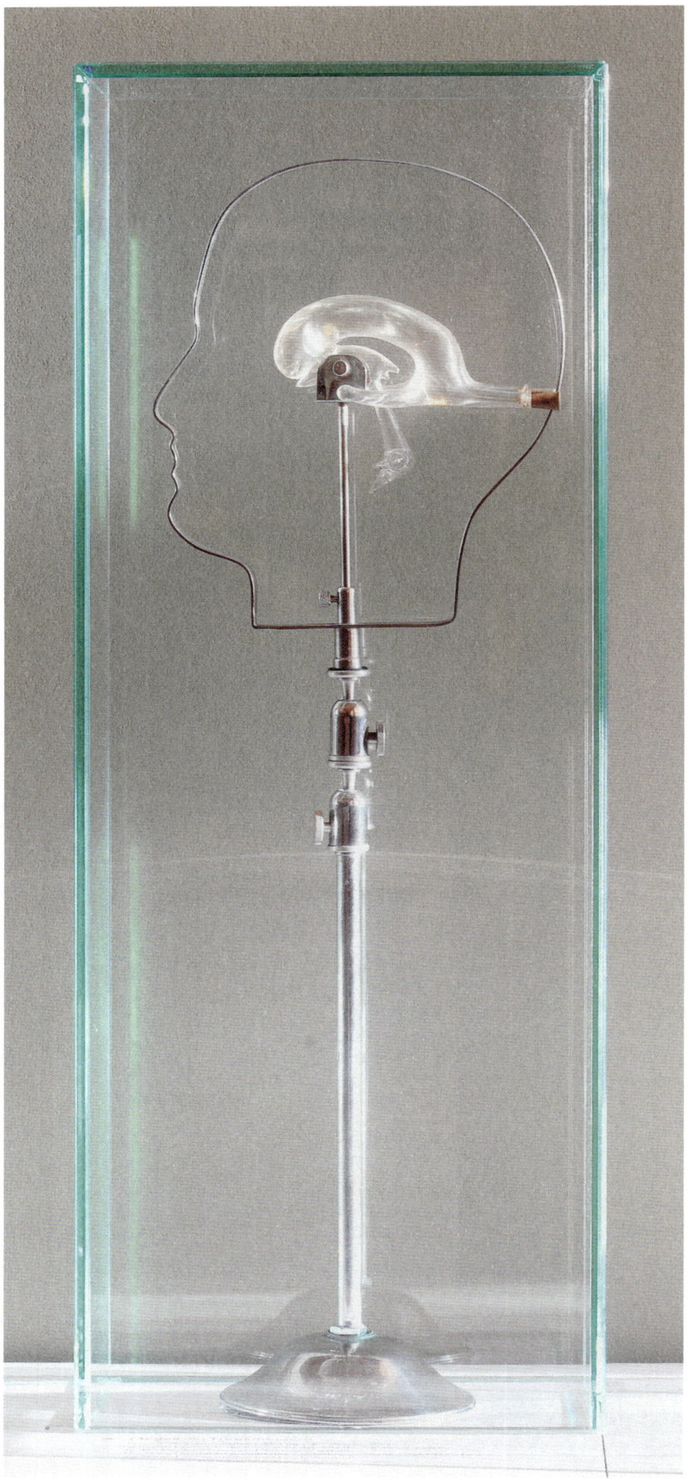

156

Abb. 156
Das Modell der Hirnkammern demonstriert die Lage der vier Ventrikel (von lat. ventriculus, kleines Behältnis), in denen Leonardo da Vinci einst den Sitz der Seele vermutete. In den Hirnkammern wird der Liquor, das „Hirnwasser" gebildet. Die klare Flüssigkeit umgibt das Zentralnervensystem des Menschen und schützt es vor Stößen und Erschütterungen. Um 1925, Edelstahl, Aluminium, Glas, Kautschuk.

Abb. 157
Paul Kammerer. Das am 4. Januar 1924 aufgenommene Pressefoto wurde für eine Bildberichterstattung über eine Vortragsreise Kammerers durch die USA retuschiert, in der es um übersinnliche Phänomene ging.

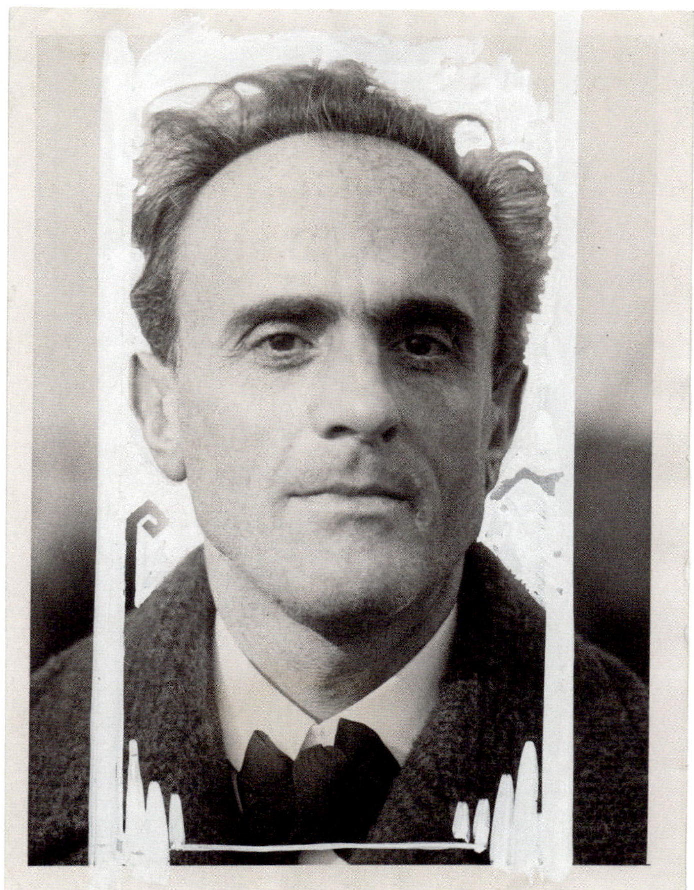

157

bestimmt, ist noch heute verbreitet. Zugleich hat das Forschungsinteresse an solch existenziellen Fragen eine lange Tradition. Leonardo da Vinci hielt die Hirnventrikel für den Sitz der Seele. → Abb. 156 Descartes vermutete ihn in der Hirnanhangdrüse. Mit dem Aufstieg der an Messung und dokumentierbarer Beobachtung orientierten Naturwissenschaften endete zunächst die Suche nach einem Seelenorgan. Denn es entzog sich der Sichtbarkeit im Mikroskop und anderen Nachweismethoden. Ende des 19. Jahrhunderts rückten die Zellen des Gehirns in den Mittelpunkt des Interesses. Sprachverständnis, Wortbildung, Sehen, Tasten und die Koordination der Bewegungen konnten spezifischen Arealen zugeordnet werden. Seit vierzig Jahren lässt sich sichtbar machen, welche Neuronen bei der Lösung einer Rechenaufgabe besonders viel Energie verbrauchen. Bald folgte die Entdeckung, dass die Beobachtung einer Tätigkeit in den Gehirnen der Betrachtenden ähnliche Aktivitätsmuster auslöst, als vollführten sie die Handlung selbst. Den Hirnzellen in dem entsprechenden Areal gaben einige Neurowissenschaftler:innen den plakativen Namen Spiegelneuronen. Sie behaupteten, die Ausstattung eines Menschen mit Spiegelneuronen bestimme sein Mitgefühl und seine Beeinflussbarkeit. Morphologisch sind die sogenannten Spiegelneuronen Pyramidenzellen. Genau wie jene Objekte in Lenins Großhirnrinde, die vor 100 Jahren das Interesse Oskar Vogts auf sich zogen.

Das Projekt, Denken und Fühlen naturwissenschaftlich abzubilden, ist gerade wieder aktuell. Neue Ansätze liefert der Nachbau neuronaler Netze im Kontext der Entwicklung Künstlicher Intelligenz. Seit bald 200 Jahren wird über die Frage diskutiert, ob der Wille eines Menschen frei sei oder ob er durch die Ausstattung seines Gehirns determiniert werde. Wer Letzteres vertritt – am besten untermauert mit bunten Bildern –, wird mit ausgedehnter Berichterstattung honoriert. Michael Hagners Buch „Geniale Gehirne“ trug dazu bei, dass Skepsis demgegenüber zunehmend als ein Qualitätsmerkmal von Neurowissenschaften und Journalismus aufgefasst wurde.

Die sozialistische Utopie mit Methoden der Naturwissenschaften zu untermauern, hatte in der Sowjetunion eine kurze, aber intensive Tradition. Oskar Vogts Institut für Elitegehirnforschung war ein Schauplatz unter vielen. Es galt einer Vererbungsforschung entgegenzutreten, die postulierte, menschliche Eigenschaften seien genuin angeboren und durch Gesundheitsförderung und ökonomische Verbesserungen im Kern ebenso wenig zu beeinflussen wie durch Bildung. In einer Serie aufsehenerregender Experimente hatte der Wiener Biologe und Verfasser populärer Bücher, Paul Kammerer (1880–1926) → Abb. 157 Anfang der 1920er-Jahre demonstriert, dass erworbene Eigenschaften doch vererbt werden könnten. Kammerer wies nach, dass sich Geburtshelferkröten durch körperliche Veränderungen an eine neue Umgebung anpassten – und dass sie ihre erworbenen Eigenschaften an die kommende Generation weitergaben.[431] Lamarckismus hieß eine im frühen 19. Jahrhundert entwickelte, von einer kontinuierlichen Höherentwicklung der Lebewesen ausgehende Vererbungslehre, nach deren Vorstellung Eltern zu Lebzeiten erworbene körperliche Fähigkeiten an ihre Kinder weitergeben. Nach Darwins Evolutionstheorie dagegen entstehen Varietäten durch Zufall und setzen sich als Veränderungen nur durch, wenn sie den Merkmalsträgern einen Überlebens- oder Fortpflanzungsvorteil verschaffen. Der Lamarckismus war 65 Jahre obsolet. Umso spektakulärer schien Kammerers Krötenforschung. Sie machte den Wiener Biologen in den Augen der Presse zu einer Koryphäe der Vererbungswissenschaften. Bereit, seine Theorie auf gesellschaftliche Prozesse zu übertragen, wurde Kammerer von der Russischen Akademie der Wissenschaften dazu ausersehen, in Moskau ein Institut für Experimentalbiologie aufzubauen. Doch die Institutsgründung scheiterte. Kammerer nahm sich das Leben, als sich der Verdacht verfestigte, er könnte zur Verdeutlichung des von ihm erhofften Versuchsergebnisses mit Tusche nachgeholfen haben. Der Autor populärer Bücher über Biologie und übersinnliche Phänomene hatte sein plötzliches Renommee als Wissenschaftler ebenso rasch wieder verloren und galt als Betrüger.[432]

Dem gescheiterten Versuch mit Paul Kammerer stand ein Reigen langfristiger Bemühungen zur Seite, in der Sowjetunion mit den Methoden der Psychologie und der Medizin eine Fortentwicklung der Gesellschaft zu erzielen. Den „Neuen Menschen“ zu kreieren war ein interdisziplinäres Projekt von Kunst und Wissenschaft. In ihrem Wissenschaftskrimi „Avantgarde und Psychotechnik“ schildert die Göttinger Kunsthistorikerin Margarethe Vöhringer, wie Wahrnehmungsexperimente die Wirkung von Film und Architektur perfektionieren

431 Seine sich für gewöhnlich an Land paarenden Geburtshelferkröten hatte Kammerer ins Wasser gesetzt. Da die Männchen sich im Nassen während der Paarung fester an ihre Weibchen klammern mussten, bildeten die Kröteriche Schwielen an ihren Extremitäten aus. Der Grip nahm mit der Ausbildung der Schwielen allmählich zu und die Zeugung gelang besser. Kammerer fand bei folgenden Generationen angeborene Brunftschwielen. Damit hatte er den Beweis erbracht, die erworbene Eigenschaft (Brunftschwiele) werde vererbt. Das Experiment galt als wertlos, als bekannt wurde, dass Brunftschwielen auf Kammerers Krötenpräparaten mit Tusche hervorgehoben worden waren.

432 Die Historiografie Kammerers ist fast so irritierend wie sein Leben. Herabsetzend erwähnte ihn Alma Mahler-Gropius-Werfel in ihrer Autobiografie. 1971 widmete ihm Arthur Koestler den eigenartigen Roman „Der Krötenküsser“. Parapsychologen erkennen in Kammerer einen Vorreiter der Epigenetik. Fundiert berichtete erst: Taschwer, Klaus: Der Fall Paul Kammerer. Das abenteuerliche Leben des umstrittensten Biologen seiner Zeit. München 2016.

sollten.[433] Eines ihrer Beispiele handelt von Aleksandr Bogdanov (1873–1928), der Bluttransfusionen zur Übertragung positiver Eigenschaften erprobte. Unter anderem strebte er damit an, in großem Stil Krankheiten zu heilen. Alte Menschen sollten jungen ihr Blut spenden, die dadurch Abwehrkräfte erwarben. Doch die Blutspende war nicht, wie heute üblich, ein unilateraler Prozess. Sie sollte ein Geben und Nehmen sein. Die jungen Empfänger:innen geben die gleiche Menge ihres Blutes zurück und spendeten den alten Verjüngung. Bogdanov hatte sein Verfahren der zirkulären Bluttransfusion nicht in einem wissenschaftlichen Vortrag oder in einer Fachpublikation vorgestellt, sondern in einem Science-Fiction-Roman.[434] Auch er erhielt für seine Experimente ein eigenes Institut. In einer Zeit, in der Blutübertragungen in Deutschland unmittelbar von Mensch zu Mensch erfolgten, quasi Arm-an-Arm und mit freigelegten Venen,[435] nutzte Bogdanov eine Verdünnung mit Citrat- und Kochsalzlösung und suchte nach Wegen, die Gerinnung des Blutes aufzuhalten. Die Entwicklung der Blutkonserven brachte er damit voran. Bogdanov starb an einer Transfusionsreaktion, nachdem er versucht hatte, sich mit dem Blut eines Studenten zu verjüngen.[436] Das Gehirn des „Soziologen und Haematologen" landete im benachbarten Institut von Oskar Vogt, in der Elitegehirnsammlung.[437]

Was in dem Gebäude mit den drei utopischen Instituten mit Lenins Gehirn geschah, hat Oskar Vogt in seinem Moskauer Vortrag detailliert beschrieben und anschließend im wissenschaftlichen Publikationsorgan des Berliner Kaiser-Wilhelm-Instituts für Hirnforschung veröffentlicht. → Abb. 159 Lenins Untersuchung sei in drei Perioden verlaufen:

> „In der ersten, welche die Jahre 1925, 1926 und die erste Hälfte von 1927 umfaßt, wurde das Gehirn Lenins in eine lückenlose Paraffinserie zerlegt. Hierdurch ist dafür Gewähr geleistet, daß für Generationen gut konservierte Präparate dieses Gehirns der Forschung zur Verfügung stehen. […] Die zweite Periode umfaßt die zweite Hälfte des Jahres 1927. In dieser Zeit habe ich eine erste Überprüfung des Gehirns Lenins vorgenommen. Ich wurde dabei durch zahlreiche Mikrophotographien, welche von den Präparaten des Gehirns Lenins hier im Institut gemacht wurden, unterstützt. Ich fand in vielen Rindenfeldern Pyramidenzellen von einer sonst von mir nie beobachteten Größe, bzw. größte Pyramidenzellen in einer sonst von mir nie beobachteten Zahl."[438]

Zur Freude des anwesenden Volkskommissars bemühte sich Vogt, Lenins besonders große, besonders viele und besonders nah beieinanderliegende Pyramidenzellen im Verlauf seines Vortrags noch einmal plastisch und verständlich zu beschreiben. Er verglich Lenin mit einem Athleten, der „durch eine besonders stark entwickelte Muskulatur charakterisiert ist",[439] und fasste seine Begeisterung über Lenins Pyramidenzellen mit den Worten zusammen: „Aus allen diesen Gründen läßt unser hirnanatomischer Befund Lenin als einen Assoziationsathleten erkennen."[440] → Abb. 158

Vogts populäre Äußerung über Lenin wurde begeistert kolportiert. Mehr noch, der Forscher konnte seinen Bericht als gelungene Wissenschaftskommunikation betrachten, denn die Zeitungen schrieben nicht nur über Lenin, seine Forschungsmethode wurde ebenfalls ausführlich dargestellt. Auch politisch neutrale Blätter druckten die Bilder des Lenin äußerlich frappierend ähnelnden Hirnforschers Oskar Vogt. So fand der naturwissenschaftlich untermauerte Kult um Lenins Hirn auch im Westen ein breites Publikum. → Abb. 160

In Wort und Bild erklärte der Arzt Fritz Kahn (1888–1968) in den 1920er-Jahren einem breiten Publikum die Funktionen des menschlichen Körpers als das einer lebenden Maschine. „Der Mensch als Industriepalast" war Kahns bekanntestes Schaubild. Daher müssen seine Bücher immer wieder als Beispiele für das angeblich mechanistische Weltbild der Medizin herhalten. Tatsächlich verfolgte Kahn die Strategie eines Aufklärers, der die kulturellen und wissenschaftlichen Strömungen seiner Zeit mit didaktischem Geschick aufnahm,[441] bis ihn 1933 Nazi-Deutschland in eine lange Emigrations-Odyssee zwang. Oskar Vogts Vergleich der dichten, großen

433 Vöhringer, Margarete: Avantgarde und Psychotechnik. Wissenschaft, Kunst und Technik der Wahrnehmungsexperimente in der frühen Sowjetunion. Göttingen 2007. Karl Schlögel stellt auch die Einbalsamierung der Leiche Lenins in die Reihe der technischen Entwicklungen, die eine Überlegenheit der sowjetischen Wissenschaft hätten demonstrieren sollen. Sie könne daher kaum als insgeheime Fortführung des Reliquienkults der orthodoxen Kirche gelten. Schlögel, Karl: Das sowjetische Jahrhundert. Archäologie einer untergegangenen Welt. 4., durchges. Aufl., München 2018, S. 828 f.

434 Vöhringer, Avantgarde (2007), S. 192–200.

435 Die komplexe und bald wieder verlassene Methode wurde von dem Hamburger Arzt Franz Oehlecker entwickelt, vgl.: Oehlecker, Franz; Beck, Alfred; Hesse, Erich; Schilling, Viktor; Wildegans, Hans: Die Bluttransfusion. In: Kleinschmidt, Otto: Operative Chirurgie. 3. Aufl. Berlin 1948, S. 63–75.

436 Dem Studenten hatte Bogdanov sein Blut gespendet, um ihn mit seinen Antikörpern gegen Tuberkulose zu wappnen. Anders als sein Arzt überlebte der Student die Komplikationen, vgl.: Vöhringer, Avantgarde (2007), S. 182.

437 „Von diesen Gehirnen sind bisher die ersten 9 in Paraffin eingebettet und unter ihnen die beiden Hemisphären Bogdanoffs […]." Vogt, Bericht (1930), S. 112.

438 Ebd., S. 109–110.

439 Ebd., S. 110.

440 Ebd., S. 111.

441 Vgl.: Borck, Cornelius: Humanist und technischer Aufklärer. In: Debschitz, Uta von; Debschitz, Thilo von: Fritz Kahn – Man Machine / Maschine Mensch. Wien 2009, S. 8–19.

158

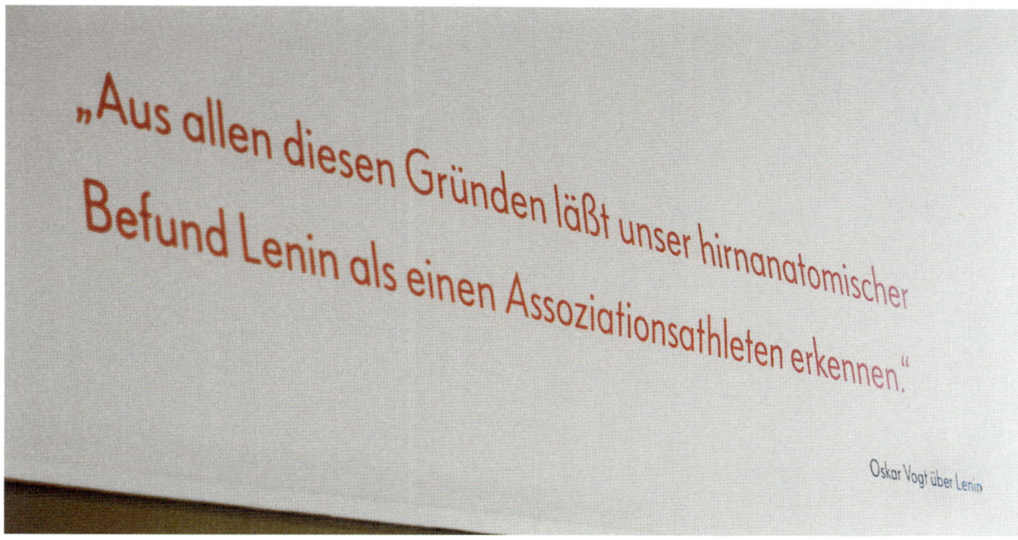

159

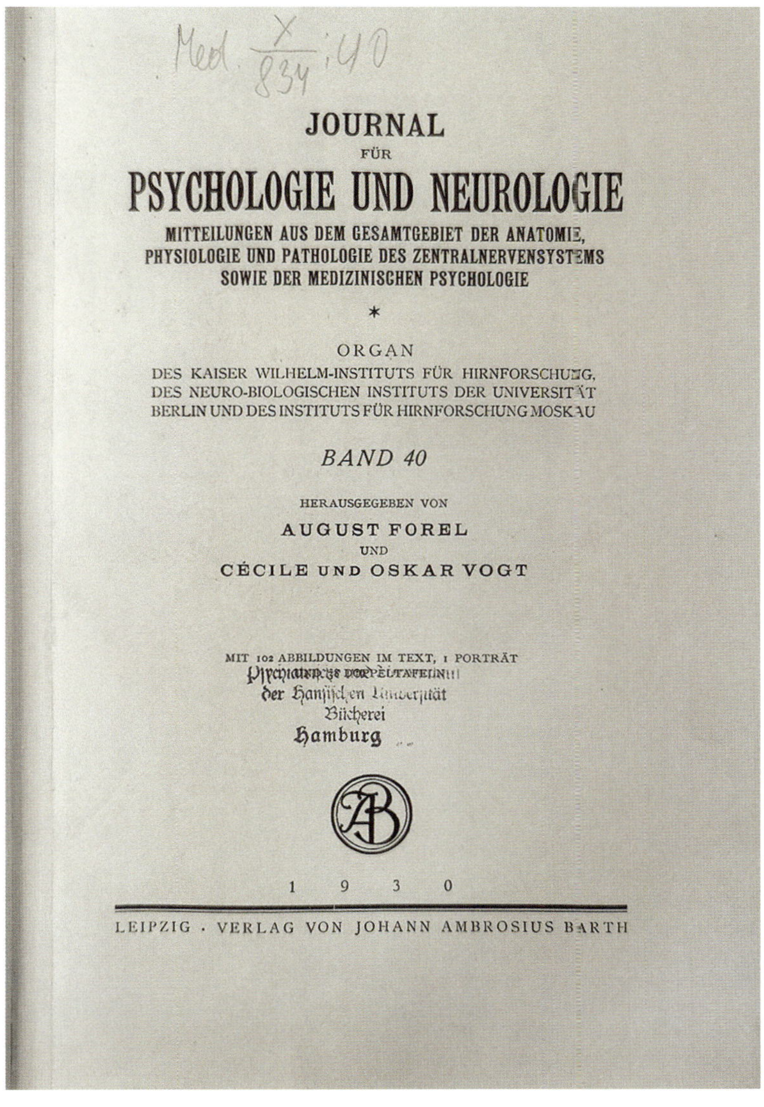
Med. X/834 : 40

JOURNAL
FÜR
PSYCHOLOGIE UND NEUROLOGIE
MITTEILUNGEN AUS DEM GESAMTGEBIET DER ANATOMIE,
PHYSIOLOGIE UND PATHOLOGIE DES ZENTRALNERVENSYSTEMS
SOWIE DER MEDIZINISCHEN PSYCHOLOGIE

*

ORGAN
DES KAISER WILHELM-INSTITUTS FÜR HIRNFORSCHUNG,
DES NEURO-BIOLOGISCHEN INSTITUTS DER UNIVERSITÄT
BERLIN UND DES INSTITUTS FÜR HIRNFORSCHUNG MOSKAU

BAND 40

HERAUSGEGEBEN VON
AUGUST FOREL
UND
CÉCILE UND OSKAR VOGT

MIT 102 ABBILDUNGEN IM TEXT, 1 PORTRÄT

Psychiatrische Klinik der Hansischen Universität Bücherei Hamburg

1 9 3 0

LEIPZIG · VERLAG VON JOHANN AMBROSIUS BARTH

Abb. 158
Vogts Zitat an der Wand des Ausstellungsraums, 2025.

Abb. 159
Titelseite des Zeitschriftenbands mit Vogts Bericht, 1930.

160

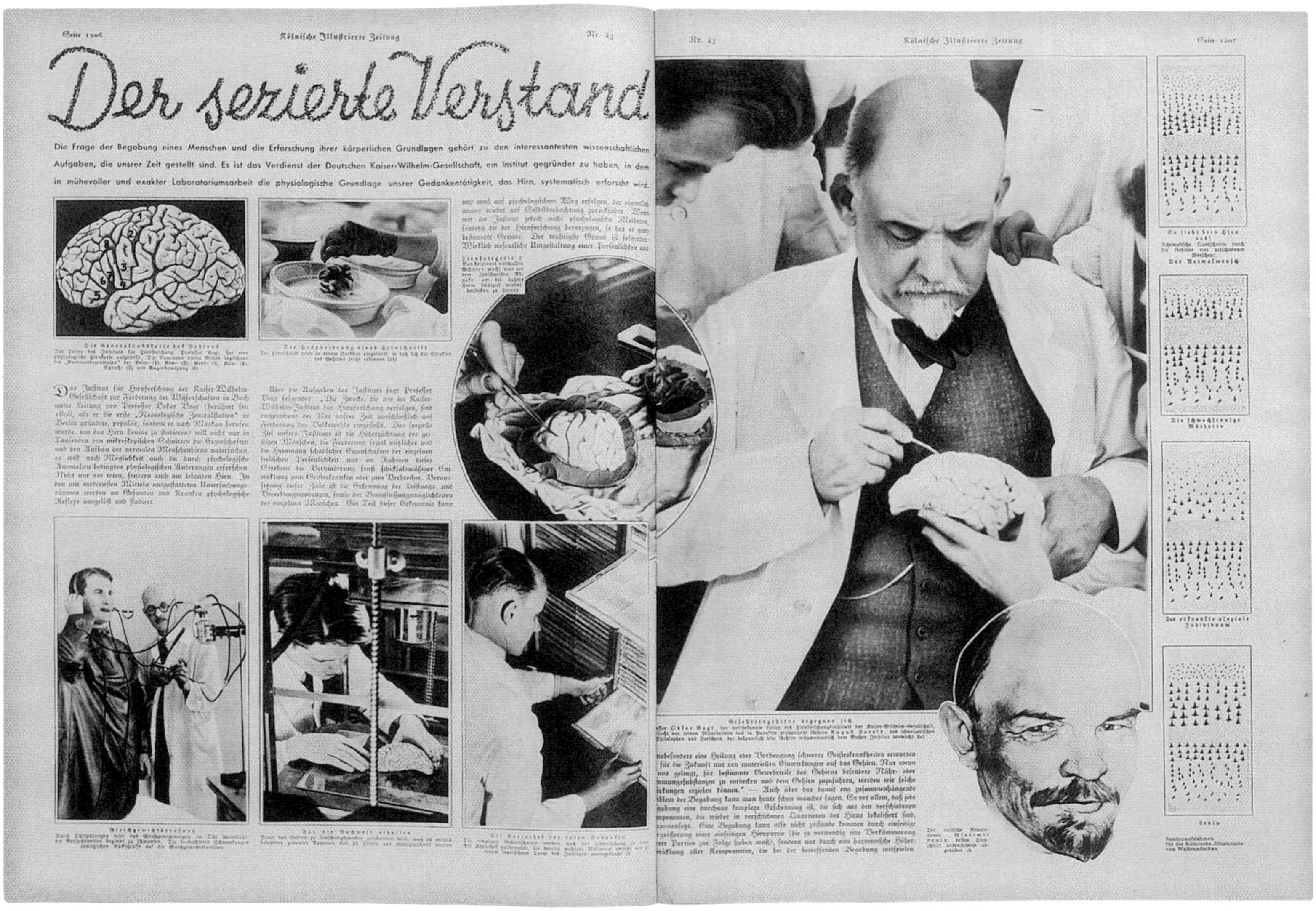

Seite 1206 Kölnische Illustrierte Zeitung Nr. 43

Der sezierte Verstand

Die Frage der Begabung eines Menschen und die Erforschung ihrer körperlichen Grundlagen gehört zu den interessantesten wissenschaftlichen Aufgaben, die unsrer Zeit gestellt sind. Es ist das Verdienst der Deutschen Kaiser-Wilhelm-Gesellschaft, ein Institut gegründet zu haben, in dem in mühevoller und exakter Laboratoriumsarbeit die physiologische Grundlage unsrer Gedankentätigkeit, das Hirn, systematisch erforscht wird.

Das Institut für Hirnforschung der Kaiser-Wilhelm-Gesellschaft zur Förderung der Wissenschaften in Buch unter Leitung von Professor Oskar Vogt (berühmt seit 1925, als er die erste „Neurologische Zentralstation" in Berlin gründete, populär, seitdem er nach Moskau berufen wurde, um das Hirn Lenins zu studieren) will nicht nur in Tausenden von mikroskopischen Schnitten die Eigenschaften und den Aufbau des normalen Menschenhirns untersuchen, es will nach Möglichkeit auch die durch psychologische Anomalien bedingten physiologischen Änderungen erforschen. Nicht nur am toten, sondern auch am lebenden Hirn. In den mit modernsten Mitteln ausgestatteten Untersuchungsräumen werden an Gesunden und Kranken psychologische Reflexe ausgelöst und studiert.

Über die Aufgaben des Instituts sagt Professor Vogt folgendes: „Die Zwecke, die wir im Kaiser-Wilhelm-Institut für Hirnforschung verfolgen, sind entsprechend der Not unsrer Zeit ausschließlich auf Förderung des Volkswohls eingestellt. Das spezielle Ziel unsres Instituts ist die Höherzüchtung des geistigen Menschen, die Förderung sozial nützlicher und die Hemmung schädlicher Eigenschaften der einzelnen seelischen Persönlichkeit und im Rahmen dieses Strebens die Verhinderung sonst schicksalsmäßiger Entwicklung zum Geisteskranken oder zum Verbrecher. Voraussetzung dieser Ziele ist die Erkennung der Leistungs- und Vererbungstendenzen, sowie der Beeinflussungsmöglichkeiten des einzelnen Menschen. Ein Teil dieser Erkenntnis kann und muß auf psychologischem Weg erfolgen, der eigentlich immer wieder auf Selbstbeobachtung zurückführt. Wenn wir im Institut jedoch nicht psychologische Methoden, sondern die der Hirnforschung bevorzugen, so hat es ganz bestimmte Gründe. Der wichtigste Grund ist folgender: Wirklich wesentliche Umgestaltung einer Persönlichkeit und insbesondere eine Heilung oder Verbeugung schwerer Geisteskrankheiten erwarten [...] für die Zukunft nur von materiellen Einwirkungen auf das Gehirn. Nur wenn [...] uns gelingt, für bestimmte Gewebeteile des Gehirns besondere Nähr- oder [...]mmungssubstanzen zu entdecken und dem Gehirn zuzuführen, werden wir solche [...]kungen erzielen können." — Auch über das damit eng zusammenhängende [...]blem der Begabung kann man heute schon manches sagen. So vor allem, daß jede [...]gabung eine durchaus komplexe Erscheinung ist, die sich aus den verschiedenen [...]mponenten, die wieder in verschiedenen Quartieren des Hirns lokalisiert sind, [...]ammensetzt. Eine Begabung kann also nicht zustande kommen durch einseitige [...]rgrößerung einer einseitigen Hirnpartie (die ja notwendig eine Verkümmerung [...]erer Partien zur Folge haben muß), sondern nur durch eine harmonische Höher[...]wicklung aller Komponenten, die bei der betreffenden Begabung mitspielen.

Abb. 160
Kölnische Illustrierte Zeitung, 24. Oktober 1931, mit einer Bildreportage über die Pyramidenzellforschung. Rechts: Oskar Vogt mit einem Gipsmodell des Gehirns seines drei Monate zuvor verstorbenen Kollegen August Forel. Rechts daneben präsentierte die Illustrierte vier mikroskopische Hirnschnitte, die sie (von oben nach unten) so erläuterte: „So sieht Dein Gehirn aus! Schematische Querschnitte durch die Gehirne dieser verschiedenen Menschen: Der Normalmensch. Die schwachsinnige Mörderin. Das erkrankte asoziale Individuum. Lenin."

Abb. 161, 162
Umschlag des populären Bandes von Fritz Kahn, darunter: S. 213 zeigt eine Gegenüberstellung mikrofotografischer Reproduktionen zweier Hirnschnitte, links: „Durchschnitt Typus“, rechts: „Lenin“. Die Bildunterschrift lautet: „Das Gehirn Lenins ist das erste Gehirn eines bedeutenden Menschen, das durch viele tausend Serienschnitte nach modernen Prinzipien untersucht wurde. Mit dem Durchschnittshirn verglichen, zeichnet es sich in den Assoziationssphären durch Größe und Zahl der Zellen und durch den Reichtum an Assoziationsfasern aus. (Präparate von Professor O. Vogt.)“

161

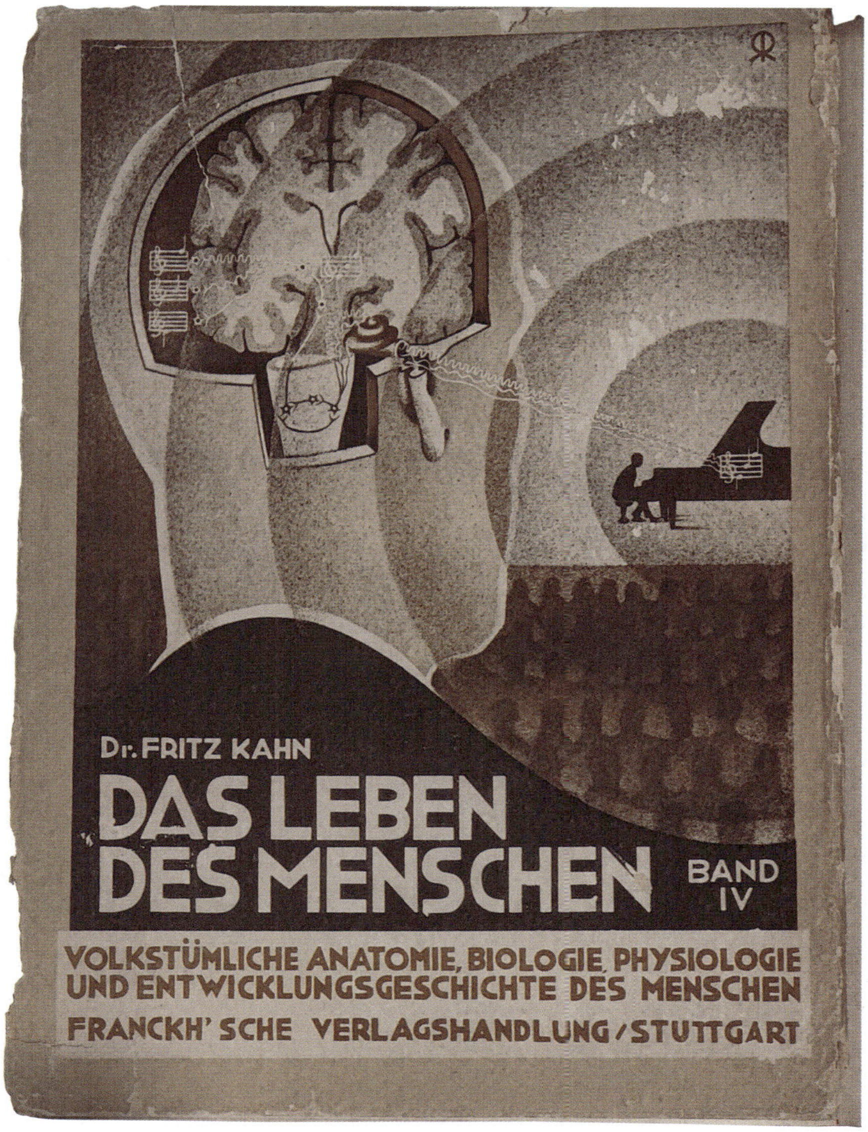

162

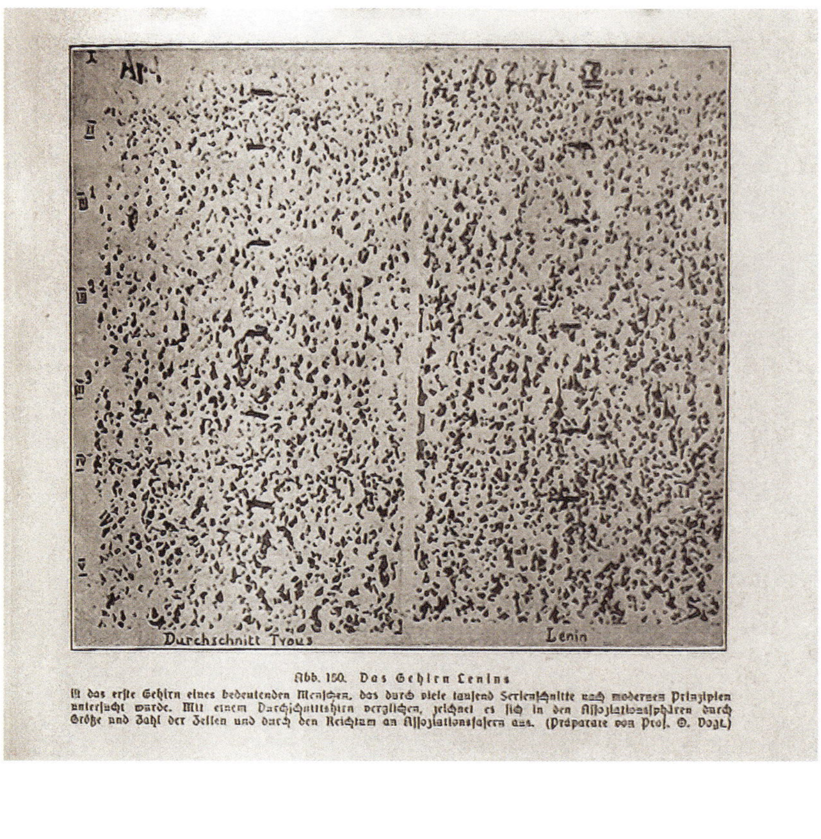

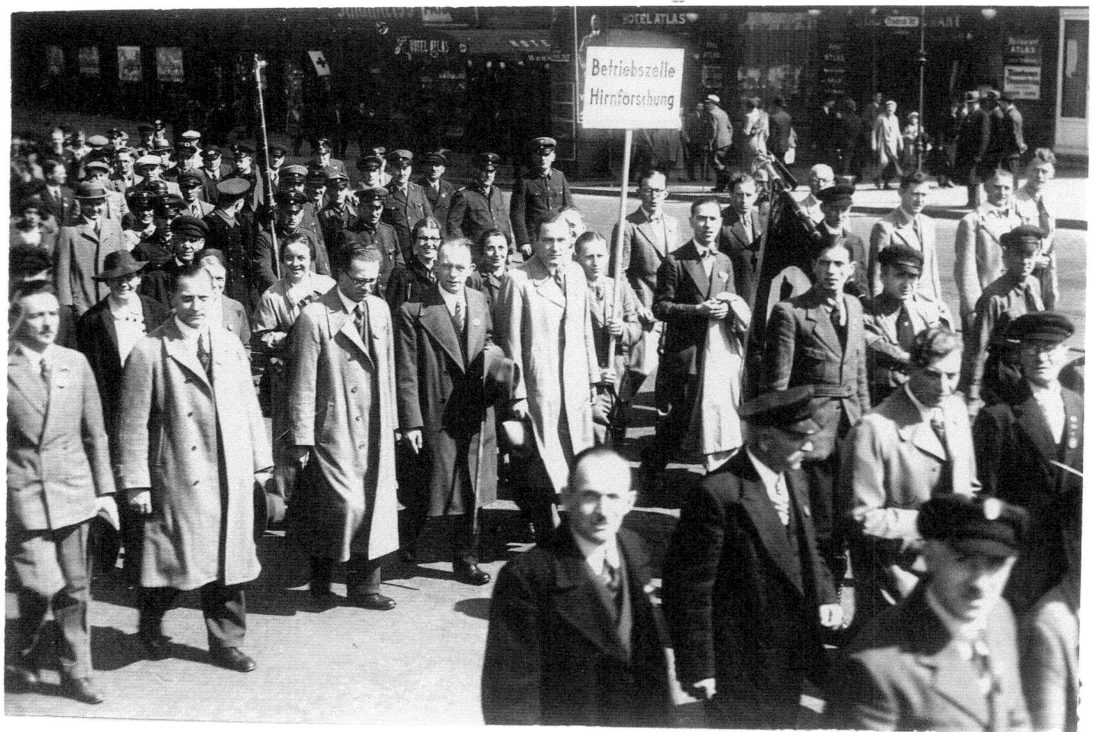

163

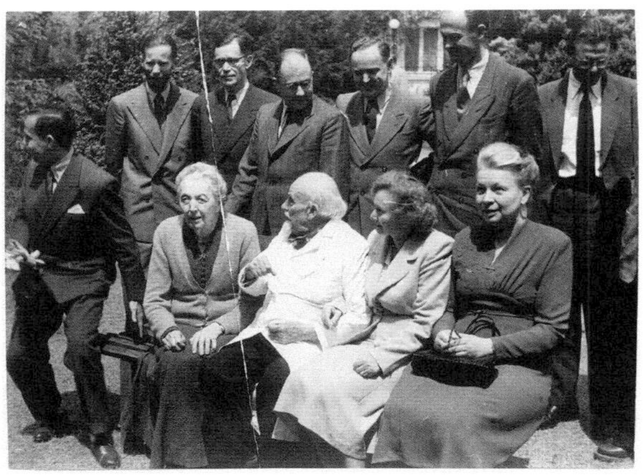

164

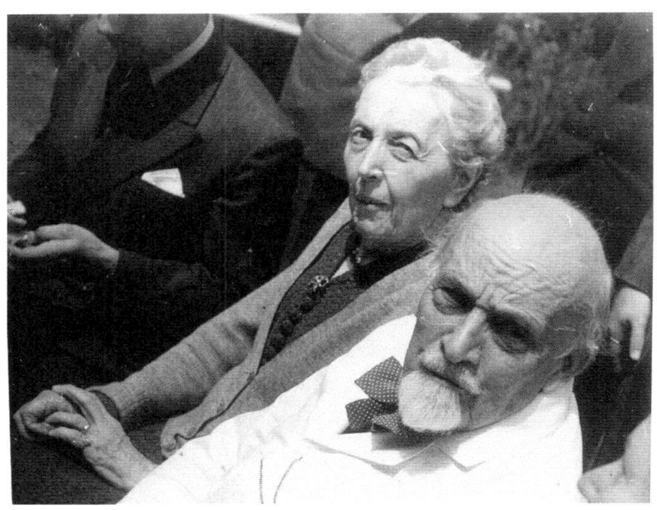

165

Abb. 163
Mitarbeiter des Kaiser-Wilhelm-Instituts für Hirnforschung nach der Entlassung von Cécile und Oskar Vogt auf einer Kundgebung zum „Tag der deutschen Arbeit“ auf der Berliner Friedrichstraße. In der NS-Zeit forschten Mitarbeiter:innen des Instituts an den Opfern der Krankenmorde in den psychiatrischen Anstalten und der „Kinderfachabteilungen“ sowie an Opfern tödlicher Menschenversuche, unter anderem im Konzentrationslager Dachau. Ganz links mit Schnurrbart, der von NS-Gnaden eingesetzte Nachfolger der Vogts, Hugo Spatz (1888–1968). Etwas abseits, rechts unter dem Schild „Betriebszelle Hirnforschung“, mit Brille und Fliege: Klaus-Joachim Zülch.

Abb. 164, 165
Skeptischer Blick auf die ehemaligen Kollegen, Cécile und Oskar Vogt bei einem Symposium in der frühen Nachkriegszeit, Fotos: Klaus-Joachim Zülch.

Pyramidenzellen in Lenins Hirn mit den Muskeln eines Athleten war so anschaulich, dass Kahn den Neurologen um eine Abbildung der Leninschen Großhirnrinde bat.[442] → Abb. 161, 162

Nüchtern betrachtet war Lenins Gehirn für Vogt Anschauungsobjekt zur Verdeutlichung seiner wissenschaftlichen Methode, was er in seiner Moskauer Ansprache offenlegte:

> „Meine Befunde hatten gezeigt, daß die Cytoarchitektonik durchaus in der Lage ist, anatomisch-physiologische Beiträge zur Persönlichkeit Lenins zu liefern. Es galt nun, die Detailarbeit aufzunehmen. Was bezweckt diese? Sie soll nicht nur die Architektonik der mehr als 200 Rindenfelder und aller subkortikalen Zellmassen eingehend analysieren und so die architektonischen Besonderheiten des Lenin'schen Gehirns in allen Einzelheiten erfassen, sondern auch diese Besonderheiten zu den außergewöhnlichen Leistungen des Lenin'schen Gehirns in Beziehung bringen. Und sie soll noch ein weiteres: sie soll versuchen, auch materielle Grundlagen für die rassenmäßigen Besonderheiten der Lenin'schen Persönlichkeit aufzudecken."[443]

Vogts Forschungsagenda zur Klassifizierung der Zellarchitektur des menschlichen Gehirns ging eine Symbiose mit dem zunehmend populären Forschungsfeld der deutschen Medizin ein: der Rassenkunde. Vogt stellte klar: „Die Materialsammlung betrifft einerseits Elitegehirne und andererseits Gehirne der verschiedenen Rassen der Sowjetunion".[444] Wie wertend und in Kategorien denkend Vogts System war, belegt auch sein Versuch, von Zellarchitekturen Hinweise auf eine „Neigung" zu Verbrechen oder zu geistiger Behinderung abzuleiten. Hatten Rassenanthropologen zuvor versucht, „Rassen" anhand von Schädelkonturen zu definieren, richtete sich die Forschung in den 1920er-Jahren – wie das Beispiel Vogts zeigt – darauf, auf zellulärer Ebene Merkmale für Menschenrassen zu identifizieren.[445]

Doch gab es unterschiedliche Vorstellungen innerhalb der inzwischen zur Leitwissenschaft lancierten Rassenkunde. Nicht alle glaubten an die Hierarchie „überlegener" und „unterlegener Rassen". Die Vogts gehörten bedingt dazu. Den Rassebegriff nutzten sie in Reaktion auf den Rassenantisemitismus der Nationalsozialisten ab 1933 nicht mehr.[446] Dem eugenischen „Ideal" einer Menschenzucht höherwertiger Individuen dienten sie sich weiterhin an.[447] Ihre Distanz gegenüber dem Nationalsozialismus führte dazu, dass sie 1937 das von ihnen aufgebaute Kaiser-Wilhelm-Institut für Hirnforschung verlassen mussten. Viele der in Berlin-Buch verbliebenen Kolleginnen und Kollegen → Abb. 163 forschten in den folgenden Jahren an den Gehirnen ermordeter Patientinnen und Patienten und der Opfer tödlicher Menschenversuche.

Den Nazis entschieden abgeneigt, wegen der Förderung einer jüdischen Kollegin denunziert und aufgrund der Lenin-Forschung als Kommunisten vorgeführt,[448] zogen die Vogts 1937 in den Schwarzwald, wo sie, gefördert von der Familie Krupp, erneut ein privates Hirnforschungszentrum aufbauten. Fotos aus der frühen Nachkriegszeit zeigen ein Zusammentreffen Cécile und Oskar Vogts mit ihren ehemaligen Berliner Kolleginnen und Kollegen. Gertrud Soeken (1897–1978) → Abb. 164 (auf der Bank ganz rechts) war einerseits Gausachbearbeiterin für Rassenpolitik und andererseits Kontaktperson zwischen dem Berliner Kaiser-Wilhelm-Institut für Hirnforschung

442 Fritz Kahn: Das Leben des Menschen. Eine volkstümliche Anatomie, Biologie, Physiologie und Entwicklungsgeschichte des Menschen. Band 4. Kosmos, Gesellschaft der Naturfreunde, Franck'sche Verlagsbuchhandlung,. Stuttgart 1929.

443 Vogt, Bericht (1930), S. 111.

444 Ebd.

445 Tiefpunkt der zellulären Rassenforschung in Deutschland waren 1944 die verbrecherischen Untersuchungen zu „spezifischen Eiweißkörpern" im Blut an den Kaiser-Wilhelm-Instituten für Biochemie und Anthropologie. Über die von der DFG geförderte Forschung Alfred Butenandts, Otmar Freiherr von Verschuers und Josef Mengeles schrieben zuerst: Baader, Gerhard: Medizinische Menschenversuche im Nationalsozialismus. In: Helmchen, Hanfried; Winau, Rolf (Hg.): Versuche mit Menschen in Medizin, Humanwissenschaft und Politik. Berlin 1986, S. 42–83, hier S. 68 f., und Müller-Hill, Benno: Tödliche Wissenschaft. Die Aussonderung von Juden, Zigeunern und Geisteskranken, 1933–1945. Berlin 1989, S. 72–74.

446 „So leicht also die Frage mit Ja zu beantworten ist, ob am Kaiser-Wilhelm-Institut für Hirnforschung unter Cécile und Oskar Vogt Rassenforschung betrieben wurde, so schwierig ist es jedoch zu klären, was in diesem Falle und wann unter Rassenforschung verstanden wurde …", schrieb: Satzinger, Helga: Krankheiten als Rassen. Politische und wissenschaftliche Dimensionen eines biomedizinischen Forschungsprogramms von Cécile und Oskar Vogt zwischen Tiflis und Berlin (1919–1939). In: Medizinhistorisches Journal 37 (2003), S. 301–350, hier S. 302.

447 Dass in der Geschichte des Kaiser-Wilhelm-Instituts „langfristige Kontinuitätslinien zum Krankenmord hinführen, die sich weit – auch über die Epochenzäsur von 1933 hinweg – in die Ära Oskar Vogts zurückverfolgen lassen", rekonstruierte: Schmuhl, Hans Walter: Hirnforschung und Krankenmord. Das Kaiser-Wilhelm-Institut für Hirnforschung 1937–1945. In: Vierteljahrshefte für Zeitgeschichte 50 (2002), S. 559–609, hier S. 561. Auf die Kontinuität der Hirnforschung bis in die Anfänge der Max-Planck-Gesellschaft wiesen hin: Weindling, Paul; Hohendorf, Gerrit; Hüntelmann Axel C.; Kindel, Jasmin; Kinzelbach, Annemarie; Loewenau, Aleksandra; Neuner Stephanie, Palacz, Michał Adam; Zingler, Marion; Czech, Herwig: The problematic legacy of victim specimens from the Nazi era. Identifying the persons behind the specimens at the Max Planck Institutes for Brain Research and of Psychiatry. In: Journal of the History of the Neurosciences 32 (2023) 2, S. 218–239.

448 Über den im SS-Kampfblatt Schwarzes Korps erschienenen Artikel „Was hatte Lenin eigentlich im Kopf?", der Vogts Moskauer Tätigkeit angriff, vgl.: Satzinger, Helga: Die Geschichte der genetisch orientierten Hirnforschung von Cécile und Oskar Vogt (1875–1962, 1870–1959) in der Zeit von 1895 bis ca. 1927. Stuttgart 1998, S. 270 f. Die jüdische Kollegin hieß Estera Tenenbaum (1904–1963), vgl.: Vogt, Annette. Von Warschau nach Berlin, von Berlin nach Jerusalem – das Schicksal der Biologin Estera Tenenbaum. In: Schulz, Jörg (Hg.): Fokus Biologiegeschichte. Zum 80. Geburtstag der Biologiehistorikerin Ilse Jahn. Berlin 2002, S. 65–88.

und dem Ausweichinstitut der Vogts im Schwarzwald.[449] Auch diese Fotografien →Abb. 164, 165 stammen von Klaus-Joachim Zülch. Dessen Album überließ die in der Aufarbeitung auch der Biografie ihres Vaters engagierte Hamburger Architektin und Denkmalrätin Anna Katharina Zülch dem Medizinhistorischen Museum Hamburg.

Epilog

Übersinnlichkeit und Fortschrittsorientierung waren als Elemente des Lenin-Kults lange etabliert, als der deutsche Künstler John Heartfield die konträren Aspekte in einer Momentaufnahme zusammenmontierte. Noch 1917 hatte er in deutschen Trickfilmstudios mit Stop-Motion-animierten Gliederpuppen für den Kaiser agitiert.[450] In den 1920er-Jahren prägte er mit beißend satirischen Collagen die Zeitungen und Buchcover des Münzenberg-Konzerns. Bald wollte ihn sein sozialistischer Verleger auch in Russland einsetzen. Heartfield sollte positive Propagandabilder liefern.[451] Seine bekannteste Fotomontage aus der Zeit dieses Moskau-Aufenthalts rezipiert den Totenkult: Ein geisterhaft durchsichtiges Lenin-Denkmal mit übergroßer weisender Hand schwebt als Schatten über einem Neubauviertel. Künstlerkolleg:innen debattierten, ob dem Satiriker Heartfield die Überhöhung gelungen sei. →Abb. 166

Der US-amerikanische Filmemacher Rick Minnich dokumentierte Mitte der 1990er-Jahre in einem 16-mm-Film eine Suche nach Lenin-Denkmälern in Osteuropa, die er für einen Bildband ablichten sollte. Doch er fand kaum noch welche. Höhepunkt des Films ist eine Szene, in der Minnich aus dem märkischen Sandboden in der Seddiner Heide südwestlich von Berlin den Kopf der Lenin-Statue von Nikolai Tomski exhumiert. →Abb. 167 Dessen gigantisches Denkmal am Ostberliner Leninplatz war 1991 dem Bildersturm der frühen Nachwendejahre zum Opfer gefallen und vergraben worden. Heute liegt der Kopf in der Zitadelle Spandau.

449 Schwoch, Rebecca: „Ich glaube, damals immer eine einwandfreie Haltung gehabt zu haben." Die Kinderärztin und Neurologin Gertrud Soeken und der Nationalsozialismus. In: Medizinhistorisches Journal 41 (2006), S. 315–353, hier S. 332 f.

450 Siehe: Goergen, Jeanpaul: „Soldaten-Lieder" und „Zeichnende Hand". Propagandafilme von John Heartfield und George Grosz im Auftrag des Auswärtigen Amtes 1917/18. In: Kessler, Frank; Lenk, Sabine; Loiperdinger, Martin: Oskar Messter. Erfinder und Geschäftsmann. Basel 1995, S. 129–142.

451 Vgl. die noch auf persönliche Begegnungen mit Heartfield und Debatten mit dessen Bruder Wieland Herzfelde gestützte Veröffentlichung von: Coles, Anthony: John Heartfield. Ein politisches Leben. Köln 2014, S. 300.

166

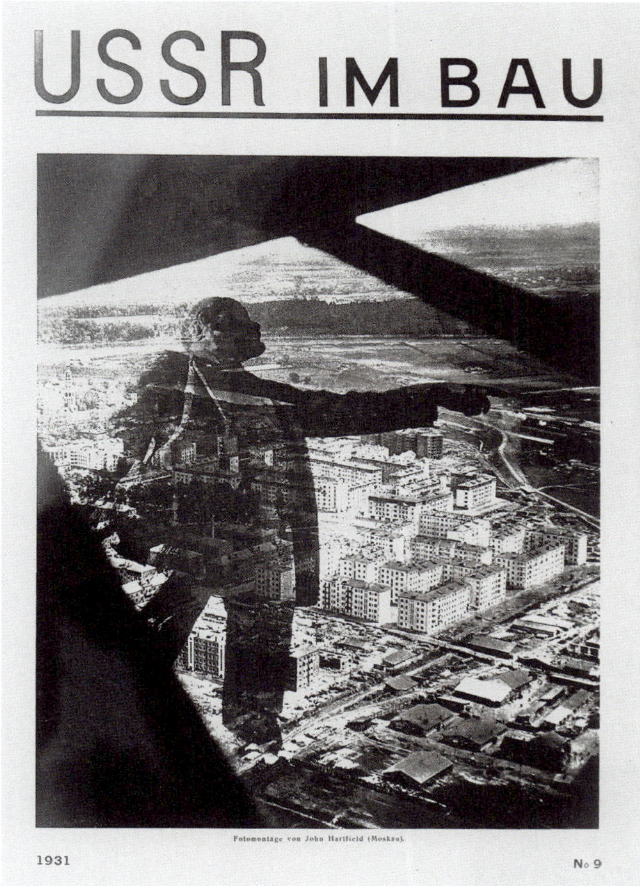

168

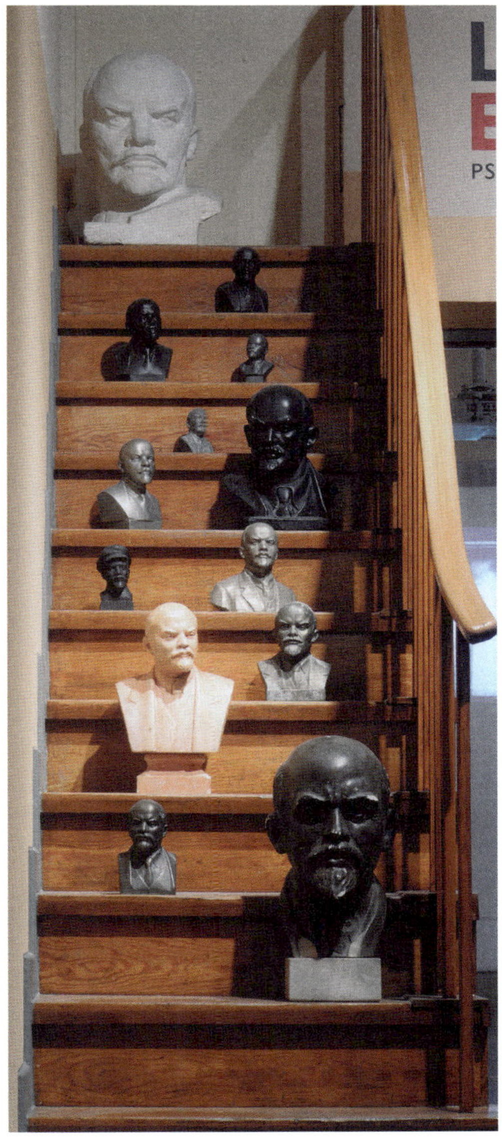

167

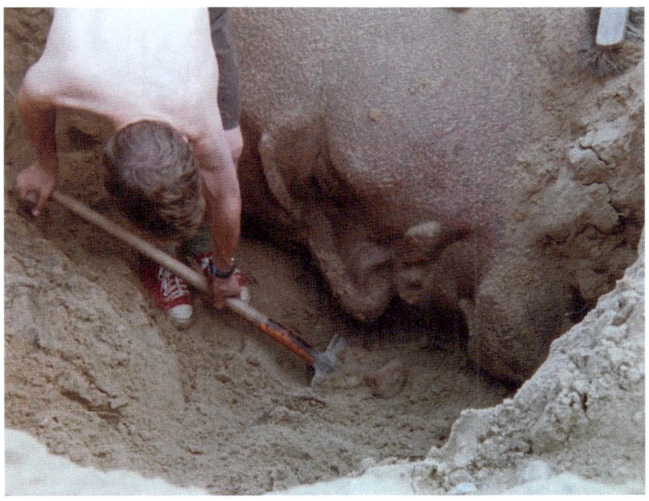

Abb. 166
Schattengeist. John Heartfield: Titelblatt der Zeitschrift USSR im Bau 9. Vereinigung der Staatsverlage RSFR 1931. © The Heartfield Community of Heirs, VG Bild-Kunst, Bonn 2026.

Abb. 167
Ausgrabung eines Lenin-Kopfs in Berlin. Rick Minnich: The Book of Lenins, 24 min, USA/D 1996. Den ganzen Film gibt es unter diesem Link zu sehen: thebookoflenins.vhx.tv [30.11.2025].

Abb. 168
Lenin-Büsten, S. K. Gevorkyan, P. Yatsyno, A. A. Murzin, Proveria-Monumentalskulpturfabrik Leningrad und weitere, 1930–1985. Gips, Kunststoff, Steingut, Spritzguss.

Totenkult und antisowjetische Propaganda im Nationalsozialismus

169

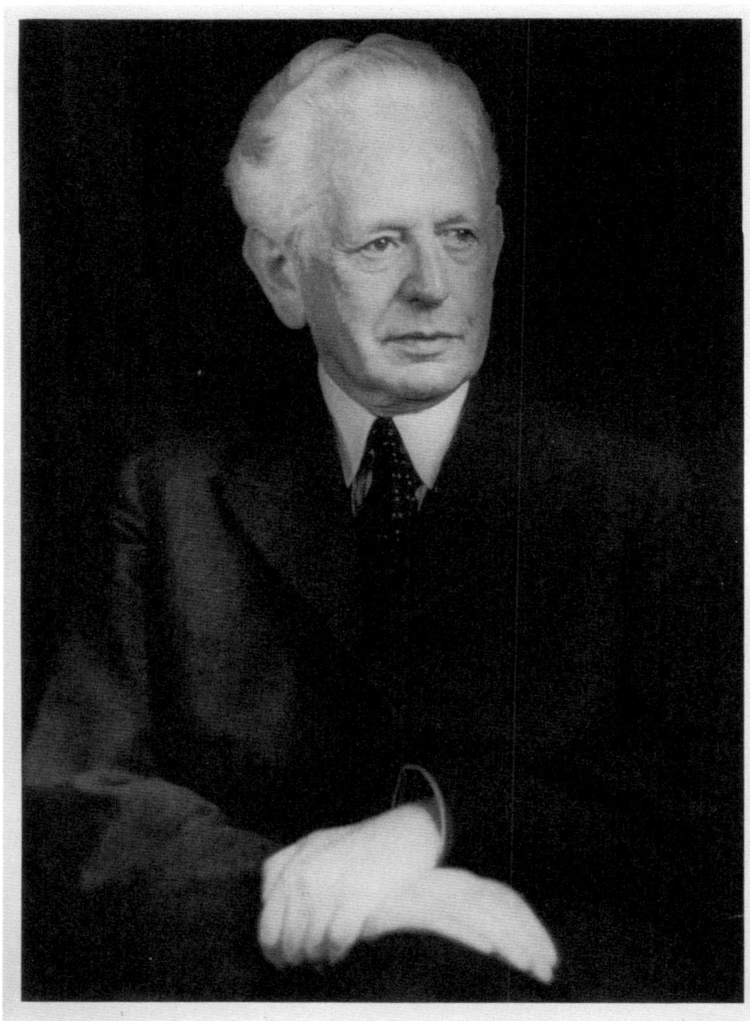

Abb. 169
Ernst Cassirer, Mitte der 1920er-Jahre auf Betreiben Aby Warburgs in Hamburg gehalten, verließ 1933 als erster Wissenschaftler die Universität, der er einst als Rektor gedient hatte. Ein spätes Portrait aus dem Besitz seines Enkels Peter Cassirer. Arbeitsstelle für Universitätsgeschichte der Universität Hamburg.

„Myths of death are told everywhere"
Ernst Cassirer[452]

In einer Ausstellung, die sich mit sowjetischer Propaganda in den 1920er-Jahren befasst, dient der Blick auf die NS-Diktatur einer Differenzierung. Mit dem Lenin-Kult in der Sowjetunion ist der Totenkult des Nationalsozialismus schon deshalb nicht vergleichbar, weil es keinen verstorbenen Herrscher gab, um den er hätte kreisen können. Dennoch kam, mit gänzlich anderen Mitteln als in der Sowjetunion, Totenkult im Nationalsozialismus als ein prägendes Element der Propaganda zum Einsatz. Im Mittelpunkt stand der Heldentod des Einzelnen für die Ideale einer „Volksgemeinschaft". Neben militärischen Heldenehrungen, deren Rituale teilweise aus der Kaiserzeit übernommen wurden, orientierte sich die Strategie vermeintlich an antiken Vorbildern und christlichen Märtyrern. Am Ende geht dieser Beitrag kurz auf die antisowjetische Propaganda in einer Wanderausstellung ein, die Medienberichte der Zeit zur angeblich erfolgreichsten Ausstellung hochjubelten, die Hamburg je gesehen habe.

Nationalsozialistischer Totenkult

Ernst Cassirer → Abb. 169 hat in seinem letzten Buch, „Myth of the State", die philosophischen Vordenker totalitärer Regime daraufhin abgeklopft, auf welche Mythen sie sich berufen. Ein erfrischender Ansatz, desavouiert er doch wie nebenbei die von ihnen jeweils favorisierten Kultobjekte. Hubert Spencer beispielsweise, Ideengeber des Sozialdarwinismus, behauptete, die erste und wichtigste Quelle aller Religion sei die Verehrung der Vorfahren gewesen. Der früheste Kult habe nicht etwa Naturkräften, sondern Totenehrungen gegolten.[453] Cassirers Anfang 1945 abgeschlossenes Buch, dessen Kapitel über die Sprache vom Indogermanischen bis zum Nazi-Deutsch reicht,[454] endet mit einer Analyse aktueller politischer Mythen. Mythen, schreibt Cassirer, seien stets als Ergebnis unbewusster Aktivitäten und als ungebundene Produkte der Imagination beschrieben worden. „Nun aber finden wir nach Plan gemachte Mythen. Die neuen politischen Mythen wachsen nicht in Freiheit auf, sie sind nicht die Früchte ausschweifender Imagination, sie sind künstliche Dinge, hergestellt von sehr geschickten und raffinierten Spezialisten." Das 20. Jahrhundert habe neue Technologien ausgebildet und „daher können Mythen zum selben Zweck und zu denselben Zielen hergestellt werden wie jede andere moderne Waffe, wie Maschinengewehre oder Flugzeuge."[455]

Unter jenen, die das politische Denken in Nazideutschland zwar nicht direkt hervorgebracht, aber doch unterminiert haben, was sich seinem Aufstieg hätte entgegen stellen können, nannte Cassirer explizit Oswald Spengler (1880–1936) und Martin Heidegger (1889–1976). Spengler hatte in seinem *Untergang des Abendlandes*, erschienen genau zum „Zusammenbruch" Ende des Ersten Weltkriegs, mit seiner Erzählung über die Auflösung des Römischen Reichs eine mächtige Degenerationsmetapher popularisiert. Heidegger gab ab Mitte der 1920er-Jahre die Grundstimmung vor. Mit seiner Formel „Alles Sein ist Sein zum Tode" erklärte der Freiburger Philosoph das physische Ende des Lebens zum Ziel aller Existenz. Cassirer erinnerte daran, dass solch eine Form der Existenzphilosophie weder Ziele setze, noch Wahrheiten suche. Zwanzig Jahre vor Adornos *Jargon der Eigentlichkeit* spottete Cassirer über die Formulierungen, mit denen Heidegger die Ausweglosigkeit des menschlichen Seins beschrieben hatte: Wer nur Aufgrund von *Geworfenheit* in der Welt ist, finde keine Motivation, in einen als unausweichlich aufgefassten *Fluss des „Jetzt"*, in den *Lauf der Zeit* einzugreifen.[456]

Heldentypus Ermordeter

Der Nationalsozialismus nutzte die Narration vom Niedergang. Bedroht sei ein durch Blut und Abstammung definiertes Volk. Zu ihrem charakteristischen Ritual erkor die Bewegung die Totenehrung. Erleichtert wurde ihr das durch das wenig koordinierte Gedenken an die Toten des Ersten Weltkriegs. Gerade die markantesten Gedenkstätten entstanden nicht nach offizieller Planung durch die Institutionen der Weimarer Republik. Nationalistische Vereinigungen übernahmen die Initiative. Sie prägten Inhalt und Gestaltung. Heute gelten Totenburgen als Inbegriff nationalsozialistischer Kriegerdenkmäler.

452 Cassirer, Ernst: Myth of the State. New York 1946, S. 48.
453 Ebd., S. 21.
454 Cassirer zitiert den Band: Pachter, Henry Maximilian; Hellman, Bertha; Paechter, Hedwig; Paetel, Karl O.: Nazi-Deutsch. A glossary of contemporary German usage. With appendices on government, military and economic institutions. New York 1944. Mit dem Ziel, die aufgeführten Begriffe allenfalls satirisch zu verwenden, nutzte auch das deutschsprachige Team der BBC dieses Glossar (für den Hinweis danke ich Lilli Jacobi (1912–1999), verw. Demel, geb. Durra). 1947 veröffentlichte der Romanist Viktor Klemperer seine Lingua Tertii Imperii.
455 Eigene Übersetzung, im Original: "Myth has always been described as the result of an unconscious activity and as a free product of imagination. But here we find myth made according to plan. The new political myths do not grow up freely; they are not wild fruits of an exuberant imagination. They are artificial things fabricated by very skillful and cunning artisans. It has been reserved for the twentieth century, our own great technical age, to develop a new technique of myth. Henceforth myths can be manufactured in the same sense and according to the same methods as any other modern weapon as machine guns or airplanes." Cassirer, Myth/State (1946), S. 282.
456 Cassirer: Myth/State (1946), S. 293 [Heidegger-Neologismen kursiv gesetzt]. Cassirer schließt an: „Geworfenheit of man, one of his principal characters, have given up all hopes of an active share in the construction and reconstruction of man's cultural life. Such philosophy renounces its own fundamental theoretical and ethical ideals. It can be used, then, as a pliable instrument in the hands of the political leaders."

Der Prototyp eines solchen „Racheschwur-Denkmals“[457] allerdings, das martialische Tannenberg-Denkmal, wurde schon 1924 von republikfeindlichen Gruppen initiiert. 1927 schließlich wurden die sieben Wehrtürme vom Reichspräsidenten eingeweiht und damit zum offiziellen Gedenkort. Aus den vielen Synergien mit nationalistischen Strömungen der Zwischenkriegszeit kristallisierte sich für die Nationalsozialisten die Ehrung eines Opfertypus als besonders geeignet heraus: der Heldentypus des Ermordeten. Straßenkämpfende SS- und SA-Männer, die Hitlerputschisten vom November 1923 und viele weitere in mehr oder weniger politischen Zusammenhängen gewaltsam zu Tode gekommene NSDAP-Mitglieder wurden zu „Blutzeugen der Bewegung“[458] erhoben.

Der erste dieser Heldentoten wurde zugleich als Nationalsozialist und als christlicher Märtyrer inszeniert: Zur Beisetzung des Freikorpskämpfers und Ruhrkampf-Terroristen Albert Leo Schlageter (1894–1923) redete erst Hitler, dann ein katholischer Bischof.[459] Nach einem Attentat auf eine Eisenbahnbrücke war Schlageter von der französischen Besatzungsmacht 1923 zum Tode verurteilt worden. Schlageters über viele Etappen verlaufender Trauerzug und seine von mehreren tausend Anhängern gesäumte Beisetzung stehen in scharfem Kontrast zu der Beerdigung des ein Jahr zuvor von Angehörigen eben dieses Freikorpsmilieus ermordeten Außenministers Walther Rathenau (1867–1922). Er war nach einer schlichten Trauerfeier im Reichstag „in aller Stille im engsten Familienkreis“ beigesetzt worden.[460]

Für Schlageter errichteten antidemokratische Gruppen im Jahr 1931 ein rund 30 Meter hohes Kreuz am Ort seiner Hinrichtung auf der Golzheimer Heide bei Düsseldorf. Das NS-Regime erhob es 1934 zum Nationaldenkmal[461] und Schlageter stieg zu einer „nationalistischen Erlöserfigur“ auf.[462] → Abb. 170

Ähnliche Verehrung genoss Horst Wessel (1907–1930). Nach Schlageter wurde (in Düsseldorf) eine noble Muster-Neubausiedlung benannt (Schlagetersiedlung), nach Wessel ein ganzer Stadtteil. Der dichtende SA-Mann Wessel starb nach einer Schießerei. Den Nationalsozialisten galt er als bedeutender Künstler. Sein Horst-Wessel-Lied mit der doppeldeutigen Zeile „Kam[e]raden, die Rotfront und Reaktion erschossen, marschier[e]n im Geiste mit“ war ihre Hymne. Bertolt Brecht spottete: „Bei der Suche nach einem Helden, der wirklich paßt, so daß man, an ihn denkend, sogleich an die Bewegung, und an die Bewegung denkend, sogleich an ihn denken mußte, entschied sich die nationalsozialistische Bewegung, sicher nach langem Schwanken, für einen Zuhälter.“[463] Die Berliner Klinik, in der er gestorben war, wurde im Oktober 1933 in Horst-Wessel-Krankenhaus umbenannt, sein Sterbezimmer zur Gedenkstätte erklärt. → Abb. 171 Ab 1936 hieß schließlich der gesamte Berliner Bezirk mit 350.000 Einwohnern Horst-Wessel-Stadt.

Als Inszenierung des NS-Totenkults muss nicht zuletzt auch die Orchestrierung der Ereignisse um den 9. November 1938 gelten. An dem Tag begann mit brennenden Synagogen, Angriffen auf Firmen und Geschäfte und einer Verhaftungswelle eine neue Eskalationsstufe der Judenverfolgung. Die heute bekannten Bilder der als „Kristallnacht“ verharmlosten Pogrome, wurden in den Hamburger Zeitungen nicht gezeigt. Zu sehen waren stattdessen Fotografien von Totenehrungen und Trauerzügen. Der 9. November 1938 begann in Hamburg mit einen „Gedenken an die Toten der Bewegung“ an der Ehrengruft der NSDAP auf dem Ohlsdorfer Friedhof. Es folgten zahlreiche weitere Ehrenwachen und Kranzniederlegungen im Stadtgebiet. Lange war geplant gewesen, den Gewaltausbruch zur Enteignung und weiteren Entrechtung der jüdischen Bevölkerung in den Kontext der Totenehrungen zum 15. Jahrestag des Marschs auf die Münchener Feldherrnhalle zu stellen. Der 9. November stand als nationaler Gedenktag in ausnahmslos jedem deutschen Kalender. Im Vorjahr, am 8. November 1937, war in München die Wanderausstellung „Der ewige Jude“ erstmals eröffnet worden. Nun, am 11. November 1938, erfolgte die Vernissage in Berlin. 1938 kam dem Konzept, Totengedenken mit „Volkszorn“ zu verbinden, das Attentat auf den deutschen Diplomaten Ernst vom Rath zupass, der genau am 15. Jahrestag des Hitlerputsches in Paris an seinen Verletzungen starb. Rasch wurde die Berichterstattung darauf abgestimmt, sodass nicht das von SA, SS und weiteren Parteigenossen begossene Hitler-Putsch-Jubiläum, sondern der tote Diplomat als Ursache für den „Volkszorn“ gelten konnte. So wie am folgenden Tag in der Bergedorfer Zeitung, sollte überall im Reich nachträglich eine Verbindung mit dem Pariser Attentat konstruiert werden. → Abb. 173

Im Hamburger Parteiorgan Tageblatt waren die brennenden Synagogen nicht einmal Thema, die Formulierung lautete, in „spontanen Demonstrationen“ sei „Vergeltung geübt“ worden. → Abb. 174 Eingeleitet wurde der Artikel, verfasst von der „Berliner Schriftleitung“ mit dem Satz: „Während die sterbliche Hülle unseres gemordeten PG [Parteigenossen] vom Rath ihren letzten Weg in die Heimat antrat, hat die nationalsozialistische Volksführung

457 Das Reichsehrenmal. In: Hamburger Echo, 20. Juli 1926, S. 1.
458 Bis 1938 galt der Begriff überwiegend den Hitlerputschisten, ab Kriegsbeginn kam er seltener und immer unspezifischer zum Einsatz.
459 Zum Architekten des Schlageter-Kults, Walter von Medem, vgl.: Osten, Philipp: Kampf dem System. In: Konkret (2012), Heft 7, S. 36–37.
460 Zitiert aus einer 14-Zeilen-Notiz im Hamburger Echo, 27.6.1922, S. 2.
461 Vgl.: Knauff, Michael: Das Schlageter-Nationaldenkmal auf der Golzheimer Heide in Düsseldorf. In: Geschichte im Westen 2 (1995), S. 168–191, hier S. 183.
462 Zwicker, Stefan: „Nationale Märtyrer“: Albert Leo Schlageter und Julius Fucik. Heldenkult, Propaganda und Erinnerungskultur. Paderborn 2006, S. 32–140, zur Vermittlerrolle des Katholizismus hier S. 115.
463 Brecht, Bertolt: Gesammelte Werke. Frankfurt/M. 1967, Band 20, S. 209.

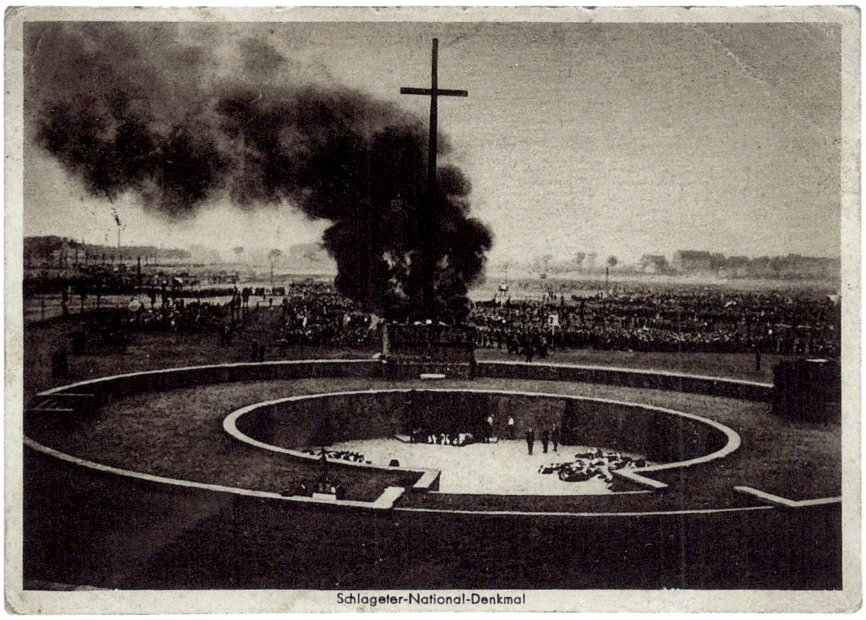

170

171

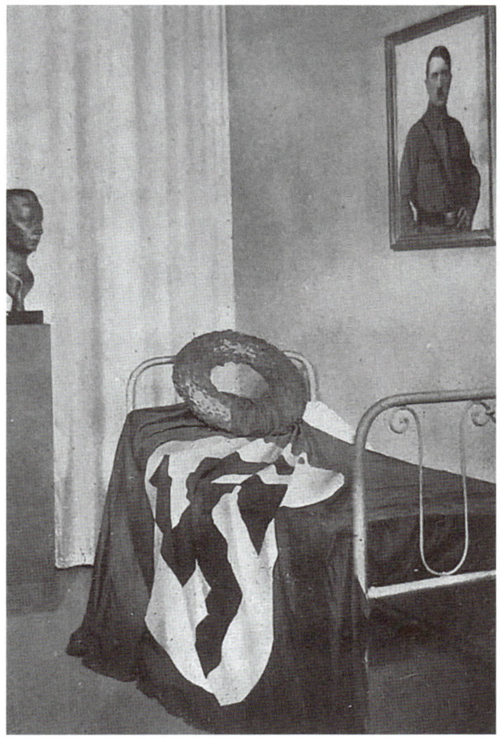

172

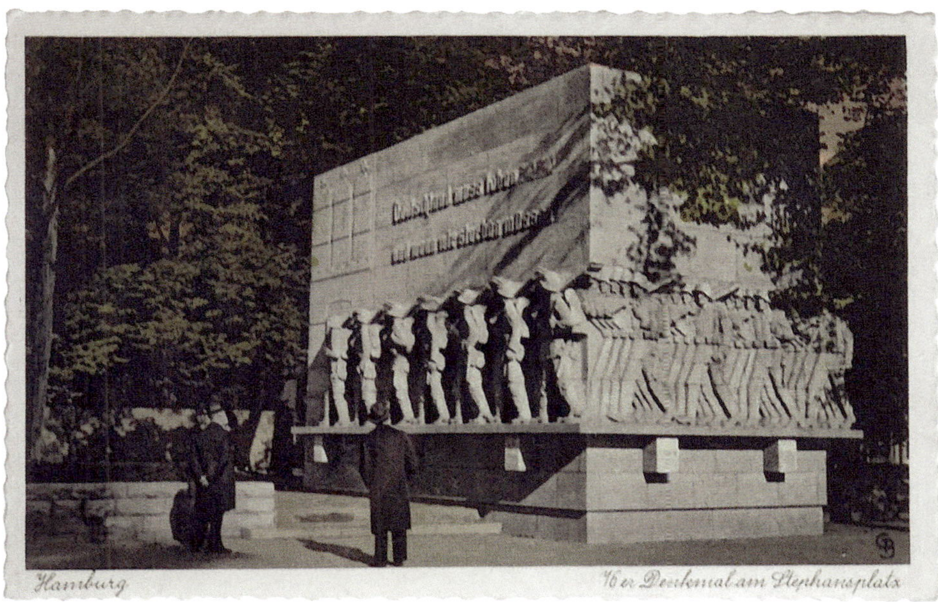

Abb. 170
27 Meter hohes Kreuz aus Ruhrstahl, Feueraltar, Gruft und Aufmarschfläche: das „Schlageter–National–Denkmal“ in Düsseldorf. Postkarte 1934.

Abb. 171
Horst Wessels Sterbezimmer. Sammelbildchen Nummer 402 für das Album „Bild-Dokumente unserer Zeit II“ der Zigarettenfabrik Kosmos, 1933/34.

Abb. 172
„Deutschland muss leben und wenn wir sterben müssen“. Das Kriegerdenkmal mit dieser Aufschrift steht am Hamburger Dammtor. Entworfen hat es Richard Kuöhl, der zwanzig Jahre zuvor das expressive Treppenhaus der Eppendorfer Pathologie gestaltet hatte, wo sich heute das Medizinhistorische Museum befindet. Zunächst Mitglied der Hamburger Sezession, wandte er sich ab Beginn der 1930er–Jahre den Nationalsozialisten zu. Richard Kuöhl: 76er–Ehrenmal 1936. Ansichtskarte, Foto: C. Bever, Verlag Arthur Krüger.

173

Judenfeindliche Kundgebungen auch in Hamburg

Hamburg, 10. November.

Auch in Hamburg kam es auf Grund der erschütternden Kunde vom Tode des Gesandtschaftsrates Erster Klasse vom Rath gestern abend und diese Nacht zu Kundgebungen, in denen sich die gerechte Empörung des deutschen Volkes gegen in Hamburg wohnende Juden Luft machte. Wie wir hören, wurden davon vor allem einige bekannte jüdische Geschäfte in der Innenstadt betroffen, wo eine Anzahl Schaufensterscheiben in Trümmer gingen. Auch gegen die Synagoge richtete sich der Volkszorn.

174

Hamburger T

Erscheint 7mal wöchentl. Verlag u. Schriftltg.: Hbg., Adolf-Hitler-Platz 4, Ruf: 33 16 33. Postscheckk.: Hbg. 39 570. Bezugspreis: durch Boten mtl. RM 2.36 im voraus zahlbar (halbmtl. RM 1.20) einschl. RM 0,20 Vertriebsstellengebühr und 0,30 Trägerlohn. Bei Abholung mtl. RM 2,10 davon RM 0,28 Vertriebsstellengebühr. Durch die Post mtl. RM 2.36 einschl. 49,28 Pfg. Postzeitungsgebühr (für Ausgabe B 45,08 Pfg.) ausschl. 42 Pfg. Bestellgeld. Die Behinderung der Lieferung rechtfertigt keinen Anspruch auf Rückzahlung des Bezugsgeldes

Zeitung der Nationalsozialistischen Deutschen Arbeiterpartei und der DAF., Gau Hamburg

Amtliches Nach...
Gemeindeverwa...

Nr. 314 — 10. Jahrgang Hamburg, Donnerstag, 17. November 19..

Der Führer am Sarge des ermordeten Diplomaten

Feierliches Staatsbegräbnis in Düsseldorf – Ansprachen Ribbentrops und Bohles

Von unserem nach Düsseldorf entsandten L. V.-Sonderberichterstatter

Düsseldorf, 17. November

Mit einer Trauerfeier von ergreifender Größe und Würde hat Großdeutschland, hat sein Führer Abschied von Ernst vom Rath genommen. Adolf Hitler selbst war am Sarge des Blutzeugen erschienen. Der Leiter der Auslandsorganisation, Gauleiter Bohle, und Reichsaußenminister von Ribbentrop sprachen Worte des Dankes und würdigten das große Opfer des jungen deutschen Diplomaten für Volk und Staat. Im Nordfriedhof wurde dann die sterbliche Hülle Ernst vom Raths in der Familiengruft beigesetzt.

dunklen, unendlich hoheitsvollen Klänge der „Eroica". Die Akkorde füllen majestätisch den Raum. Die Größe, die Bedeutung des Opfers dessen, der still zwischen den Flammen und Kränzen liegt, scheinen diese wuchtigen Melodien künden zu wollen. Der heroische Kampf des Nationalsozialismus steigt auf, symbolisiert durch das tapfere Sterben Ernst vom Raths. Die furchtbare Gefahr, die Weltbedrohung, Judentum, wird in ihrer ganzen Schärfe deutlich. Diese erschütternde Feierstunde ist zur Anklage geworden, die die Welt nicht überhören kann.

Die Rede Gauleiter Bohles

Gauleiter Bohle tritt dann vor, nimmt das Wort und sagt in seiner Ansprache unter anderem:

gangs: des Wiederaufstiegs Deutschlands aus tiefer Ohnmacht zu einem der machtvollsten Staaten auf dieser Erde. Du konntest miterleben, wie von Jahr zu Jahr, von Monat zu Monat, ja von Tag zu Tag Deutschland neu gestaltet wurde, wie der Führer aus unserem unterdrückten, vergewaltigten Land ein junges und stolzes Deutsches Reich schuf. Dies Miterleben, hieran mitgearbeitet zu haben, ist allein schon mehr, als eine gütige Vorsehung Sterblichen vergönnt. Daß Ernst vom Rath sein Blut und sein Leben für die Ideale unserer Bewegung gab, ist letzte Erfüllung deutscher Mannestreue und sichert ihm einen dauernden Platz in der deutschen Geschichte.

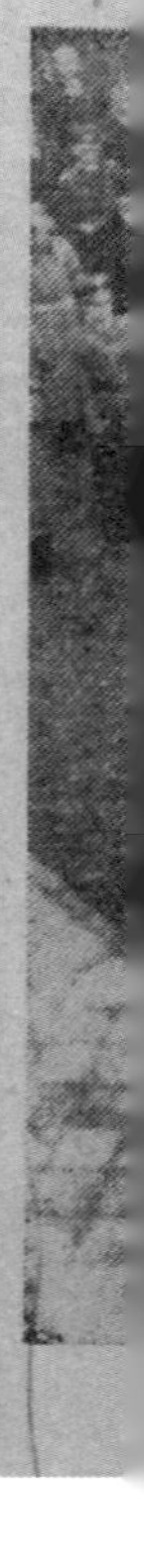

Abb. 173
Bergedorfer Zeitung, Donnerstag, 10. November 1938, Notiz rechts unten auf der Titelseite.

Abb. 174
Trauerzug für Ernst vom Rath auf der Titelseite des Hamburger Tageblatts, 13. November 1938. Das Markenzeichen des Hamburger NS-Parteiorgans, die Kogge mit dem Hakenkreuz auf dem Vorsegel, findet sich als von Richard Kuöhl gestalteter Fassadenschmuck auch am Pressehaus am Speersort. Staats- und Universitätsbibliothek Hamburg, Hamburger Zeitungen Digital.

Abb. 175
Nationalsozialistische Pietà: „Deutsche Passion“ von Richard Schwarzkopf, 1936, Blatt 5.

175

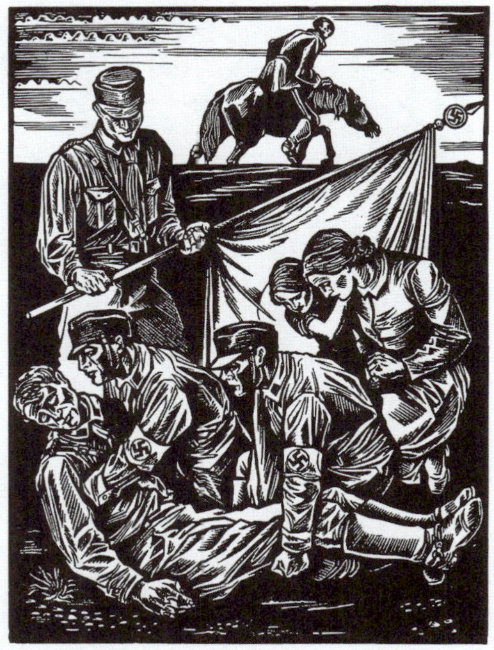

Einer von Vielen.

Bild 5

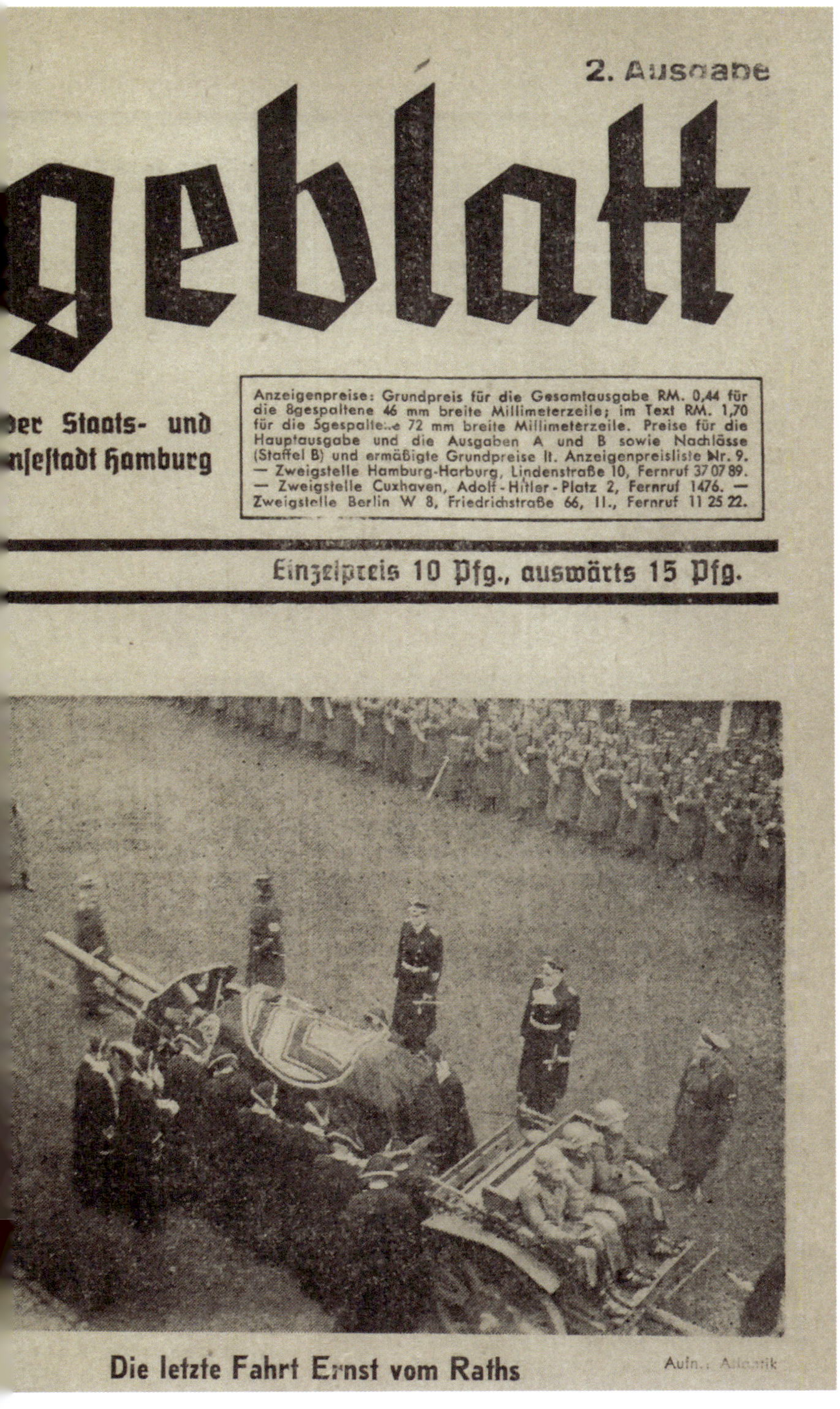

2. Ausgabe

geblatt

der Staats- und
nsestadt Hamburg

Anzeigenpreise: Grundpreis für die Gesamtausgabe RM. 0,44 für die 8gespaltene 46 mm breite Millimeterzeile; im Text RM. 1,70 für die 5gespaltene 72 mm breite Millimeterzeile. Preise für die Hauptausgabe und die Ausgaben A und B sowie Nachlässe (Staffel B) und ermäßigte Grundpreise lt. Anzeigenpreisliste Nr. 9. — Zweigstelle Hamburg-Harburg, Lindenstraße 10, Fernruf 37 07 89. — Zweigstelle Cuxhaven, Adolf-Hitler-Platz 2, Fernruf 1476. — Zweigstelle Berlin W 8, Friedrichstraße 66, II., Fernruf 11 25 22.

Einzelpreis 10 Pfg., auswärts 15 Pfg.

Die letzte Fahrt Ernst vom Raths

Abb. 176
Organisator der Shoah als „Kardinal der Renaissance“. Sondermarke der Reichspost von Franz Rotter, 1943.

Abb. 177
Laokoon-Gruppe, Fotografie einer Kopie mit fantasievoll ergänzten Armen. Vatikanische Museen, vor 1904.

Abb. 178
Illustrierter Film-Kurier Nr. 2983, September 1939.

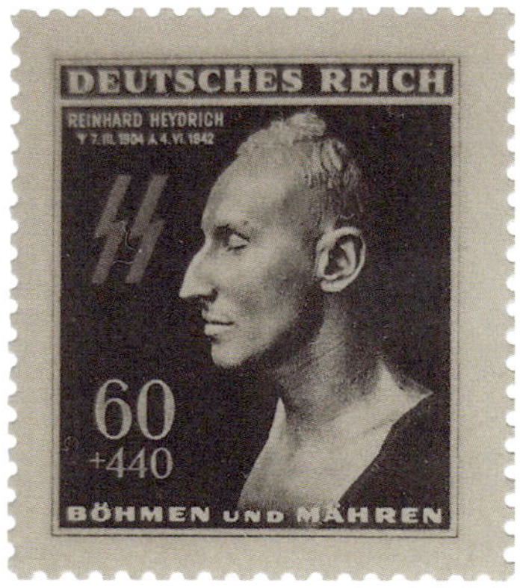

176

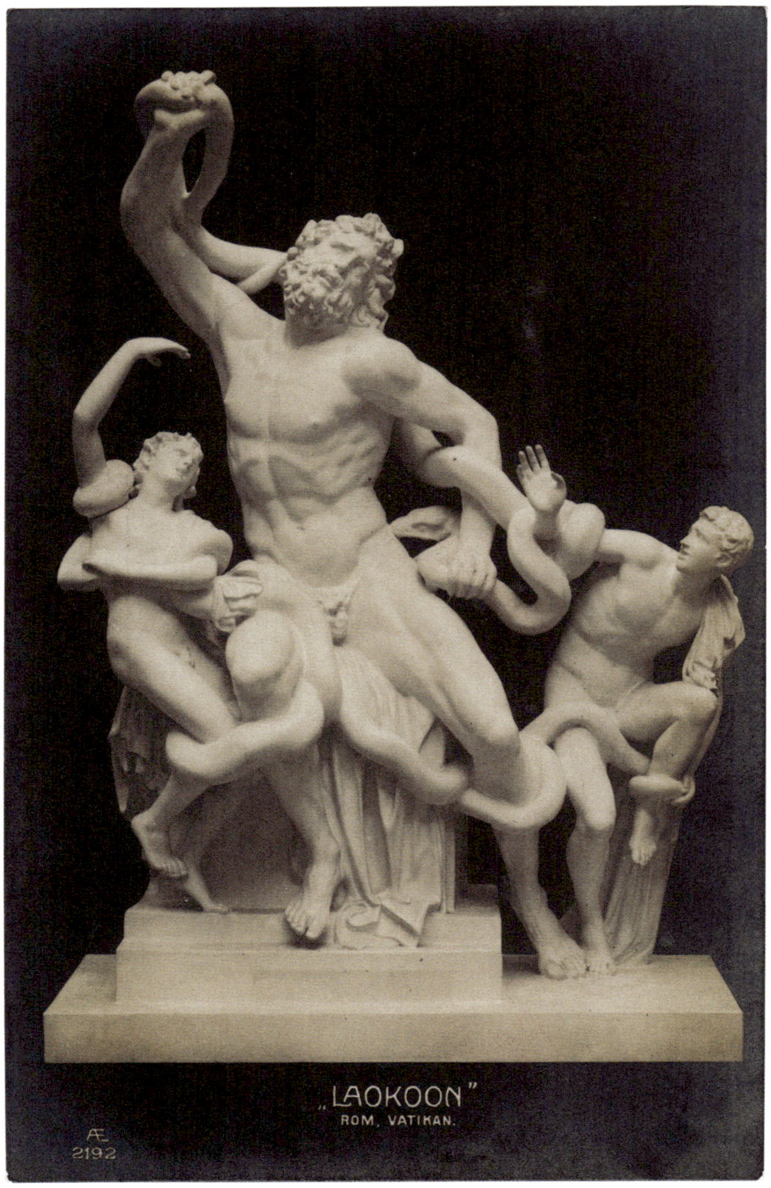

177

178

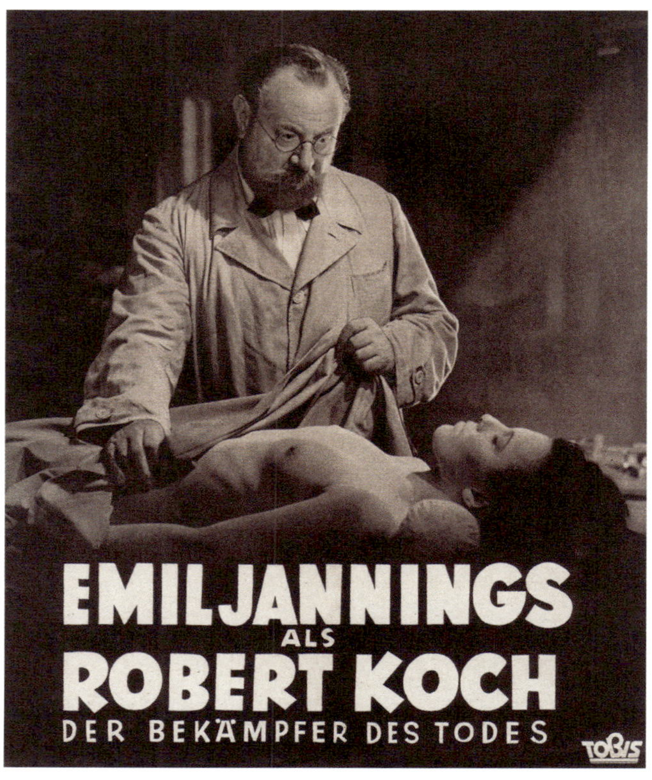

Juda die Antwort auf das feige Verbrechen von Paris erteilt."[464] In Düsseldorf sollte der Diplomat in Anwesenheit Hitlers und nach einer antisemitischen Leichenpredigt (diesmal eines protestantischen Geistlichen) auf dem Nordfriedhof in der Nähe des Schlageter-Denkmals begraben werden. Den Weg des Leichenzugs vom Hauptbahnhof zum Friedhof hatte die Kunstakademie mit NS-Symbolen und Trauerflor geschmückt. Die „künstlerische Gestaltung des Staatsbegräbnisses des Legationsrates Ernst vom Rath" verantwortete der Kunstprofessor und NS-Dozentenführer Richard Schwarzkopf (1893–1963),[465] der an der Kunstakademie in Uniform aufmarschierte,[466] und dessen bis dahin bekanntestes Werk eine Serie von Holzschnitten zur Geschichte der SA mit dem Titel „Deutsche Passion" gewesen war.[467] → Abb. 175

Abgesehen von der 1934 kurzzeitig mit einem schwarzen Rand versehenen Hindenburg-Marke, gab es im Deutschen Reich nur ein als Trauermarke gestaltetes Postwertzeichen. Es zeigte Reinhard Heydrich (1904–1942) und wurde ein Jahr nach dem Attentat tschechischer Widerstandskämpfer auf den Leiter des Reichssicherheitshauptamts und stellvertretenden „Reichsprotektor" der annektierten Teile der Tschechoslowakei als Sondermarke ausgegeben. Mit einem Zuschlag von über 700 Prozent, dem höchsten, den die Reichspost je erhoben hat. Als Motiv diente eine Mischung aus Totenmaske und Büste. 1950 spottete Der Spiegel, der sudetendeutsche Künstler Franz Rotter (1910–1989) habe Heydrich portraitiert wie einen „Kardinal der Renaissance".[468] → Abb. 176

Schöner sterben als Laokoon

In seinem im Pariser Exil verfassten Spätwerk „Das Kunstwerk im Zeitalter seiner technischen Reproduzierbarkeit" hat Walter Benjamin (1892–1940) die Orchestrierung von Massenveranstaltungen und ihren Zeugnissen in Fotografie und Film als „Ästhetisierung der Politik" beschrieben und diese Inszenierungen als ein Charakteristikum faschistischer Regime identifiziert. Wie der Tod zu zeigen sei, gehorchte im NS-Staat strengen Propagandarichtlinien. In der Reichsfilmkammer des Propagandaministeriums wurde intensiv an dem Thema „Tod in Kunst und Film" gearbeitet. Reichsfilmintendant Fritz Hippler (1909–2002) behauptete, Goebbels habe in einer sogenannten „Laokoon-Rede" gefordert, der Tod müsse stets als „sinnvoll" und „bedeutend" präsentiert werden.[469]

Der Schriftsteller Gotthold Ephraim Lessing (1729–1781) war bei den Nationalsozialisten wegen seines Eintretens für die Rechte von Juden unbeliebt. Doch Minister Goebbels gab sich gern gebildet. Am Beispiel der antiken Laokoon-Gruppe → Abb. 177 hatte Lessing 1766 über die „Grenzen der Malerei und Poesie" geschrieben. Zu Goebbels Schulzeit war das Gymnasiallektüre.[470] Perfekt eignete sich der Titel zur Begründung von Zensurmaßnahmen. Aus Lessings Hinweis, der Tod sei letztendlich nichts anderes als „Ruhe und Unempfindlichkeit", leitete das Propagandaministerium die Forderung ab, dem Tod ein „heiteres, schöneres, besseres Bild" zu geben.

Anfang September 1939, zum Beginn des Zweiten Weltkriegs, hing ein Filmplakat an deutschen Litfaßsäulen und an den Kinofassaden, das alle Anforderungen erfüllte, die das Propagandaministerium an ästhetische Todesdarstellungen stellte. → Abb. 178 Der Film „Robert Koch – Bekämpfer des Todes" war eine frei erfundene Erzählung über die Probleme des Nobelpreisträgers, die neue Wissenschaft Bakteriologie gegen alte Dogmen zu etablieren (als Kochs Gegenspieler musste der Pathologe und liberale Politiker Rudolph Virchow herhalten). Der Aufstieg der Koch'schen Bakteriologie sollte als Metapher für den nationalsozialistischen Kampf gegen Religion und Parlamentarismus dienen. „Kein Vorwärts zu großen Zielen ohne Opfer", ruft der Film-Koch der Jugend zu. Das Drehbuch basierte auf einem biografisch angehauchten Roman des Arztes Hellmuth Unger (1891–1953), einem Mitorganisator der NS-Krankenmorde.[471] In Venedig gewann der Film 1939 einen Preis des Filmfestivals, der damals nicht „Goldener Löwe", sondern „Coppa Mussolini" hieß.

464 Hamburger Tageblatt, 13.11.1938, S. 1.
465 Jahresbericht der Staatlichen Kunstakademie Düsseldorf 1939, S. 63.
466 Mitteilung Anneliese Sauer (1919–2015), geb. Werthmann. 1938 wurde Schwarzkopf auch Vorsitzender des Düsseldorfer Malkastens, vgl.: Schroyen, Sabine: Quellen zur Geschichte des Künstlervereins Malkasten. Ein Zentrum bürgerlicher Kunst und Kultur in Düsseldorf seit 1848. Düsseldorf 1992, S. 51–53. Von 1955 bis 1963 war er erneut dessen Vorsitzender, vgl.: Schmidt, Kurt: Phoenix darf nicht sterben. In: Lohmann, Julia: Hundertfünfzig Jahre Künstlerverein Malkasten. Düsseldorf 1998, S. 134–171, hier S. 148.
467 Richard Schwarzkopf: Die Deutsche Passion/Totentanz der SA. Sechs Blätter, 1936. Blatt 4 trägt den Titel „SA von Rotmord umstellt", Blatt 5 zeigt Trauernde um einen SA-Mann, das letzte heißt „Sieg des Glaubens" und zeigt Uniformierte, die marschierend die Straße beherrschen.
468 Ohne Autorenangabe: Das Spiel ist aus. Der Spiegel 3 (1950), Heft 6, S. 21–28, hier S. 28.
469 Hippler, Fritz: Betrachtungen zum Filmschaffen. 6. Aufl., Berlin 1943, S. 78–84. Eine historische Einordnung des Buches findet sich bei: Brandt, Hans-Jürgen: NS-Filmtheorie und dokumentarische Praxis: Hippler, Noldan, Junghans. Tübingen 1987.
470 Lessings Laokoon, für den Schulgebrauch bearb. u. erl. v. Joseph Buschmann. 12. Aufl., Paderborn 1914.
471 Kiessling, Claudia: Dr. med. Hellmuth Unger (1891–1953). Dichterarzt und ärztlicher Pressepolitiker in der Weimarer Republik und im Nationalsozialismus (Abhandlungen zur Geschichte der Medizin und der Naturwissenschaft 89). Husum 1999.

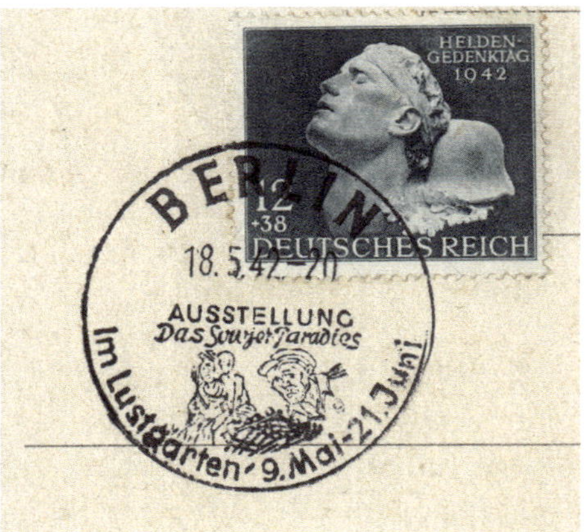

179

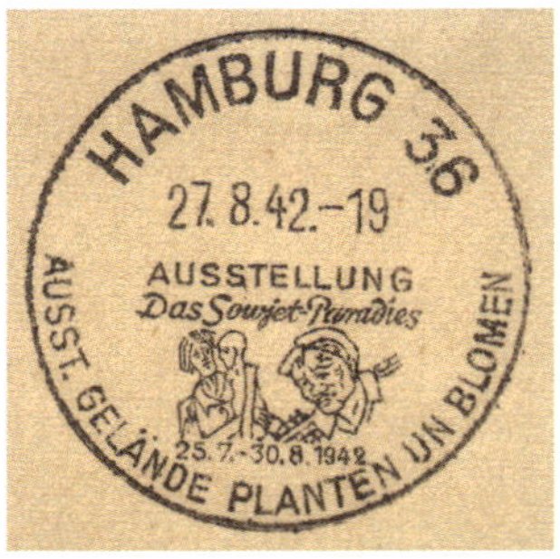

180

181

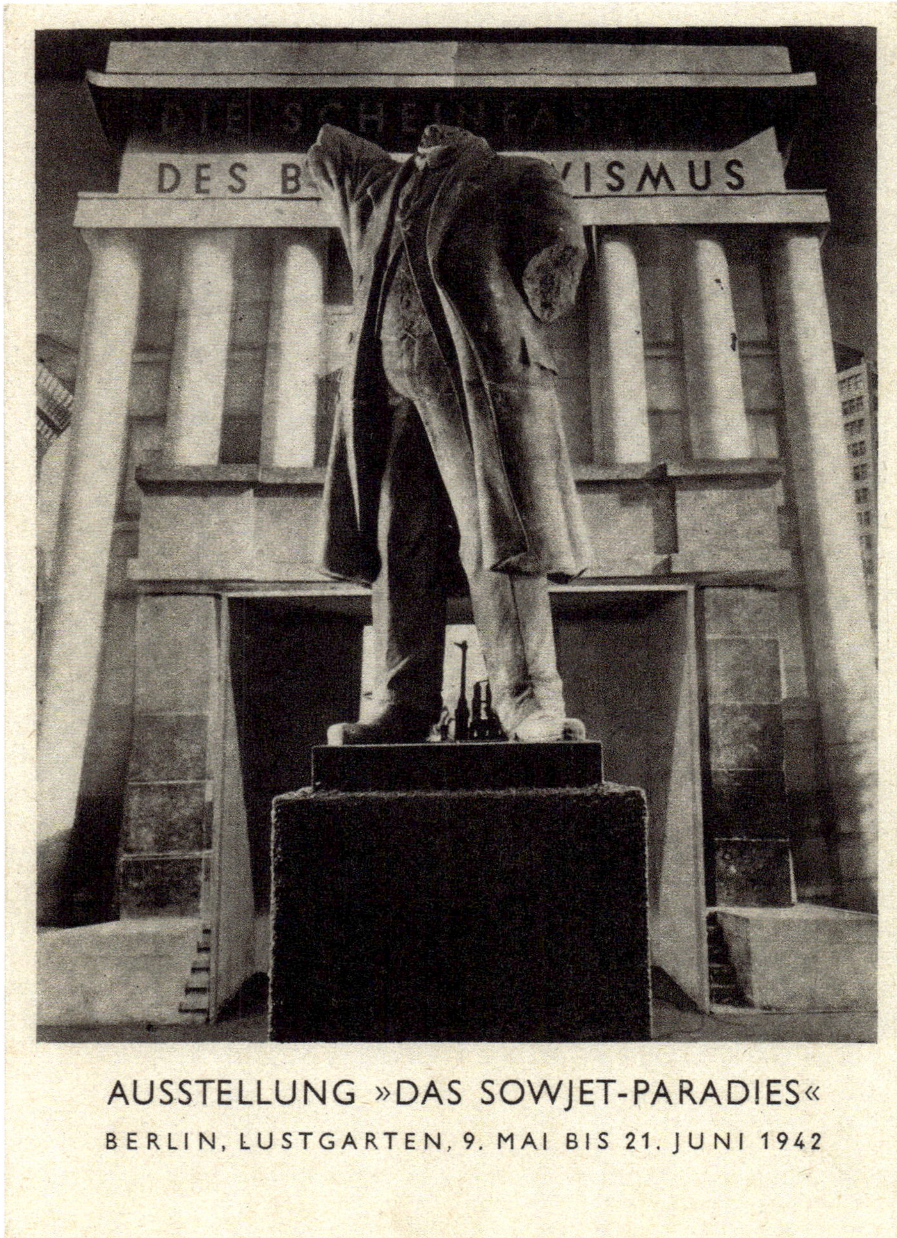

Abb. 179
Die in zahlreichen Wochenschauen und Bildberichten erfüllte Vorgabe, „eigenes“ Leid erhaben, das der Kriegsgegner dagegen als unwürdig abzubilden, spiegelt die Kombination der zum „Heldengedenktag“ im März 1942 ausgegebenen Sondermarke nach einem Entwurf des Münchener Akademieprofessors Richard Klein (1890–1967) mit dem Stempel zur Berliner Station der Propagandaschau „Das Sowjet-Paradies“.

Abb. 180–183
Hamburger Poststempel und Ansichtskarten zur Propagandaausstellung „Das Sowjet-Paradies“. Hinter der „Fassade des Bolschewismus“ betraten die Besucher:innen ein Schreckenspanoptikum mit Dioramen: „Kochstelle auf der Straße“, „Einraumwohnung einer sechsköpfigen Familie“.

182

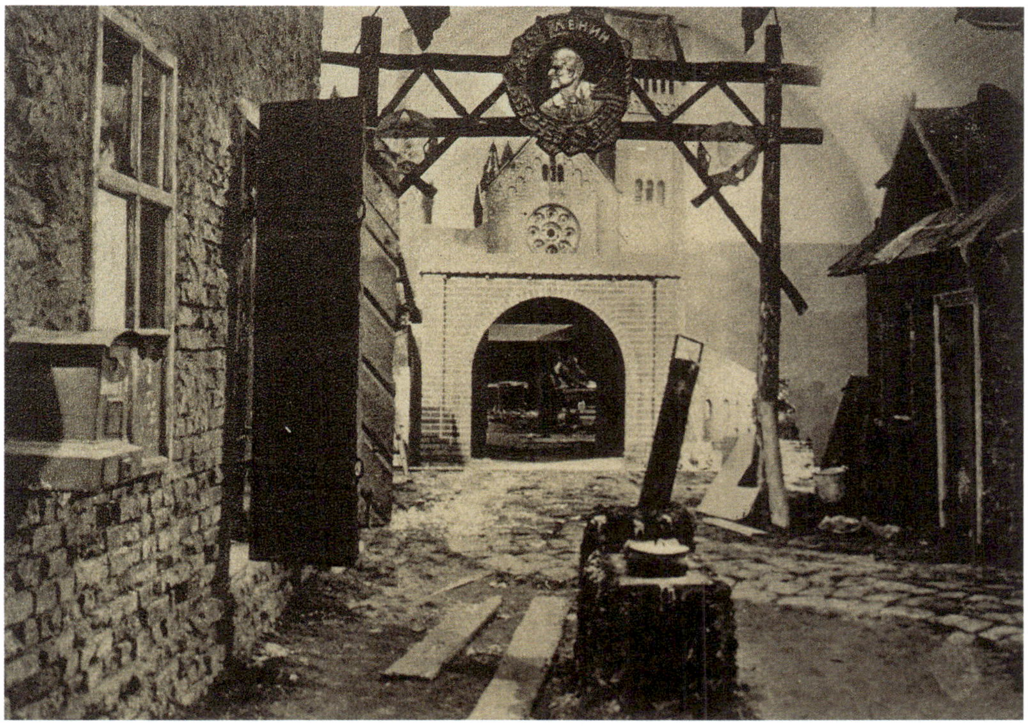

183

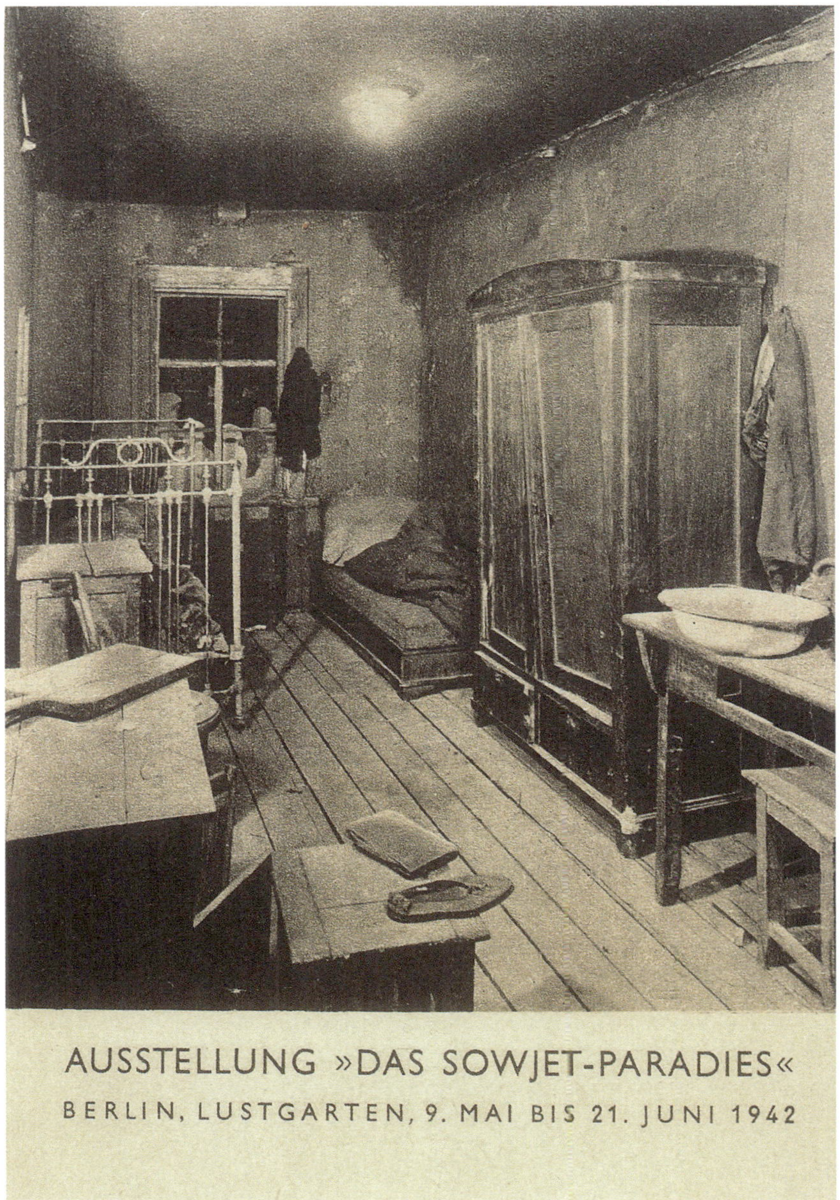
AUSSTELLUNG »DAS SOWJET-PARADIES«
BERLIN, LUSTGARTEN, 9. MAI BIS 21. JUNI 1942

Die Ausstellung „Das Sowjet-Paradies“

Noch im zehnten Jahr des „Dritten Reichs“ fürchteten die Nationalsozialisten die Strahlkraft kommunistischer Ideale. Solange Hitler und Stalin paktierten, hatte die antisowjetische Propaganda geschwiegen. Nach dem Überfall auf die Sowjetunion sollte eine Ausstellung das Feindbild umso effektiver schüren. → Abb. 179–181 Ihr Konzept war konventioneller als das der denunziatorischen Ausstellungen (*Entartete Kunst*, *Bolschewismus ohne Maske*, *Der ewige Jude*) der Jahre zuvor.[472] Es folgte dem altbekannten Muster der schon aus dem Ersten Weltkrieg bekannten Beuteausstellungen: „Auf einer Reihe von Expeditionen in die von unseren Truppen besetzten Gebiete wurde das erforderliche Originalmaterial für diese Ausstellung zusammengetragen“, berichtete der Katalog.[473] In Hamburg dieselte am Tag der Eröffnung medienwirksam ein 52 Tonnen schwerer russischer Panzer mit gigantischem Gefechtsturm auf das Ausstellungsgelände in Planten un Blomen. Neben erbeuteten Waffen zeigte das „Institut für Kultur- und Wirtschaftspropaganda“ zahlreiche Dioramen, die das Elend der Bevölkerung in allen Varianten vorführen sollten. → Abb. 182, 183 Dutzende von lebensgroßen Puppen in zerlumpter Kleidung bestückten düstere, aus Pappmaché errichtete Straßenszenen, Räume und Folterkeller. Hell gehalten waren die Räume mit Informationstafeln zu Rohstoffvorkommen und bunten Historienbildern zur „germanisch-deutschen Durchdringung des Ostens“.[474] Wo immer möglich „durchdrang“ antijüdische Propaganda die Themen. Die Ausstellung endete in einer Ehrenhalle, in der die Sowjetunion überfallende Truppen als stahlbehelmte Kreuzritter präsentiert wurden, an der Stirnseite eine Hitlerbüste, und in der Mitte das überlebensgroße Standbild eines „deutschen Landsers“. Als die Ausstellung im Mai 1942 auf ihrer dritten Station im Berliner Lustgarten gezeigt wurde, gelang es einer Widerstandsgruppe um das jüdische Ehepaar Marianne (1912–1942) und Herbert Baum (1912–1942), in der Nacht vom 16. auf den 17. Mai die größtenteils aus Holz und Leinwand gezimmerten Kulissenhallen anzuzünden. Weder über den Brandanschlag, noch über die darauf folgenden Morde an über 30 Verdächtigten berichteten die Zeitungen. Stattdessen wünschte das Propagandaministerium Reportagen über irrwitzigen Besucherandrang. Der Katalog behauptete, „Millionen“ hätten die Ausstellung gesehen.[475] In Hamburg wurde „Das Sowjet-Paradies“ zum einmaligen Publikumserfolg hochgejubelt, 600.000 hätten die Ausstellungshallen in Planten un Blomen besucht.[476] Im Hamburger Einzelhandel lobte die Ausstellungsleitung einen Wettbewerb um das „propagandistisch wirksamste Schaufenster“ aus.[477] Der Erste Preis ging an das Alsterhaus,[478] der zweite an Karstadt in Barmbek und der dritte an das Sporthaus Ortlepp in der Mönckebergstraße.[479]

Am Ende seines letzten Kapitels von *Myth of the State* formulierte Ernst Cassirer einen Aufruf an kommende Generationen. Als er ihn niederschrieb, hatte er das Ende des Zweiten Weltkriegs sicher vor Augen. Er starb wenige Tage nach Beendigung des Manuskripts im April 1945. „Als wir zuerst von den politischen Mythen hörten, fanden wir sie so absurd und zusammenhanglos, so irrational und lächerlich, dass wir sie kaum ernst nehmen konnten. Inzwischen ist es uns allen klar geworden, dass das ein großer Irrtum war. Wir sollten denselben Fehler nicht ein zweites Mal begehen. Wir sollten den Ursprung, die Struktur, die Methoden und die Technik der politischen Mythen sorgfältig studieren. Wir sollten dem Gegner ins Gesicht sehen, um zu wissen, wie er zu bekämpfen ist.“[480]

472 Im Vergleich mit den anderen „Schandausstellungen“, *Der ewige Jude* oder *Entartete Kunst*, deren Gestaltung mit herabwürdigen Chaosinszenierungen, stürzenden Linien und Petersburger Hängung arbeitete, habe sich das Propagandaministerium bemüht, im *Sowjet-Paradies* Realismus vorzugeben, „false-realism“ nennt es Tymkiw, Michael: Nazi exhibition design and modernism. Minneapolis 2018, S. 219. Er führt dies auch darauf zurück, dass das Wiener Gestaltungsbüro, 1942 freilich Teil des Propagandaministeriums, aus dem von Otto Neurath beeinflussten Gesellschafts- und Wirtschaftsmuseum hervorgegangen war (ebd., S. 201).

473 Reichspropagandaleitung der NSDAP: Das Sowjet-Paradies. Ein Bericht in Wort und Bild. Berlin 1942, S. 4.

474 Ebd., S. 8.

475 Ebd., S. 4.

476 Die erste und letzte Ausstellung, bei der in Hamburg 600.000 Besucherinnen und Besucher verlässlich gezählt wurden, war „Tutanchamun“ im Jahr 1981.

477 Im Sowjet-Panzer durch Hamburg. In: Hamburger Tageblatt, 11.7.1942, S. 5.

478 Zur Enteignung des Warenhauses Tietz, das seit der „Arisierung“ Alsterhaus heißt: Bajohr, Frank: „Arisierung“ in Hamburg. Die Verdrängung der jüdischen Unternehmer 1933–45. Hamburg 1997, S. 330. Sowie im Kontext der Nachbarstraße: Aschenbrenner, Cord: Der Raub. Enteignung und Vertreibung der jüdischen Geschäftsleute am Neuen Wall in Hamburg. Hamburg 2025.

479 Ueber 600 000 im „Sowjetparadies“. Erfolgreiche Ausstellung beendet – Preisträger im Schaufensterwettbewerb. In: Hamburger Tageblatt, 31.8.1942, S. 4.

480 Cassirer Myth/State 1945, S. 296, eigene Übersetzung, im Original: “When we first heard of the political myths we found them so absurd and incongruous, so fantastic and ludicrous, that we could hardly be prevailed upon to take them seriously. By now it has become clear to all of us that this was a great mistake. We should not commit the same error a second time. We should carefully study the origin, the structure, the methods, and the technique of the political myths. We should see the adversary face to face in order to know how to combat him.”

Abb. 184, 185
Einweihung der Statue 1921,[481]
„Ehrenhalle mit Gefallenendenkmal 1927, Foto L. u. A. Schaul“[482]

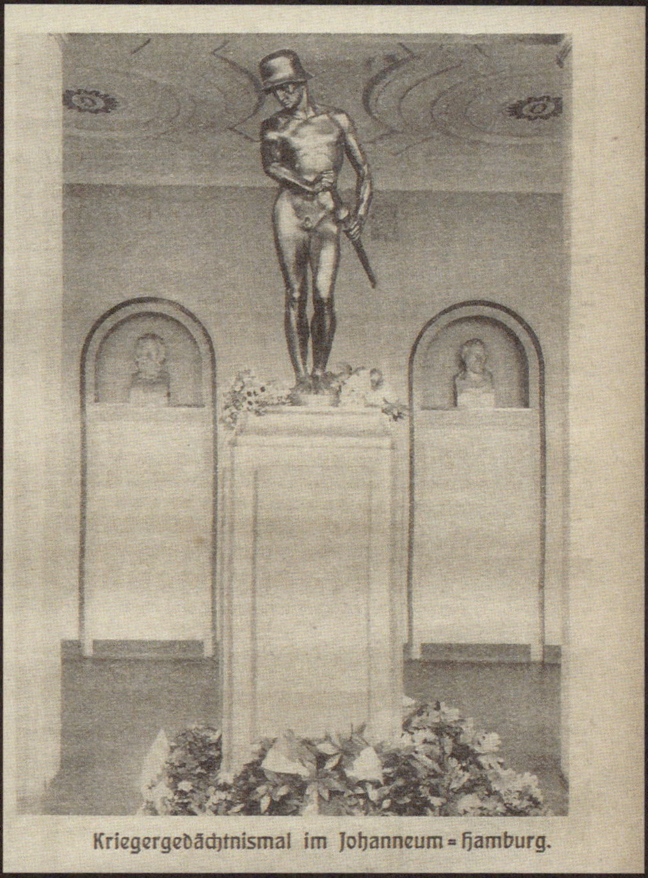

184

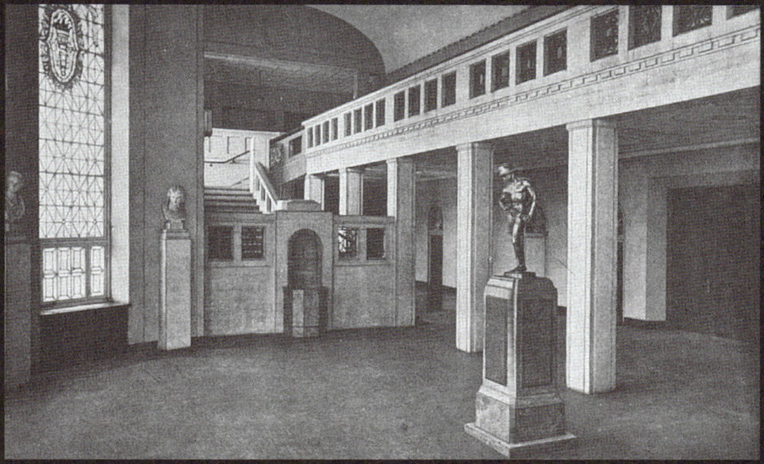

185

Nackter Krieger

Der Publizist Ralph Giordano (1923–2014) wurde 1940 als Sohn einer jüdischen Mutter seiner Schule verwiesen. Wie nationalsozialistische Rituale den Alltag in Hamburgs traditionsreichsten Gymnasium prägten, hat er dort noch erfahren müssen. Heute ist das Johanneum eine helle, offene, als Baudenkmal liebevoll gepflegte Schule. Wenige Eingriffe hatten den 1914 fertiggestellten Reformbau in seiner Aussage so verändert, dass Ralph Giordano ihn als ein architektonisches Gesamtensemble beschrieb,

> „das weihevoll beherrscht wurde von einer großen Aula (an der Wand der römische Spruch ‚Dulce et decorum est pro patria mori‘ – ‚Süß und ehrenvoll ist es, fürs Vaterland zu sterben‘) und der sogenannten Ehrenhalle, in deren Mitte ein nackter Krieger aus dunklem Metall den stahlhelmbewehrten Kopf nach unten beugte und die Rechte am Schwertknauf hielt.“[483]

Die Statue, die in der Liturgie des nationalsozialistischen Totengedenkens der Schule einen so zentralen Platz einnahm, war schon in den ersten Jahren der Weimarer Demokratie aufgestellt worden. Gestiftet hat sie der Neurologe Max Nonne.[484] Seit 1921 dient das Standbild des Berliner Bildhauers Georg Lehmann Wienbrack (1877–1953)[485] dem Johanneum als Denkmal für die im Ersten Weltkrieg gestorbenen Mitglieder der Schulgemeinschaft. Zunächst stand die Figur in der „Ehrenhalle“ vor der Aula. Bronzetafeln mit über 300 Namen hingen an den vier Seiten des Postaments. → Abb. 184, 185 Nach dem Zweiten Weltkrieg wurde die Figur von ihrem prominenten Platz im Zentrum der Halle auf den benachbarten Treppenabsatz gerückt. Die Namenstafeln kamen daneben an die Wand.

Der Jüngling mit Schwert hält den Kopf gesenkt. Einziges Kleidungsstück ist ein exakt nachgebildeter Stahlhelm. Auf dem hageren Gesicht zeichnen sich Konturen der Ringmuskeln des Auges ab, was an anatomische Darstellungen, an Spuren der Verwesung erinnert. Es ist das Gesicht eines Toten. Oberkörper und Schultern erscheinen muskulös. Bauch, Genitalien, Oberschenkel und Po hingegen wirken, als hätte sie sich der Künstler, um antike Bezüge bemüht, bei Donatellos David aus den späten 1430er

481 Titelseite des Hamburger Fremdenblatts, 7.6.1921, SUB.
482 Kelter, Edmund, Hamburg und sein Johanneum im Wandel der Jahrhunderte. 1529–1929. Ein Beitrag zur Geschichte unserer Vaterstadt. Hamburg 1928, S. 218.
483 Giordano, Ralph: Erinnerungen eines Davongekommenen. Die Autobiographie. Köln 2007, S. 88.
484 Bauliche Besonderheiten des Johanneums. https://johanneum-hamburg.de/index.php/schola-nostra/schule-mit-geschichte/geschichte/9-bauliche-besonderheiten-des-johanneums (16.2.2026).
485 Georg Otto Lehmann nutzte den Geburtsnamen seiner Mutter als Künstlernamen.

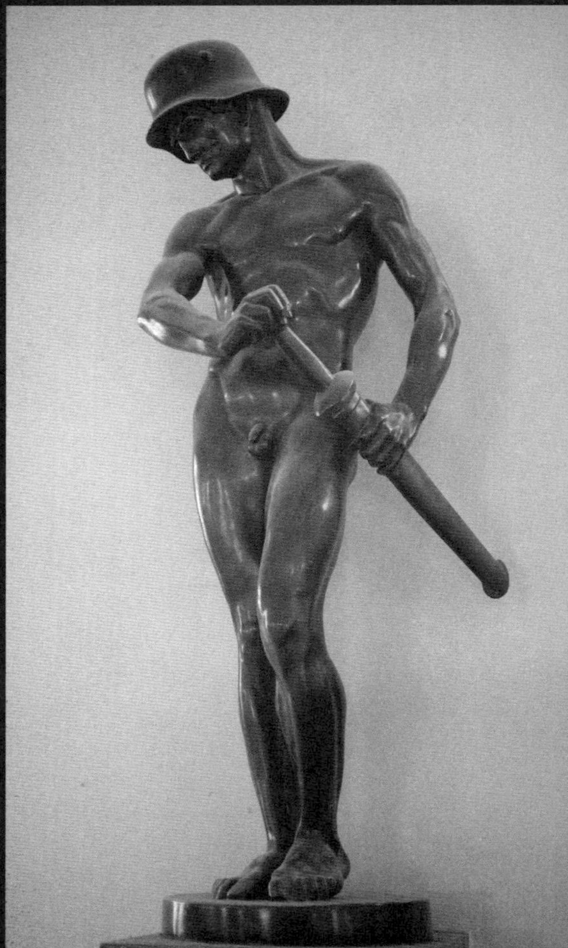

186

187

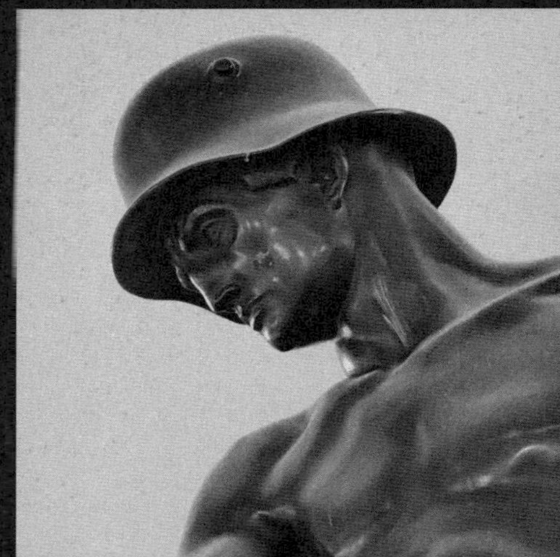

Abb. 186, 187
Georg Otto Lehmann-Wienbrack:
Gefallenendenkmal, 1921, Zustand 2026.

Jahren abgeguckt, der so unverwechselbar entspannt auf dem abgetrennten Kopf Goliaths steht. → Abb. 189 Entsprechend jungenhaft wirkt diese Partie bei dem Krieger im Johanneum, und umso bizarrer ist der Kontrast zu den kräftigen Schultern und der martialischen Kopfbedeckung. Der erste Stahlhelm mit den großen Entlüftungsstutzen löste 1916 auf Vorschlag des Berliner Chirurgen August Bier (1861–1949) die belächelte Pickelhaube ab. Angeblich an antiken Vorbildern orientiert, ließ er seine Träger als technische Objekte eines industriellen Kriegs erscheinen.

Als die Schule im Mai 1929 vierhundert Jahre alt wurde, sendeten die Norddeutschen Radiostationen eine Kriegerehrung aus dem Flur, der nun bereits den Titel „Ehrenhalle" trug. Anschließend sprach Max Nonne. → Abb. 188 In seiner zum Jubiläum erschienenen Geschichte des Johanneums beschrieb der damalige Schulleiter die Skulptur als „einen jungen Krieger […], der in schicksalsgewollter Entsagung sein scharfes Schwert in die Scheide zurückstößt."[486] Nach solcher Lesart wäre der von Nonne gestiftete Jüngling im Johanneum ein frühes Beispiel jener Ehrenmale, die das Hamburger Echo in einem Leitartikel so treffend als „Racheschwur-Denkmäler" charakterisiert hat.[487] Gesichtsausdruck, muskulöser Schultergürtel und Stahlhelm mögen die bellizistische Interpretation der Skulptur rechtfertigen. Aus einem anderen Blickwinkel sitzt der Helm über dem verzerrten Gesicht auf einem auf einem noch kindlichen Körper.

Ein Jahr vor der Einweihung der Statue im Johanneum hatte der Künstler bereits eine größere Arbeit für Nonne fertiggestellt. Zur Erinnerung an seinen im April 1918 an der Front gestorbenen Sohn gab Nonne bei Wienbrack eine lebensgroße Christusfigur aus Muschelkalk in Auftrag. Das Werk entstand in enger Abstimmung zwischen Künstler und Auftraggeber, „in Gemeinschaft mit uns erdacht, mit Meisterschaft von dem Künstler gemeißelt", schrieb Nonne anerkennend.[488] Nonne hatte Wienbrack mit historischen Christusdarstellungen versorgt, und wählte aus, an welchen Vorbildern er sich orientieren solle. Der Bildhauer habe sich darauf eingelassen, so Nonne, „nachdem er gemerkt hatte, dass ich […] von Kunst jedenfalls weit mehr gesehen hatte als er." Die Diskrepanz zwischen der Figur im Johanneum und der privaten Memorialskulptur könnte kaum größer sein. → Abb. 190

Der gebeugt sitzende Christus drückt tiefe Trauer aus.[489] „Der Tod von Hans war der schwerste Schlag, der meine Frau und mich treffen konnte. Er nahm uns unseren Stolz und unsere Freude; er nahm uns die Hoffnung auf ein Weiterleben meines Namens in Hamburg",

486 Kelter, Edmund, Hamburg und sein Johanneum im Wandel der Jahrhunderte. 1529–1929. Ein Beitrag zur Geschichte unserer Vaterstadt. Hamburg 1928, S. 233.

487 Das Reichsehrenmal. In: Hamburger Echo, 20. Juli 1926, S. 1, vgl. S. 200 in diesem Katalog.

488 Briefe von Hans Nonne an Verwandte und Freunde. Zu seinem Andenken. Hildburghausen 1920, S. VII.

489 Nonne formulierte für den Sockel zwei Inschriften: „Wehklagen und Tränen endigen sie bald. Schmerz und Trauer aber erhalten sie lange im Herzen / Ich gedachte ihm nach, dass ich es begreifen möchte aber es war mir zu schwer." Das Denkmal wurde zum Grabstein, nachdem Nonne heimlich in einer Nacht im Sommer 1922 die Leiche seines Sohnes gemeinsam mit einem bestochenen Friedhofswärter auf einem Soldatenfriedhof in Frankreich (Armentières, nahe der Grenze zu Belgien) exhumiert hatte. „Es gehörte zu dieser Arbeit ein starkes Nervensystem des Vaters, aber ein leichter Tremor erfasste doch meine Hände, als ich in dem geöffneten Sarg die Stiefel erkannte […]" schrieb Nonne in seinen (unveröffentlichten) Lebenserinnerungen (StaHH 622 1/197, 91), auch in der Passage über den Empfang der Todesnachricht von der Front reflektierte er seine Erfahrungen aus der Weltkriegspsychiatrie: „Ich erfuhr an mir selbst, was ich viel hundertfach bei meinen Soldaten in Eppendorf festgestellt hatte, wie ein großer Schreck, bzw. ein jäher Schock die Beine lähmt […]" (Ebendort). Hans Nonnes Asche wurde in Ohlsdorf bestattet. Auch Wienbracks Christusfigur, ursprünglich im Garten von Nonnes Landsitz in Lütjensee aufgestellt, befindet sich heute dort.

Abb. 188
Rundfunk. Zeitungsausschnitt, Harburger Tageblatt, 22.5.1929, S. 6

Abb. 189
Donatello: *David,* nach 1435, Fotografie um 1900.

Abb. 190
Georg Otto Lehmann-Wienbrack: *Christusfigur* (sitzender Hirte), 1920, Ohlsdorf 2026.

189

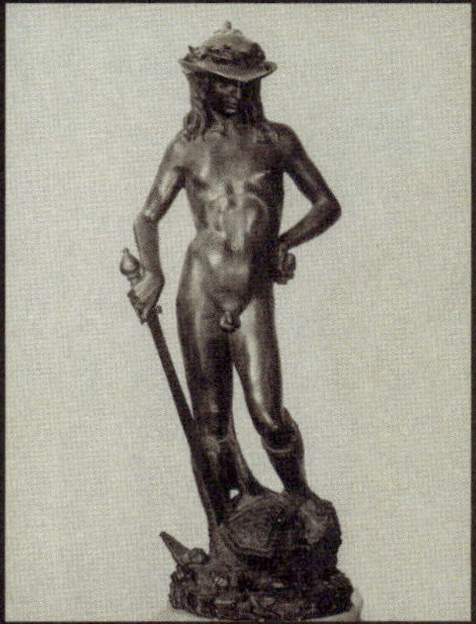

190

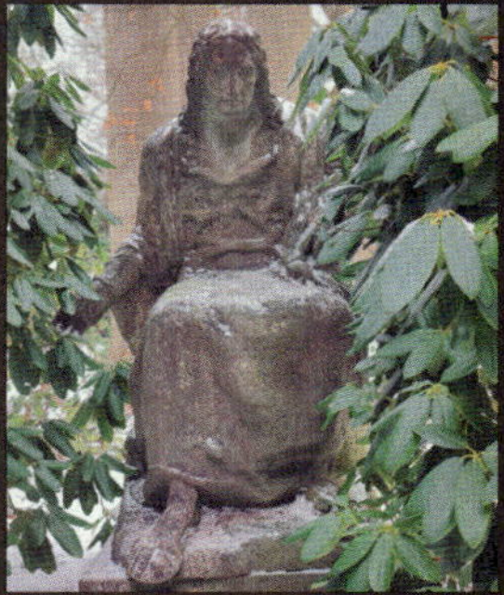

188

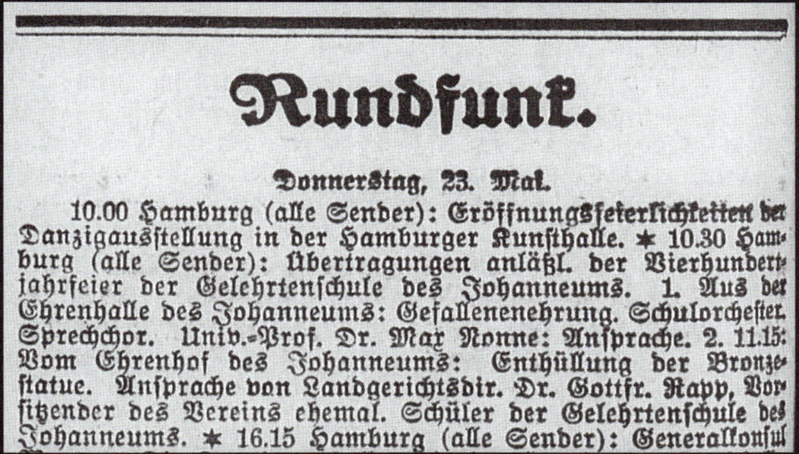

Rundfunk.

Donnerstag, 23. Mai.

10.00 Hamburg (alle Sender): Eröffnungsfeierlichkeiten der Danzigausstellung in der Hamburger Kunsthalle. ✱ 10.30 Hamburg (alle Sender): Übertragungen anläßl. der Vierhundertjahrfeier der Gelehrtenschule des Johanneums. 1. Aus der Ehrenhalle des Johanneums: Gefallenenehrung. Schulorchester. Sprechchor. Univ.-Prof. Dr. Max Nonne: Ansprache. 2. 11.15: Vom Ehrenhof des Johanneums: Enthüllung der Bronzestatue. Ansprache von Landgerichtsdir. Dr. Gottfr. Rapp, Vorsitzender des Vereins ehemal. Schüler der Gelehrtenschule des Johanneums. ✱ 16.15 Hamburg (alle Sender): Generalkonsul

Verzeichnisse

Personen

A

Abramow, Jakob [Mirow, Alexander] 14, 16, 17, 19
Abramowa, Lola 17, 19
Adler, Alfred 61, 62, 83
Adorno, Theodor W. 199
Alber, Franz 153
Albers-Schönberg, Heinrich 210
Aly, Götz 7, 96, 102
Ast, Philipp Heinrich [Schäfer Ast] 134
Ax, Wilhelm 159

B

Bannert [Krankenpfleger] 135
Bauerle-Willert, Dorothée 57
Baum, Herbert 208
Baum, Marianne 208
Bayer, Wilhelm 95, 96, 98 102, 103, 105
Bechterew, Wladimir Michailowitsch 20
Behr, Carl 132
Benezé, Emil 159
Benjamin, Walter 57, 205
Berger, Hans 152
Bergmann, Ernst von 47
Bernhardt, Ulrich 148, 149
Bernheim, Hippolyte 76
Bethe, Albrecht 41
Bethe, Hans 41
Bier, August 210
Binding, Karl 105
Bing, Gertrud 13, 147, 153, 159
Binswanger, Kurt 141, 142, 143
Binswanger, Ludwig 141, 152
Bogdanov, Alexandr 190
Bonhoeffer, Karl 59
Borchling, Conrad 159
Brauer, Ludolph 20, 92, 102 109, 112, 114, 123, 131
Brecher, Gustav 20
Brecht, Bertolt 200
Bredel, Willi 116
Brodsky, Isaak 183
Brouwer, Bernhard 130
Brunner, Constantin 211
Bumke, Oswald 18, 20, 22
Bürger-Prinz, Hans 7, 8, 102
Burlon, Marc 7, 102
Butenandt, Alfred 195

C

Carlson, Tucker 10, 11
Cassirer, Ernst 54, 57, 109, 147, 148, 165, 198, 199, 208
Cassirer, Paul 54
Cassirer, Peter 198
Cassirer, Richard 57
Castex, Mariano 130
Charcot, Jean-Martin 47, 76
Cheng, Tin Y. 125, 129
Cohen, Hermann 165
Cohn, Oskar 62
Cushing, Harvey 19

D

da Rocha Lima, Henrique 110
Davidsohn, Georg 62
da Vinci, Leonardo 189
de Boor, Ursula 115
Degkwitz, Rudolf 96, 102, 109, 123, 131
Delbanco, Ernst 159
Demme, Hans 124, 125, 130
Descartes, René 189
Diers, Michael 141
Diéz-Dührkoop, Minya 140
Dornblüth, Otto 54
Dubasov, Ivan Ivanovich 145, 148, 150, 151, 160, 161

E

Ebbinghaus, Angelika 57
Ebert, Friedrich 160
Eckart, Wolfgang U. 60
Ellinger, Carl 61
Embden, Heinrich 110, 142
Engel-Reimers, Johann August 128, 130, 133, 134, 138
Epstein, Fritz 159
Erb, Wilhelm 109, 133

F

Fahr, Theodor 116
Fitzpatrick, Jim 160, 162
Fleischmann, Rudolf 128
Foerster, Otfrid 13, 18–22, 25–27, 85, 109, 130
Forel, Auguste 192
Fraenkel, Eugen 38, 102, 114
Franz [Friseure] 125, 131
Freedberg, David 151
Freud, Sigmund 47, 61, 62, 72, 83

G

Galen, Clemens August von 95
Galvani, Luigi 51
Gaupp, Robert 69, 70, 73
Giordano, Ralph 209
Gloz, Hans 125
Goebbels, Joseph 205
Goldmann, Nahum 110
Gombrich, Ernst 57, 152
Gorbatschow, Michail 8
Gross, Babette 16, 17
Guevara, Che 11, 160, 162
Gunning, Tom 47

H

Hagner, Michael 183, 187, 189
Hauptmann, Alfred 109, 110, 112
Heartfield, John 196, 197
Heckel, Erich 42
Heckscher, William S. 152
Heidegger, Martin 199
Heise, Carl Georg 147, 152
Hellpach, Willy 59
Helmholtz, Hermann von 165
Henle, Fritz 112
Henschen, Samuel 18, 27
Hertz, Adolph 141
Herzfelde, Wieland 196
Heubner, Otto 27
Heydrich, Reinhard 205
Heynemann, Theodor 116
Hindenburg, Paul von 161
Hippler, Fritz 205
Hoche, Ernst 92, 105, 109, 110, 114
Hoffmann, Paul 20, 24
Hopf, Eduard 118
Hüppauf, Bernd 78

J

Jacob, Hans 102
Jacobi, Lilli 199
Janzen, Rudolf 123
Jores, Arthur 110
Jossilewsky, Wolf 14

K

Kafka, Victor 110
Kahn, Fritz 190, 195
Kammerer, Paul 188, 189
Karpiński, Andrzey 177, 180
Kaufmann, Fritz 48, 53, 73, 74, 78
Kestner, Otto 40, 109
Klein, Richard 206
Klingner, Fritz 159
Knack, Andreas 128
Knigge, Friedrich 98, 102, 103, 105, 108
Koch, Robert 205
Koestler, Arthur 189
Konjetzny, Ernst 116
Koschewnikow, Alexei 18, 22
Kraepelin, Emil 152
Kramer, Wasilly 18
Krause, Eckart 8
Kreyenberg, Gerhard 96
Kuhlbrodt, Dietrich 102
Kümmell, Herrmann 131
Kuöhl, Richard 201, 203

L Lauffer, Otto 159
Lehmann [Wienbrack], Georg Otto 209–211
Lenin, Wladimir Iljitsch insbes. 7–35, 144–197
Lerner, Paul F. 37, 42, 47, 70
Lessing, Gotthold Ephraim 205
Lichtwitz, Leopold 110, 114
Liebeneiner, Wolfgang 95
Liebeschütz [Liebeschuetz], Hans 8, 57, 58, 154, 155, 159
Liebeschütz-Plaut [Liebeschuetz-Plaut], Rahel 7, 8, 23, 38, 40, 41, 82, 92, 154, 159
Liebeschuetz [Liebeschütz], Wolfgang 154
Lingens, Walter 125
Lohse-Wächtler, Elfriede 120
Lombroso, Cesare 76
Londe, Albert 47
Lottig, Heinrich 8, 113, 114, 131
Luther, Martin 159

M Mahler-Werfel, Alma 189
Major, Ralph H. 32, 33
Mann, Thomas 43, 54
Maniser, Matwei Genrichowitsch 178
Martens, Bella 159
Meggendorfer, Friedrich 92
Meinong, Alexius 159
Melnikow, Konstantin 165, 166, 172
Mengele, Josef 195
Mesmer, Franz Anton 58
Mingazzini, Giovanni130
Minkowski, Oskar 18
Minnich, Rick 196, 197
Mirow, Alexander [Abramow, Jakob] 14, 16, 17, 19
Möbius, Paul Julius 68
Möller, Richard 32, 35
Montaigne, Michel de 151
Moreira, Juliano 130
Muller [Müller], Ernst Friedrich 40, 110, 112
Müller-Plathe, Oswald 114
Mulzer, Paul 109
Munk, Herbert 54, 57, 114, 115
Münsterberg, Hugo 37
Münzenberg, Wilhelm 16, 17, 196

N Neubert, Woldemar 141
Nicolaysen, Rainer 8
Niemeyer, Wilhelm 159
Noack, Hermann 159
Nocht, Bernhard 211
Nonne, Hans 53, 210, 211
Nonne, Max insbes. 7–143, 209–211

O Oehlecker, Franz 116, 190
Ofterdinger, Friedrich 7, 102, 105
Oppenheim, Hermann 14, 54–59, 67–69, 166

P Panofsky, Dora 147
Panofsky, Erwin 147, 152
Pette, Heinrich 9, 119, 131, 137
Pick, Daniel 80
Plaut, Hugo Carl 40
Poe, Edgar Allan 58
Putin, Wladimir 10, 11

R Radek, Karl 19
Rathenau, Walter 200
Redslob, Edwin 152, 153, 159, 160
Reese, Hans 9, 92, 94, 110
Reye, Edgar 128, 131
Röchling, Hermann 92, 94
Rockwell, Norman 183, 186
Rohland, Walter 8, 92
Rollin, Heinz 125
Roth, Karl-Heinz 65
Rotter, Franz 204, 205
Rotzoll, Maike 96
Ruwoldt, Hans-Martin 119

S Salomon, Richard 145, 147, 152
Saucke, Kurt 159
Sauer, Anneliese 205
Sauer, Willibald 81
Saxl, Fritz 13, 57, 154, 159
Schaltenbrand, Georg 125, 132
Scheerbart, Paul 165
Scheffler, Axel 166, 173
Schiefler, Gustav 159
Schlageter, Albert Leo 200, 201, 205
Schlomer, Georg 110
Schmiedebach, Heinz-Peter 8, 37
Schnegg, Hugo Ernst 118
Schottmüller, Hugo 40
Schramm, Percy Ernst 159
Schubert [Gesundheitsbehörde] 24
Schultzen, Wilhelm 62
Schwarzkopf, Richard 203, 205
Sellschopp, Wilhelm 159
Semaschko, Nikolai 18, 22
Semon, Richard 56, 57
Senenko, René 116
Siegert, Peter 123
Sieveking, Georg Herman 96
Sieveking, Wilhelm 159
Sievers, Willy 141
Soeken, Gertrud 195
Spatz, Hugo 194
Speer, Albert 8, 92
Spencer, Hubert 199
Spengler, Oswald 199
Spengler, Tilman 183, 187
Spinoza, Baruch 211
Stalin, Josef 19, 145
Steinberg, Isaak 11, 150, 151
Steinberg, Leo 150, 151
Steinhart, Betty 61
Stender, Arist 125
Stern, Fritz 72
Stettiner, Richard 159
Strack, Adolf 141
Stresemann, Gustav 152, 160
Strohmeyer, Otto Heinrich 153
Strümpell, Adolf von 18
Sudeck, Paul Hermann 131

T Taut, Bruno 165
Tenenbaum, Estera 195
Thevs, Hildegard 105, 106, 108
Todt, Fritz 8, 92
Tomski, Nikolai 196
Trömner, Ernst 136
Trotzki, Leo 19, 20, 145
Tucholsky, Kurt 47
Tüngel, Richard 159

U Unger, Hellmuth 205

V van den Bussche, Hendrik 7
Verschuer, Otmar Freiherr von 195
Virchow, Rudolf 205
Vogt, Cécile 85, 183, 194, 195
Vogt, Oskar 27, 85, 183, 187, 189–196
Vöhringer, Margarethe 189
vom Rath, Ernst 200, 203, 205

W Wachsner, Fritz 38, 42, 110
Wagner-Jauregg, Julius 62, 80, 83, 130
Wand, Aloys 125
Warburg, Aby M. insbes. 8, 11, 54–58, 140–163
Warburg, Anna Beata 155, 159

Warburg, Erich [Eric] M. 155, 156, 159
Warburg, Nina L. 157, 159
Warburg, Mary, geb. Hertz 141, 142
Warburg Max Moritz 141, 156, 159
Warburg, Otto 141
Weindling, Paul 96
Weizsäcker, Viktor von 9, 20, 114
Werner-Boelz, Michael 115, 117
Wessel, Horst 200, 201
Weygandt, Wilhelm 53, 80, 81, 109, 116, 126
Wienbrack [Lehmann], Georg Otto 209–211
Wiene, Robert 43
Wirth, Joseph 61, 62
Wohlwill, Friedrich 85, 93, 109, 110, 114
Wohlwill, Gretchen 85, 114, 120, 155, 159
Wolff, Emil 156, 159
Wrochem, Albert von 159
Wulf, Stefan 7

Z Zeiss, Heinrich 183
Zülch, Anna Katharina, 196
Zülch, Klaus-Joachim 21, 194, 196
Zumbusch, Cornelia 57

Archive und Sammlungen

Warburg Institute Archive, London (WIA): Bestände GC und III.
Bayerisches Hauptstaatsarchiv, München (BaHStA), Abt. IV, Bestände: Gen. Kdo.; Stv Gen Kdo.; Stv. I. AK San A; Infanteriebrigaden (WK).
LMU München. Universitätsbibliothek, Abt. Historische Sammlungen: Nachlass Ludolph Brauer.
Staatsarchiv Hamburg (StAHH), Bestände: 111-1, Cl; 622-1/197 (Nachlass Nonne); 361-5 II; 213/12, Staatsanwaltschaft Hamburg 147 Js 20/68;
Hamburger Bibliothek für Universitätsgeschichte der Arbeitsstelle für Universitätsgeschichte der Universität Hamburg (HBfUG): Liebeschuetz-Plaut, Rahel: Hugo Carl Plaut, Part II: 1890–1928 [Kopie eines Typoskripts aus dem Jahr 1978]; Liebeschütz-Plaut, Rahel: Tagebücher [Digitalisat]; Dageförde, Astrid: Frauen an der Hamburger Universität 1933–1945. Forschungsbericht, vorgelegt im Auftrag der Behörde für Wissenschaft und Forschung, Freie und Hansestadt Hamburg. Hamburg 1987 [Typoskript].
Medizinhistorisches Museum Hamburg (MHMHH): Sammlungsgut: Krankenjournale Nonne; Lazarettakten Friedrichsberg; Korrespondenz Leopold Lichtwitz; Anklageschrift gegen Lensch und Dr. Struve vom 24.4.1973. Staatsanwaltschaft bei dem Landgericht Hamburg, Az 147 Js 58/67, verfasst von Dietrich Kuhlbrodt.
Brandenburgisches Landeshauptarchiv, Bestand 31A Potsdam 961.
Bundesarchiv Filmarchiv Berlin: Funktionell-motorische Reiz- und Lähmungszustände bei Kriegsteilnehmern und deren Heilung durch Suggestion in Hypnose“. 35 mm, Bild- und Film-Amt und Allgemeines Krankenhaus Hamburg Eppendorf 1917.

Weitere Filme und Sendungen

Minnich, Rick: The Book of Lenins. USA/D 1996
Wexler, Itamar: The Voyage. Israel 2021.
Wertow, Dsiga: Drei Lieder über Lenin. UdSSR 1934.
Dornblüth, Gesine: Lenin – Ein Mythos verblasst. Südwestdeutscher Rundfunk, 17.4.2020.

Datenbanken

Leopoldina, Nationale Akademie der Wissenschaften, Halle/S: Datenbank Victims of Biomedical Research under National Socialism: ns-medical-victims.org
Staats- und Universitätsbibliothek Hamburg Carl von Ossietzky: Datenbank Historische Zeitungen Digital: zeitungen.sub.uni-hamburg.de

Abbildungen

Ulrich Bernhardt / VG Bild-Kunst, Bonn 2026: Abb. 110
Peter Cassirer, via Arbeitsstelle Universitätsgeschichte Universität Hamburg: Abb. 169
The Heartfield Community of Heirs / VG Bild-Kunst, Bonn 2026: Abb. 166
Fritz Henle: Abb. 88
Institut für Geschichte und Ethik der Medizin, Heinrich-Heine-Universität Düsseldorf: Abb. 27
kremlin.ru: Abb. 3
Liebeschütz Family Archive, als Digitalisat in der Arbeitsstelle Universitätsgeschichte Universität Hamburg: Abb. 35–42, 118, 119
Rick Minnich: Abb. 167
Max Nonne: Anfang und Ziel meine Lebens, Hamburg 1971: Abb. 9
Rosta/TASS, Lizenz Imago: Abb. 20
Axel Scheffler: Abb. 137
René Senenko: Abb. 92
Staats- und Universitätsbibliothek Hamburg, Carl von Ossietzky, Datenbank Hamburger Zeitungen digital: Abb. 46, 65, 121, 173, 174, 184, 188
Staatsarchiv Hamburg
Bestand 111-1 Cl. VII: Abb. 24
Bestand 622-1/197 (Nonne): Abb. 62–64, 66–77, 84, 87, 104
Fachbereich Medizin der Universität Hamburg: Abb. 47
SZ-Foto: Abb. 116
Warburg Institute Archive, University of London: Abb. 106 und 107 (GC), 117, 120 (III)
Zeitschrift für Nervenheilkunde: Abb. 55, 103
Objektfotografien und Reproduktionen: Philipp Osten

Literatur

Adler, Alfred: Die andere Seite. Eine massenpsychologische Studie über die Schuld des Volkes. Wien 1919.
Aly, Götz: Der Mord an behinderten Kindern zwischen 1939 und 1945. In: Ebbinghaus, Angelika; Kaupen-Haas, Heidrun; Roth, Karl Heinz (Hg.): Heilen und Vernichten im Mustergau Hamburg. Bevölkerungs- und Gesundheitspolitik im Dritten Reich. Hamburg 1984, S. 147–155.
Aly, Götz: Die Belasteten. „Euthanasie“ 1939–1945. Eine Gesellschaftsgeschichte. Frankfurt/M. 2014.
Ankele, Monika: „… dass die Schädigung der ruhigen Kranken durch die Unruhigen eine Grenze bildet, welche nicht überschritten werden darf.“ Raum, Körper und Sinne in der Psychiatrie um 1900. In: Fürholzer, Katharina; Heidegger, Maria; Pröll, Julia; Feyrer Cornelia (Hg.): The Noise of Medicine. Interdisciplinary Perspectives on Acoustic Phenomena in Medicine (Revisit. Humanities & Medicine in Dialogue 1). Innsbruck 2022, S. 193–217.
Ankele, Monika; Brinkschulte, Eva (Hg.): Arbeitsrhythmus und Anstaltsalltag. Arbeit in der Psychiatrie vom frühen 19. Jahrhundert bis in die NS- Zeit. Stuttgart 2015.
Aschenbrenner, Cord: Der Raub. Enteignung und Vertreibung der jüdischen Geschäftsleute am Neuen Wall in Hamburg. Hamburg 2025.
Baader, Gerhard: Medizinische Menschenversuche im Nationalsozialismus. In: Helmchen, Hanfried; Winau, Rolf (Hg.): Versuche mit Menschen in Medizin, Humanwissenschaft und Politik. Berlin 1986, S. 42–83.
Bajohr, Frank: „Arisierung“ in Hamburg. Die Verdrängung der jüdischen Unternehmer 1933–45. Hamburg 1997.
Barkhausen, Hans: Filmpropaganda für Deutschland im Ersten und Zweiten Weltkrieg. Hildesheim 1982.
Bauerle-Willert, Dorothée: Gespenstergeschichten für ganz Erwachsene. Ein Kommentar zu Aby Warburgs Bilderatlas Mnemosyne. Münster 1988.
Bayerlein, Bernhard H. und Huber, Peter: Protokolle des Terrors, Teil II. A. L. Abramov-Mirov und V. G. Knorin in Verhörprotokollen des NKVD. In: The International Newsletter of Historical Studies on Comintern, Communism and Stalinism 4/5 (1997/98), S. 216–229.
Beddies, Thomas (Hg.): Im Gedenken der Kinder. Die Kinderärzte und die Verbrechen an Kindern in der NS-Zeit. Berlin 2012.
Bei der Wieden, Helge: Die mecklenburgischen Regierungen und Minister 1918–1952 (Schriften zur Kultur, Landeskunde und Geschichte Mecklenburgs 1). Köln/Wien 1978.
Bendix, Trish: Send Trump to South Dakota. In: The New York Times, 11.8.2020.
Bewermeyer, Heiko (Hg.): Hermann Oppenheim – ein Begründer der Neurologie. Stuttgart 2016.

Binding, Karl; Hoche, Alfred: Die Freigabe der Vernichtung lebensunwerten Lebens, ihr Maß und ihre Form. 2. Aufl. Leipzig 1922.
Bonhoeffer, Karl: Psychiatrie und Krieg. In: Deutsche Medizinische Wochenschrift 40 (1914), S. 1177–1179.
Borck, Cornelius: Humanist und technischer Aufklärer. In: Debschitz, Uta von; Debschitz, Thilo von: Fritz Kahn – Man Machine / Maschine Mensch. Wien 2009, S. 8–19.
Borck, Cornelius: Mediating Philanthropy in Changing Political Circumstances: The Rockefeller Foundation's Funding for Brain Research in Germany, 1930–1950 (Rockefeller Archive Center Research Reports). Online: issuelab.org/resources/27901/27901.pdf [29.11.2025].
Boruttau, Heinrich: Todesfälle durch therapeutische Wechselstromanwendung und deren Verhütung. Deutsche Medizinische Wochenschrift 43 (1917), S. 808–809.
Bottin, Angela; van den Bussche, Hendrik: Opposition und Widerstand. In: Hendrik van den Bussche (Hg.): Medizinische Wissenschaft im „Dritten Reich". Kontinuität, Anpassung und Opposition an der Hamburger Medizinischen Fakultät. Berlin/Hamburg 1989, S. 399–408. In: Hendrik van den Bussche (Hg.): Medizinische Wissenschaft im „Dritten Reich". Kontinuität, Anpassung und Opposition an der Hamburger Medizinischen Fakultät. Berlin/Hamburg 1989, S. 419–446. Hier S. 419–429.
Bouveret, Léon: Die Neurasthenie (Nervenschwäche). [übersetzt von Otto Dornblüth] Leipzig/Wien 1893.
Brandt, Hans-Jürgen: NS-Filmtheorie und dokumentarische Praxis: Hippler, Noldan, Junghans. Tübingen 1987.
Brecht, Bertolt: Gesammelte Werke. Band 20, Frankfurt/M. 1967.
Bruhns, Maike: Gretchen Wohlwill. Eine jüdische Malerin der Hamburgischen Sezession. Hamburg 1989.
Brunner, Constantin: Eine Idealbüste Spinozas. Nord und Süd 144 (1913), S. 27–47.
Bürger-Prinz, Hans: Ansprache Prof. Dr. Hans Bürger-Prinz. Direktor der Psychiatrischen und Nervenklinik Hamburg-Eppendorf. Dekan der Medizinischen Fakultät. In: Prof. Dr. med. Max Nonne zum Gedächtnis. Hamburg 1959, S. 12.
Bürger-Prinz, Hans: Ein Psychiater berichtet. Hamburg 1971.
Burlon, Marc: Die „Euthanasie" an Kindern während des Nationalsozialismus in den zwei Hamburger Kinderfachabteilungen. [Diss. med.] Hamburg 2009.
Cassirer, Ernst: [Worte zur Beisetzung von Prof. Aby M. Warburg] In: Aby M. Warburg zum Gedächtnis. Darmstadt 1929, S. 11–22.
Cassirer, Ernst: Myth of the State. New York 1946.
Cassirer, Richard: Herrmann Oppenheim †. Berliner klinische Wochenschrift 52 (1919), S. 669–671.
Coles, Anthony: John Heartfield. Ein politisches Leben. Köln 2014.
Cooks, Bridget R.: Norman Rockwell's Negro Problem. In: Cultural Critique 105 (2019), S. 40–79.
Cushing, Angela: Mercury, Mercurial, and Messy. Metascience 16 (2007), S. 489–491.
Degkwitz, Rudolf: Schutzmaßnahmen gegen spinale Kinderlähmung. In: Hamburger Fremdenblatt, 12.9.1934, S. 1.
Demme, Hans: Max Nonne †. In: Fortschritte der Neurologie, Psychiatrie und ihrer Grenzgebiete 28 (1960), S. 178–184.
Deutscher, Isaak: The Prophet Unarmed. Trotzky 1921–1929. Oxford 1959.
Didi-Huberman, Georges: Erfindung der Hysterie. Die photographische Klinik von Charcot. Paderborn 1997.
Diercks, Herbert: „Euthanasie"-Verbrechen in Hamburg. Ein Überblick. In: Beiträge zur Geschichte der nationalsozialistischen Verfolgung in Norddeutschland 17 (2016), S. 11–26.
Dinges, Martin: Arztpraxen 1500–1900. Zum Stand der Forschung. In: Dietrich-Daum, Elisabeth; Dinges, Martin; Jütte, Robert; Roilo, Christine (Hg.): Arztpraxen im Vergleich. 18.–20. Jahrhundert. Innsbruck 2008, S. 23–64.
Drachkovitch, Milorad M.: Biographical Dictionary of the Comintern. Stanford 1973.
Drinkwater, John: J. H. W. G. Liebeschuetz: List of Major Publications, 1959 to 2006. In: Drinkwater, John; Salway, Benet (Hg.): Wolf Liebeschuetz reflected. Essays presented by colleagues, friends, and pupils (Bulletin of the Institute of Classical Studies 50, Beiheft 91). London 2007, S. 5–8.
Drubek-Meyer, Natascha: Das zweite Leben des Leichnams. Die Medialisierung Lenins in Vertovs Filmen. In: Weiss, Daniel (Hg.): Der Tod in der Propaganda. (Sowjetunion und Volksrepublik Polen). Bern [u. a.] 2000, S. 339–370.
Eckart, Wolfgang U.: Medizin und Krieg. Deutschland 1914–1924. Paderborn 2014.
Eckart, Wolfgang U.: Von Kommissaren und Kamelen. Heinrich Zeis. Arzt und Kundschafter in der Sowjetunion 1921–1931. Paderborn 2016.
Eckart, Wolfgang U.; Gödel, Rainer: „Krieg der Gelehrten" und die Welt der Akademien 1914–1924 (Acta Historica Leopoldina 68). Stuttgart 2016.
Eghigian, Greg: The German Welfare State as a Discourse of Trauma. In: Micale, Mark S.; Lerner, Paul (Hg.): Traumatic Pasts: History, Psychiatry, and Trauma in Modern Age, 1870–1930. New York 2001, S. 92–112.
Eissler, Kurt R.: Freud und Wagner-Jauregg vor der Kommission zur Erhebung militärischer Pflichtverletzungen (Veröffentlichungen des Ludwig-Boltzmann-Instituts für Geschichte der Gesellschaftswissenschaften). Wien 1979.
Engstrom, Eric J.: Clinical Psychiatry in Imperial Germany. A History of Psychiatric Practice. Ithaca, New York 2003.
Esposito, Fernando: Beflügelte Bilderfahrzeuge für und wider Krieg und Faschismus. In: Visual History, 18.5.2020, visual-history.de/2020/05/18/befluegelte-bilderfahrzeuge-fuer-und-wider-krieg-und-faschismus.
Eulner, Hans-Heinz: Die Entwicklung der medizinischen Spezialfächer an den Universitäten deutschen Sprachgebietes. Stuttgart 1970.
Faulstich, Heinz: Hungersterben in der Psychiatrie 1914–1949. Mit einer Topographie der NS-Psychiatrie. Freiburg 1998.
Fischer-Homberger, Esther: Der Erste Weltkrieg und die Krise der ärztlichen Ethik. In: Bleker, Johanna; Schmiedebach, Heinz-Peter (Hg.): Medizin und Krieg. Vom Dilemma der Heilberufe 1865 bis 1985. Frankfurt/M. 1987, S. 122–132.
Fischer-Homberger, Esther: Die traumatische Neurose. Vom somatischen zum sozialen Leiden. Bern 1975.
Fischer-Radizi, Doris: Vertrieben aus Hamburg. Die Ärztin Rahel Liebeschütz-Plaut (Wissenschaftler in Hamburg 2), Göttingen 2019.
Fleckner, Uwe: Der Blitz und die Schlange. Aby Warburgs amerikanische Reise. Berlin 2023.
Fleckner, Uwe; Woldt, Isabella: Die Funktion des Briefmarkenbildes im Geistesverkehr der Welt, 1927. In: Dies. (Hg.): Aby Warburg. Gesammelte Schriften. Studienausgabe, Vol. II.2: Bilderreihen und Ausstellungen. Berlin 2012, S. 151–189.
Foerster, Otfried. Eröffnungsansprache. 16. Tagung der Gesellschaft Deutscher Nervenärzte in Düsseldorf [Sonderdruck]. Heidelberg 1926.
Forsbach, Ralf; Hofer, Hans Georg: Internisten in Diktatur und junger Demokratie. Die Deutsche Gesellschaft für Innere Medizin, 1933–1970. Berlin 2018.
Forster, Kurt W.: Warburgs Mneme nach einer langen Pause des Vergessens. In: Fehrenbach, Frank; Zumbusch, Cornelia (Hg.): Aby Warburg und die Natur. Epistemik, Ästhetik, Kulturtheorie (Naturbilder 6). Berlin 2019, S. 1–8.
Fraenkel, Ernst: The Dual State. New Nork 1941 (dt.: Der Doppelstaat, Frankfurt/M. 1974).
Friedlander, Henry: The Origins of Nazi Genocide. From Euthanasia to the Final Solution. London 1995.
Gadebusch Bondio, Mariacarla: Vom „atavistischen" zum „minderwertigen" Verbrechertypus. Cesare Lombroso, der geborene Verbrecher und die deutsche Psychiatrie. In: Jahrbuch für juristische Zeitgeschichte 8 (2006/2007), S. 280–304.
Gahlen, Gundula; Gnosa, Ralf; Janz, Oliver (Hg.): Nerven und Krieg. Psychische Mobilisierungs- und Leiderfahrungen in Deutschland 1900–1939 (Krieg und Konflikt 10). Frankfurt/M. 2020.
Gaupp, Robert: Kriegsneurosen. In: Zeitschrift für die gesamte Neurologie und Psychiatrie 34 (1916), S. 357–390.
Gaupp, Robert: Über den Begriff der Hysterie. In: Zeitschrift für die gesamte Neurologie und Psychiatrie 5 (1911), S. 457–466.

Gawlich, Max: Eine Maschine, die wirkt. Die Elektrokrampftherapie und ihr Apparat, 1938–1950. Paderborn 2018.
Gelhard, Dorothee: Gertrud Bing im Warburg-Cassirer-Kreis. In: Gelhard, Dorothee; Roider, Thomas (Hg.): Gertrud Bing im Warburg-Cassirer-Kreis. Mit dem Text ihrer Dissertation von 1921. Göttingen 2024, S. 12–112.
Gerste, Ronald: Lenins langes Sterben. Der Tod des sowjetischen Regierungschefs, Damals 56 (2024), Heft 2, S. 72–76.
Gicklhorn, René: Sigmund Freud über Kriegsneurosen, Elektrotherapie und Psychoanalyse. Ein Auszug aus dem Protokoll des Untersuchungsverfahrens gegen Wagner-Jauregg im Oktober 1920. In: Psyche 26 (1972), S. 939–951.
Gilman, Sander L.; King, Helen; Porter, Roy; Rousseau, G.S.; Showalter, Elaine (Hg.): Hysteria beyond Freud. Berkeley 1993.
Giordano, Ralph: Erinnerungen eines Davongekommenen. Die Autobiographie. Köln 2007.
Goergen, Jeanpaul: „Soldaten-Lieder" und „Zeichnende Hand". Propagandafilme von John Heartfield und George Grosz im Auftrag des Auswärtigen Amtes 1917/18. In: Kessler, Frank; Lenk, Sabine; Loiperdinger, Martin: Oskar Messter. Erfinder und Geschäftsmann. Basel 1995, S. 129–142.
Goldmann, Nahum: Judentum und Persönlichkeit. In: Die Welt 15 (1911), S. 729–732.
Gombrich, Ernst: Aby Warburg. An Intellectual Biography. With a Memoir on the History of the Library by F. Saxl. London 1970.
Gross, Babette: Willi Münzenberg. Eine politische Biographie (= Schriftenreihe der Vierteljahrshefte für Zeitgeschichte 14/15). Stuttgart 1967.
Gross-Solomon, Susan: Germany, Russia, and Medical Cooperation Between the Wars. In: Dies. (Hg.): Doing Medicine Together: Germany and Russia Between the Wars. Toronto 2006, S. 3–32.
Guhl, Anton F.: Wege aus dem „Dritten Reich". Die Entnazifizierung der Hamburger Universität als ambivalente Nachgeschichte des Nationalsozialismus (Hamburger Beiträge zur Wissenschaftsgeschichte 26). Göttingen 2021.
Haag Bletter, Rosemarie: Paul Scheerbarts Architekturphantasien. In: Volkmann (Hg.): Taut (1980), S. 86–94.
Haase, W: Amputation eines Unterschenkels. Reichsanstalt für Film und Bild in Wissenschaft und Unterricht Blatt 505/1941.
Hagemeyer, Alfred: Das neue Krankenhaus der Stadt Berlin am Urban. Seine Einrichtung und Verwaltung. Berlin 1894.
Hájková, Anna: The Last Ghetto. An Everyday History of Theresienstadt. Oxford 2020.
Haug, Steffen: „Ein Kunstwerk allerersten Ranges". Aby Warburgs Interesse an einer Lenin-Marke. In: Naguschewski, Dirk; Schötter, Detlev (Hg.): Philatelie als Kulturwissenschaft. Berlin 2019, S. 40–58.
Heckscher, William S.: Die Genesis der Ikonologie. In: Ekkehard Kaemmerling: Ikonographie und Ikonologie. Theorien, Entwicklung, Probleme. Köln 1979, S. 112–164.
Hedinger, Bärbel; Diers, Michael: Mary Warburg, geb. Hertz. Ein Portrait der Künstlerin. In: Dies.: Mary Warburg. Portrait einer Künstlerin. Leben, Werk. München 2020, S. 12–97.
Heise, Carl Georg: Gertrud Bing † 3. Juli 1964. Kunstchronik 17 (1964), S. 258–259.
Herzog, Dagmar: Eugenische Phantasmen. Eine deutsche Geschichte. Berlin 2024.
Heubner, Otto: Die luetische Erkrankung der Hirnarterien nebst allgemeinen Erörterungen zur normalen und pathologischen Histologie der Arterien sowie zur Hirncirculation. Leipzig 1874.
Hippel, Wolfgang von: Hermann Röchling 1872–1955. Ein deutscher Großindustrieller zwischen Wirtschaft und Politik. Facetten eines Lebens in bewegter Zeit. Göttingen 2018.
Hippler, Fritz: Betrachtungen zum Filmschaffen. 6. Aufl., Berlin 1943.
Hofer, Hans Georg; Prüll, Cay-Rüdiger; Eckart, Wolfgang U. (Hg.): War, Trauma, and Medicine in Germany and Central Europe, 1914–1939 (Neuere Medizin- und Wissenschaftsgeschichte 26). Freiburg 2011.
Hofer, Hans-Georg: Nervenschwäche und Krieg. Modernitätskritik und Krisenbewältigung in der österreichischen Psychiatrie. Wien, Köln, Weimar 2004.
Hüppauf, Bernd: Introduction Modernity and Violence: Observations Concerning a Contradictory Relationship. In: Ders. (Hg.): War, Violence, and the Modern Condition. Berlin/New York 1997, S. 1–29.
Janik, Erika: A Gentleman and a Scholar. In: On Wisconsin 113 (2012), Heft 3, S. 42–45.
Janzen, Rudolf: Die Medizinische Fakultät. In: Universität Hamburg 1919–1969. [Hamburg 1970], S. 179–201.
Janzen, Rudolf: Klinische und hirnbioelektrische Epilepsiestudien. In: Ergebnisse der Inneren Medizin und Kinderheilkunde 61 (1942), S. 262–307.
Janzen, Rudolf: Miterlebte Wandlungen der deutschen Universitäten seit 1928. Erfahrungen und Betrachtungen. Hamburg 1989.
Jenner, Harald; Wunder, Michael: Hamburger Gedenkbuch Euthanasie. Die Toten 1939–1945, Hamburg 2017.
Jossilewsky, Wolf: Deutsch-russischer und russisch-deutscher Sprachführer für die ärztliche und pharmaceutische Praxis. St. Petersburg und Leipzig 1909.
Jütte, Daniel: Transparency. The Material History of an Idea. New Haven 2023.
Kahn, Fritz: Das Leben des Menschen. Eine volkstümliche Anatomie, Biologie, Physiologie und Entwicklungsgeschichte des Menschen. Band 4. Kosmos, Gesellschaft der Naturfreunde. Stuttgart 1929.
Kaiser, Céline: Szenen des Subjekts. Eine Kulturmediengeschichte szenischer Therapieformen seit dem 18. Jahrhundert. Bielefeld 2019.
Kasten, Bernd: Vorwort. Zu: Richard Möller: Lebenserinnerungen, hg. von Bernd Kasten. Rostock 2010, S. I–XII.
Kaufmann, Doris: „Widerstandfähige Gehirne" und „kampfunlustige Soldaten". Zur Mentalitäts- und Wissenschaftsgeschichte des 1. Weltkriegs. In: Hagner, Michael (Hg.): Ecce Cortex. Beiträge zur Geschichte des modernen Gehirns. Göttingen 1999, S. 206–223.
Kaufmann, Fritz: Die planmäßige Heilung komplizierter psychogener Bewegungsstörungen bei Soldaten in einer Sitzung. In: Münchener Medizinische Wochenschrift, 63 (1916), S. 802–804.
Kelter, Edmund, Hamburg und sein Johanneum im Wandel der Jahrhunderte. 1529–1929. Ein Beitrag zur Geschichte unserer Vaterstadt. Hamburg 1928.
Kiessling, Claudia: Dr. med. Hellmuth Unger (1891–1953). Dichterarzt und ärztlicher Pressepolitiker in der Weimarer Republik und im Nationalsozialismus (= Abhandlungen zur Geschichte der Medizin und der Naturwissenschaft 89). Husum 1999.
Knauff, Michael: Das Schlageter-Nationaldenkmal auf der Golzheimer Heide in Düsseldorf. In: Geschichte im Westen 2 (1995), S. 168–191.
Knüppel, Michael: Der Indologe Siegfried S. Goldschmidt (1844–1884). Ein vergessener Sohn der Stadt Kassel. In: Zeitschrift des Vereins für hessische Geschichte und Landeskunde 119 (2014), S. 171–176.
Koestler, Arthur: Vorwort. [Zu:] Gross, Babette: Willi Münzenberg. Eine politische Biographie (= Schriftenreihe der Vierteljahrshefte für Zeitgeschichte 14/15). Stuttgart 1967, S. 7–11.
Köhne, Julia Barbara: Behandlungen im Schatten des Krieges – Militärpsychiatrie und Kinematographie. In: Goldmann Renate; Knauer, Erhard; Wirdeier, Eusebius (Hg.): Moderne. Weltkrieg. Irrenhaus. 1900–1930. Essen 2014, S. 71–79.
Köhne, Julia Barbara: Kriegshysteriker. Strategische Bilder und mediale Techniken militärpsychiatrischen Wissens (1914–1920). (= Abhandlungen zur Geschichte der Medizin und der Naturwissenschaften 106). Husum 2009.
Kononow, A.: Reise nach Kaschino. Moskau 1980.
Kreis, Barbara: Bruno Tauts Verhältnis zum Bauen in der Sowjetunion und seine Tätigkeit in Moskau. In: Volkmann, Barbara: Bruno Taut 1880–1938 [Ausstellungskatalog Akademie der Künste, Berlin]. Berlin 1980, S. 104–119.
Ledebur, Sophie: Zur Epistemologie einer Anschlussdiagnose. Unwissen, Diskurs und Untersuchungstechniken bei Simulation psychischer Erkrankungen. In: Wernli, Martina (Hg.): Wissen und Nicht-Wissen in der Klinik. Dynamiken der Psychiatrie um 1900. Bielefeld 2012, S. 17–50.
Lengwiler, Martin: Zwischen Klinik und Kaserne. Die Geschichte der Militärpsychiatrie in Deutschland und der Schweiz 1870–1914. Zürich 2000.
Lenin, Wladimir Iljitsch: Materialismus und Empiriokritizismus. Werke 14. Berlin 1975.

Lerner, Paul: „Ein Sieg deutschen Willens“. Wille und Gemeinschaft in der deutschen Kriegspsychiatrie. In: Eckart, Wolfgang U.; Gradmann, Christoph (Hg.): Die Medizin und der Erste Weltkrieg (Neuere Medizin- und Wissenschaftsgeschichte 3). Pfaffenweiler 1996, S. 85–107.

Lerner, Paul: From Traumatic Neurosis to Male Hysteria. The Decline and Fall of Hermann Oppenheim, 1889–1919. In: Micale; Lerner: Traumatic Pasts (2001), S. 140–171.

Lerner, Paul: Hysterical Men. War, Psychiatry, and the Politics of Trauma in Germany, 1890–1930. Ithaca 2003.

[Lessing, Gotthold Ephraim]: Lessings Laokoon, für den Schulgebrauch bearb. u. erl. v. Joseph Buschmann. 12. Aufl., Paderborn 1914.

Leven, Karl Heinz: Krankheiten – historische Deutung versus retrospektive Diagnose. In: Paul, Norbert und Schlich, Thomas (Hg.): Medizingeschichte: Aufgaben. Probleme. Perspektiven. Frankfurt/M. 1998, S. 153–185.

Lewandowsky, Max: Was kann bei der Behandlung und der Beurteilung der Kriegsneurosen erreicht werden? In: Münchener Medizinische Wochenschrift 64 (1917), S. 989–991 u. S. 1028–1031.

Liebeschütz, Hans: Aby Warburg (1866–1929) as Interpreter of Civilisation. In: The Leo Baeck Institute Year Book 16 (1971), S. 225–236.

Liebeschütz, Hans: Das Judentum im deutschen Geschichtsbild von Hegel bis Max Weber. Tübingen 1967.

Linden, Stefanie C.; Hess, Volker; Jones, Edgar: The Neurological Manifestations of Trauma. Lessons from Word War I. European Archives of Psychiatry and Clinical Neuroscience 262 (2012), S. 253–264.

Linden, Stefanie: They call it Shell Shock: Combat Stress in the First World War. (Wolverhampton Military Studies, 24) Solihull 2016.

Link-Heer, Ursula: Männliche Hysterie. Eine Diskursanalyse. In: Becher, Ursula A. J.; Rüsen, Jörn (Hg.): Weiblichkeit in geschichtlicher Perspektive. Frankfurt/M. 1988, S. 364–396.

Löffelbein, Nils und Fangerau, Heiner: Blitze, Funken, Sensationen. Sinnüberschuss und Sinnreduktion elektrischer Heilapparate in Deutschland 1750–1930 (Kulturanamnesen 16). Stuttgart 2023, S. 159–180.

Longerich, Peter: Deutschland 1918–1933. Die Weimarer Republik. Handbuch zur Geschichte. Hannover 1995.

Major, Ralph H.: Ein Arzt erzählt Kulturgeschichte. Berlin 1937.

Marazia, Chantal und Stimilli, Davide: Die unendliche Heilung. Aby Warburgs Krankengeschichte. Zürich 2007.

Martin, Michael; Karenberg, Axel und Fangerau, Heiner: Die ambivalente Haltung Otfrid Foersters (1873–1941) gegenüber dem Nationalsozialismus. In: Der Nervenarzt 91 (2020), Sonderheft, S. 22–28.

Martin, Michael; Karenberg, Axel und Fangerau Heiner: Späte Zwangsemigration ohne Perspektive. Alfred Hauptmann und Adolf Wallenberg. In: Nervenarzt 93 (2022) Sonderheft, S. 24–31.

Meinong, Alexius: Zur Relationstheorie (Hume-Studien II). Wien 1882.

Meyer-Lenz, Johanna: Der Neurologe Max Nonne (1861–1959) und die „Aufarbeitung“ der Kindereuthanasie in Hamburg seit 1945. Verflochtene Geschichten. In: Schriftenreihe der Deutschen Gesellschaft zur Geschichte der Nervenheilkunde 23 (2017), S. 315–349.

Micale, Mark S.: Approaching Hysteria. Disease and its Interpretation. Princeton 1995.

Micale, Mark S.: Charcot and the Idea of Hysteria in the Male. Gender, Medical Science, and Medical Diagnosis in the Late Nineteenth-Century France. In: Medical History 34 (1990), S. 363–411.

Michels, Karen: Aby Warburg, mit Bing in Rom, Neapel, Capri und Italien. Auf den Spuren einer ungewöhnlichen Reise. Hamburg 2010.

Michl, Susanne: In Dienste des „Volkskörpers“. Deutsche und französische Ärzte im Ersten Weltkrieg. Göttingen 2007.

Möbius, Paul Julius: Ueber den Begriff der Hysterie. In: Centralblatt für Nervenheilkunde, Psychiatrie und gerichtliche Psychopathologie 11 (1888), S. 66–71.

Morrison, James: Twenty Cars that defined the 20th century. The automobile as a vehicle for history. London 2024.

Moser, Gabriele: Der Arzt im Kampf gegen „Begehrlichkeit und Rentensucht“ im Deutschen Kaiserreich und in der Weimarer Republik. In: Das Risiko, zu erkranken (Jahrbuch für Kritische Medizin und Gesundheitswissenschaften 169, zugleich Argument-Sonderband AS 193). Hamburg, Berlin 1991, S. 161–183.

Müller-Hill, Benno: Tödliche Wissenschaft. Die Aussonderung von Juden, Zigeunern und Geisteskranken, 1933–1945. Berlin 1989.

Münsterberg, Hugo: The Photoplay. A psychological Study. London/New York 1916.

Nicolaysen, Rainer: „Vitae, nicht vita“. Über Vertreibung und Exil des Osteuropa-Historikers Richard Salomon (1884–1966). In: Hering, Rainer; Nicolaysen, Rainer (Hg.): Lebendige Sozialgeschichte. Gedenkschrift für Peter Borowsky. Wiesbaden 2003, S. 633–658.

Nicolaysen, Rainer: Richard Salomon (1884–1966) – ein deutsch-amerikanisches Gelehrtenleben. In: Grolle, Joist; Schmoock, Matthias (Hg.): Spätes Gedenken. Ein Geschichtsverein erinnert sich seiner ausgeschlossenen jüdischen Mitglieder. Bremen 2009, S. 159–196.

Noack, Thorsten: Eingriffe in das Selbstbestimmungsrecht des Patienten. Juristische Entscheidungen, Politik und ärztliche Positionen 1890–1960. Frankfurt/M. 2003.

Noack, Thorsten: NS-Euthanasie und internationale Öffentlichkeit. Die Rezeption der Behinderten- und Krankenmorde in den Vereinigten Staaten, in Großbritannien und in der Schweiz während des Zweiten Weltkriegs. Frankfurt/M. 2017.

Nolte, Karen: Gelebte Hysterie: Erfahrung, Eigensinn und psychiatrische Diskurse im Anstaltsalltag um 1900 (Geschichte und Geschlecht 24). Frankfurt/M. 2003.

[Nonne, Hans]: Briefe von Hans Nonne an Verwandte und Freunde. Zu seinem Andenken. Hildburghausen 1920.

Nonne, Max: Anfang und Ziel meines Lebens. Erinnerungen Hamburg 1971, sowie 3. Aufl. Hamburg 1976.

Nonne, Max: Pubertät und Schule. In: Ders.; Ulmer, Fritz: Kulturgeschichte. Studien und Skizzen aus Vergangenheit und Gegenwart. Festschrift zur Vierhundertjahrfeier der Gelehrtenschule des Johanneums zu Hamburg, 1529–1929. Hamburg 1929, S. 39–61.

Nonne, Max: Syphilis und Nervensystem. Ein Handbuch in zwanzig Vorlesungen. Berlin 1924.

Nonne, Max: Therapeutische Erfahrungen an den Kriegsneurosen in den Jahren 1914–1918. In: Karl Bonhoeffer (Hg.): Geistes- und Nervenkrankheiten (Handbuch der Ärztlichen Erfahrungen im Weltkriege 1914/1918, hg. v. Otto v. Schjerning, Bd. 4). Leipzig 1922, S. 102–121.

Nonne, Max: Über erfolgreiche Suggestivbehandlung der hysteriformen Störungen bei Kriegsneurosen. In: Zeitschrift für die gesamte Neurologie und Psychiatrie 37 (1917) S. 191–218.

Oehlecker, Franz; Beck, Alfred; Hesse, Erich; Schilling, Viktor; Wildegans, Hans: Die Bluttransfusion. In: Kleinschmidt, Otto: Operative Chirurgie. 3. Aufl. Berlin 1948, S. 63–75.

Oppenheim, Hermann: Der Krieg und die traumatischen Neurosen. In: Berliner Klinische Wochenschrift 52 (1915), S. 257–261.

Oppenheim, Hermann: Die ersten Zeichen der Nervosität des Kindesalters. Berlin 1904.

Oppenheim, Hermann: Die traumatischen Neurosen nach den in der Nervenklinik der Charité in den letzten 5 Jahren gesammelten Beobachtungen. Berlin 1889.

Oppenheim, Hermann: Die traumatischen Neurosen nach den in der Nervenklinik der Charité in den 8 Jahren 1883–1891 gesammelten Beobachtungen. Berlin 1892.

Osten, Philipp: Debatten zur Geschichte der Medizinischen Fakultät Hamburg. Von der Wundarztausbildung bis zur „Bekämpfung der neuen Krankheit AIDS“. In: Nicolaysen, Rainer; Krause, Eckart; Zimmermann, Gunnar (Hg.): 100 Jahre Universität Hamburg. Studien zur Hamburger Universitäts- und Wissenschaftsgeschichte in vier Bänden. Bd. 4: Mathematik, Informatik, Naturwissenschaften, Medizin. Hamburg 2024, S. 607–782.

Pachter, Henry Maximilian; Hellman, Bertha; Paechter, Hedwig; Paetel, Karl O.: Nazi-Deutsch. A glossary of contemporary German usage. With appendices on government, military and economic institutions. New York 1944.

Palmen, Lotte; Eisenberg, Ulrike; Karenberg, Axel; Fangerau, Heiner; Hansson, Nils: „Ein zu internationaler Berühmtheit gelangter Forscher und Arzt“: Otfrid Foerster (1873–1941) als Nobelpreis-kandidat. In: Der Nervenarzt 93 (2021), S. 720–727.

Panofsky, Erwin: Korrespondenz 1910 bis 1968. Eine kommentierte Auswahl in fünf Bänden. Hg. von Dieter Wuttke. Band 2: Korrespondenz 1937–1949. Wiesbaden 2003.

Panofsky, Erwin: Professor A. Warburg †. Hamburger Fremdenblatt 28.10.1929, S. 1–2.

Pech, Anja: Hermann Oppenheim (1858–1919). Das Leben und Werk eines jüdischen Arztes. [Diss. med.] Hamburg 2006

Peckl, Petra: Krank durch die „seelischen Einwirkungen des Feldzuges“? Psychische Erkrankungen der Soldaten im Ersten Weltkrieg und ihre Behandlung. In: Prüll; Rauh: Krieg und medikale Kultur (2014), S. 30–89.

Pick, Daniel: War Machine. The Rationalisation of Slaughter in the Modern Age. New Haven, Con. 1996.

Posener, Julius: Vorlesungen zur Geschichte der Neuen Architektur (II). Die Architektur der Reform. Ders.: Vorlesungsreihe IV, 12. Vorlesung: Bruno Taut II – Visionen, Gläserne Kette. In: Arch+ 53 (1980), S. 64–68.

Prange, Regine: Das Kristalline. In: Vitali, Christoph (Hg.): Ernste Spiele. Der Geist der Romantik in der deutschen Kunst 1790–1990 [Ausstellungskatalog Haus der Kunst München]. Stuttgart 1995, S. 608–615.

Price, Ruth: The Lives of Agnes Smedley. Oxford 2005.

Prüll, Livia; Rauh, Philipp (Hg.): Krieg und medikale Kultur. Patientenschicksale und ärztliches Handeln in der Zeit der Weltkriege 1914–1915. Göttingen 2014.

Radkau, Joachim: Die Wende zur Willenskultur in der Nerventherapie und das nervöse Doppelgesicht des Krieges. In: Gahlen, Gundula; Gnosa, Ralf; Janz, Oliver (Hg.): Nerven und Krieg. Psychische Mobilisierungs- und Leiderfahrungen in Deutschland 1900–1939 (Krieg und Konflikt 10). Frankfurt/M. 2020, S. 37–52.

Rasch, Manfred: Walter Rohland. Neue Deutsche Biographie 21 (2002), S. 766–767.

Rauh, Philipp: Der Münchener Kriegskongress der Psychiater und Neurologen vom September 1916 – Ränkespiele, Inszenie-rungen und Kontroversen. In: Becker, Thomas; Fangerau, Heiner; Fassl, Peter; Hofer, Hans-Georg (Hg.): Psychiatrie im Ersten Weltkrieg. Konstanz 2018, S. 43–65.

Raulff, Ulrich: Der aufhaltsame Aufstieg einer Idee. „Idea vincit“: Warburg, Stresemann und die Briefmarke. In: Vorträge aus dem Warburg-Haus 6 (2002), S. 125–162.

Redslob, Edwin: Künstlerische Formgebung des Reiches. Berlin [1926].

Regener, Susanne: Visuelle Gewalt. Menschenbilder aus der Psychiatrie des 20. Jahrhunderts. Bielefeld 2016.

Riedesser, Peter; Verderber, Axel: „Maschinengewehre hinter der Front“. Zur Geschichte der Militärpsychiatrie, Frankfurt/M. 1996.

Rohland, Walter: Erlebnisse in der Familie, im Freundeskreis und in der weiten Welt. Ratingen 1977.

Rost, Karl Ludwig: Sterilisation und Euthanasie im Film des „Dritten Reiches“. Nationalsozialistische Propaganda in ihrer Beziehung zu rassenhygienischen Maßnahmen des NS-Staates (= Abhandlungen zur Geschichte der Medizin und der Naturwissenschaften, 55). Husum 1987.

Roth, Karl Heinz (Hg.): Erfassung zur Vernichtung. Von der Sozialhygiene zum „Gesetz über Sterbehilfe“. Berlin 1984.

Roth, Karl-Heinz: Die Modernisierung der Folter in den beiden Weltkriegen. Der Konflikt der Psychotherapeuten und Schul-psychiater um die deutschen „Kriegs-neurotiker“, 1915–1945. In: 1999. Zeitschrift für Sozialgeschichte des 19. und 20. Jahrhunderts 3 (1987), S. 8–75.

Rothe, A. von: Operationsfilme. In: Beyfuss, Edgar und Kossowsky, Arthur (Hg.): Das Kulturfilmbuch. Berlin 1924, S. 229–234.

Rothmann, Max: Zur Beseitigung psychogener Bewegungsstörungen bei Soldaten in einer Sitzung. In: Münchener Medizinische Wochenschrift 63 (1916), S. 1277–1278.

Rotzoll, Maike; Roelcke, Volker; Hohendorf, Gerrit: Tödliche Forschung an Kindern. Carl Schneiders „Forschungsabteilung“ an der Heidelberger Psychiatrischen Universitätsklinik 1943/44. Heidelberg. Jahrbuch zur Geschichte der Stadt 16 (201), S. 113–122.

Rütten, Thomas: Thomas Mann und das Krankheitsstigma der Moderne. Das Eisenbahnunglück von 1906 und Das Eisenbahnunglück von 1909 (= Schriften des Ortsvereins BonnKöln der Deutschen Thomas-Mann-Gesellschaft 8). Düsseldorf 2013.

Satzinger, Helga: Die Geschichte der genetisch orientierten Hirnforschung von Cécile und Oskar Vogt (1875–1962, 1870–1959) in der Zeit von 1895 bis ca. 1927. Stuttgart 1998.

Satzinger, Helga: Krankheiten als Rassen. Politische und wissenschaftliche Dimensionen eines biomedizinischen Forschungsprogramms von Cécile und Oskar Vogt zwischen Tiflis und Berlin (1919–1939). In: Medizin-historisches Journal 37 (2003), S. 301–350.

Saxl, Fritz (Hg.): Aby M. Warburg zum Gedächtnis. Darmstadt 1929.

Schlögel, Karl: Das sowjetische Jahrhundert. Archäologie einer untergegangenen Welt. 4. Aufl., München 2018.

Schlomer, Georg: Leitfaden der Klinischen Psychiatrie. München 1936.

Schmidt, Kurt: Phoenix darf nicht sterben. In: Lohmann, Julia: Hundertfünfzig Jahre Künstlerverein Malkasten. Düsseldorf 1998, S. 134–171.

Schmiedebach, Heinz-Peter: Post-traumatic neurosis in nineteenth-century Germany: a disease in political, juridical and professional context. In: History of Psychiatry 10 (1999), Heft 37, S. 27–57.

Schmuhl, Hans Walter: Hirnforschung und Krankenmord. Das Kaiser-Wilhelm-Institut für Hirnforschung 1937–1945. In: Vierteljahrshefte für Zeitgeschichte 50 (2002), S. 559–609.

Schröter, Michael: Die Psychoanalyse und die „Kriegsneurose“ des Ersten Weltkriegs. In: Psyche 72 (2018), Heft 2, S. 122–145.

Schroyen, Sabine: Quellen zur Geschichte des Künstlervereins Malkasten. Ein Zentrum bürgerlicher Kunst und Kultur in Düsseldorf seit 1848. Düsseldorf 1992.

Schweitzer, Cara: Kristalle. In: Ackermann, Marion; Neumann, Dietrich: Leuchtende Bauten. Architekturen der Nacht. [Ausstellungskatalog Kunstmuseum Stuttgart]. Ostfildern 2006, S. 138–139.

Schwoch, Rebecca (Hg.): Berliner Jüdische Kassenärzte und ihr Schicksal im Nationalsozialismus. Ein Gedenkbuch. Berlin 2009.

Schwoch, Rebecca: „Ich glaube, damals immer eine einwandfreie Haltung gehabt zu haben.“ Die Kinderärztin und Neurologin Gertrud Soeken und der National-sozialismus. In: Medizinhistorisches Journal 41 (2006), S. 315–353.

Seidel, Ralf: Weltkrieg und Moderne. Die nervenärztliche Praxis und der Anspruch der Psychiatrie. In: Becker, Thomas; Fangerau, Heiner; Fassl, Peter; Hofer, Hans-Georg (Hg.): Psychiatrie im Ersten Weltkrieg. Konstanz 2018, S. 21–42.

Semon, Richard: Die Mneme als erhaltendes Prinzip im Wechsel des organischen Geschehens. Leipzig 1904.

Silke Kaiser: Jüdische Identität in Deutschland und im Exil. Der Lebensweg des Wissenschaftlerehepaars Hans und Rahel Liebeschütz (= Hamburger historische Forschungen 7). Hamburg 2022.

Steinberg, I[saac]: Gewalt und Terror in der Revolution. Oktoberrevolution oder Bolschewismus. Berlin 1931, S. 44–58.

Steinberg, Leo: The Sexuality of Christ in Renaissance Art and in Modern Oblivion. In: October 26 (Summer 1983), S. 1–222.

Stelzner, Friedrich: Lebenswellen, Lebenswogen eines Chirurgen. Landsberg am Lech 1998.

Stern, Fritz: Die psychoanalytische Behandlung der Hysterie im Lazarett. In: Psychia-trisch-neurologische Wochenschrift 18 (1916/17), S. 1–3.

Stiasny, Philipp: Das Kino und der Krieg. Deutschland 1914–1929. München 2009.

Suffrin, Dana von: Pflanzen für Palästina. Otto Warburg und die Naturwissenschaften im Yishuv. Tübingen 2019.

Syamken, Georg: Die dritte Dimension. Plastiken. Konstruktionen. Objekte. Bestandskatalog der Skulpturenabteilung der Hamburger Kunsthalle. Hamburg 1988, S. 452–453.

Taschwer, Klaus: Der Fall Paul Kammerer. Das abenteuerliche Leben des umstrittensten Biologen seiner Zeit. München 2016.
Trotzky, Leon: My Life. An Attempt at an Autobiography. New York 1930.
Tucholsky, Kurt: Verbotene Filme. In: Die Schaubühne 9 (1913), Band 2, S. 949–953.
Tymkiw, Michael: Nazi exhibition design and modernism. Minneapolis 2018.
Ulrich, Bernd: Die Nerven- und Nervositätsdebatte vor 1914 – Organische Schwäche oder traumatische Neurose. In: Gahlen, Gundula; Gnosa, Ralf; Janz, Oliver (Hg.): Nerven und Krieg. Psychische Mobilisierungs- und Leiderfahrungen in Deutschland 1900–1939 (Krieg und Konflikt 10). Frankfurt/M. 2020, S. 21–36.
van den Bussche, Hendrik: „Zusammenbruch" und Nachkriegszeit. In: van den Bussche, Hendrik (Hg.): Medizinische Wissenschaft im „Dritten Reich". Kontinuität, Anpassung und Opposition an der Hamburger Medizinischen Fakultät. Berlin, Hamburg 1989, S. 419–446.
van den Bussche, Hendrik; Topfstädt, Sarah: Leben und Werk des Pathologen Friedrich Wohlwill (1881–1958) in einer 1955 verfassten Autobiografie. [unveröffentlichtes Typoskript] 2023.
Vogt, Annette: Von Warschau nach Berlin, von Berlin nach Jerusalem – das Schicksal der Biologin Estera Tenenbaum. In: Schulz, Jörg (Hg.): Fokus Biologiegeschichte. Zum 80 Geburtstag der Biologiehistorikerin Ilse Jahn. Berlin 2002, S. 65–88.
Vogt, Oskar: 1. Bericht über die Arbeiten des Moskauer Staatsinstituts für Hirnforschung. In: Journal für Psychologie und Neurologie 40 (1930), S. 108–118.
Vöhringer, Margarete: Avantgarde und Psychotechnik. Wissenschaft, Kunst und Technik der Wahrnehmungsexperimente in der frühen Sowjetunion. Göttingen 2007.
Vosswinkel, Peter: In Memoriam Heinrich Embden, Hamburg (1871–1941). In: Arzt und Krankenhaus 64 (1991), S. 117–121.
Wandel, Friedrich: Der Gotteslästerungsparagraph. In: Sozialistische Bildung (1929), H. 1, S. 7–10.
Warburg, Aby: Briefe, hg. von Diers, Michael; Haug, Steffen (= Gesammelte Schriften V.1–2). Berlin 2021.
Warburg, Aby: Der Bildatlas Mnemosyne, hg. von Martin Warnke mit Claudia Brink (= Gesammelte Schriften II/2) Berlin 2000.
Warburg, Aby: Tagebuch der Kulturwissenschaftlichen Bibliothek, hg. von: Michels, Karen; Schoell-Glass, Charlotte (= Gesammelte Schriften 7). Berlin 2001.
Weindling, Paul; Hohendorf, Gerrit; Hüntelmann Axel C.; Kindel, Jasmin; Kinzelbach, Annemarie; Loewenau, Aleksandra; Neuner Stephanie, Palacz, Michał Adam; Zingler, Marion; Czech, Herwig: The problematic legacy of victim specimens from the Nazi era. Identifying the persons behind the specimens at the Max Planck Institutes for Brain Research and of Psychiatry. In: Journal of the History of the Neurosciences 32 (2023) 2, S. 218–239.
Weygandt, Wilhelm: Die Behandlung der Paralyse. In: Zeitschrift für ärztliche Fortbildung 34 (1927), S. 377–381.
Whitrow, Magda: Wagner-Jauregg and Fever Therapy. In: Medical History 34 (1990) S. 294–310.
Wille, Ingo: Ilse Zachmann, geb. Samson. In: Wille, Ingo: Transport in den Tod. Von Hamburg-Langenhorn in die Tötungsanstalt Brandenburg. Lebensbilder von 136 jüdischen Patientinnen und Patienten, Berlin 2017, S. 493–499.
Wolter, Bettina-Martine: „Die Kunst ist eine Aufführung des kosmischen Dramas". Architekturvision und Bühnenreform 1900–1915. In: Loers, Veit (Hg.): Okkultismus und Avantgarde. Von Munch bis Mondrian. [Ausstellungskatalog Schirn-Kunsthalle, Frankfurt/M.]. Ostfildern 1995, S. 654–686.
Wulf, Stefan: Nonne, Max. In: Neue Deutsche Biographie 19 (1999), S. 333–335.
Wulf, Stefan; Schmiedebach, Heinz-Peter: Wahnsinn und Malaria – Schnittpunkte und Grenzverwischungen zwischen Psychiatrie und Tropenmedizin in Hamburg (1900–1925). In: Gesnerus 71/1 (2014), S. 98–141.
Wunder, Michael: Die Karriere des Dr. Gerhard Kreyenburg. In: Wunder, Michael; Genkel, Ingrid; Jenner, Harald: Auf dieser schiefen Ebene gibt es kein Halten mehr. Die Alsterdorfer Anstalten im Nationalsozialismus. Stuttgart 2016, S. 137–184.
Zöllner, Frank: Aby Warburg and the Postage Stamp. From a collector's passion to a visual theory. In: Marburger Jahrbuch für Kunstwissenschaft 47 (2020), S. 7–50.
Zülch, Hans Joachim: Otfrid Foerster. Arzt und Naturforscher 9.11.1873–15.6.1941. Heidelberg 1966.
Zumbusch, Cornelia: Wissenschaft in Bildern. Symbol und dialektisches Bild in Aby Warburgs Mnemosyne-Atlas und Walter Benjamins Passagen-Werk (Studien aus dem Warburg-Haus 8). Berlin 2004.
Zwicker, Stefan: „Nationale Märtyrer": Albert Leo Schlageter und Julius Fucik. Heldenkult, Propaganda und Erinnerungskultur. Paderborn 2006.

Schriften ohne (vollständige) Verfasserangabe:

A great artist of the soviet country. goznak.ru/en/about/press/news/22258 [22.4.2024].
A.B.: Die Künstlerische Formgebung des Reichs. Ausstellung im Kunst- und Gewerbemuseum. Hamburgischer Correspondent, 19.8.1927, S. 8.
Amtliches Verzeichnis der Lehrer, Beamten und Studierenden an der königlich bayerischen Ludwig-Maximilians-Universität zu München, München 1895.
[Cherrystone Auktionskatalog:] Stamps of the Soviet Union, S. Shtern Collection of R.S.F.S.R and S.U.: New York 2008.
[Cherrystone Auktionskatalog:] The Igor Gorski Collection of R.S.F.S.R", 20.2.2014. New York 2014.
Das Reichsehrenmal. In: Hamburger Echo, 20. Juli 1926, S. 1.
Das Spiel ist aus. Der Spiegel 3 (1950), Heft 6, S. 21–28, hier S. 28.
Die Ausstellung für Verwundete und Krankenfürsorge im Kriege. Zeitschrift für Krüppelfürsorge 8 (1915), S. 106–114.
Die Krankenbewegung bei dem Deutschen Feld- und Besatzungsheer. In: Sanitätsbericht über das Deutsche Heer (Deutsches Feld- und Besatzungsheer) im Weltkriege 1914/1918, bearbeitet in der Heeres-Sanitätsinspektion des Reichswehrministeriums. Bd. 3. Berlin 1934, S. 146–147.
EB: Deutscher Ärztetag: Sonderstempel zu Ehren von Max Nonne. Deutsches Ärzteblatt 88 (1991), S. 1548.
Große Deutsche Kunstausstellung 1942 im Haus der Deutschen Kunst zu München. Juli bis auf Weiteres. Offizieller Ausstellungskatalog. München 1942, S. 7.
H.M. St.: „Die künstlerische Formgebung des Reichs". Eine Ausstellung über die Arbeit des Reichskunstwarts. In: Hamburger Fremdenblatt, 25.10.1926, S. 3.
Isaac Steinberg. A Jewish Leader. Ex-Member of Lenin Cabinet Is Dead at 68 – Worked for Settlement of Refugees. The New York Times, 3.1.1957, S. 33.
Jahresbericht der Staatlichen Kunstakademie Düsseldorf 1939.
[Johanneum] Bauliche Besonderheiten des Johanneums. (johanneum-hamburg.de/index.php/schola-nostra/schule-mit-geschichte/geschichte/9-bauliche-besonderheiten-des-johanneums).
Reichspropagandaleitung der NSDAP: Das Sowjet-Paradies. Ein Bericht in Wort und Bild. Berlin 1942.
Verhandlungen des Reichstags Verhandlungen des Reichstages. XIII Legislaturperiode. II. Session. Stenographische Berichte 312. Berlin 1918.
Verzeichnis der deutschen Ärzte und Heilanstalten. Reichs-Medizinal-Kalender für Deutschland, Teil 2. Leipzig 1937.

Impressum und Dank

Katalog

Lenins Tod. Eine Sektion. Psychiatrie, Pathologie und Propaganda
Katalog zur Ausstellung im Medizinhistorischen Museum Hamburg

Kataloggestaltung und Satz
Flo Gaertner, Marcel Strauß – magma design studio, Karlsruhe

Schriften
Aldine721 BT, JL Pirelli

Papier
Munken Lynx (100 / 200 g/qm)

Druck
Stober Medien, Karlsruhe

ISBN: 978-3-86321-742-6
Printed in Germany

Kasseler Str. 1 a
60486 Frankfurt am Main
Tel.: 069-70 79 96-22
Fax: 069-70 41 52
vertrieb@mabuse-verlag.de
www.mabuse-verlag.de
instagram.com/mabuseverlag
facebook.com/mabuseverlag

Ausstellung

Lenins Tod. Eine Sektion. Psychiatrie, Pathologie und Propaganda
Medizinhistorisches Museum Hamburg, 24.2.2025–17.1.2027

Ausstellungsgestaltung
Impuls-Design GmbH: Barbara M. Duraj (Grafik), Oliver Gies, Anne Heinrich, Torsten Heinrich, Sven Klomp, Ezequiel Torea, Patrick Wüst

Ausstellungsbau
Atic Interior GmbH, Alexander Joly & Team

Medien
Moritz AV, Thomas Baeter

Druck
print-o-tec GmbH, Marcus Mileke & Team

Licht
Carsten Sander

Rahmenbau
Kurt Viercke

Repros
Niels Demnitz

Museumsteam
Dr. Henrik Eßler (Redaktion, Lektorat, Recherche, Aufbau, Organisation), Franziska Grieß, MA (Organisation, Patientenakten, Aufbau), Rosa Mancarella, BA (Museumsmanagement), Angelika Riley (Bildarchiv und Beratung, Ehrenamt), Dr. Doris Fischer-Radizi (Tagebücher Rahel Liebeschütz-Plaut, Ehrenamt), Johann Fischer (Führungen und Beratung, Ehrenamt), Heinrich von Wulfen (Führungen, Aufsicht, Ehrenamt), Dörthe Meyer (Depot, Ehrenamt), Eva Sparta, MA und Ruth Dreyer-Rodewald (Sammlung), Dr. Ulrich Mechler (Archiv, Recherche), Ralph-Michael Höger (Recherche), Thomas Schertler (Aufsicht, Bibliothek), Edith Ghetta, Rabea Heyne, Nuno de Lima, Johanna Kramer, Fabian Erlat, Johanna Blenck, Arne Meinicke, Benedikt Habermann, Oskar Matussek (Führungen, Aufsicht), Philipp Osten (Konzept, Texte, Aufbau)

Dank an
William and Maggie Carver (für das Tagebuch von Rahel Liebeschütz-Plaut), Prof. Dr. Martin Carstensen, Freundes- und Förderkreis UKE (Finanzielle Unterstützung), DFG-Kolleg-Forschungsgruppe Imaginarien der Kraft (für ein Fellowship, während dessen die Idee für die Ausstellung entstand), Heinz-Peter Schmiedebach, Berlin (Rückendeckung, Katalogbeitrag und Vortrag), Prof. Blanche Schwappach-Pignataro (Eröffnungsrede) Dr. Eckart Marchand, The Warburg Institute, London (Archivalien), Prof. Anna Katharina Zülch (Fotoalbum zu Geschichte der Neurologie und denkmalpflegerischer Beistand) Prof. Birgit Recki, Prof. Uwe Fleckner, Dr. Benjamin Fellmann und Eva Landmann, Warburg-Haus (Inspiration und Besuche), Frauke Steinhäuser (Lektorat), Prof. Dieter Wuttke, Bamberg (Literatur und Kommentare), Teams des Staatsarchivs Hamburg, der Staats- und Universitätsbibliothek Hamburg Carl von Ossietzky (besonders für die Datenbank Historische Zeitungen Digital) und der Ärztlichen Zentralbibliothek (Recherche und Leihgaben), Prof. Rainer Nicolaysen und Dr. Eckart Krause, Arbeitsstelle Universitätsgeschichte (Quellen und enzyklopädisches Wissen), Michael Werner-Boelz, ehem. Bezirksamtsleiter HH-Nord (Dokumente zur Umbenennung der Max-Nonne-Straße), Axel Scheffler, Richmond (Post), Flo Gaertner, Karlsruhe (Buchgestaltung), Hermann Löffler, Frankfurt (verlegerische Geduld und Nachdruck), Uwe Schmidt (Kartonmodell Lenins Rolls-Royce), Rick Minnich (our man in Berlin, Filmvortrag), Prof. Michael Hagner (Vortrag Pyramidenzellen), Dr. Ewgeniy Kasakow (Vortrag Lenin-Debatten von Perestrojka bis Putinzeit), Dr. Christina Meigel-Schleiff, (Kaufmännische Leitung), Barbara Schnieders, (Budgetverwaltung), Peter Stein und Lexi von Hoffmann (für seine Briefmarkensammlung), Firma Hanse Klempner und Klinik Facility-Management Eppendorf (Fassadentransparent), René Senenko und Dr. Johanna Meyer-Lenz (Foto Max-Nonne-Straße), Heiner Fangerau, Düsseldorf (Foto Foerster mit Hirnschnitten), PD Dr. Rebecca Schwoch, Dr. Anja Sattelmacher, Dr. Leonora Frank und Dr. Kai Sammet, Institut für Geschichte und Ethik der Medizin (Beratung, Manuskriptkorrekturen, Entlastung und Support), Georg Jesdinsky (Lektorat und philatelistische Beratung – Zähnung, nicht Zacken), Prof. Anne-Kathrin Schulz, FH-Dortmund (Korrekturen in letzter Minute).